AF901668

Abnehmen und heilen

mit der

optimierten Keto-Diät

- schneller Fettabbau
- gesunde Mitochondrien
- gesteigerte Autophagie
- mehr Energie und Vitalität
- verzögerte Alterung
- hocheffektiv gegen degenerative Erkrankungen und Krebs

mit einfachen Kochrezepten für den schnellen Einstieg

Klaus Arndt

Novagenics

Wichtiger Hinweis für den Leser
Die Erkenntnisse der Wissenschaft und Medizin unterliegen laufendem Wandel durch Forschung und Erfahrung. Alle in diesem Buch getroffenen Empfehlungen wurden vom Autor mit großer Sorgfalt erarbeitet und geprüft. Das entbindet den Nutzer dieses Werkes jedoch nicht von der Verpflichtung, präventive und therapeutische Entscheidungen in eigener Verantwortung zu treffen.

ISBN 13: 978-3929002-62-1

Bibliographische Information der Deutschen Nationalbibliothek
Die Deutsche Nationalbibliothek verzeichnet diese Publikation in der Deutschen Nationalbibliografie; detaillierte bibliografische Daten sind im Internet über http://dnb.d-nb.de abrufbar

Klaus Arndt:
Abnehmen und heilen mit der optimierten Keto-Diät – schneller Fettabbau, gesunde Mitochondrien, gesteigerte Autophagie, mehr Energie und Vitalität, verzögerte Alterung, hocheffektiv gegen degenerative Erkrankungen und Krebs.

Titelfoto: Shutterstock.com: LedyX/668593321

5. durchgesehene und erweiterte Auflage, Novagenics-Verlag Arnsberg 2024

INHALT

Tabellen

*

Einleitung

Das vorliegende Buch zeigt ganz neue Aspekte der kohlenhydratarmen Ernährung auf. Denn eine optimierte ketogene Kost kann viel mehr bewirken als nur einen schnellen Fettabbau. Tatsächlich ist sie der Schlüssel zur Heilung vieler Krankheiten und zu einem langen Leben bei guter Gesundheit.

Ich ernähre mich seit 1997 konsequent mit nur sehr wenig Kohlenhydraten. Dabei habe ich durch Ausprobieren neuer Lebensmittel und Methoden meine Ernährung immer wieder verändert. Und ich habe die Erforschung dieser Ernährungsform weiter beobachtet und viele Anregungen aus wissenschaftlichen Studien übernommen, die mittlerweile in großer Anzahl vorliegen.

Als ich mit Stephan Korte 1997 das Buch „Die Anabole Diät" veröffentlichte, war über die Wirkungen dieser Ernährungsform nicht viel bekannt, außer, dass sie durch Kohlenhydratverzicht eine ketogene Stoffwechsellage (Ketose) auslöst und so den Fettabbau beschleunigt. 2003 folgte mein Buch „Rezepte für die anabole Diät" mit ersten Belegen für die gesundheitsfördernde Wirkung der ketogenen Ernährung. Im Jahr 2004 habe ich Loren Cordains bahnbrechende Studie „Das Getreide – zweischneidiges Schwert der Menschheit" über die schädlichen Auswirkungen eines hohen Getreideverzehrs aus dem US-Englischen übersetzt und als Buch veröffentlicht. Im Jahr 2018 habe ich das Thema wieder aufgenommen; das Ergebnis war das Buch „Die optimierte Keto-Diät – neue Leistungsernährung für den Kraftsport". „Optimiert" deswegen, weil sich herausgestellt hatte, dass sich die Ketose über den Kohlenhydratverzicht hinaus durch weitere Maßnahmen deutlich vertiefen lässt – und damit auch ihre Wirkungen auf den Fettabbau und die Gesundheit.

Das vorliegende Buch richtet sich an alle, die keinen Leistungssport betreiben, aber trotzdem von der optimierten Keto-Diät profitieren möchten. Diese Ernährungsform stellt die beste Methode für den schnellen Fettabbau und das Beibehalten eines geringen Körperfettanteils dar (effektiver ist nur noch das echte Fasten – aber das kann man nicht sehr lange durchführen). Darüber hinaus hat sich in den letzten Jahren immer deutlicher herausgestellt, dass die vielfältigen Heilwirkungen der ketogenen Ernährung nicht nur auf den niedrigen Blutzuckerspiegel und die große Menge an Ketonen im Blut zurückzuführen ist, sondern dass der Körper den Stoffwechsel durch längere ketogene Phasen im Tagesverlauf in entscheidender Weise umstellt.

Es kommt in der Ketose zu einem Anstieg der Zahl der energieproduzierenden Mitochondrien in allen Zellen des Körpers, die auch viel effektiver arbeiten. Das bedeutet, sie erzeugen deutlich weniger Sauerstoffradikale, als es bei einer kohlenhydratreichen Ernährung der Fall wäre. Das führt zu weniger Zellschäden durch diese radikalen Moleküle und zu einem verminderten Auftreten von degenerativen Erkrankungen wie Diabetes, Herz- und Gefäßleiden und es verhindert Schlaganfall sowie Herzinfarkt. Daneben ergeben sich Verbesserungen bei Darm- und Lebererkrankungen, Migräne und anderen Kopfschmerzerkrankungen sowie vielen weiteren Beschwerden. Und sind solche Erkrankungen bereits eingetreten, so kann die Ketose ihre Behandlung entscheidend unterstützen.

Sauerstoffradikale schädigen auch die Erbinformation in jeder Zelle. Das kann solche Ausmaße annehmen, dass die zelleigenen Schutzsysteme überfordert werden und es zur Bildung von entarteten Zellen kommt, die sich ungehemmt weiter teilen können – Krebs! Zu viele Sauerstoffradikale sind heute auch als entscheidender Faktor für eine beschleunigte Alterung identifiziert. Entsprechend kann eine ketogene Ernährung nicht nur der Entstehung von Krebs entgegenwirken, sonden auch den Alterungsprozess verlangsamen – viel wirksamer als jede Nahrungsergänzung oder Hormonbehandlung und ohne Nebenwirkungen.

Im letzten Jahrzehnt wurden zunehmend mehr wissenschaftliche Studien publiziert über ein körpereigenes, hocheffektives Schutzsystem, das selbst gravierende Zellschäden reparieren kann. Die sog. Autophagie, ein Prozess, der jede Zelle des Körpers von „Zellmüll" in Form von beschädigten Proteinen und Mitochondrien befreien kann, dient aber nicht nur der Energieversorgung in Zeiten von Nahrungsknappheit, wie man früher angenommen hat. Die Autophagie stellt vielmehr den entscheidenden Faktor bei der Zellreparatur dar – so weit, dass sogar bei der Zellteilung entartete Zellen durch diesen Prozess vernichtet werden. Doch die Autophagie verhindert auf diese Weise nicht nur Krebs, bevor er entstehen kann, sie tötet auch Krankheitserreger ab, die in die Zelle eingedrungen sind und sie vermag krankhafte Fettansammlungen in den Zellen abzubauen und kann so z.B. Lebererkrankungen verhindern.

Die wichtigste Erkenntnis ist aber jene, dass der natürliche Prozess der Autophagie durch den Verzehr von vielen Kohlenhydraten gehemmt wird: Bereits ein „normaler" Blutzuckerspiegel und die dadurch ausgelösten Stoffwechselverschiebungen führen dazu, dass die Autophagie weitgehend unterdrückt wird. Ist die so wichtige Autophagie aber gehemmt, können Zellschäden nicht sofort repariert werden. So wird wiederum die Entstehung von degenerativen Erkrankungen bis hin zum Krebs begünstigt und ihre Heilung erschwert.

Die optimierte Keto-Diät sorgt dagegen für einen niedrigen Blutzuckerspiegel und eine ausgeprägte Ketose. In der Folge kommt es nicht nur zu einer stark verringerten Produktion von schädlichen Sauerstoffradikalen, sondern auch zu einer langfristigen Aktivierung der Autophagie – mit deutlichen Auswirkungen auf die Gesundheit und die körperliche Leistungsfähigkeit.

Die heilende Wirkung der optimierten Keto-Diät bei vielen Erkrankungen wird in diesem Buch eingehend geschildert. Großen Raum nehmen dabei die Krebserkrankungen ein. Immer mehr Forscher vertreten heute die Ansicht, dass der Krebs als Stoffwechselkrankheit betrachtet werden muss. Unseren Stoffwechsel können wir aber durch die Ernährung steuern! Wer den Krebszellen die Hauptnahrungsquelle Glucose über eine ketogene Ernährung entzieht, der hat sie schon entscheidend geschwächt.

Darüber hinaus können weitere Maßnahmen, wie hinzu genommenes Intervallfasten, Verzicht auf insulinerhöhende Lebensmittel (viele vermeintliche Keto-Lebensmittel stören die Ketose erheblich), ein geringer Proteinverzehr und die Hemmung bestimmter Stoffwechselabläufe durch natürliche Substanzen die Krebszellen weiter schwächen. In der Summe ergibt sich eine deutliche Wachstumshemmung für die Krebszellen – ohne Nebenwirkungen. Diese kombinierte Ernährungstherapie kann in einem frühen Stadium der Krebserkrankung entweder allein zum Einsatz kommen oder mit herkömmlichen Therapiemethoden kombiniert werden, die dann deutlich weniger Nebenwirkungen zeigen.

In der wissenschaftlichen Literatur finden sich leider nur wenige Studien über die ketogene Ernährung bei krebskranken Menschen, doch diese haben größtenteils ermutigende Ergebnisse gezeigt, von einer deutlichen Verlängerung der Lebensspanne bis zur Heilung in einigen Fällen. Natürlich kann die optimierte Keto-Diät keine Heilung bei dieser ernsten Erkrankung versprechen. Doch sie kann eine konventionelle Therapie bei Krebs enorm unterstützen, wie durch eine ganze Reihe wissenschaftlicher Studien nachgewiesen wird.

Die optimierte Keto-Diät ist also nicht nur für einen schnellen Fettabbau geeignet, sondern vielmehr für die Daueranwendung, um den geringen Körperfettanteil nach der Gewichtsabnahme spielend leicht zu halten, gesundheitlichen Problemen vorzubeugen und den Alterungsprozess zu verlangsamen. Und sie unterstützt die Heilung von Erkrankungen auf entscheidende Weise. Dafür werden in diesem Buch überzeugende Belege angeführt.

Das 1. Kapitel enthält eine Einführung in das Thema „ketogene Ernährung". Es wird erklärt, warum herkömmliche Diäten so häufig scheitern und aus welchen Gründen die optimierte Keto-Diät im Hinblick auf den Fettabbau anderen Diätformen überlegen ist. Zusätzlich werden gegen die ketogene Ernährung häufig angeführte Kritikpunkte widerlegt.

Im 2. Kapitel wird erklärt, dass es sich bei der optimierten Keto-Diät um viel mehr handelt, als um ein schnelles und hochwirksames Instrument für den Fettabbau. Dabei wird vor allem auf die vielfältigen Funktionen des Insulins im Körper eingegangen und darauf, wie wichtig die Kontrolle des Insulinspiegels für den Körperfettanteil und für die Gesundheit ist.

Das 3. Kapitel beschreibt die Veränderungen im Hormonsystem, die mit einem niedrigen Insulinspiegel einhergehen. In der Ketose kommt es zu gravierenden Veränderungen im Hormongefüge, was der Gesundheit besonders zugute kommt.

Im 4. Kapitel wird erklärt, auf welchen Wegen eine ketogene Stoffwechsellage die körperliche Leistungsfähigkeit steigert. Nicht nur die Ausdauer wird erhöht, selbst harte körperliche Arbeit funktioniert besser ohne Kohlenhydrate!

Das 5. Kapitel widmet sich der Praxis der ketogenen Stoffwechsellage, besonders dem Thema, wie eine Ketose zuverlässig bestimmt werden kann.

Im 6. Kapitel werden Ketonvorläufer und exogene Ketone besprochen und wann ihr Einsatz bei der optimierten Keto-Diät von Vorteil ist.

Das 7. Kapitel führt häufige Nebenwirkungen der optimierten Keto-Diät auf. Es werden Wege der Vermeidung dieser Nebenwirkungen beschrieben und deren Bedeutung für die Gesundheit eingeordnet.

Im 8. Kapitel widmen wir uns der Frage, wie sicher die Langzeitanwendung der optimierten

Tab. 1 Abkürzungen

Auflistung der im Text verwendeten Abkürzungen:

kcal.	Kilokalorie
l	Liter
ml	Milliliter (1 tausendstel Liter)
kg	Kilogramm
KG	Körpergewicht
g	Gramm (1 tausendstel Kilogramm)
mg	Milligramm (1 tausendstel Gramm)
µg	Mikrogramm (1 millionstel Gramm)
ng	Nanogramm (1 milliardstel Gramm)
mol	Mol (Mengeneinheit: $6x10^{32}$ Teilchen)
mmol	Millimol (1 tausendstel Mol)
µmol	Mikromol (1 millionstel Mol)
nmol	Nanomol (1 milliardstel Mol)
BHB	Betahydroxybutyrat
AcAc	Acetoacetat

Keto-Diät ist. Dabei wird anhand der Kost moderner Jäger- und Sammlervölker aufgezeigt, wie positiv sich eine ketosefördernde Ernährung auf die Gesundheit auswirkt.

Das 9. Kapitel beschreibt die enormen Heilwirkungen der Ketose, die nicht nur die Behauptung klar widerlegen, es handele sich um eine „unnatürliche" Stoffwechsellage. Sie zeigen darüber hinaus auf, dass eine Ernährung mit ausgeprägten ketogenen Phasen der Garant für eine robuste Gesundheit und die Vermeidung von lebensbedrohenden Erkrankungen ist.

Im 10. Kapitel wird erklärt, warum eine kohlenhydratreiche Ernährung zwangsläufig zu degenerativen Erkrankungen führt und den Alterungsprozess beschleunigt. Die optimierte Keto-Diät wirkt dem entgegen, sie kann diese Krankheiten nicht nur verhindern, sondern auch ihre Behandlung unterstützen.

Das 11. Kapitel beinhaltet den Prozess der Autophagie und auf welch vielfältige Weise dieser zur ordnungsgemäßen Funktion aller Zellen und zur Gesunderhaltung des Menschen beiträgt. Zudem werden die ersten Ergebnisse wissenschaftlicher Studien zur Rolle der Autophagie bei der Behandlung vieler Krankheiten aufgeführt.

Das umfangreiche 12. Kapitel widmet sich der wichtigen Rolle, die eine ketogene Ernährung bei der Verhinderung von Krebs und bei der Behandlung dieser ernsten Erkrankung einnimmt. Der veränderte Energiestoffwechsel aller Krebszellen ist der Angriffspunkt, an welchem die Ketose sie sehr effektiv bekämpfen kann. Darüber hinaus werden natürliche Substanzen vorgestellt, die den Stoffwechsel der Krebszellen weiter hemmen und die vorliegenden Studien zur ketogenen Ernährung an krebskranken Menschen besprochen.

Das 13. Kapitel widmet sich der praktischen Durchführung der optimierten Keto-Diät. Verschiedene Wege des Einstiegs in die Keto-Adaption werden beschrieben und wie der Fettabbau und eine evtl. Gewichtszunahme damit gestaltet wird. Die Nährstoffverteilung wird erklärt und es werden viele empfehlenswerte Lebensmittel aus den drei Hauptgruppen Protein, Fett und Kohlenhydrate aufgeführt. Darüber hinaus aber auch, welche Nahrungsmittel zu meiden sind, weil sie die Ketose gefährden. Besonderes Augenmerk wird auf die Vermeidung von Milch- und Milchprodukten gelegt, welche nicht nur den Fettabbau hemmen, sondern auch ernste Gesundheitsschäden auslösen können. Der sog. Refeed, also die kurzfristig erhöhte Zufuhr von Kohlenhydraten, als Ausnahme von der Regel, wird ebenfalls besprochen.

Das 14. Kapitel beschreibt die Anwendung der optimierten Keto-Diät bei der Mahlzeitengestaltung. Darüber hinaus liefert es praktische Tipps für die Organisation des Einkaufs sowie die Lagerung von Lebensmitteln bzw. Speisen.

Im 15. Kapitel werden Rezepte für die schnelle Zubereitung von Frühstück, Mittag- und Abendessen vorgestellt. Darüber hinaus werden auch Rezepte aufgeführt, die sich in größerer Menge gut für das Vorkochen von ketogenen Mahlzeiten eignen. Alle Rezepte werden mit Fotos präsentiert und enthalten jeweils die exakten Nährwerte, um eine sorgfältige Planung der ketogenen Ernährung zu unterstützen.

Ich wünsche Ihnen viel Spaß bei der Lektüre und vor allem viel Erfolg mit der optimierten Keto-Diät!

*

1. Abnehmen mit der optimierten Keto-Diät

1.1 Warum herkömmliche Diäten so häufig scheitern

Die meisten Leser werden sich in erster Linie für die stark fettabbauende Wirkung der optimierten Keto-Diät interessieren. Tatsächlich ist diese Wirkung der kohlenhydratarmen Ernährung das Erstaunlichste daran. Vor allem für Menschen, die zuvor nur auf die „klassische" Art versucht haben abzunehmen. Das geschieht, indem weniger Kalorien zugeführt werden, also die Nahrungsmenge reduziert wird. So soll der Stoffwechsel gezwungen werden, die Körperfettreserven anzugreifen. Und da das Fett die meisten Kalorien aufweist – 1 Gramm (g) Fett enthält 9 Kilokalorien (kcal.), Protein und Kohlenhydrate dagegen nur 4 kcal. pro 1 g – wird bei einer herkömmlichen Diät vor allem darauf verzichtet.

Tatsächlich kann man so abnehmen, aber es ist alles andere als angenehm. Denn wer weniger isst, erreicht schon nach einigen Tagen ein fühlbares Kaloriendefizit, was sich in nagendem Hunger äußert. Die kleineren, fettarmen Portionen sättigen nicht gut und man sehnt sich eigentlich immer nur nach der nächsten Mahlzeit. Die Konzentration leidet und körperliche Arbeit ist eine echte Qual. Allein ein starker Wille schafft es, diese unangenehme Lage durchzuhalten und so den gewünschten Fettabbau zu erzwingen. Doch auch mit der besten Motivation kann man nicht ewig gegen die Natur ankämpfen. Daher dauern solche fettreduzierten Diäten in der Regel auch nicht lange. Spätestens wenn der gewünschte Fettverlust erreicht ist, wird die Diät abgebrochen und man kehrt zur normalen Ernährung zurück.

Doch warum ist das Abnehmen mit einer fett- und kalorienreduzierten Kost so schwierig? Dafür müssen wir uns zunächst mit der Frage beschäftigen, warum wir überhaupt zu viel Körperfett mit uns herumtragen. Die gängige Erklärung lautet: Weil die Menschen heute nicht mehr körperlich hart arbeiten und deshalb nicht genügend Kalorien verbrennen. Der Nahrungsüberschuss wird so als Fett eingelagert, statt verbraucht zu werden. Das ist nicht falsch, aber nur ein Teil der Wahrheit, wie wir noch sehen werden.

Eine überwiegend sitzende Lebensweise trägt bestimmt dazu bei, dass Übergewicht zum immer größeren Problem wird. Ein zu hoher, dem Verbrauch nicht angemessener Kalorienverzehr tut ein Übriges, um die Fettpolster wachsen zu lassen. Früher hatte man Mühe, satt zu werden, da Nahrung in der Regel ein knappes und teures Gut war – für die meisten Menschen jedenfalls. Heute dagegen ist Essen sehr billig geworden und eine schnelle Mahlzeit „to go" findet sich beinahe an jeder Straßenecke. Eine Bratwurst, ein Döner, eine Pizza, die beliebten süßen Teilchen vom Bäcker oder ein Eis sind aber jeweils recht gehaltvoll und tragen, als Zwischenmahlzeit genossen, zur Überversorgung bei.

Dazu kommt noch eine Vielzahl von Snacks, die überall erhältlich sind. Schokoriegel, Bonbons, Gummibärchen oder Gebäck locken den eiligen Einkäufer in vielen Geschäften und sind bei der Arbeit auf den Schreibtischen zu finden. Und selbst das ist vielen Leuten noch nicht genug: Stark gesüßte Getränke wie z.B. die beliebten Softdrinks oder Fruchtsäfte als vermeintlich gesündere Alternativen werden den ganzen Tag über zugeführt und liefern ebenfalls reichlich Kalorien, vor allem in Form von Zucker. So gesehen verfügen wir heute über Nahrung im Überfluss und die vielen zusätzlichen Kalorien finden sich zwangsläufig auf unseren Hüften wieder. Tatsächlich leiden heute mehr Leute unter Übergewicht als jemals zuvor in der Geschichte der Menschheit. Und das betrifft nicht nur die reichen Industrienationen, sondern inzwischen auch die Entwicklungsländer!

Früher stand eine reichhaltige Kost für Gesundheit und Wohlbefinden. Heute dagegen sind wir nicht nur zu dick, sondern häufig auch krank durch unsere Ernährung. Ist es aber wirklich nur die Nahrungsmenge, die uns in diese missliche Lage bringt? Genau das zweifeln die Verfechter der kohlenhydratarmen Ernährung an: Sie vertreten den Standpunkt, dass es weniger auf die Nahrungsmenge ankommt, als vielmehr auf die Art der verzehrten Kalorien. Sie sind der Meinung, nicht das Fett sei das Problem, sondern die Kohlenhydrate! Und dafür gibt es gute Argumente.

1.2 Kohlenhydrate und Fettstoffwechsel

Mit der Nahrung führen wir dem Körper vor allem die Makronährstoffe zu: Protein (Eiweiß), Fett und Kohlenhydrate. Das Fett ist in den letzten Jahrzehnten besonders verteufelt worden, weil es pro Gramm mit 9 kcal. gut doppelt so viel Energie enthält wie Protein oder Kohlenhydrate mit jeweils 4 kcal. pro g. So wurde uns das Übergewichtsproblem gern damit erklärt, dass wir uns zu „fett“ ernähren. Eine Welle von fettarmen Diäten war die Folge. Doch beim Übergewicht spielt das Fett nur eine untergeordnete Rolle. Der Körper kann nämlich selbst große Mengen Fett problemlos verstoffwechseln, wenn die hormonelle Situation das erlaubt. Dazu später mehr.

Tatsächlich sind die Kohlenhydrate kein optimaler Makronährstoff für den Menschen. Sie liefern zwar Energie, haben aber in größeren Mengen, wie bei der überkalorischen Ernährung mit vielen Zwischenmahlzeiten in den westlichen Industrieländern üblich, gravierende Nebenwirkungen. Loren Cordain hat seine bahnbrechende Veröffentlichung zu den schädlichen Wirkungen eines hohen Kohlenhydratverzehrs „Das Getreide – zweischneidiges Schwert der Menschheit“ [1] getauft. Damit meint er, dass ohne Getreide als lagerfähiges Nahrungsmittel vermutlich keine arbeitsteiligen Gesellschaften und keine Zivilisation möglich gewesen wäre. Andererseits schädigt das Getreide die Gesundheit des Menschen erheblich. Das geschieht nicht nur durch den hohen Gehalt an Kohlenhydraten, sondern auch durch eine Reihe weiterer Inhaltsstoffe (siehe Tab. 86 und 87).

Besonderes Augenmerk kommt heute den Zuckern in der Ernährung zu, weil sie die Aufnahme großer Kohlenhydratmengen weitgehend unbemerkt geschehen lassen. Die Gefahr beim Verzehr von Einfach- und Zweifachzuckern liegt darin, dass sie als sehr süß und wohlschmeckend empfunden werden. Deshalb nimmt man gern mehr davon zu sich in Form von Tafelzucker im Tee oder Kaffee, als Isoglucose bzw. „Corn Sirup“ in Cola, Limonaden oder Fruchtsäften, sowie in Gestalt von Süßigkeiten, Kuchen und Gebäck (siehe dazu Tab. 2). Diese Zucker sorgen für eine schnelle Anflutung von Traubenzucker (Glucose) im Gehirn, was als sehr angenehm empfunden wird. Das an Glucose gewöhnte Gehirn wird sofort wieder leistungsfähiger, man fühlt sich nicht mehr abgespannt und müde, sondern voller Energie. Auch das Hungergefühl ist schlagartig verschwunden.

Doch der Energieschub hält nicht lange an, da die aus Zuckern im Körper entstehende Glucosespitze im Blut sofort zu einem hohen Insulinausstoß führt. Die Zellen des Körpers sind von soviel Glucose überfordert und können

Tab. 2 Aufbau der Kohlenhydrate

Kohlenhydrat	Bezeichnung	Zusammensetzung	Vorkommen
Einfachzucker	**Monosaccharide**		
• Traubenzucker	Glucose	1 Molekül Glucose	reife Früchte, Tafelzucker
• Fruchtzucker	Fructose	1 Molekül Fructose	reife Früchte, Tafelzucker
• Milch- oder Schleimzucker	Galactose	1 Molekül Galactose	Milchprodukte
Zweifachzucker	**Disaccharide**		
• Tafelzucker	Saccharose	Glucose + Fructose	Zuckerrohr, Rüben, Honig, Mais (sog. Corn Sirup) oder Isoglucose
• Milchzucker	Lactose	Glucose + Galactose	Milchprodukte
• Malzzucker	Maltose	Glucose + Glucose	Malz (z.B. in Dunkelbier)
Komplexe Kohlenhydrate	**Polysaccharide**	viele Glucosemoleküle in einem großen Molekül verbunden (z.B. Stärke)	in Getreide, Reis, Kartoffeln

sie nicht vollständig aufnehmen. Das Insulin „räumt" deshalb die überschüssige Glucose „ab" und sorgt durch weitere Stoffwechselvorgänge, die es anstößt, für ihre Speicherung als Körperfett. Natürlich können die Leber und die Muskeln auch Glucose in Form des Speichermoleküls Glycogen (das sind viele Glucose-Moleküle aneinandergereiht) einlagern, um den Energielieferanten schneller verfügbar zu haben.

Doch die Glycogenspeicher im Körper sind begrenzt und bei einer kohlenhydratreichen Ernährung in der Regel stets gut gefüllt. Deshalb können sie häufig nur noch wenig Glucose aufnehmen – umso mehr wird als Körperfett gespeichert! Das erklärt die stark fettaufbauende Wirkung einer kohlenhydratreichen Ernährung. Selbst schlank erscheinende Personen, die sich so ernähren, wirken in Badekleidung schon anders. Sie weisen häufig eine „dicke Haut" auf und nicht selten einen kleinen Bauchansatz.

Die Probleme durch Zuckerkonsum sind schon lange bekannt. Deshalb wird häufig empfohlen, vorwiegend „komplexe" Kohlenhydrate zu verzehren. Doch komplexe, d.h. langkettige Kohlenhydrate (wie z.B. die Stärke in Brot oder Nudeln) bieten hinsichtlich des Insulinausstoßes und des Körperfettaufbaus nur wenig Vorteile gegenüber den Zuckern. Der von ihnen ausgelöste Insulinausstoß fällt zwar weniger hoch aus, dauert dafür aber länger. In der Summe wird nicht viel weniger Insulin gebraucht.

Obendrein werden auch langkettige Kohlenhydrate im Körper durch Enzyme komplett zerlegt, denn sie können nur in Form des Einfachzuckers Glucose verstoffwechselt werden! Der Vorteil dieser komplexen Kohlenhydrate gegenüber den Ein- und Zweifachzuckern fällt deshalb vor allem bei einem gestörten Zuckerstoffwechsel (z.B. beim Diabetiker) ins Gewicht. Denn wenn der Insulinanstieg im Blut durch die

Aufspaltung der langen Molekülketten etwas langsamer geschieht, muss deshalb weniger von einem Blutzuckersenker eingenommen oder weniger Insulin gespritzt werden. Doch alle anderen, die nicht zuckerkrank sind, profitieren von komplexen Kohlenhydraten weniger.

Noch ein weiterer Punkt muss bedacht werden: Da die Glucose, die aus allen Kohlenhydraten im Körper entsteht, nur begrenzt in Leber und Muskeln gespeichert werden kann, wird sie zur Energieerzeugung vorrangig verbraucht. Solange sich reichlich Glucose im Körper befindet, besteht deshalb keine Notwendigkeit für den Einsatz von Fetten zur Energiegewinnung. Das bedeutet, der Fettabbau ist bei einer kohlenhydratreichen Ernährung im Tagesverlauf für lange Perioden „abgeschaltet".

Nur wenn der Insulinspiegel tief abfällt, werden nennenswerte Mengen an Fettsäuren eingesetzt, um das Energieniveau aufrecht zu erhalten. Bei einer kohlenhydratreichen Ernährung und regelmäßigen Mahlzeiten, zuzüglich der beliebten Snacks und gesüßten Getränke zwischendurch, ist das im Tagesverlauf aber nur bei anstrengender körperlicher Arbeit, beim Sport oder in der Nacht der Fall, wenn keine Nahrung zugeführt wird.

Erst dann kann der Insulinspiegel so tief sinken, dass sein Gegenspieler Glucagon nennenswerte Mengen von Fettsäuren aus den Fettdepots des Körpers herauslöst, die der Energieerzeugung dienen. Doch was in der Nacht auf diese Weise an Fett abgebaut wird, das wird am nächsten Tag mit einer kohlenhydratreichen Ernährung schnell wieder zugefügt – häufig wird sogar mehr Fett eingelagert, als abgebaut wurde. So wachsen die Fettpolster immer weiter. Die Lösung des Problems ist in der hormonellen Situation zu suchen, die durch einen hohen Kohlenhydratverzehr ausgelöst wird.

1.3 Mehr als nur Kalorien – die Ernährung beeinflusst Hormone

Zur Erklärung müssen wir die Funktion des menschlichen Stoffwechsels etwas genauer betrachten, denn unsere Nahrung liefert nicht einfach nur Energie in Form von Kalorien, sondern sie beeinflusst auch die Hormone im Körper. Hormone sind Botenstoffe, die den gesamten Stoffwechsel steuern. Sie sind zwar nur in winzigen Mengen vorhanden, haben aber sehr starke Wirkungen. Das männliche Geschlechtshormon Testosteron z.B. trägt in höherer Konzentration dazu bei, dass sich der Embryo männlich entwickelt; nicht nur das Wachstum der Geschlechtsorgane wird angeregt, auch das Gehirn wird entsprechend geformt. Das Östrogen in höherer Konzentration dagegen sorgt mit für die Ausprägung der weiblichen Merkmale des Fötus. Zwar weist auch der Körper des Jungen Östrogen auf, doch in deutlich geringerer Menge als Testosteron. Beim Mädchen verhält es sich umgekehrt: Es verfügt auch über Testosteron, doch der deutlich höhere Östrogenspiegel bestimmt den weiblichen Körperbau und das Denken.

Dieses Beispiel zeigt, dass Hormone nicht nur gravierende Wirkungen haben, sondern auch stets in Paaren agieren. Das Testosteron wirkt dem Östrogen entgegen und umgekehrt. Ebenso verhält es sich mit anderen Hormonen im Körper: Sie haben stets einen Gegenspieler, der ihren Wirkungen entgegenarbeitet. Mit diesem Mechanismus werden die Stoffwechselvorgänge im Körper gesteuert. Doch das geschieht nicht willkürlich, sondern stets in Reaktion auf Umwelteinflüsse. Dazu zählt auch die Nahrung, die wir aufnehmen.

Für den Körperfettanteil ist vor allem das Hormon Insulin verantwortlich. Je mehr Insulin im Tagesverlauf ausgestoßen wird, desto mehr Körperfett wird gespeichert. Darüber hinaus ist die Freisetzung von Fettsäuren aus den Depots im Körper gehemmt, wenn der Insulinspiegel hoch ist. [2] Der Gegenspieler des Insulins, das Glucagon, sorgt statt dessen dafür, dass Fettsäuren aus den Fettzellen freigesetzt und zur Energiegewinnung verbrannt werden. Doch obwohl beide Hormone in der Bauchspeicheldrüse gebildet werden, können sie nicht gleichzeitig wirken: Ist das Insulin hoch, dann ist das Glucagon gehemmt. Erst wenn das Insulin abfällt, kann Glucagon aktiv werden und den Fettabbau einleiten.

Darüber hinaus ist das Wachstumshormon von entscheidender Bedeutung. Ein hoher Blutzuckerspiegel, der durch eine kohlenhydratreiche Ernährung zustande kommt, verhindert die Ausschüttung von Wachstumshormon. Doch auch Wachstumshormon fördert die Freisetzung und Verbrennung von Körperfett in entscheidender Weise. Zusätzlich ist es ein stark anaboles Hormon: Es sorgt für den Aufbau von Muskulatur, die wiederum mehr Kalorien verbrennen kann.

Tab. 3 Aufbau der Ketone

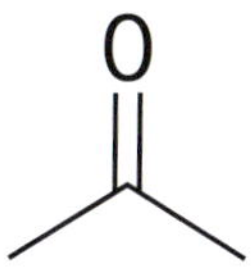

Aceton

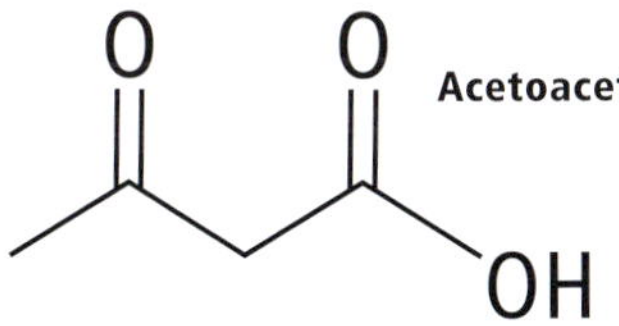

Acetoacetat

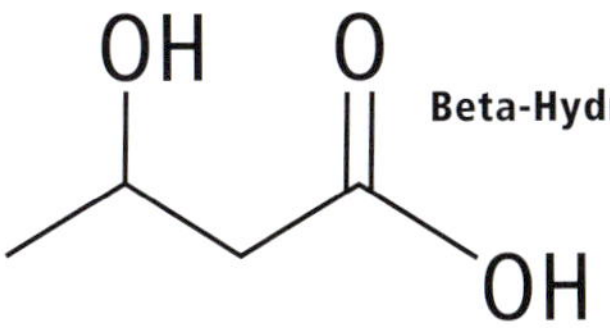

Beta-Hydroxybutyrat

In Körper werden drei verschiedene Ketone gebildet: Aceton, Acetoacetat und Beta-Hydroxybutyrat. Das Aceton wird über die Nieren ausgeschieden oder über die Lunge abgeatmet. Nur Acetoacetat und Beta-Hydroxybutyrat (BHB) werden zur Energieerzeugung genutzt. Vom BHB zirkuliert im Körper in der Ketose etwa viermal so viel wie vom Acetoacetat.

Ein hoher Insulinspiegel ist also für eine optimale Fettverbrennung von Nachteil. Da würde es sich doch anbieten, die Insulinausschüttung im Körper nach Möglichkeit so niedrig wie möglich zu halten, oder? Nun, das gelingt ganz einfach – indem man auf Kohlenhydrate verzichtet! So wird der Körper gezwungen, seine Kohlenhydratreserven in der Leber innerhalb eines Tages weitgehend aufzubrauchen. Ohne Kohlenhydrate aus der Nahrung wird im Stoffwechsel aber nur noch sehr wenig Insulin benötigt. Statt dessen steigen die Glucagonwerte an. Dieses Hormon sorgt dafür, dass die Fettzellen jetzt Fettsäuren freigeben. Einige Organe, wie das Herz, die Leber und die Muskeln können direkt aus diesen Fettsäuren Energie gewinnen. Alle anderen werden vorrangig über Abbauprodukte der Fettsäuren versorgt, die sog. Ketone (siehe Tab. 3); daher auch die Bezeichnung „ketogene" Diät. Die Stoffwechsellage, die viele Ketone hervorbringt, nennt man „Ketose".

Nur einige Gewebe benötigen noch Blutzucker (Glucose), um ordnungsgemäß zu funktionieren. Das sind Teile des Gehirns, die roten Blutkörperchen, die Netzhaut des Auges und das Nierenmark. Doch Kohlenhydrate von außen, also über die Nahrung, werden dafür nicht benötigt. Die geringen Mengen Glucose, die so verbraucht werden, können problemlos im Körper selbst hergestellt werden. Das geschieht durch die sog. Gluconeogenese, also die Neubildung von Glucose (siehe dazu Tab. 4 auf der folgenden Seite). Dafür wird ein Molekül der Speicherform der Fette verwendet, das Glyzerin der Triglyzeride und es werden, in geringem Umfang, Aminosäuren umgebaut. Den Löwenanteil der Energieversorgung übernehmen jetzt Fettsäuren und die daraus gewonnenen Ketone. Wer mit der ketogenen Ernährung nicht zu viele Kalorien aufnimmt, bei dem werden vorrangig die Fettsäuren aus den Fettdepots des Körpers verbrannt und es kommt zu einem rasanten Fettabbau.

Bei der optimierten Keto-Diät wird die Ernährung umgestellt: Auf kohlenhydratreiche Lebensmittel wie Getreideprodukte, süßes Obst, Zucker und Süßigkeiten, Fruchtsäfte und gesüßte Getränke wird verzichtet. Dafür werden mehr Fett und proteinreiche Lebensmittel verzehrt. Eine Obergrenze von 50 g Kohlenhydraten pro Tag soll nicht überschritten werden, um eine gut

Tab. 4 Die Energiesubstrate der Gluconeogenese

Bei der Gluconeogenese wird im Körper Glucose als Energieträger produziert. Dafür werden sog. Nicht-Kohlenhydrate verwendet, aus denen neuer Blutzucker hergestellt wird. Zu den Nicht-Kohlenhydraten zählen:

- **Glucogene Aminosäuren,** vorwiegend Alanin, Aspartat, Glutamin und Glutaminsäure. Aber auch fast alle anderen Aminosäuren können zur Glucoseherstellung genutzt werden.
- **Lactat**, das im Arbeitsstoffwechsel der Muskeln sowie im Stoffwechsel der roten Blutkörperchen anfällt.
- **Glyzerin**, das durch den Abbau von Triacylglyzerin aus dem Fettgewebe frei wird.

Beim kohlenhydraternährten Menschen kommt es immer dann zur Gluconeogenese, wenn der Blutzuckerspiegel absinkt. Dann werden überwiegend Aminosäuren aus der Muskulatur dafür verbraucht, sowie größere Mengen des Salzes der Milchsäure (Lactat). Das Glyzerin aus der Aufspaltung von Fettsäuren wird dagegen nur wenig eingesetzt.

Je länger und tiefer der Blutzuckerspiegel absinkt, desto stärker werden anteilig Ketone zur Energiegewinnung eingesetzt. Diese können vom kohlenhydraternährten Organismus aber nicht optimal genutzt werden, so dass der Zustand der Ketose als unangenehm und schwächend empfunden wird.

Bei einer ketogenen Diät, in der auf Kohlenhydrate weitgehend verzichtet wird, kommt es zu einer tiefgreifenden Umstellung des Energiestoffwechsels. Da Glucose aus der Nahrung fehlt, werden immer stärker freie Fettsäuren und Ketone zur Energieversorgung genutzt. Fast alle Gewebe des Körpers können diese Substrate zur Energieerzeugung einsetzen und stellen sich mit zunehmender Dauer des Kohlenhydratverzichts auch immer besser darauf ein. Deshalb wird die Ketose nach kurzer Zeit nicht mehr als unangenehm empfunden und ein Blutzuckerabfall löst keinen Hunger mehr aus.

Nur einige Organe sind weiterhin auf Glucose angewiesen, wie z.B. Teile des Gehirns, die roten Blutkörperchen und das Nierenmark. Für diese wird im Wege der Gluconeogenese weiterhin Glucose produziert, doch die Menge ist vergleichsweise gering, verglichen mit den Glucosemengen, die im kohlenhydraternährten Organismus anfallen.

So kommt es zu einem stabilen, aber deutlich tieferen Blutzuckerspiegel, der eine ungestörte Ketose erlaubt. Für die Gluconeogenese werden jetzt nur noch wenige Gramm Aminosäuren pro Tag gebraucht, das schont die Muskulatur. Auch die Gluconeogenese aus Lactat fällt ab, dafür tritt die Gluconeogenese aus Glyzerin in den Vordergrund. Das liegt auch daran, dass Glyzerin aus der Aufspaltung von Fettsäuren jetzt in großer Menge zur Verfügung steht.

funktionierende Ketose zu ermöglichen. An anderer Stelle im Buch wird auf verschiedene Modelle der optimierten Keto-Diät und die Nährstoffverteilung noch genauer eingegangen. Zunächst soll dargelegt werden, wie sich diese Ernährungsform auf das Befinden auswirkt.

1.4 Machen Kohlenhydrate abhängig?

Wird die Umstellung vorgenommen, funktioniert der Körper sofort mit dem neuen, kohlenhydratarmen Nahrungsangebot. Doch die Stoffwechselabläufe werden im Verlauf von einigen Wochen weiter optimiert. Der Körper richtet sich so immer besser auf die Energieversorgung aus Fetten ein. Unser Organismus ist nämlich seit Urzeiten daran gewöhnt. Eine ketogene Stoffwechsellage ist in unseren Genen angelegt. Da die meisten von uns aber ihr ganzes Leben lang sehr kohlenhydratreich gegessen haben, dauert es einige Wochen, bis die Umstellung weitgehend abgeschlossen ist. In dieser Zeit wird die Produktion von fettspaltenden Enzymen hochgefahren und alle Gewebe optimieren die Verarbeitung von Fettsäuren und Ketonen zur Energiegewinnung. Diesen Vorgang, also die Anpassung des Körpers an die Ketose, nennt man Keto-Adaption.

Die meisten Menschen haben damit keine Probleme. Andere fühlen sich in den ersten Tagen der Nahrungsumstellung etwas unwohl. Nur eine kleine Gruppe von Leuten hat bei der Umstellung mehr Schwierigkeiten, bei ihnen können Mattigkeit, Konzentrationsstörungen, manchmal auch Kopfschmerzen auftreten. Doch solche Beschwerden schwinden mit jedem Tag und auch diese Personen kommen immer besser damit zurecht.

Der Grund für die Umstellungsprobleme ist in der langjährigen Gewöhnung an hohe Kohlenhydratmengen zu suchen. Dabei sind noch nicht einmal die verzehrten Einfachzucker das Problem, sondern Kohlenhydrate generell. Denn alle Kohlenhydrate aus der Nahrung werden im Körper in die schnell resorbierbare Glucose umgewandelt, die den Blutzuckerspiegel rasch ansteigen lässt. Das führt zu einer hohen Anflutung von Glucose in das Gehirn, was als sehr angenehm empfunden wird. Denn durch die lange Gewöhnung an eine kohlenhydratreiche Kost erwartet nicht nur die Muskulatur, sondern vor allem das Gehirn nach einer Mahlzeit die Versorgung mit Zucker. Je niedriger der Fettanteil in der Ernährung bisher lag, desto stärker wird dieser Effekt ausfallen.

Das Gehirn hat sich durch die vielen Kohlenhydrate in der Nahrung auf Glucose als vorrangige Energiequelle eingestellt. Wenn der Blutzuckerspiegel fällt, verlangt es gleich Nachschub. Deshalb kommt es bei einem Glucosemangel zu Konzentrationsschwierigkeiten und nachfolgend auch zu einem Schwächegefühl. Die meisten Menschen sind daran gewöhnt, diesen Mangel stets schnell zu beheben: Ein Schluck süßer Fruchtsaft, ein kohlenhydrathaltiger Snack oder die nächste Mahlzeit stillen umgehend das Verlangen nach Glucose. Entsprechend ist der Körper auf Kohlenhydrate geprägt, er verlangt sie immer wieder. Dabei kann die Gewöhnung an Zucker derartige Ausmaße annehmen, dass die Wissenschaft schon von einer Kohlenhydrat-Abhängigkeit spricht und z.T. auch bereits ein Suchtverhalten erkennt. In der Tat bedient Glucose das Belohnungszentrum im Gehirn, ein Umstand, der beim Konsum von Drogen ebenso auftritt.

Diese Prägung wird in den Industrieländern fast immer schon vor der Geburt gesetzt; die kohlenhydratreiche Ernährung der Mutter bestimmt die Vorlieben des ungeborenen Kindes. Und bereits kleine Kinder lieben Süßigkeiten, die es häufig als Belohnung gibt. Die Vorliebe für Zuckerhaltiges setzt sich mit zunehmendem Lebensalter fort. Selbst wer später im Leben auf echte Süßigkeiten weitgehend verzichtet, belohnt sich täglich mit Zucker. Da gibt es nach dem Essen, wenn man eigentlich schon satt ist, noch ein Dessert; am Nachmittag wird ein Eis verzehrt und sogar der Abend vor dem Fernseher wird mit süßen Snacks gestaltet. Ich bin heute der Meinung, dass diese erlernte psychische Abhängigkeit von Zucker viel schwerer zu überwinden ist als die körperliche Anpassung an den Verzicht.

Denn bevor es Industriezucker gab, waren süße Nahrungsmittel kaum zu haben. Der Jäger und Sammler der Steinzeit konnte mit etwas Glück manchmal Honig erbeuten, wenn er ein Nest wilder Bienen plünderte. Aber die frühen Bienenvölker waren deutlich wehrhafter als unsere heutigen Exemplare, das ging wohl kaum ohne ernste Blessuren ab. Darüber hinaus gab es im Spätsommer und im Herbst Früchte zuhauf, aber auch diese unterschieden sich deutlich von den auf „Süße" gezüchteten Erzeugnissen, die wir heute im Supermarkt finden. Im Gegenteil, die Früchte früherer Pflanzen waren häufig deutlich kleiner und bitter. Vergorene, also bereits im Verderb befindliche Früchte, dürften wohl neben dem seltenen Honig die einzige konzentrierte Zuckerquelle gewesen sein.

Wenn man der Evolutionstheorie folgt, waren unsere frühen Vorfahren Pflanzenfresser und damit zwangsläufig an Kohlenhydrate angepasst. Allerdings nicht an die hohen Kohlenhydrat- und Zuckermengen, die heute in den Industrieländern verzehrt werden! Die ersten Menschen haben sich vielleicht von Früchten und Wurzeln ernährt, doch diese dürften im Kohlenhydratgehalt deutlich niedriger gelegen haben. Die meiste Zeit seiner Existenz auf Erden musste der Mensch daher (fast) ohne Zucker auskommen; sein Organismus ist perfekt daran angepasst. Eine ketogene Kost ist deshalb nichts Künstliches, sondern die Urform der menschlichen Ernährung.

Natürlich ist die Abhängigkeit von Zucker bei jedem Menschen unterschiedlich stark ausgeprägt. Dem Einen fällt der Verzicht leichter als dem Anderen. Doch vor allem muss man sich bewusst machen, dass man diese Abhängigkeit auch wieder loswerden kann.

Denn weder die Muskulatur, noch das Gehirn brauchen Kohlenhydrate aus der Nahrung. Bleibt der Zuckernachschub aus, tritt sofort der natürliche Mechanismus der Gluconeogenese, also die Neugewinnung von Blutzucker, in Aktion, der die wirklich nötige Menge an Glucose bereitstellt. Diese liegt natürlich unter der Menge, die das gewohnte Hochgefühl auslöst. Daher stammen die Umstellungsprobleme, die manche Leute stärker plagen als andere.

Doch mit jedem Tag der Kohlenhydratbeschränkung funktioniert der Organismus besser mit den neuen Energiesubstraten Fettsäuren und Ketone, so dass wirklich jeder schon nach kurzer Zeit gut damit zurechtkommt.

1.5 Wie fühlt man sich bei der optimierten Keto-Diät?

Ist die Keto-Adaption erst einmal abgeschlossen, sind fettspaltende Enzyme und die Energie produzierenden Zellorganellen so gut darauf eingestellt, dass kein Glucosemangel mehr bemerkt wird. Damit gehören Mattigkeit und Konzentrationsmängel bei einem niedrigen Blutzuckerspiegel der Vergangenheit an. Selbst ein leerer Magen vermag diese Gefühle nicht mehr auszulösen. Beim keto-adaptierten Organismus kommt es sogar häufig vor, dass man das Essen vergisst! Denn auch wenn keine Nahrung aufgenommen wird, stehen die umfangreichen Körperfettreserven zur Verfügung. Das Gehirn funktioniert jetzt viel besser, da die im Übermaß vorliegenden Ketone eigentlich seine bevorzugte Energiequelle sind (siehe Tab 4). So kommt es zu einer besseren Laune und häufig zu einem Hochgefühl. Man fühlt sich energiegeladen und voller Tatendrang.

Der Unterschied zur kohlenhydratreichen Ernährung ist wirklich enorm: Viele Menschen kennen die schlechte Stimmung, die sich bei Hunger einstellt. Man wird nervös, reizbar und hat das Gefühl, sofort etwas essen zu müssen. Das führt nicht selten dazu, dass man irgendetwas in sich hineinstopft und häufig sogar viel mehr isst, als nötig wäre. Bei einer ketogenen Ernährung kommt das nicht mehr vor. Auch hier meldet sich natürlich der Hunger, wenn länger nichts gegessen wurde. Doch das Hungergefühl tritt allmählich ein, da der Blutzuckerspiegel jetzt nicht mehr als Maßstab dafür dient. Und das Gehirn wird ohne Unterbrechung durch Ketone und geringe Glucosemengen aus der Gluconeogenese versorgt. So kommt es, dass das

Tab. 5 Verteilung der Energiesubstrate in der Ketose

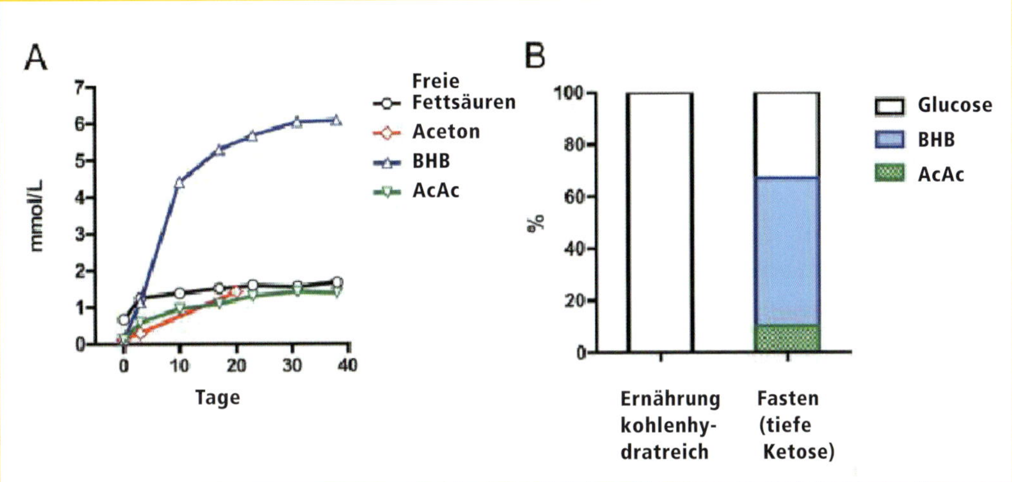

Die obenstehende Grafik A zeigt die Blutkonzentrationen der Ketone während einer Fastenkur über 40 Tage. Das Aceton steigt linear auf bis zu 1,5 Millimol pro Liter (mmol/l) und ist nach etwa 20 Tagen nicht mehr messbar. Acetoacetat (AcAc) steigt bis zum 30. Tag immer weiter an und bleibt dann bei einem Wert von etwa 1,5 mmol/l stabil. Das Beta-Hydroxybutyrat (BHB) dagegen steigt bis zum 30. Tag auf den vierfachen Wert von etwa 6 mmol/l. Damit wird es zum wichtigsten Energiesubstrat des Körpers.

Die freien Fettsäuren werden parallel als Energiesubstrat genutzt, doch ihr Blutspiegel bleibt vom ersten Fastentag an stabil bei etwa 1,5 mmol/l. Das Verhältnis der Ketone zueinander fällt bei der optimierten Keto-Diät, mit regelmäßigen Mahlzeiten, ähnlich aus. Doch die Ketonwerte steigen nicht so hoch wie beim Fasten.

Grafik B zeigt die Nutzung der Energiesubstrate im Gehirn: Bei kohlenhydratreicher Ernährung wird das Gehirn allein mit Glucose versorgt. In der Ketose fällt die Nutzung von Glucose dagegen auf etwa ein Drittel ab. Die Ketone Acetoacetat (AcAc) übernehmen mit einem Anteil von etwa 10 % und Beta-Hydroxybutyrat (BHB) mit etwa 55 % die Energieversorgung des Gehirns.

Die große Menge an BHB sorgt für eine ökonomisierte Energieerzeugung in den Hirnzellen, bei der es zu einem deutlich geringeren Anfall von Sauerstoffradikalen kommt (mehr dazu in Kapitel 10).

a Grafik entnommen (Bezeichnungen angepasst): Longo VD, Mattson MP: Fasting: Molecular Mechanisms and Clinical Applications. Cell Metab. 2014 Feb 4; 19(2): 181–192.

Hungergefühl bei der ketogenen Ernährung eher ein „körperliches" ist. Und auch dieses ist leicht trainierbar, so dass die nächste Mahlzeit weiter hinausgeschoben werden kann. Darauf wollen wir an anderer Stelle im Buch noch genauer eingehen.

Auch die Muskeln kommen mit der ketogenen Ernährung gut zurecht. Es stellt sich nach einigen Wochen ein neues Körpergefühl ein: Man „spürt" die Muskeln anders, was auf die veränderte Hormonsituation im Körper zurückzuführen ist. Es kommt zu einer erhöhten Muskelspannung, denn bei einer ketogenen Stoffwechsellage kommt es auf natürliche Weise zu einer Erhöhung anaboler Hormone. Die Herstellung von Testosteron wird zwar durch den höheren Fettanteil in der Ernährung gefördert, doch mit zunehmender Dauer der ketogenen Ernährung kann das Testosteron trotzdem abfallen. Das wird aber mehr als ausgeglichen durch das stärkere Wachstumshormon, das deutlich ansteigt. So beschleunigt sich nicht nur der Fettabbau, sondern auch die Aufbauprozesse in den Muskeln werden gesteigert.

Das ist einer der gravierendsten Unterschiede zur kohlenhydratbetonten Kost. Denn sie hemmt die Ausschüttung von Wachstumshormon durch zu hohe Blutzuckerspiegel! Tatsächlich kommt es bei der optimierten Keto-Diät nicht nur zu höheren Gesamtwerten, sondern durch den tiefen Blutzuckerspiegel auch tagsüber zu Ausschüttungen von Wachstumshormon. Bei einer kohlenhydratbetonten Kost dagegen geschieht das allein in der Nacht, weil der Blutzuckerspiegel nur dann tief genug fallen kann. Alles in allem führt die ketogene Diät also zu einer Stoffwechsellage, die man sich nicht besser wünschen könnte!

1.6 Ein viel besserer Fettabbau

Die meisten Leser wird vermutlich brennend interessieren, *wieviel* man mit der optimierten Keto-Diät abnehmen kann. Dazu ist erst einmal zu sagen, dass sich Ergebnisse sehr schnell einstellen. Wer sich beim Kohlenhydratverzehr einschränkt, bei dem kommt es schon nach wenigen Tagen zu einem merklichen Gewichtsverlust. Abhängig von der Muskelmasse kann das bis zu mehreren Kilogramm (kg) ausmachen. Die anfänglich schnelle Gewichtsabnahme ist allerdings auf den Verlust von Wasser aus der Muskulatur zurückzuführen, denn die Muskeln als größter Kohlenhydratspeicher des Körpers verbrennen zunächst den als Glycogen eingelagerten Zucker, bevor sie auf Ketone und Fettsäuren zur Energiegewinnung zurückgreifen. Da 1 g Glycogen aber 2,7 g Wasser bindet, kann dieses jetzt ausgeschieden werden. Das zeigt sich sofort auf der Waage.

Da bei einer ketogenen Diät nicht gehungert werden muss, sondern gut und regelmäßig gegessen werden kann, befindet sich der Körper nicht in einer Notsituation. Im Gegenteil: Die Nahrung enthält mehr Fett, denn die Kohlenhydrate als Energieträger müssen ja ersetzt werden. Dieses sowie das auch bei schlanken Menschen noch reichlich vorhandene Körperfett wird jetzt zur Energieversorgung genutzt. So kommt es zu einem sehr guten Fettabbau, der sich schnell auch auf der Waage zeigt. Während die Gewichtsabnahme in den ersten Tagen der Keto-Diät fast ausschließlich durch den Wasserverlust zustande kommt, wird in den Tagen und Wochen danach zunehmend mehr Fett aus den Depots im Körper abgebaut.

Mittlerweile liegen viele wissenschaftliche Studien vor, die eine herkömmliche mit einer ketogenen Diät verglichen haben. Die Ergebnisse dieser Untersuchungen sind eindeutig: Eine ketogene Diät schlägt jede fett- und kalorienreduzierte Diät! Nicht selten wird damit doppelt so viel Fett abgebaut. [3-8] Einige Studien haben gar einen dreimal so großen Fettabbau durch die Keto-Diät nachgewiesen! [9,10] Interessant ist auch eine Untersuchung, die eine keto-

Tab. 6 Effizienz verschiedener Diätformen für den Fettabbau

Die verschiedenen Diätformen unterscheiden sich stark in ihrer Wirkung auf den Fettabbau. Die nachfolgende Auflistung stellt die schwächste nach oben und die wirksamste nach unten:

1) Fett- und kalorienreduzierte Diät

2) Diät nach glykämischem Index

3) Intervallfasten mit kohlenhydratreichen Mahlzeiten

4) Ketogene oder Low-Carb-Diät

5) Keto-Diät ohne Zwischenmahlzeiten

6) Optimierte Keto-Diät ohne Zwischenmahlzeiten, kombiniert mit Intervallfasten

7) Echtes Fasten ohne Nahrungszufuhr

gene Diät mit einer Ernährung verglich, die sich am sog. Glykämischen Index (GI) orientierte. Der GI gruppiert die kohlenhydratreichen Lebensmittel in solche, die den Blutzuckerspiegel schnell ansteigen lassen (hoher GI) und andere, die einen weniger schnellen Anstieg zur Folge haben (niedriger GI). In der Theorie soll der Verzehr von Lebensmitteln mit einem niedrigen GI einen Fettaufbau verhindern. Doch auch hier bestätigte sich der alte Grundsatz von Dr. Robert Atkins: Es kommt weniger auf die Art der Kohlenhydrate an, sondern auf die Menge! Entsprechend verloren die Studienteilnehmer mit der Keto-Diät etwa doppelt soviel Fett, wie die aus der GI-Gruppe. [11] (Zur Effizienz verschiedener Diätformen siehe Tab. 6)

Auch die gesundheitlichen Parameter sprechen eindeutig für die ketogene Diät. Denn das „gute“ HDL-Cholesterin steigt damit an, während das „schlechte“ LDL-Cholesterin abfällt. Die Triglyzeride im Blut fallen ebenfalls stark ab, da ihr Blutspiegel vorrangig durch die Nahrungskohlenhydrate, und davon beinflusst, vom Insulin bestimmt wird. Deshalb empfehlen immer mehr Ärzte eine kohlenhydratarme Ernährung, besonders für Diabetiker oder wenn eine Schädigung des Herz-Kreislaufsystems vorliegt. Die gesundheitsfördernden Wirkungen der optimierten Keto-Diät gehen allerdings weit darüber hinaus, wie wir noch sehen werden.

1.7 Fett ist Freund, nicht Feind

Ein weiterer Vorteil der optimierten Keto-Diät gegenüber einer herkömmlichen, fettreduzierten und kohlenhydratreichen Diät tritt ebenfalls schnell zutage. Weil bei einer herkömmlichen Diät das Fett ein knapper Nährstoff ist, ist der Organismus bemüht, sein Körperfett so lange wie möglich zu erhalten. Der Insulinspiegel fällt durch die vielen Kohlenhydrate im Tagesverlauf nie sehr tief und wird mit jeder neuen, kohlenhydratreichen Mahlzeit wieder hochgetrieben. Damit ist die Fettverbrennung deutlich eingeschränkt.

Bei der ketogenen Diät wird dagegen nicht nur reichlich Fett mit der Nahrung zugeführt, so dass der Körper keinen Mangel erkennen kann. Darüber hinaus fällt durch den Kohlenhydratverzicht der Insulinspiegel länger auf tiefe Werte, so kann das Glucagon reichlich Fettsäuren aus den Depots im Körper freisetzen. Der ketogene Stoffwechsel nutzt diese Fettsäuren hocheffektiv zur Energiegewinnung und die Fettpolster am Körper schwinden viel schneller, als bei einer herkömmlichen Diät. Dabei wird durch die optimierte Keto-Diät das Fett am Bauch, an den Hüften und an den Oberschenkeln besonders stark reduziert. Genau das wollen die meisten Diätwilligen erreichen! Bei einer herkömmlichen Diät dagegen wird das dort gespeicherte Körperfett – als letzte Reserve – besonders hartnäckig verteidigt. Man verliert eher überall am Körper Fett, als an den Problemzonen.

Dabei kommt es häufig vor, dass bei der optimierten Keto-Diät weniger Kalorien verzehrt werden als zuvor – ohne dass wie bei herkömmlichen Diäten ein nagender Hunger auftritt. Das hängt mit der besseren Sättigung durch mehr Fett und Protein zusammen. Gleichzeitig kann der Bedarf an Fettsäuren und Ketonen zur Energiegewinnung jederzeit aus den Fettdepots des Körpers gedeckt werden. So können Schwankungen in der Nahrungszufuhr besser ausgeglichen werden; auch das verringert das Hungergefühl.

Ein weiterer Umstand trägt ebenfalls dazu bei, dass bei einer Keto-Diät häufig weniger Kalorien verzehrt werden. Es gibt nämlich begründete Hinweise darauf, dass die Ketone selbst eine appetitunterdrückende Wirkung aufweisen. [12]

1.8 Kommt es zu einem Muskelverlust?

Bei einer herkömmlichen Diät setzt sich der Gewichtsverlust zu 50 % aus Muskeln und 50 % aus Fett zusammen. Das liegt daran, dass durch die regelmäßigen Mahlzeiten mit Kohlenhydraten – trotz Kalorienbeschränkung – immer noch zu viel Insulin ausgestoßen wird. Daher kann die Ketose nicht optimal funktionieren und die Glucosegewinnung aus Glyzerin wird weitgehend unterbunden. Statt dessen wird die Gluconeogenese aus Protein bevorzugt und die benötigt Aminosäuren aus der Muskulatur.

Der hohe Muskelverlust bei einer herkömmlichen Diät hat einen weiteren Nachteil, denn Muskeln sind aktives Gewebe, sie verbrauchen viele Kalorien, selbst wenn man nur auf dem Sofa sitzt. So kommt es dazu, dass bei einer herkömmlichen Diät der Grundumsatz an Kalorien immer mehr absinkt, denn die geschrumpften Muskeln brauchen weniger Energie. Um weiter abzunehmen, muss jetzt die Nahrungszufuhr noch weiter gedrosselt werden, was einen weiteren Muskelabbau bewirkt; und so geht es weiter.

Deshalb führt eine herkömmliche Diät immer zu einem deutlichen Muskelabbau: Die Schultern werden zusehends schmaler, die Arme und Beine verlieren an Umfang. Aber die Bauchmuskeln sind auch nach vielen Wochen streng fettarmer Diät noch immer unter einer Fettschicht verborgen!

Bei der optimierten Keto-Diät kommt es dagegen nur in den ersten Tagen zu einem messbaren Muskelverlust: In der Regel pro Tag zwischen 20 g Aminosäuren beim gut trainierten Sportler und bis zu 50 g beim Untrainierten. Doch schon nach einigen Tagen läuft bei beiden der ketogene Stoffwechsel so gut, dass nur noch wenige Gramm Aminosäuren für die Glucoseproduktion verbraucht werden!

Auch dieser Vorteil der optimierten Keto-Diät ist nicht zu unterschätzen. Denn wer am Ende der Diät seine Muskelmasse erhalten hat, der hat auch seinen Stoffwechsel nicht „heruntergefahren“ und verbraucht ebenso viele Kalorien wie zuvor. Bei einer herkömmlichen Diät dagegen hat sich der Nahrungsbedarf nach einigen Wochen bereits deutlich reduziert. Der Körper „spart“ in der Mangelsituation, wo er kann und fährt den Stoffwechsel immer weiter herunter. Wenn die Diät beendet ist und wieder die normale Kalorienmenge verzehrt wird, führt das zu einem schnellen Neuaufbau von Körperfett!

Denn bei einer herkömmlichen Diät werden ja das Fett- und das Muskelgewebe im gleichen Maße abgebaut. Wenn nach der Diät wieder mehr gegessen wird, kann der Körper die Muskelmasse aber nicht so schnell ersetzen, wie sie verloren wurde. Er benötigt jetzt eigentlich weniger Kalorien als vor der Diät – schließlich hat die Muskelmasse abgenommen. So bleibt ihm nichts anderes übrig, als einen Teil der verzehrten Kalorien in die Fettdepots zu lenken; mehr als vor der Diät.

So kommt es, dass sich das Übergewichtsproblem schon nach kurzer Zeit wieder stellt und die nächste Diät begonnen wird. Das ist dann das berüchtigte „Diät-Jo-Jo", wo es einen Schritt vorwärts und dann einen Schritt zurück geht. In der Summe kann sich im Verlauf vieler Jahre sogar ein deutlicher Fettaufbau ergeben – tatsächlich haben viele Übergewichtige ihr Problem durch falsche Diäten selbst verursacht.

1.9 Ist die optimierte Keto-Diät eine Mangelernährung?

Nicht wenige Leute plagt bei einer ketogenen Diät die Sorge, es handele sich um eine unzureichende Ernährung, die nicht alle nötigen Nährstoffe liefert. Zwar gut geeignet, um schnell Fett abzubauen, aber keinesfalls gesund in der Langzeitanwendung. Dieses Vorurteil kann leicht widerlegt werden. Natürlich isst man bei der optimierten Keto-Diät anders als zuvor. Die süßen Früchte müssen wegfallen, da sie zu viele Kohlenhydrate enthalten. Doch es bleiben auch solche übrig, die nur wenig Zucker liefern. Ein kleiner Apfel etwa hat nicht mehr als 10 g Kohlenhy-

Tab. 7 Lebensmittelauswahl bei der optimierten Keto-Diät

Lebensmittel, die gemieden werden müssen	Erlaubte Lebensmittel
• Zucker, Honig, Agavendicksaft, Ahornsirup • Gesüßte Getränke wie Sprudel, Softdrinks, aber auch Fruchtsäfte wie Apfelschorle, Orangensaft usw. • Süße Aufstriche wie Marmelade, Nuss-Nougat-Creme usw., Fruchtmus • Getreideprodukte wie Brot, Kuchen, Gebäck, Nudeln, auch Vollkornprodukte • Mais und Maisprodukte (Polenta, Tortilla-Wraps) • Reis und Reiswaffeln, Puffreis • Kartoffeln und Süßkartoffeln (Topinambur) • Süße Früchte wie Bananen, Birnen, Weintrauben, Mandarinen usw. • Milch, Joghurt, Kefir, Molkedrinks, Quark, Frischkäse, Proteinpulver aus Milcheiweiß	• Fleisch, Innereien, Eier, Fisch • Gute Fette wie Olivenöl, Kokosöl, Macadamia- und Avocadoöl • Alle Gemüse außer Bohnen • Alle Nüsse außer Cashews und Erdnüsse • Kohlenhydratarme Früchte: Kleine Mengen Äpfel, Aprikosen, Pfirsiche, Papaya, Zitronen, Limetten, Pampelmusen, Wassermelonen und Sauerkirschen • Kohlenhydratarme Beeren: Erdbeeren, Heidelbeeren, Himbeeren, Johannisbeeren, Stachelbeeren, Holunder- und Preiselbeeren • Alle Kräuter • In geringen Mengen fettreiche Milchprodukte wie Butter, vollfette Sahne, fetter Käse und Camembert
Alle diese Lebensmittel und Getränke enthalten viele Kohlenhydrate, die den Insulinspiegel ansteigen lassen und die Fettverbrennung ausschalten. In Milch und in den fettarmen Milchprodukten sind zwar nur vergleichsweise wenig Kohlenhydrate enthalten. Doch nach ihrem Verzehr kommt es ebenfalls zu einem sehr hohen Insulinausstoß – höher als nach dem Verzehr von Einfachzuckern! Das unterbricht die Ketose.	Alle diese Lebensmittel haben einen deutlich geringeren Einfluss auf den Insulinspiegel. Sie erlauben einen Anstieg des Glucagons im Blut, was die Ketose und damit eine deutlich gesteigerte Fettverbrennung auslöst.

drate. Einer pro Tag ist selbst bei der ketogenen Ernährung erlaubt. Auch Aprikosen, Pfirsiche, Papaya, Zitronen, Limetten, Pampelmusen und Wassermelonen enthalten weniger als 10 g Kohlenhydrate pro 100 g. Sauerkirschen und Beerenfrüchte wie Erdbeeren, Heidelbeeren, Himbeeren, Johannisbeeren, Stachelbeeren, Holunder- und Preiselbeeren weisen z.T. deutlich unter 10 g Kohlenhydrate pro 100 g auf. Sie sind in kleinen Portionen ebenfalls erlaubt.

Während man sich beim Obst einschränken muss, kann Gemüse aber ohne Obergrenze verzehrt werden. Entweder als Rohkost oder gekocht bzw. gedünstet. Denn der Kohlenhydratgehalt der meisten Gemüsesorten ist so gering, dass er kaum ins Gewicht fällt. Auch Salat kann bedenkenlos gegessen werden, aber nur mit zuckerfreien Dressings. Darüber hinaus sind Nüsse zu empfehlen, die meisten enthalten relativ wenig Kohlenhydrate. Dafür liefern sie aber reichlich Mineralien und Fett.

Wenn man die pflanzliche Seite der optimierten Keto-Diät betrachtet, ist also kein echter Mangel zu erkennen. Doch darf nicht vergessen werden, dass tierische Lebensmittel neben Protein auch viele Vitamine und Mineralien enthalten! Ebenso wie beim Menschen reichern sich die Inhaltsstoffe der Nahrung nämlich auch beim Tier im Gewebe an. Da unsere Nutztiere sich von Pflanzen ernähren, liefern Fleisch, Fisch und Eier auch viele Mikronährstoffe. Und der Anteil von tierischen Produkten ist bei der ketogenen Ernährung in der Regel nicht niedriger, als wenn man sich normal ernährt. Denn sie sind die besten Lieferanten der Makronährstoffe Protein und Fett, welche die fehlenden Kohlenhydrate ersetzen müssen.

In der Summe kommt es bei der optimierten Keto-Diät mit tierischen und pflanzlichen Produkten häufig sogar zu einer besseren Versorgung mit Mikronährstoffen als bei einer normalen Ernährung. Denn Süßigkeiten, die häufig nur „leere Kalorien“ in Form von Zucker liefern, fallen weg. Ebenso die großen Mengen an sog. Sättigungsbeilagen wie Nudeln, Brot und andere Getreideprodukte. Diese liefern nämlich deutlich weniger Vitamine und Mineralien als angenommen. Darauf und auf empfehlenswerte Lebensmittel für die ketogene Ernährung wird in Kapitel 13 noch genauer eingegangen.

Die optimierte Keto-Diät ist also alles andere als eine Mangelernährung. Mit etwas Geschick kann man sich gut schmeckende und nahrhafte Mahlzeiten zusammenstellen, die alles liefern, was der Körper braucht. Im Rezeptteil dieses Buches (Kapitel 15) werden dafür gute Beispiele angeführt.

*

2. Die Optimierung der Keto-Diät

Nach der Einführung in die optimierte ketogene Ernährung wollen wir genauer auf die Keto-Adaption und ihre Folgen eingehen. Es handelt sich dabei nämlich nicht nur um die lästige Umstellung von Kohlenhydrat- auf Fettverbrennung. Es kommt vielmehr zu weiteren, gravierenden Umstellungen im Stoffwechsel, deren Bedeutung erst in den letzten Jahren verstanden worden ist. Der Energiestoffwechsel erfährt bei der ketogenen Ernährung weitere wichtige Veränderungen und die Funktion des Immunsystems wird deutlich gesteigert. Doch vor allem die hormonelle Situation im Körper wird komplett umgestellt, weit über die Veränderungen bei Insulin und Glucagon hinaus. Im Licht dieser neuen Erkenntnisse kommen die Grundpfeiler der „normalen", sprich kohlenhydratbetonten Ernährung, beträchtlich unter Druck, denn die optimierte Keto-Diät erweist sich in vielen Punkten als überlegen.

2.1 Wie kommt es zur Keto-Adaption? Insulin neu betrachtet

Wir wissen bereits, dass der Verzehr von Kohlenhydraten zu einem Insulinausstoß führt. Doch das geschieht nicht nur bei den Kohlenhydraten: Der Körper stößt immer Insulin aus, wenn wir etwas essen. Protein und Fett in einer Mahlzeit erfordern aber deutlich weniger Insulin als Kohlenhydrate. Die Tab. 8 auf der folgenden Seite zeigt den Verlauf des Insulin- und Glucagonspiegels nach einer proteinreichen, aber kohlenhydratarmen und nach einer kohlenhydratreichen Mahlzeit. Nach der kohlenhydratarmen Proteinmahlzeit („High Protein Meal") kommt es nur zu einem geringen Insulinausstoß, dafür steigt das Glucagon sofort an. Das führt dazu, dass jetzt Fettsäuren aus den Fettzellen freigesetzt werden. Diese Fettsäuren werden z.T. direkt zur Energieerzeugung genutzt. Ein anderer Teil wird aufgespalten und es entstehen Ketone, die den Blutzucker als Energielieferant weitgehend ersetzen.

Bei der kohlenhydratreichen Mahlzeit („High Carb Meal") verhält es sich umgekehrt: Der Insulinspiegel steigt stark an und das Glucagon sinkt ab. Das liegt daran, dass die Kohlenhydrate aus der Mahlzeit zu einem schnellen Anstieg des Blutzuckerspiegels führen. Der Körper toleriert aber nur einen Blutzuckerspiegel innerhalb enger Grenzen: Alles, was darüber hinausgeht, wird aus dem Blut entfernt. Deshalb wird jetzt viel Insulin benötigt, um die überschüssige Glucose abzutransportieren und einzulagern.

Das geschieht, indem die Glucose in Form von Glycogen, das sind viele verbundene Glucose-Moleküle, entweder in der Leber oder in den Muskeln eingelagert wird; Überschüsse werden in den Fettzellen gespeichert. Doch die Leber kann nur wenig Glucose speichern, beim Erwachsenen sind es nur bis zu 100 g. Die Menge an Glucose, die dort Aufnahme findet, hängt vom Lebergewicht ab, das vom Körpergewicht bestimmt wird. Eine kleine Person hat kleinere Leberspeicher als eine große.

Der zweite Kohlenhydratspeicher befindet sich in den Muskeln. Dieser fällt mit bis zu 400 g schon größer aus, ist aber ebenfalls von Mensch zu Mensch unterschiedlich bemessen: Eine zarte Frau speichert deutlich weniger Glycogen in

Tab. 8 Glucose, Insulin und Glucagon nach einer kohlenhydratreichen und einer proteinreichen Mahlzeit

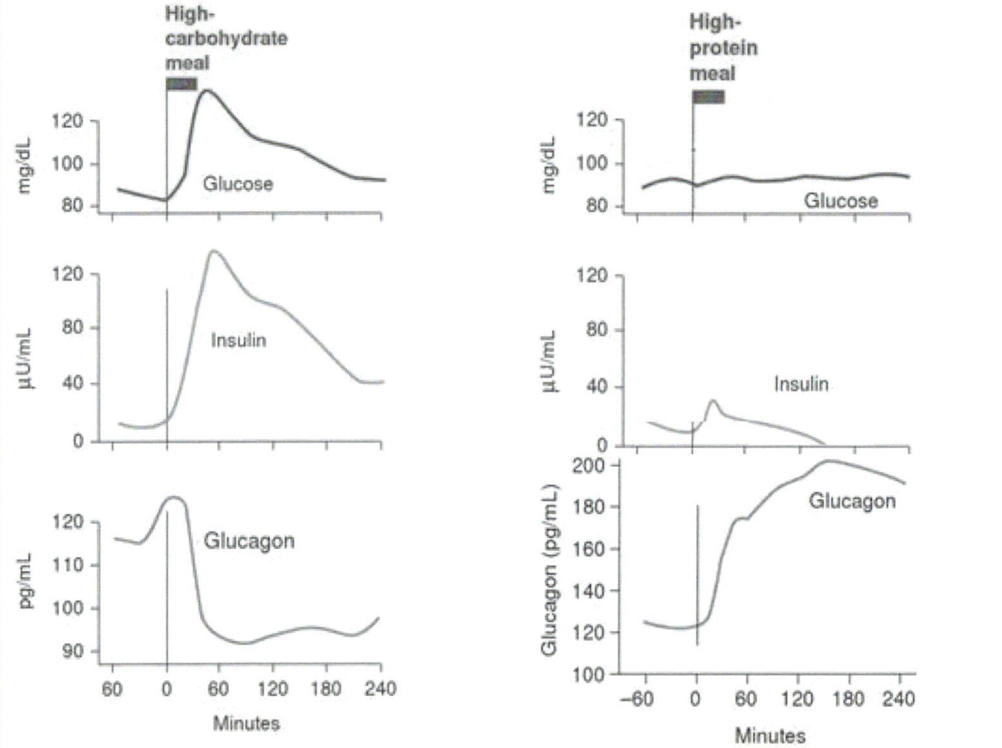

Wenn eine kohlenhydratreiche Mahlzeit (links) mit einer kohlenhydratarmen (hier dargestellt am Beispiel einer proteinreichen Mahlzeit, rechts) verglichen wird, zeigen sich bedeutende Unterschiede: Bei der kohlenhydratreichen Mahlzeit steigt die Glucose im Blut stark an; gefolgt vom Insulin, das den Blutzucker wieder absenken muss. Gleichzeitig fällt das Glucagon sofort ab; damit ist die Fettverbrennung „ausgeschaltet".

Bei einer kohlenhydratarmen, proteinreichen Mahlzeit dagegen steigt die Glucose nicht an und für Protein muss nur wenig Insulin ausgeschüttet werden. Das erlaubt einen starken Anstieg des Glucagons, was trotz einer gerade verzehrten Mahlzeit die Fettverbrennung einleitet. Beim Verzehr von Protein und Fett verhält es sich ähnlich; auch dabei fällt der Insulinanstieg deutlich geringer aus, als beim Verzehr von Kohlenhydraten.

Manche Proteine erhöhen das Insulin aber beträchtlich stärker als andere – sogar mehr als Weißbrot. Deshalb eignen sich nicht alle Proteine für die optimierte Keto-Diät (Einzelheiten dazu in den Abschnitten 2.7, 2.8 und 13.7.3.4).

b Grafiken entnommen Kendall M: The blood glucose, glucagon and insulin response to protein. 15. Juni 2015. https://optimisingnutrition.com/2015/06/15/the-blood-glucose-glucagon-and-insulin-response-to-protein/

den Muskeln als ein gut trainierter Kraftsportler. Die Muskeln tragen allerdings nicht zur Grundversorgung des Körpers mit Glucose bei. Ihre Glycogenvorräte dienen allein dem Arbeitsstoffwechsel. Wenn also Muskelarbeit nötig ist, wird dafür zunächst die Glucose in den Muskeln verbraucht.

Den dritten Speicher bilden die Fettzellen des Körpers. Sind Leber und Muskeln mit Glycogen gefüllt, wird die überschüssige Glucose im Blut in Fett umgewandelt und in den Fettzellen eingelagert.

Die Fettzellen verfügen über zwei Enzyme, die Fette transportieren. Diese werden durch Insulin und Glucagon gesteuert. Lipoprotein-Lipase schleust Fettsäuren in die Fettzellen ein und sorgt dafür, dass sie dort bleiben. Das andere, hormongesteuerte Lipase genannt, setzt Fettsäuren aus den Speicherzellen in das Blut frei. Insulin stimuliert die Lipoprotein-Lipase und leitet so die Fettspeicherung ein, während Glucagon mit Hilfe der hormongesteuerten Lipase die Fettsäuren aus den Fettzellen freisetzt. Bei einem hohen Insulinspiegel kann also kein Speicherfett freigesetzt werden; erst wenn der Insulinspiegel fällt, wird Glucagon aktiv und leitet den Fettabbau aus den Körperdepots ein.

Da die Glycogenspeicher des Körpers bei einer kohlenhydratreichen Ernährung eigentlich immer gut gefüllt sind, können sie oft nur wenig Glucose aufnehmen. So kommt es, dass nur noch die Fettspeicherung übrig bleibt – es gibt keinen anderen Weg für die Glucose aus dem Blut. Sie wird bei einer kohlenhydratreichen Ernährung überwiegend in die Fettzellen transportiert. Es sei denn, sie wird sofort verbraucht.

Solche Ausnahmen sind z.B. ein sportliches Training bzw. körperliche Arbeit oder eine kalorienreduzierte Diät. Nach dem Training oder nach einer anstrengenden Tätigkeit, wenn die großen Muskelspeicher an Glycogen stärker geleert sind, nehmen diese natürlich mehr Glucose aus dem Blut auf. Auch bei einer Diät, selbst wenn sie kohlenhydratreich ausfällt, ist der Körper aufgrund der fehlenden Kalorien gezwungen, die Glycogenspeicher stärker anzugreifen. Diese werden dann vorrangig mit der Glucose aus dem Blut wieder aufgefüllt. Doch ist in solchen Fällen die Fettspeicherung lediglich verzögert. Sind die Glycogenspeicher wieder voll, wird überschüssige Glucose sofort in die Fettzellen gelenkt, wo sie als Körperfett gespeichert wird.

Insulin unterbindet die Fettverbrennung auch auf andere Weise: Die Muskeln können neben Glucose auch Fettsäuren zur Energiegewinnung einsetzen. Dazu werden im Blut zirkulierende Triglyzeride durch Enzyme auf der Zellmembran aufgespalten. Die freigewordenen Fettsäuren werden dann durch Carnitin zu den Mitochondrien im Innern der Muskelzelle transportiert. Dort werden sie zur Energiegewinnung oxidiert und „verbraucht". Doch Insulin hemmt das Carnitin-Transportsystem. So werden aus Fettsäuren wieder Triglyzeride gebildet, die ins Blut entlassen und den Fettzellen zur Speicherung zugeführt werden. An die Stelle der Fette tritt wieder Glucose zur Energiegewinnung. Eine Ernährung mit vielen Kohlenhydraten führt also zwangsläufig zu hohen Triglyzeridwerten im Blut und die effektive Verbrennung von Fettsäuren zur Energiegewinnung wird unterbunden.

2.2 Der Insulinspiegel bestimmt den Fettabbau

Wir wissen jetzt, dass ein hoher Insulinspiegel die Fettverbrennung auf mehreren Wegen unterbindet. Wer Fett verbrennen will, muss deshalb den Insulinausstoß kontrollieren. Da ergibt es Sinn, den Insulinspiegel im Tagesverlauf bei normaler Ernährung und bei der optimierten Keto-Diät genauer zu betrachten.

Der Insulinspiegel fällt nach einer kohlenhydratreichen Mahlzeit im Verlauf von etwa einer

Tab. 9 Blutzucker und Insulin bei drei kohlenhydratreichen Mahlzeiten

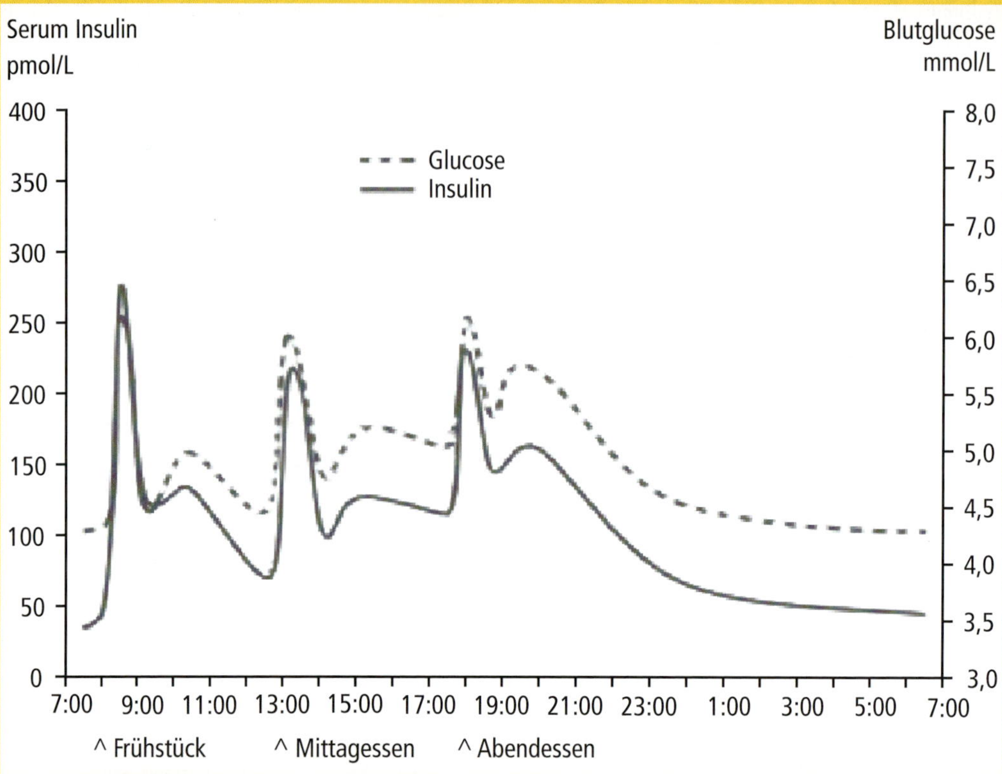

Blutglucose (gestrichelte Linie) und Insulin (durchgezogene Linie) nach drei kohlenhydratreichen Hauptmahlzeiten. Sowohl Glucose, als auch Insulin bleiben nach der zweiten und dritten Mahlzeit länger erhöht als nach der ersten. Durch mehrere kohlenhydratreiche Mahlzeiten baut sich ein „Insulinsockel" auf, der den tiefen Abfall des Insulins nach der letzten Mahlzeit verzögert. Damit wird auch Glucagon erst verspätet aktiv, um die Gluconeogenese und die effektive Fettverbrennung einzuleiten.

Was zu bedenken wäre: Hier handelt es sich noch um ein geschöntes Modell, denn wer verbringt den Tag nur mit drei Hauptmahlzeiten? Wenn man die bei vielen Leuten zur Gewohnheit gewordenen Snacks und gesüßten Getränke ebenfalls einrechnen würde, dann fiele der Insulinspiegel im Tagesverlauf eigentlich gar nicht mehr ab – mit allen sich daraus ergebenden Nachteilen.

c Grafik modifiziert, in Anlehnung an Daly ME: Acute effects on insulin sensitivity and diurnal metabolic profiles of a high-sucrose compared with a high starch diet. Am J Clin Nutr. 1998; 67(6): 1186-1196.

Stunde erst einmal wieder ab, bis auf einen Normalwert. Von diesem Niveau aus geschieht der Insulinabfall langsamer, über mehrere Stunden; das ergibt dann eine Art „Insulinsockel". Doch erst wenn das Insulin wirklich auf einen tiefen Wert gefallen ist, wird das Glucagon voll aktiv und die effektive Fettverbrennung setzt ein.

Bei regelmäßigen, kohlenhydratreichen Mahlzeiten, über den Tag verteilt, kann die Fettverbrennung über das Glucagon kaum wirksam werden. Denn mit jeder neuen Mahlzeit wird der Insulinspiegel erst einmal wieder hochgetrieben und der Glucagonausstoß unterbunden. Siehe dazu auch Tab. 9, die den Insulinspiegel im Tagesverlauf zeigt. Man erkennt sehr gut, dass der Insulinspiegel bei einer kohlenhydratreichen Ernährung im Tagesverlauf nicht sehr tief abfällt. Wenn zwischen den Hauptmahlzeiten auch noch Snacks oder gesüßte Softdrinks bzw. Fruchtsäfte verzehrt werden, dann fällt das Insulin im Tagesverlauf gar nicht mehr ab! Nur in der Nacht, wenn länger keine Nahrung zugeführt wird, kommt es zu einem etwas tieferen Insulinabfall und das Glucagon kann effektiver arbeiten.

Aus diesem Grund führt der weitgehende Verzicht auf Kohlenhydrate in der Nahrung auch zu einem merklichen Abbau von Körperfett. Denn weniger Kohlenhydrate in der Nahrung benötigen auch weniger Insulin zu ihrer Verstoffwechselung. Dabei wird nicht nur weniger Insulin ausgeschüttet, sondern das Insulin fällt nach einer Ausschüttung auch schneller wieder ab. So kommt es zu einem höheren, länger dauernden Anstieg von Glucagon und damit zu einer deutlich effektiveren Fettverbrennung.

2.3 Ketogene Diät bedeutet nicht völligen Verzicht auf Kohlenhydrate

Bei einer ketogenen Ernährung werden die Kohlenhydrate streng reduziert, so dass sie kaum noch zu einer Insulinerhöhung führen können. Allerdings ergibt es wenig Sinn, sie ganz aus der Ernährung zu streichen. Einerseits ist das fast nicht möglich und es schränkt die Lebensmittelauswahl stark ein. Andererseits lässt sich die Gluconeogenese niemals ganz abschalten, denn einige Organe brauchen ja Glucose, um zu funktionieren. Deshalb erbringt die Gluconeogenese aus Glyzerin zwischen 40-50 g Glucose pro Tag.

Die Gluconeogenese aus Protein, d.h. durch die Glucoseproduktion aus Aminosäuren des Muskeleiweißes, bewegt sich im ketogenen Stoffwechsel nur noch auf niedrigstem Niveau.

Ein dritter Weg ist die Gluconeogenese aus Milchsäure (d.h. Lactat), die als Abbauprodukt bei der Muskelarbeit anfällt. So werden zu Beginn der ketogenen Ernährung bis zu 70 g Glucose am Tag gewonnen. Mit zunehmender Gewöhnung des Organismus an die Ketose fällt die Menge der Glucoseerzeugung auf diesem Weg aber wieder ab, da die Gewebe jetzt überwiegend Fettsäuren und Ketone nutzen. Insgesamt wird die Versorgung mit Glucose auf diesen Stoffwechselwegen sichergestellt, ohne dass Kohlenhydrate verzehrt werden müssen.

Deshalb darf man auch bei der optimierten Keto-Diät ruhig eine kleine Menge Kohlenhydrate zu sich nehmen. Die geringe Menge Glucose, die man über die Nahrungskohlenhydrate zuführt, muss dann nicht mehr im Körper hergestellt werden. An den ketogenen Tagen sind bis zu 50 g Kohlenhydrate erlaubt (das Problem der Refeeds – von seltenen Mahlzeiten mit mehr Kohlenhydraten – wird später erörtert). Und das ist immer noch sehr wenig. Der US-Amerikaner Lyle McDonald, ein Pionier der ketogenen Ernährung, hatte bereits für 50 g Kohlenhydrate pro Tag plädiert. [13] Der Österreicher Dr. Wolfgang Lutz, [14] einer der Verfechter der ketogenen Ernährung im deutschen Sprachraum, hatte sich schon in den 1950er Jahren für eine Obergrenze von 6 Broteinheiten ausgesprochen, also 72 g Kohlenhydrate pro Tag (eine Broteinheit entspricht 12 g Kohlenhydraten).

2.4 Proteine benötigen ebenfalls Insulin

Die Kohlenhydrate aus der Nahrung sorgen für den stärksten Anstieg des Insulins. Doch auch wenn man gar keine Kohlenhydrate verzehrt, steigt der Insulinspiegel nach jeder Mahlzeit etwas an. Das liegt daran, dass auch die Verstoffwechselung von Protein Insulin erfordert. Zwar deutlich weniger als Kohlenhydrate, aber auch diese kleinen Insulinmengen behindern die effektive Fettverbrennung.

Dieser Umstand hatte in der Wissenschaft zunächst für einige Verwirrung gesorgt. Es war

Tab. 10 Einfluß der Nahrung auf Insulin und Glucagon

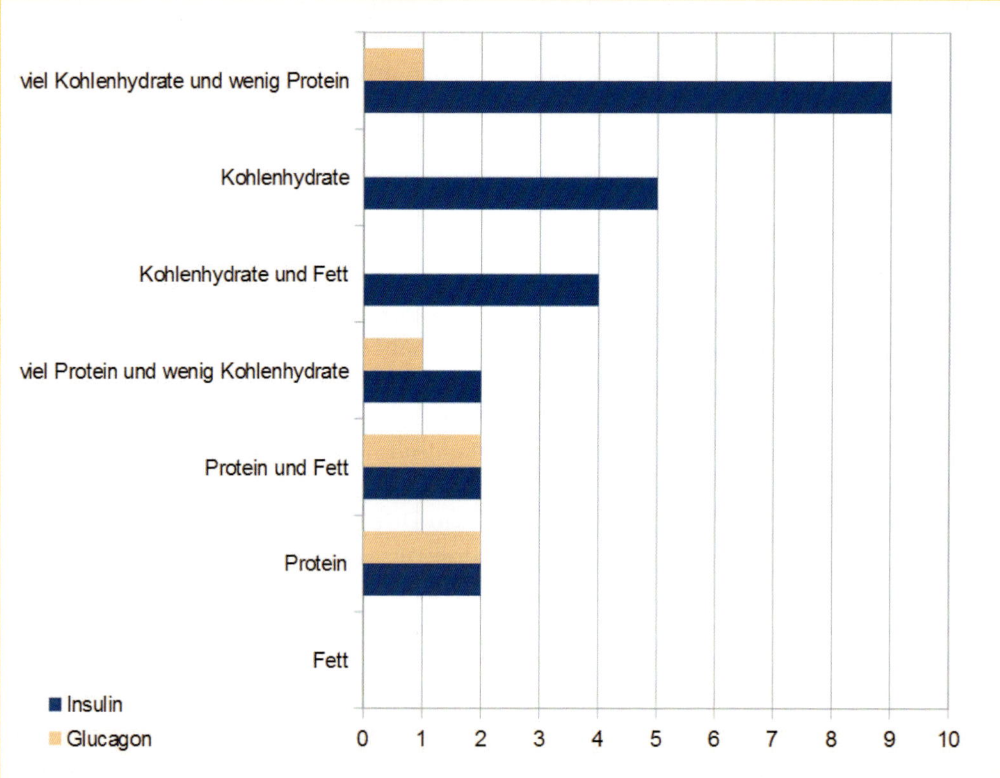

Diese Grafik zeigt schematisch den Einfluss der Makronährstoffe Kohlenhydrate, Protein und Fett auf die Hormone Insulin und Glucagon. Den höchsten Insulinausstoß erzeugen „viel Kohlenhydrate und wenig Protein", „Kohlenhydrate" allein sowie „Kohlenhydrate und Fett". Der Fettabbau wird aber bei einem hohen Insulinspiegel unterbunden, solange, bis der Insulinspiegel nach der Mahlzeit wieder abgefallen ist. Dagegen wird für „viel Protein und wenig Kohlenhydrate", „Protein und Fett" sowie „Protein" allein nur vergleichsweise wenig Insulin benötigt; für „Fett" allein beinahe nichts. Das erklärt die gute Wirkung von ketogenen Mahlzeiten auf den Fettabbau.

d Daten entnommen: Eades RE, Eades MD: Protein Power. Bantam Books, New York 1996.

bekannt, dass der Insulinausstoß hauptsächlich durch Kohlenhydrate beeinflusst wird. Entsprechend richtete sich die Aufmerksamkeit bei der Behandlung der Zuckerkrankheit (Diabetes) auch erst einmal auf diesen Nährstoff. Das auch Protein die Insulinwerte ansteigen lässt, wurde erst später bei Verzehrstudien ermittelt. Aus denen ergab sich, dass wenig Protein und viele Kohlenhydrate bzw. Kohlenhydrate allein den Insulinspiegel stärker ansteigen lassen als Fett und Kohlenhydrate (siehe dazu Tab. 10).

Was wir daraus entnehmen können: Ganz ohne Insulin geht es nicht. Doch das ist auch gar nicht nötig. Bei der optimierten Keto-Diät nutzt man das Insulin nur für die wirklich wichtigen Funktionen, die es im Körper hat. Das „Abräumen“ von überschüssiger Glucose aus dem Blut wird dagegen durch weitgehenden Kohlenhydratverzicht unnötig. Und damit wird nicht nur die Speicherung von Körperfett unterbunden – auch die Verbrennung von überschüssigem Körperfett kann so effektiv angekurbelt werden.

2.5 Kontrolle der Fettverbrennung über den Insulinspiegel im Tagesverlauf

Mit diesem Wissen wird es möglich, den Fettabbau bei der optimierten Keto-Diät effektiv zu steuern. Wir wissen jetzt, dass der Insulinspiegel mit jeder neuen Mahlzeit, auch wenn sie keine Kohlenhydrate enthält, wieder leicht ansteigt. Natürlich ist das Glucagon in diesem Fall nicht ausgeschaltet, aber die Ketose ist zumindest eingeschränkt. Solange, bis das Insulin wieder tief abgefallen ist, läuft der Fettabbau nicht mehr hocheffektiv.

Auf das Essen können wir natürlich nicht verzichten. Doch das Problem lässt sich lösen, wenn man weniger Mahlzeiten pro Tag verzehrt. Das bedeutet zunächst, bei der optimierten Keto-Diät auf Zwischenmahlzeiten (Snacks) zu verzichten. Damit beschränkt sich der leichte Insulinanstieg allein auf die Zeit nach den Hauptmahlzeiten. Eine weitere Möglichkeit, das Insulin tief zu halten wäre dann, die Mahlzeiten des Tages in einem kürzeren Zeitfenster einzunehmen. Das führt bereits im Tagesverlauf zu einem sehr tiefen Blutzucker- und Insulinspiegel.

Die Tab. 11 auf der folgenden Seite zeigt den Insulinverlauf über den Tag bei drei ketogenen Mahlzeiten. Ein Blick auf die Skala links zeigt, wie tief das Insulin im Tagesverlauf bei einer Keto-Ernährung mit nur wenigen Mahlzeiten fallen kann: In der Spitze kommt es zu Werten, die nur etwa halb so hoch liegen, wie bei einer kohlenhydratreichen Ernährung. Und weil das Insulin nicht so stark steigt, fällt auch der „Insulinsockel“ deutlich geringer aus. Nicht nur zwischen den Mahlzeiten wird so bereits mehr Fett abgebaut. Nach der letzten Mahlzeit fällt das Insulin auch viel schneller auf ein sehr tiefes Niveau – das sind die besten Bedingungen für einen optimalen Fettabbau!

2.6 Intervallfasten fördert die Ketose und den Fettabbau

Mit der Nahrungszufuhr in einem kürzeren Zeitfenster sind wir beim Intervallfasten (IF) angekommen. Das ist ein Konzept, das durch Ari Hofmekler [15] und seine „Warrior Diet“ (Krieger-Diät) zuerst in der Kraftsporternährung eingeführt wurde. Der Schwede Martin Berkhan und andere haben später weitere IF-Modelle entwickelt. Dabei stand allerdings eine Kohlenhydratbeschränkung nicht im Vordergrund, sondern allein der Fettverlust, bzw. die Verhinderung des Aufbaus von neuem Körperfett durch das Kurzzeit-Fasten. Bei diesen traditionellen IF-Modellen kommt es natürlich ebenfalls zu einer verstärkten Ketose, allein durch die Länge der Fastenphase. Doch mit einer Keto-Diät *und* Intervallfasten lassen sich noch einmal deutlich bessere Ergebnisse erzielen. Dazu kommt, dass der Einstieg in das Intervallfasten nach erfolgter Keto-Adaption viel leichter fällt!

Tab. 11 Insulinspiegel beim Intervallfasten mit ketogenen Mahlzeiten

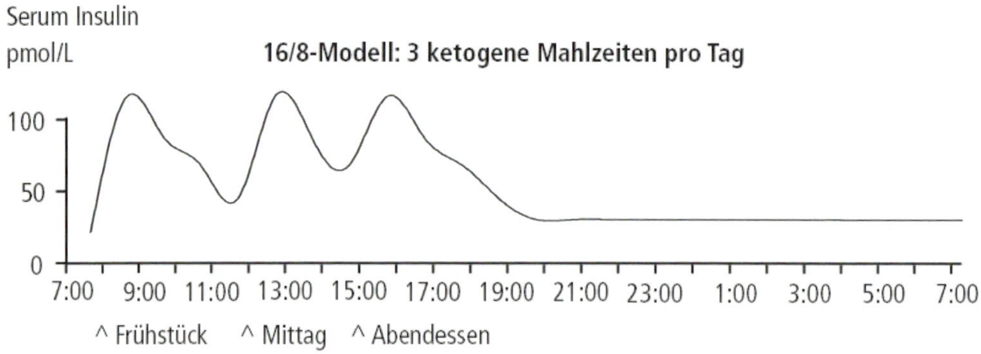

Wie stark lässt sich der Insulinspiegel durch Kohlenhydratverzicht senken? Welche Insulinspiegel kann man bei der optimierten Keto-Diät erwarten? Bei einer Studie [e] mit Übergewichtigen fiel das Insulin nach vier und acht Wochen um ein Viertel, nach 12 Wochen um ein Drittel ab. Eine weitere Studie [f] mit Übergewichtigen ergab einen Insulinabfall nach 12 Wochen um die Hälfte.

Zwei Studien mit Sportlern führten zu ähnlichen Ergebnissen: Eine Untersuchung an Radfahrern [g] ergab, dass der Insulinspiegel bei keto-adaptierten Athleten in Ruhe nur halb so hoch ausfiel, wie bei der mit Kohlenhydraten ernährten Vergleichsgruppe. Eine weitere [h] kam zu dem Ergebnis, dass nach vier Wochen ein Insulinabfall um die Hälfte bei den keto-adaptierten Athleten eintrat, die Omega-3-Supplements erhalten hatten. Die Vergleichsgruppe, keto-adaptierte Sportler ohne eine Omega-3-Zufuhr, verzeichneten einen Insulinabfall um ein Viertel. Das unterstreicht die Bedeutung einer guten Versorgung mit Omega-3-Fettsäuren. Statt Supplementen ist allerdings eine Zufuhr über Kaltwasser-Fisch und Fleisch von grasgefütterten Tieren vorzuziehen (mehr dazu im Abschnitt 13.8.1).

Wenn wir diese Ergebnisse mit den Verzehrstudien zum Food Insulin Index (siehe dazu im Abschnitt 2.9) zusammenbringen, ergibt sich ein nur etwa halb so hoher Insulinanstieg wie bei einer kohlenhydratreichen Ernährung. Der Nüchtern-Insulinspiegel fällt nach erfolgter Keto-Adaption ebenfalls auf halb so hohe Werte wie beim mit Kohlenhydraten Ernährten. Durch zusätzliches Intervallfasten lässt sich das Insulin vermutlich noch etwas stärker absenken, siehe die Grafik oben, welche den Insulinspiegel in der optimierten Keto-Diät im Tagesverlauf bei drei Mahlzeiten zeigt.

e Noakes M, et al: Comparison of isocaloric very low carbohydrate/high saturated fat and high carbohydrate /low saturated fat diets on body composition and cardiovascular risk. Nutrition & Metabolism 2006; 3(1): 7.

f Volek J, et al. Carbohydrate restriction has a more favorable impact on the metabolic syndrome than a low fat diet. Lipids 2009; 44(4): 297-309.

g Zajac A, et al: The effects of a ketogenic diet on exercise metabolism and physical performance in off-road cyclists. Nutrients 2014; 6(7): 2493-2508.

h Paoli A, et al: Effects of n-3 Polyunsaturated Fatty Acids Supplementation on Some Cardiovascular Risk Factors with a Ketogenic Mediterranean Diet. Marine Drugs 2015; 13(2): 996-1009.

Man könnte jetzt meinen, wer körperlich nicht gefordert ist, der kann sich so etwas erlauben. Aber kann man fasten und eine anstrengende körperliche Arbeit verrichten? Doch das ist nicht so abwegig, wie es klingt, sondern die logische Steigerung einer echten, optimierten Keto-Diät. Das Problem beim Intervallfasten ist vordringlich nicht der Nahrungsentzug, sondern der damit verbundene, sehr tiefe Blutzuckerspiegel. Wer daran nicht gewöhnt ist, dem fällt es zunächst schwer, das Fasten zu ertragen. Wie zuvor schon angesprochen, fehlt dem an Kohlenhydrate gewöhnten Menschen nicht nur der Zucker als Stimulus für das Gehirn. Er verbindet einen niedrigen Blutzuckerspiegel auch mit Hunger. Das macht verständlich, warum selbst das kurzfristige Fasten häufig als große Einschränkung empfunden wird.

Wenn man aber bereits auf die Ketose eingestellt ist, dann hat man die Anpassung an das Fasten schon hinter sich! Tatsächlich fällt es nach erfolgter Keto-Adaption nicht schwer, mit einem längeren Nahrungsentzug zurechtzukommen. Die „Entwöhnung" von Kohlenhydraten ist bereits geschehen und der niedrige Blutzuckerspiegel löst keinen Hunger mehr aus. Darüber hinaus wird beim Intervallfasten regelmäßig und ausreichend gegessen – so wird der Körper weiterhin mit allen Nährstoffen versorgt. Lediglich die Zeitspanne des Nahrungsverzichts nach der letzten Mahlzeit des Tages wird ausgedehnt. Das geschieht, indem der Tag in Fasten- und Essensfenster eingeteilt wird.

Der erste Schritt zur Einbindung des Intervallfastens in die optimierte Keto-Diät (siehe dazu Tab. 12) wäre die Einteilung in 12/12: 12 Stunden Fasten und 12 Stunden, in denen drei Mahlzeiten verzehrt werden. Oder, etwas strenger, in 14/10: 14 Stunden Fasten und 10 Stunden, in denen drei Mahlzeiten zugeführt werden. Dabei muss es zu keiner Kalorienbeschränkung kommen. Man isst in den Essensfenstern alles, was für den Tag vorgesehen ist. So profitiert man im Tagesverlauf bereits von den niedrigen Insulinwerten und dem guten Fettabbau, die sich aus dem Verzicht auf Kohlenhydrate ergeben.

Doch nach der letzten Mahlzeit kommt es zu einem sehr tiefen Insulinabfall, der bis zur ersten Mahlzeit am nächsten Tag anhält. In dieser Zeit läuft nicht nur die Ketose und damit der Fett-

Tab. 12 Intervallfasten: Modelle

Die Länge des Fastenfensters in Stunden wird immer zuerst angegeben; die zweite Zahl zeigt die Länge des Essensfensters. „12/12" bedeutet also: 12 Stunden Fasten und 12 Stunden Essen.

12/12 14/10	einfache IF-Modelle, gut geeignet zum Einstieg oder zur Erhaltung eines niedrigen Körperfettanteils
16/8	das Standardmodell, von den strengeren IF-Varianten am besten durchzuhalten und in den Tagesablauf zu integrieren; erlaubt bis zu 3 volle Mahlzeiten.
18/6	leichte Vorteile hinsichtlich des Fettabbaus, 2-3 Mahlzeiten pro Tag
20/4	noch besser für den Fettabbau, im kurzen Essensfenster nur 2 Mahlzeiten.
24/0	ein voller Fastentag, gefolgt von nur noch einer großen Mahlzeit. Die Unterschiede zum vorhergehenden IF-Modell hinsichtlich des Fettabbaus werden jetzt kleiner und das Durchhalten wird zunehmend schwieriger.

Fastenfenster von mehr als 24 Stunden sind kaum vonnöten, um den Fettabbau bestmöglich zu beschleunigen. Doch können ohne weiteres strenge und weniger strenge Varianten kombiniert werden, siehe dazu Tab. 13.

abbau hocheffizient. Durch den sehr niedrigen Blutzuckerspiegel kann auch das Wachstumshormon stark ansteigen. So wird der Fettabbau weiter angekurbelt – soweit, dass man tatsächlich von einem „Turbolader" für den Fettabbau sprechen kann!

Das Intervallfasten ist eine starke Waffe im Kampf gegen unerwünschtes Körperfett. Eine ketogene Ernährung wie die anabole Diät mit kohlenhydratreichen Refeeds bzw. eine weniger strenge Low-Carb-Diät kann hinsichtlich des Fettverlusts nicht das bewirken, was kalorienreduziertes Intervallfasten (16/8- oder 20/4-Modell) ohne Kohlenhydratbeschränkung leisten kann. Ganz einfach deshalb, weil die Ketose beim Intervallfasten dann tiefer und länger ausfällt. Eine Keto-Diät, kombiniert mit Intervallfasten, ist noch einmal deutlich effektiver. Hier wird das Beste aus beiden Ansätzen vereint: Essens- *und* Fastenfenster werden optimal für die Ketose genutzt. So ist es möglich, nach erfolgter Keto-Adaption und bereits sehr gutem Fettverlust durch „Zuschalten" des Intervallfastens in kurzer Zeit weitere Kilos Körperfett abzubauen!

Das Intervallfasten nach dem 12/12-Modell ist zunächst den Leuten zu empfehlen, die bisher noch keine Keto-Diät durchgeführt haben. Nach 14 Tagen ketogener Ernährung dürfte die Gewöhnung an den Kohlenhydratverzicht weitgehend gelungen sein. Dann sollte zunächst dieses sehr moderate IF-Modell dazugenommen werden, was den Fettabbau weiter beschleunigt. Wer sich gut dabei fühlt, kann auch schnell zu den strengeren Modellen übergehen. Weitere Steigerungsmöglichkeiten wären der Schritt zu 14/10 oder gar 16/8: 16 Stunden Fasten und 8 Stunden, in denen drei Hauptmahlzeiten verzehrt werden. Oder 20/4: 20 Stunden Fasten und 4 Stunden, in denen immer noch zwei größere Hauptmahlzeiten eingenommen werden. Eine weitere IF-Möglichkeit: Man fastet ein bzw. mehrmals pro Woche für 24 Stunden (24/0-Modell), verzichtet also jeweils einen ganzen Tag auf Nahrung.

Dabei können alle diese IF-Modelle nach Belieben gestaltet oder gar miteinander kombiniert werden. Man kann 5 Tage pro Woche das 16/8-Modell anwenden und zwei Tage essen, wann man Lust dazu hat. Oder drei Tage pro

Tab. 13 Intervallfasten: Kombinierte Modelle

Man muss nicht unbedingt ein IF-Modell auswählen und zwingend dabei bleiben. Die unterschiedlichen Modelle können problemlos kombiniert werden. Das soll an einigen Beipielen verdeutlicht werden. Die Ketose steigert sich mit zunehmender Länge und Anzahl der Fastenfenster.

Optimierte Keto-Diät mit 3 Mahlzeiten pro Tag: Stärkster und längster Insulinabfall nach der letzten Mahlzeit am Abend bis zum Frühstück am nächsten Morgen. Länge des Essensfensters nicht eingeschränkt, also kein Intervallfasten eingesetzt.

3 Tage wie oben und 2 Tage 16/8-Modell: Das führt an den Tagen mit 16/8 zu einem längeren Fastenfenster und einer gesteigerten Fettverbrennung.

4 Tage 16/8 und 1 Tag 24/0: Hier wird am fünften Tag komplett gefastet, bis zum Frühstück am 6. Tag.

4 Tage 16/8 und 3 Tage 20/4: Weniger streng als zuvor, weil kein ganzer Tag mit Nahrungsverzicht anfällt, aber durch die längeren Fastenfenster auf Wochensicht noch etwas effektiver.

Am Wochenende ist bei den vorgenannten Modellen eine andere Mahlzeitenplanung und ein „Refeed", d.h. eine Mahlzeit mit mehr Kohlenhydraten, vorgesehen. Ein Refeed ist aber nicht zwingend nötig, schließlich werden ja, zumindest bei den weniger strengen IF-Modellen, noch mehrere Mahlzeiten pro Tag eingenommen. Wer den Fettabbau längerfristig anlegt, der sollte aber auf einen moderaten Refeed pro Woche zurückgreifen, das erleichtert das Durchhalten ungemein (mehr dazu im Abschnitt 13.6.2).

Woche das 20/4-Modell und an den anderen vier Tagen ohne Zeitbeschränkung essen. Ebenso ist es möglich, an einem Tag in der Woche das 20/4-Modell einzusetzen und einen ganzen Fastentag (24/0) einige Tage später (siehe dazu auch Tab. 13). Die Effektivität dieser frei gestalteten IF-Modelle für den Fettabbau lässt sich anhand der Auswirkungen auf den Insulinspiegel abschätzen: Je länger die tiefen ketogenen Phasen, also die Fastenfenster dauern, desto größer

Tab. 14 Berechnung des Fettabbaus anhand der Länge der Fastenfenster

IF-Kombi-Modell	Fastenfenster in Stunden pro Woche	Wirkung auf den Fettabbau
2 Tage 16/8	32	
5 Tage 14/10	70	
4 Tage 16/8 + 1 Tag 24/0	88	
6 Tage 16/8	96	
6 Tage 20/4	120	
4 Tage 16/8 + 3 Tage 20/4	124	

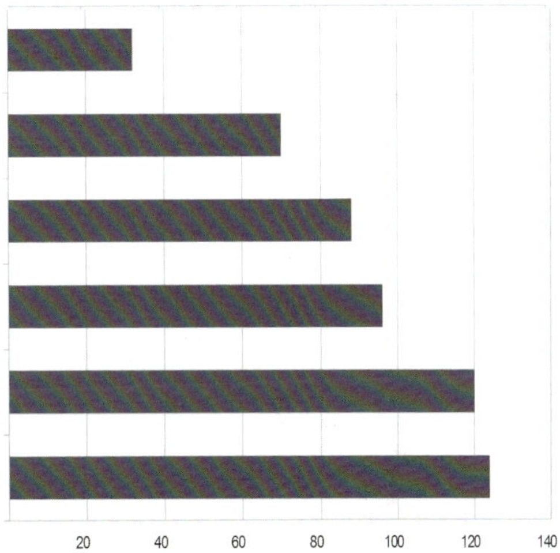

Die Wirkung des Intervallfastens auf den Fettabbau lässt sich leicht berechnen. Dafür werden über eine Woche die Stunden der Fastenfenster zusammengezählt.

Wir wissen bereits, dass nach der letzten Keto-Mahlzeit das Insulin nur wenig ansteigt und auch sehr schnell wieder auf Tiefstwerte fällt. Deshalb werden die Fastenfenster bei der optimierten Keto-Diät viel effektiver für den Fettabbau genutzt als beim Intervallfasten mit einer kohlenhydratreichen Ernährung. Der Anwender kann mittels der Berechnung der Fastenfenster auf Wochensicht ziemlich genau abschätzen, wie stark die fettabbauende Wirkung eigener IF-Modelle ausfallen wird.

Wichtig dabei: Eine Kalorienbeschränkung ist für die Kombination von Keto-Diät und Intervallfasten nicht erforderlich. Wie sich aus vielen Studien ergibt, kommt es aber häufig unwillkürlich zu einem Minderverzehr. Die Muskulatur wird trotzdem erhalten, aufgrund der proteinsparenden Wirkungen der Ketose.

Strengere Modelle als zwei ganze Fastentage pro Woche oder mehr sind für einen guten, kontinuierlichen Fettabbau eigentlich nicht nötig. Längeres Fasten empfiehlt sich für solche Situationen, in denen sehr hohe Ketonspiegel im Blut angestrebt werden. Das unterstützt die Genesung bei vielen Krankheiten, wie in den Kapiteln 9 bis 12 eingehend beschrieben wird.

ist die Wirkung auf den Fettabbau. Natürlich wird der Abbau von Körperfett auch durch weitere Faktoren beeinflusst, wie z.B. die Nahrungsmenge oder die körperliche Aktivität. Doch in der Praxis hat es sich bewährt, die Wirkung des Intervallfastens anhand der Methode abzuschätzen, die in Tab. 14 (auf der vorangegangenen Seite) aufgeführt ist.

Wer schon einmal eine Keto-Diät durchgeführt hat, der bringt andere Voraussetzungen mit als ein Anfänger. Er wird sich in die optimierte Keto-Diät leicht einfinden, hat er die Umstellung auf die Ketose doch bereits einmal oder vielleicht gar mehrfach hinter sich gebracht. Daher kann dem Erfahrenen empfohlen werden, nach einer Einführungswoche mit der ketogenen Ernährung gleich zum Intervallfasten nach dem 16/8-Modell überzugehen.

Ich selbst nutze seit vier Jahren eine ketogene Kost, wie in diesem Buch vorgestellt, in Verbindung mit dem 16/8-Modell an sechs Wochentagen, nur an einem Tag in der Woche weiche ich von diesem Schema ab. Man gewöhnt sich sehr schnell daran und schon nach kurzer Zeit bereitet das längere Fastenfenster keine Probleme mehr. Dann kommt es nur noch selten zu kurz

Tab. 15 Der Ablauf der optimierten Keto-Diät

Der Anfänger, der noch nie eine ketogene Diät durchgeführt hat, braucht einen sanfteren Einstieg in die optimierte Keto-Diät, als der Erfahrene, der schon eine oder mehrere Keto-Diäten hinter sich hat. Sonst ist die Gefahr zu groß, vorzeitig abzubrechen.

In Kapitel 13 wird die Vorgehensweise inklusive Kalorienberechnung und Verteilung der Makronährstoffe ausführlich erklärt. Doch an dieser Stelle soll schon einmal ein Hinweis darauf erfolgen, wie man Keto-Diät und Intervallfasten verbindet.

Es wird begonnen, indem man die Kohlenhydrate reduziert – nicht mehr als 50 g pro Tag. Die Kohlenhydrat-, Fett- und Proteinmenge pro Tag sollte auf drei Hauptmahlzeiten verteilt werden. Es ist wichtig, dass jede Mahlzeit die relevanten Makronährstoffe enthält, also stets Protein und Fett – doch den größten Gewichtsanteil sollten pflanzliche Lebensmittel mit einem geringen Kohlenhydratgehalt ausmachen.

Beim Anfänger steht die vollständige Keto-Adaption im Vordergrund. Trotzdem muss er nicht vier Wochen warten, bevor er das Intervallfasten hinzu nimmt. Kommt er mit der ketogenen Ernährung gut zurecht, spricht nichts dagegen, sich nach zwei Wochen an einem moderaten IF-Modell wie 12/12 oder 14/10 zu versuchen. Es können zunächst einige Tage eines solchen IF-Modells pro Woche eingefügt werden, bevor man nach abgeschlossener Keto-Adaption, also nach vier Wochen, zu einem strengeren Modell übergeht.

Wer schon einmal eine ketogene Diät durchgeführt hat oder sich bereits schon länger Low-Carb ernährt, der kann natürlich schneller voranschreiten. Er weiß nicht nur, wie die Mahlzeiten zu gestalten sind sondern auch, wie sein Körper auf den Kohlenhydratentzug reagiert. Ein vorzeitiger Abbruch der optimierten Keto-Diät ist dann weniger wahrscheinlich.

Ich würde trotzdem für die erste Woche empfehlen, erst einmal zu versuchen, mit drei Mahlzeiten pro Tag auszukommen und auf Snacks zu verzichten. Wenn das funktioniert, kann auch schon ein IF-Modell nach Wahl „zugeschaltet" werden. Vielleicht beginnt man zunächst mit einigen Tagen 14/10 oder 16/8 pro Woche, um die Reaktion des Körpers auf die längeren Fastenfenster herauszufinden. Wenn man sich daran gewöhnt hat, können nach Belieben mehr Fastentage oder andere IF-Modelle gewählt werden.

Refeeds, also eine kurzzeitige, etwas höhere Kohlenhydratzufuhr, sind nicht unbedingt nötig. Doch die Abwechslung von der Routine kann ein wichtiges Instrument darstellen, um die optimierte Keto-Diät lange Zeit durchzuführen. Die Vorgehensweise wird im Abschnitt 13.6.2 erklärt.

dauernden Hungergefühlen, die man schon mit einem Schluck Wasser unterbinden kann.

Dabei begeistert es mich immer wieder, wie problemlos man vom 16/8-Modell auf ein oder zwei Wochen mit dem 20/4-Modell umsteigen kann, um die Fettverbrennung zu steigern: Der Körper verlangt zwar in den ersten Tagen seine Mahlzeiten nach dem gewohnten Schema. Da die letzte Mahlzeit „fehlt“, meldet sich der Hunger kurz, wenn die Uhrzeit für die dritte Mahlzeit im zuvor angewendeten 16/8-Modell erreicht wird. Doch nur vorübergehend und lange nicht in der Intensität, wie es bei einer herkömmlichen, kalorienreduzierten aber kohlenhydratreichen Diät der Fall ist. Denn der an die Ketose gewöhnte Organismus greift bereitwillig auf die Körperfettreserven zurück, wenn er keine weitere Nahrung erhält.

Tab. 16 Optimierte Keto-Diät oder normales Intervallfasten?

Eine tiefe Absenkung des Insulinspiegels und ein guter Fettabbau lassen sich auch mit normaler Ernährung und Intervallfasten (IF) erreichen. Wer also kohlenhydratreich weiter isst, dafür aber seine Mahlzeiten in einem engeren Zeitfenster einnimmt, der kann mit IF-Modellen wie 16/8 oder 20/4 bereits viel erreichen; mit ein (24/0) oder zwei (48/0) echten Fastentagen pro Woche sogar noch mehr. Auch die gesundheitlichen Vorteile der Kombination von Standardernährung und Intervallfasten sind nicht von der Hand zu weisen. Warum sollte man sich dann den Erschwernissen der ketogenen Ernährung mit ihrem strengen Kohlenhydratverzicht aussetzen?

Das ist schnell erklärt. Die optimierte Keto-Diät – Kohlenhydratverzicht und Intervallfasten kombiniert – wirkt wie ein Turbolader. Sowohl der Fettabbau als auch die gesundheitlichen Vorteile treten viel schneller und prägnanter hervor. Das liegt daran, dass beide Systeme durch die Ketose funktionieren. Doch beim Intervallfasten mit normaler, kohlenhydratreicher Ernährung kann die Ketose erst erreicht werden, wenn das Leberglycogen verbraucht ist. Das wird aber jeden Tag mit kohlenhydratreichen Mahlzeiten wieder aufgefüllt! So dauert es in der Regel 10-14 Stunden, bevor der Glucosespiegel im Blut wirklich tief fällt. Deshalb kommt es beim Intervallfasten mit Kohlenhydraten – wenn überhaupt – nur für wenige Stunden am Tag zu einer tiefen Ketose.

Wer dagegen ein oder zwei volle Fastentage einlegt, der wird an diesen Tagen eine längere Zeit in der Ketose verbringen und auch bessere Ergebnisse erzielen. Doch ist bereits nachgewiesen, dass es bei diesen IF-Modellen an den Folgetagen häufig zu einem Mehrverzehr kommt, mit dem unbewusst mehr Kalorien zugeführt werden, um den Mangel der Fastentage auszugleichen. Durch den deswegen erhöhten Insulinspiegel wird vermehrt Fett aufgebaut und die gesundheitlichen Vorteile der vorausgegangenen Ketose werden durch eine höhere Produktion von Wachstumsfaktoren wie Insulin, IGF-1 und mTOR (mehr dazu später) teilweise wieder rückgängig gemacht. In der Summe kann es dazu kommen, dass die fettabbauende und gesundheitsfördernde Wirkung der vollen Fastentage nicht so groß ausfällt, wie zunächst vermutet.

Bei der optimierten Keto-Diät dagegen startet man durch die kohlenhydratarmen und proteinbeschränkten Mahlzeiten bereits mit einem niedrigen Blutglucosespiegel in die Fastenphase. Auch das Leberglycogen ist bereits auf einem niedrigen Niveau. Die Ketose kann also bereits im Essenfenster ihre positiven Wirkungen auf Fettabbau und Gesundheit entfalten und die gesamte Fastenphase wird durch die sofort einsetzende und noch tiefere Ketose optimal genutzt. Deshalb baut die optimierte Keto-Diät deutlich schneller Fett ab und entfaltet auch stärker ausgeprägte gesundheitliche Vorteile. Und wer die Nachteile eines hohen Kohlenhydratverzehrs erst einmal kennt (darauf wird in den folgenden Kapiteln noch ausführlich eingegangen), der verzichtet leichten Herzens auf all die süßen Verlockungen, die uns umgeben.

Beim 20/4-Modell ist es noch möglich, ohne Kalorieneinsparung auszukommen, obwohl es schon nicht mehr so einfach ist, die gesamte Nahrungsmenge für den Tag in nur zwei Mahlzeiten zu verzehren. Doch wer mehr als zwei volle Fastentage (24/0) pro Woche einführt, der landet zwangsläufig bei einer deutlichen Unterversorgung mit Kalorien, also bei einer echten „Diät". Das bringt natürlich Vorteile für den Fettabbau, doch sind längere Fastenperioden eher zur Förderung der Genesung von vielen Krankheiten zu empfehlen; mehr dazu später.

2.7 Zu viel Protein beinflusst den Insulinspiegel

Die Obergrenze von 50 g Kohlenhydraten pro Tag als Garant für eine effektive Ketose wurde bereits erwähnt. Trotzdem kann es selbst bei einem noch geringeren Kohlenhydratverzehr vorkommen, dass keine Ketose eintritt. Denn die verstärkte Nutzung anderer Energiesubstrate kann das verhindern! Bei einer hohen Proteinzufuhr – wie heute ja als gesund empfohlen – geht der Körper nämlich trotz fehlender Kohlenhydrate dazu über, sich die Energie durch die Umwandlung von Aminosäuren vorwiegend aus Glucose zu holen.

Wir erinnern uns: Eigentlich ist die Nutzung von Muskelprotein zur Glucosebildung bei einer ketogenen Ernährung schon nach einigen Tagen auf nur wenige Gramm Aminosäuren gefallen. Doch unser Körper verschwendet nichts: Solange mehr Protein zugeführt wird, als er für den Muskelerhalt bzw. den Muskelaufbau bei sportlichem Training benötigt, werden die Überschüsse zur Energiegewinnung genutzt. Das kann dazu führen, dass trotz strengster Kohlenhydratbeschränkung über 14 Tage immer noch ein normaler Blutzuckerspiegel vorhanden ist!

Das berichtete kurz nach Erscheinen der „Anabolen Diät" ein verzweifelter Leser. Er hatte pro Tag nicht mehr als 5-12 g Kohlenhydrate zugeführt und trotzdem nach zwei Wochen noch keinen Abfall des Blutzuckerspiegels messen können. Wie gesagt, es liegt am Protein! Bereits in den 1920er Jahren wurde bei traditionell lebenden Eskimos ebenfalls keine, bzw. nur eine leichte Ketose festgestellt. Schon damals wurde angenommen, dass trotz kohlenhydratarmer Nahrung die hohe Proteinzufuhr über Fleisch und Fisch dafür verantwortlich war. [16] Die tägliche Nahrungsmenge dieser Eskimos wurde damals mit 280 g Protein, 135 g Fett und 54 g Kohlenhydraten errechnet. Die Kohlenhydrate stammten dabei hauptsächlich aus dem Glycogen des verzehrten Muskelfleisches.

Eine tägliche Proteinzufuhr von 280 g würde am Beispiel eines 80 kg schweren Menschen bedeuten, dass dieser – trotz einer Kohlenhydratmenge, die ihn in der Ketose halten würde – bei 3,5 g Protein pro Kilogramm (kg) Körpergewicht noch sehr viel Glucose aus Aminosäuren herstellen kann. Große Glucosemengen erfordern aber einen höheren Insulinspiegel, der die Ketose behindert. Daraus folgt: Nicht nur die Kohlenhydrate müssen bei der optimierten Keto-Diät beschränkt werden, auch die Proteinmenge darf nicht zu hoch ausfallen! Durch den proteinsparenden Effekt der optimierten Keto-Diät – eine bislang übersehene „Nebenwirkung" der Ketose – wird ohnehin weniger Protein benötigt, als bei einer kohlenhydratreichen Ernährung. Darauf werden wir unter 4.7 eingehen.

2.8 Zuviel Protein ist nicht gesund

Im Gegensatz zu den Kohlenhydraten gilt das Protein als gesunder Nährstoff. Ein hoher Proteinverzehr soll leistungssteigernd wirken und gesundheitliche Vorteile bieten. Doch so einfach ist es nicht: Ein hoher Proteinverzehr (20 % der täglichen Kalorien) führt bei 50-65-jährigen generell zu einer um 75 % gesteigerten Sterblichkeit und zu einer vierfach erhöhten Sterblichkeit durch Krebs. [17] Dabei wurde festgestellt, dass sich die Vorteile einer Einschränkung des Proteinverzehrs ab einem Lebensalter von 66 Jahren wieder vermindern, ein hoher Proteinverzehr führt dann zu einer 28 %igen Senkung der Sterblichkeit und ein moderater Proteinverzehr von 10-19 % noch zu einer 23 % verminderten Sterblichkeit.

Die Forscher führten die Zunahme der Sterblichkeit zwischen 50 und 65 Jahren auf erhöhte Spiegel an IGF-1 zurück, die mit einem hohen Proteinverzehr einhergehen. Das ist ein anaboles, also aufbauendes Hormon namens Insulin-like Growth Factor 1 (IGF-1, deutsch: „Insulinähnlicher Wachstumsfaktor 1").

Die verminderte Sterblichkeit ab einem Alter von 66 Jahren wurde dagegen auf größere Mengen des IGF-1-bindenden-Proteins (IGFBP-1) zurückgeführt, welches das IGF-1 inaktiviert. [17] Mit steigendem Lebensalter fällt die Menge an IGF-1 im Körper als Reaktion auf den Proteinverzehr also geringer aus, was die Unbedenklichkeit höherer Proteinmengen in der Gruppe ab 66 Jahren erklären könnte.

Auch die Förderung der Insulinproduktion durch einen hohen Anteil von Protein in der Nahrung könnte eine Rolle spielen. Das ergibt sich daraus, dass in besagter Studie [17] bei gesunden Personen im Alter zwischen 50-65 Jahren, die sich kohlenhydratreich mit einem hohen Proteinanteil ernährten (20 % der täglichen Kalorien), ein 73-fach erhöhtes Risiko für die Zuckerkrankheit (Diabetes) auftrat! Bei einem moderaten Proteinverzehr (10-19 % der Kalorien) war das Diabetes-Risiko immer noch um den Faktor 23 erhöht. Bei einer täglichen Proteinmenge von weniger als 10 % der Gesamtkalorien war dagegen kein erhöhtes Risiko feststellbar. [17] Ein Zusammenhang mit der täglich verzehrten Kohlenhydrat- oder Fettmenge wurde nicht gefunden.

Die geringere Proteinzufuhr, wie bei der optimierten Keto-Diät empfohlen, bietet deshalb auch gesundheitliche Vorteile.

2.9 Protein und der Food Insulin-Index

Bei der optimierten Keto-Diät muss nicht allein die Gesamtmenge an Protein im Auge behalten werden. Bestimmte Proteine eignen sich darüber hinaus weniger gut als andere. Denn der Insulinausstoß nach dem Verzehr von proteinhaltigen Lebensmitteln fällt z.T. deutlich höher aus als früher gedacht.

Eine sehr starke Erhöhung des Insulins verursachen die Zweigketten-Aminosäuren (engl. Branch Chain Amino Acids – BCAA) Leucin, Isoleucin und Valin. Das hängt vor allem damit zusammen, dass sie den mTOR-Stoffwechselweg aktivieren, was mit einem starken Insulinanstieg einhergeht (mehr zu mTOR im Abschnitt 11.5). Diese Aminosäuren sind in hohen Anteilen im Molkenprotein (Laktalbumin, engl. Wey) enthalten, was deshalb auch zu einer starken Insulinerhöhung führt. Das Gleiche gilt für Milch und Milchprodukte, die den Insulinspiegel ebenfalls deutlich ansteigen lassen – höher als nach dem Verzehr von Weißbrot! Die andere Fraktion des Milchproteins, das Casein, führt dagegen zu einem deutlich geringeren Insulinausstoß (mehr zur Milchproblematik im Abschnitt 13.7.3.4).

In den letzten Jahren sind einige Untersuchungen durchgeführt worden, welche die insulinogenen Eigenschaften von Lebensmitteln durch Verzehrstudien ermittelt haben. [18,19,20] Daraus ergab sich der sog. Food Insulin Index (FII, deutsch: Lebensmittel-Insulin-Index). Diese Liste umfasst heute noch vergleichsweise wenig Lebensmittel. Sie soll eine bessere Einschätzung der insulinerhöhenden Wirkungen ermöglichen als jene Listen, die auf den Kohlenhydratgehalt allein, den Glykämischen Index (GI) oder die sog. Glykämische Last (GL – eine Kombination aus Kohlenhydratgehalt und GI) setzen.

Allerdings zeigt sich bereits jetzt, dass der neue FII ähnliche Probleme bereitet wie seine Vorgänger. So lässt sich die Wirkung eines Lebensmittels auf den Insulinspiegel anhand des

Tab. 17 Auszüge aus dem Food Insulin Index (FII)

Lebensmittel	FII (Daten aus [i])
• Weißbrot	100 +/- 0 %
• Jellybeans (aus Glucosesirup, entspricht Gummibärchen)	160 +/- 16 %
• Kartoffel	121 +/- 11 %
• Erdbeerjoghurt	115 +/- 13 %
• Erdnüsse, geröstet, gesalzen	20 +/- 5 %
• Hühnerei	31 +/- 6 %
• Cheddarkäse, gereift	45 +/- 13 %
• Rindfleisch	51 +/- 16 %
• Fischfilet (Leng, ähnlich Kabeljau)	59 +/- 18 %

Je höher der Wert, desto größer der Insulinausstoß. Weißbrot als Referenz ist hier mit einem FII-Wert von 100 festgelegt. Die z.T. hohen Abweichungen zeigen die Bandbreite der Insulinreaktion bei den Testpersonen an.

FII bei Mahlzeiten	FII (Daten aus [j])
Weißbrot	100
• Eier, gekocht	31
• Vollkornbrot	96
Gesamte Mahlzeit	**64**
• Rindersteak	51
• Kartoffeln, gekocht	121
Gesamte Mahlzeit	**86**
• Nudeln	40
• Linsen	58
Gesamte Mahlzeit	**49**
• Croissant	85
• Himbeermarmelade	79
• Eistee	95
Gesamte Mahlzeit	**83**

Lebensmittel	FII (Daten aus [k])
• Weißbrot	73
• Vollkornbrot	44
• Kartoffel	88
• Pudding, mit Milch zubereitet	57
• Natur-Joghurt	46
• Schokoladenmilch	46
• Erdbeerjoghurt, fettarm	84
• Eiscreme, Vanille	65
• Cheddarkäse	33
• Frischkäse mit hohem Fettgehalt	18
• Brie-Käse	7
• Rindfleisch	37
• Lammfilet, gegrillt	22
• Kabeljau	89

Weißbrot als Referenz ist hier (oben) mit einem FII-Wert von 73 festgelegt. In dieser Relation (etwa 25 %) weichen die Werte bei gleichen Lebensmitteln von denen der Holt-Studie (siehe links oben) ab.

Der FII ist im täglichen Einsatz kaum von Nutzen, da bei einer Mahlzeit stets mehrere Lebensmittel kombiniert werden (siehe links). Doch dann ist die Insulinreaktion nicht zuverlässig abschätzbar. Hilfreicher sind die Ergebnisse aus Tabelle 18.

i Holt S, et al: An insulin index of foods: the insulin demand generated by 1000-kJ portions of common foods. Am J Clin Nutr. 1997 Nov; 66(5): 1264-1276

j Bao J, et al: Food insulin index: physiologic basis for predicting insulin demand evoked by composite meals. Am J Clin Nutr. 2009 Oct; 90(4): 986-992.

k Bell K: Clinical Application of the Food Insulin Index to Diabetes mellitus. Master Thesis, eingereicht an der School of Molecular and Microbial Bioscience, University of Sidney, Australia am 05.09.2014.

Kohlenhydrat- oder Proteingehaltes nicht sicher abschätzen. Im Gegenteil: Es kommt zu paradoxen Ergebnissen. Bei gleichem Kohlenhydratgehalt (50 g) führen Kartoffeln zu einem doppelt so hohen Insulinausstoß wie Nudeln. Und proteinreiche Lebensmittel wie Fisch, Rindfleisch, Käse und Eier führen zu höheren Insulinreaktionen, als einige andere, die überwiegend Kohlenhydrate enthalten. [18]

Darüber hinaus stellte man fest, dass bei gesunden Personen der Proteinanteil eines Lebensmittels häufig eine ähnliche Insulinreaktion nach sich zog wie die Glucose, die aus dem Kohlenhydratanteil von langsam verdaulichen, kohlenhydratreichen Nahrungsmitteln gebildet wurde. [20] Ein mageres Rindersteak erzeugte eine ebenso hohe Insulinreaktion wie brauner Reis und mageres, weißes Fischfilet (Kabeljau) eine Insulinreaktion wie Vollkornbrot! [18]

Es wird aber noch komplizierter, wenn man Mahlzeiten vergleicht, die aus mehreren Lebensmitteln bestehen. Dann ist die Insulinreaktion aus den Komponenten nicht abschätzbar und auch die gemessenen Ergebnisse sind wider-

Tab. 18 Insulinreaktion auf Protein & Kohlenhydrate, sowie Protein & Fett

Lebensmittel, proteinreich aber fettarm	Insulinreaktion im Vergleich zu gleicher Menge Glucose (Daten aus [k])
• Mageres Rindfleisch 50 g	28 %
• Mageres Rindfleisch 50 g und Glucose 50 g	127 %
• 50-100 g Casein oder Gelatine	21 %
• Glucose und Casein oder Gelatine	166 %

Lebensmittel, proteinreich aber fettarm	Insulinreaktion auf gleiche Menge fettreicher Lebensmittel (Daten aus [k])
• fettarme Milch, fettarmer Käse, fettarmer Joghurt	mehr als zweimal so hoch wie auf gegrilltes Hähnchen, Rindersteak oder Walnüsse
• fettarme Milch	mehr als zweimal so hoch wie auf Vollmilch

Die obere Tabelle zeigt, dass die Kombination von proteinreichen Lebensmitteln und Kohlenhydraten zu sehr hohen Insulinwerten führt, viel höher, als die Reaktion auf Einfachzucker oder Proteinträger allein. Deswegen muss bei der optimierten Keto-Diät auf eine hohe Kohlenhydratzufuhr verzichtet werden.

Die untere Tabelle verdeutlicht, dass durch die Kombination von Protein und Fett der Insulinanstieg viel geringer ausfällt. Daraus ergibt sich die Forderung, zur bestmöglichen Insulinkontrolle stets Protein und Fett zusammen zu verzehren.

k Bell K: Clinical Application of the Food Insulin Index to Diabetes mellitus. Master Thesis, eingereicht an der School of Molecular and Microbial Bioscience, University of Sidney, Australia am 05.09.2014.

sprüchlich. Trotz fast gleichem Kohlenhydratgehalt erzeugt die Kombination von Rindfleisch mit Kartoffeln (40 g Kohlenhydrate) einen doppelt so hohen Insulinausstoß, wie die Kombination von Vollkornbrot, Erdnussbutter und Milch (37 g Kohlenhydrate) [20] (siehe dazu Tab. 17 und 18 auf den vorangegangenen Seiten).

Der Food-Insulin-Index kann uns daher die Insulinreaktion auf einzelne Lebensmittel liefern, die bereits daraufhin untersucht wurden. Wegen der großen Bandbreite der Ergebnisse erlaubt er aber keine Schlüsse auf ähnliche Nahrungsmittel bzw. Kombinationen davon. Die Insulinreaktion nach dem Verzehr einer Mahlzeit hängt eben nicht nur mit dem Gehalt an Makronährstoffen zusammen. Ganz offensichtlich wirken weitere, z.T. noch nicht bekannte Faktoren dabei mit.

Es bleibt festzuhalten: Protein ist bei der ketogenen Ernährung ebenfalls als insulinerhöhend – und damit die Ketose störend – einzustufen. Da der Insulinausstoß der meisten Proteine aber geringer ausfällt als beim Verzehr von Kohlenhydraten, kommt es trotzdem zu einer Glucagonausschüttung, die eine gesteigerte Fettverbrennung erlaubt. Doch die Ketose fällt tiefer aus und die Fettverbrennung läuft besser, wenn wenig Protein verzehrt wird. Bei der optimierten Keto-Diät fällt deshalb die Proteinmenge pro Tag deutlich geringer aus, als bei anderen Low-Carb-Diäten (siehe dazu in den Abschnitten 12.7.3.2 und 13.7.2).

Wegen der ungewöhnlich starken Insulinreaktion sollten Milchprodukte bei der optimierten Keto-Diät – wenn überhaupt – nur in geringen Mengen verzehrt werden, ebenso das beliebte Whey-Proteinpulver und BCAA-Supplements (mehr dazu im Abschnitt 9.7.12). Eine weitere Forderung wäre, nach Möglichkeit fettreiche Proteinträger zu verzehren, bzw. mageren Proteinträgern Fett zuzugeben, um von der dadurch verringerten Insulinreaktion zu profitieren.

Der Verzicht auf Zwischenmahlzeiten und gesüßte Getränke führt ebenfalls dazu, die Insulinmenge zu begrenzen. Der Einsatz des Intervallfastens bei der optimierten Keto-Diät erweist sich aber als stärkste Waffe, denn die tiefste und am längsten anhaltende Insulinabsenkung geschieht durch den Nahrungsverzicht im Fastenfenster.

2.10 Weitere Nahrungs- und Genussmittel, welche die Ketose stören

Neben Kohlenhydraten und Protein gibt es noch andere, eher unverdächtige Lebensmittel und Substanzen, die den Insulinspiegel in die Höhe treiben.

Vielen Proteinriegeln, die es auch in Low-Carb-Ausführungen gibt, sind sog. Zuckeralkohole wie z.B. Glyzerin (engl. Glycerol) zugesetzt. Damit lassen sich – zumindest auf dem Etikett – Kohlenhydrate einsparen und das Produkt schmeckt trotzdem süß. Doch 1 g Glyzerin muss mit 1 g Kohlenhydrate gleichgesetzt werden. [21] Damit liefern viele Proteinriegel deutlich mehr Kohlenhydrate, als vermutet und scheiden als echte Keto-Nahrungsmittel aus.

Auch weitere Zuckeralkohole werden in verarbeiteten Keto-Lebensmitteln gern eingesetzt, weil sie süß schmecken und nicht als Kohlenhydrate ausgewiesen werden müssen. Dazu zählen Xylit (eng. Xylitol), Mannit (engl. Mannitol) und Sorbit (engl. Sorbitol). Mauro G. DiPasquale empfiehlt, 1 g dieser Substanzen wie 0,75 g Kohlenhydrate zu zählen (siehe dazu Tab. 19). [21]

Generell sollten die Zuckeralkohole gemieden werden. Noch schlimmer als deren Wirkung auf den Insulinspiegel ist nämlich die Tatsache, dass man sich mit ihrem Verzehr die Prägung auf „Süßes“ erhält. Das gilt auch für künstliche Süßstoffe. Wer diese Substanzen bei der optimierten Keto-Diät einsetzt, der macht es sich deutlich schwerer, die Abhängigkeit von Zucker

Tab. 19 Kohlenhydratähnliche Substanzen

Dr. Mauro DiPasquale hat in seinem Buch „Die Radikaldiät" [l] die kohlenhydratähnlichen Substanzen unter die Lupe genommen. Obwohl es sich auf den ersten Blick nicht um Kohlenhydrate handelt, werden manche Stoffe im Körper zu verwertbaren Kohlenhydraten abgebaut. Ein Gramm der nachfolgend aufgeführten Substanzen entspricht folgender Menge Kohlenhydrate:

Zuckeralkohole

• Glyzerin	1,0 g
• Mannit	0,75 g
• Xylit	0,75 g
• Sorbit	0,75 g
• Erythrit*	0,1 g

Lebensmittelzusatzstoffe, Supplements

• Lactat	1,0 g
• Pyruvat	1,0 g

Lösliche Ballaststoffe

• Pektin	0,5 g
• Inulin	0,3 g
• Galakto-Oligosaccharide	0,3 g
• Oligofructose	0,3 g
• Resistente Stärke	0,3 g

Alkoholische Getränke

- Kohlenhydrate im Getränk
- reiner Alkohol (7,1 kcal. pro Gramm)

Die Zuckeralkohole finden sich eigentlich nur in verarbeiteten Lebensmitteln (z.B. in den beliebten Low-Carb-Proteinriegeln). Wer diese meidet, muss sich über deren möglichen Einfluss auf den Insulinstoffwechsel keine Sorgen machen.

Auch alkoholische Getränke unterbrechen die Fettverbrennung. Hier müssen die im Getränk enthaltenen Kohlenhydrate ebenso berücksichtigt werden, wie der kalorische Wert des Alkohols. So enthält ein Glas Rotwein (0,2 l, 13 % Alkohol) neben den Kohlenhydraten im Getränk (5 g) noch 20 g Alkohol – das entspricht einem Brennwert von 142 kcal.! Die Kohlenhydrate in einem Glas Cognac (0,02 l, 40 % Alkohol) machen nur 0,4 g aus, doch der Alkoholanteil entspricht knapp 40 kcal.

Die löslichen Ballaststoffe stellen ein kleineres Problem dar, sie kommen in vielen Früchten und Gemüsen in kleinen Mengen vor. 100 g Apfel enthält in der Schale 1-1,5 g Pektin, das entspricht etwas mehr als 1 g Kohlenhydrate; Möhren weisen pro 100 g 1,4 g Pektin auf, also ebenfalls etwa 1 g Kohlenhydrate [m]. Diese wären, streng genommen, zum Kohlenhydratgehalt hinzu zu zählen. Inulin und Oligofructose sind in geringen Mengen in Gemüsen wie Zwiebeln, Lauch und Artischocken enthalten, werden aber auch als sog. Präbiotika verarbeiteten Lebensmitteln (z.B. präbiotische Joghurts) zugesetzt, die bei der optimierten Keto-Diät wegen des Milchproblems (siehe dazu unter 13.7.3.4) besser nicht verzehrt werden. Galakto-Oligosaccharide sind in geringen Mengen (0,2-0,6 g pro 100 g) in Milch und Joghurt enthalten. Auch dieses sind Lebensmittel, die bei der optimierten Keto-Diät nicht oder nur in geringen Mengen verzehrt werden sollten. Resistente Stärke findet sich in stärkehaltigen Nahrungsmitteln wie Kartoffeln und Nudeln, die bei der optimierten Keto-Diät aber ohnehin zu meiden sind.

Ein Verzicht auf die löslichen Ballaststoffe würde den Gemüseverzehr zu stark einschränken und könnte die Darmflora beeinträchtigen. Wer es genau nimmt, der sollte dem Rat von Dr. Di Pasquale folgen und pro Portion Gemüse jeweils 1 g zum Kohlenhydratgehalt hinzu zählen. Bei drei Hauptmahlzeiten pro Tag wären das neben dem Kohlenhydratgehalt der Gemüse noch einmal 3 g Kohlenhydrate, die auf kohlenhydratähnliche Substanzen zurückgehen.

* Erythrit wird fast unverändert über den Urin wieder ausgeschieden.

l Daten aus: Di Pasquale, M: Die Radikaldiät – die bewährte, wissenschaftliche Methode für den Fettabbau bei Übergewicht. Novagenics, Arnsberg 2008.

m Werte aus Römpp Online. Georg Thieme Verlag, zitiert nach Wikipedia: https://de.wikipedia.org/wiki/Pektine#cite_note-roempp-2

zu überwinden, denn nach vollzogener Keto-Adaption ist man eigentlich darüber hinweg. Dann ist man in der Lage, die natürliche Süße von Karotten oder geschmorten Zwiebeln zu schmecken, die aus den wenigen Gramm Kohlenhydrate stammt, die in diesen Gemüsen enthalten sind. Die unnatürliche, ungleich stärkere Süße aus echtem Zucker bzw. aus Zuckeralkoholen oder Süßstoffen vermisst man dann nicht mehr.

Auch Lactat und Pyruvat sind wie Kohlenhydrate zu behandeln: Jeweils 1 g dieser Substanzen entsprechen 1 g Kohlenhydrate. [21] Lactat ist das Salz der Milchsäure, es fällt im Körper bei der Muskelarbeit an und kann in der Leber wieder in Glucose umgebaut werden. Bei der optimierten Keto-Diät kommt es unter Belastung zu erniedrigten Lactatspiegeln im Blut, was sich leistungssteigernd auswirkt (siehe dazu unter 4.3). Auch Pyruvat entsteht im Körper des Menschen als Zwischenprodukt im Energiestoffwechsel und kann zu Glucose umgebaut werden.

Natrium- (E 325) und Kaliumlactat (E 326) sind als Lebensmittelzusatzstoffe vor allem Fleisch- und Geflügelprodukten bzw. Wurst, sowie häufig auch Fisch als Feuchthaltemittel zugesetzt. In Marmeladen und Konfitüren dienen sie als Säureregulator, doch diese „Zuckerbomben“ fallen bei einer ketogenen Ernährung ohnehin weg. Natrium- und Kaliumlactat gelten als gesundheitlich völlig unbedenklich, deshalb ist die Beimischung beider Stoffe ohne Mengenbeschränkung erlaubt; das gilt auch für Bio-Lebensmittel.

Das ergibt eine Quelle von versteckten Kohlenhydraten in proteinhaltigen Lebensmitteln, die sich schlecht kalkulieren lässt. Deshalb sollten Fleisch, Geflügel und Fisch nach Möglichkeit unverarbeitet – also nicht als Wurst, Chicken Nuggets oder Tiefkühl-Fertiggerichte – gekauft werden. Das erhöht die Chance, Produkte ohne Lactat zu erhalten. Beim Metzger sollten Sie sich

Tab. 20 Kohlenhydratähnliche Substanzen in Low-Carb Proteinriegel

Hier die Inhaltsstoffe eines Low Carb Proteinriegels, der alles andere als „Low Carb" ausfällt. Hier ist man wenigstens so ehrlich und weist den gesamten Kohlenhydratgehalt extra aus, das ist aber nicht immer der Fall. Es ist also Vorsicht geboten, wenn Zuckeralkohole in der Liste der Inhaltsstoffe auftauchen (die Kohlenhydrat-Träger sind **fett** hervorgehoben). Das Eiweiß in diesem Proteinriegel besteht überwiegend aus Milchprotein, was den Insulinspiegel ebenfalls stark ansteigen lässt.

Serving Size 1 bar (85 g), Amount Per Serving:

Calories	310
Fat Cal.	120
Total Fat	13 g
Saturated Fat	4.5 g
Trans Fat	0 g
Cholesterol	0 mg
Sodium	125 mg
Total Carbohydrate	**30 g**
Dietary Fiber	3 g
Sugars	**2 g**
Sugar Alcohol	**24 g**
Protein	30 g
Vitamin A	0 % des Tagesbedarfs
Vitamin C	0 %
Calcium	10 %
Iron	15 %

Inhaltsstoffe: Protein Blend (Isolated Soy Protein, Whey Protein Isolate, Whey, Protein Concentrate, Calcium Caseinate), Coating (**Maltitol Powder,** Palm Kernel Oil, Non-Fat Dry Milk Solids, Cocoa Powder, Soya Lecithin, Salt, Natural Flavor), Hydrolyzed Collagen, Canola Oil, **Maltitol Syrup, Glycerine,** Water, **Maltodextrin, Corn Syrup**, Coated Chocolate Chips (**Sugar, Chocolate Liquor**, Cocoa Butter, **Dextrose**, Soy Lecithin, Salt, Artificial Flavor), Natural and Artificial Flavor, **Rolled Oats**, Caramel Color, Sucralose, Salt, Soya Lecithin.

nicht scheuen, nach unbehandeltem Fleisch zu fragen. Eier und unverarbeitetes Fleisch von einheimischem Wild sind dagegen garantiert frei von Lactat.

Pyruvat wird als Sportnährmittel angeboten, es soll die Fettverbrennung beschleunigen. Der exakte Wirkmechanismus ist noch ungeklärt, es wird ein insulinsenkender Effekt vermutet. Bei der optimierten Keto-Diät ist der Einsatz von Pyruvat allerdings überflüssig, denn die Insulinabsenkung erfolgt zuverlässig über den Verzicht auf Kohlenhydrate und andere insulinerhöhende Substanzen, sowie Intervallfasten.

2.11 Alkohol

Eine Sonderrolle nimmt der Alkohol ein. Bei alkoholischen Getränken muss nicht nur der Kohlenhydratgehalt gezählt werden, denn die Kohlenhydrate im Alkohol stören die Ketose. Darüber hinaus ist auch die enthaltene Alkoholmenge von Bedeutung. Der kalorische Wert des Alkohols, gemessen durch Verbrennen, liegt bei 7,1 kcal. pro Gramm. Im Körper des Menschen ist dieser Wert jedoch variabel; kleine Mengen Alkohol werden anders verstoffwechselt als große.

So kommen beträchtliche Kalorienmengen zustande: Ein Glas Weißwein (200 Milliliter/ml) mit einem Alkoholgehalt von 10 % weist neben den Kohlenhydraten im Getränk (5 g) noch 17 g Alkohol auf, das entspricht 120 kcal. Höhere Alkoholgehalte, wie etwa 13-14 % in einem schweren Rotwein, führen natürlich zu noch höheren Kalorienwerten (siehe dazu auch Tab. 19 und Tab. 31).

Mauro G. DiPasquale zählt auch den Alkohol zu den „Kohlenhydrat-Äquivalenten". Doch die Bezeichnung ist irreführend. Denn der Alkohol wird nicht in Kohlenhydrate umgewandelt und hat auch keinen Einfluss auf den Insulinspiegel. Im Gegenteil, die Gluconeogenese, also die Neubildung von Glucose, wird durch Alkohol gehemmt und es kommt zu einer Senkung des Glucosespiegels im Blut. Die Ketose wird durch den Genuss von Alkohol also nicht unterbunden. Aber der Fettabbau wird für längere Zeit gestoppt.

Denn die Kalorien des Alkohols sind zu berücksichtigen. Sie werden in der Leber vorrangig verstoffwechselt und stören die Erzeugung körpereigener Ketone. Dabei wird der Alkohol über mehrere Schritte in Acetyl-CoA umgewandelt. Daraus entstehen dann Ketone, die über den Citratzyklus in den Zellen des Körpers Energie in Form von ATP liefern (darauf soll an dieser Stelle nicht näher eingegangen werden; der Zellstoffwechsel wird an anderer Stelle im Buch erklärt). Solange, bis die Kalorien aus dem Alkohol verbraucht sind, wird kein Körperfett mehr abgebaut, um Ketone zu erzeugen. Der Genuss von Alkohol wirkt also auf diese Weise diätunterbrechend. Zudem liefert der Alkohol vom Nährwert her nur „leere" Kalorien – er enthält weder Vitamine, noch Mineralien oder Spurenelemente.

Wer auf Alkohol verzichten kann, der muss über diese Problematik nicht nachdenken. Wer dagegen nicht ohne auskommt, dem sei gesagt, dass ein oder zwei Gläser trockener Weiß- oder Rotwein am Tag den Fettabbau nicht übermäßig behindern. Auch ein oder zwei Klare (Wodka, Korn, Aquavit) oder Whiskey bzw. Cognac pro Tag sollten kein Problem darstellen. Bier, süße Liköre und Cocktails (wie z.B. Mai Thai, Wodka-Orange oder die beliebte Mischung von Wodka und Red Bull) sollten aber gemieden werden – sie enthalten neben dem Alkohol schon deutlich mehr Kohlenhydrate.

Wie gesagt, die Kalorien müssen beim Alkohol berücksichtigt werden – wem der Fettabbau zu langsam geht, der isst dafür entsprechend weniger. Und die im Alkohol enthaltenen Kohlenhydrate dürfen nicht dazu führen, die bei der optimierten Keto-Diät erlaubten 50 g pro Tag zu überschreiten. Aus der Praxis kann hinzugefügt werden, dass sich bei regelmäßigem Alkoholgenuss die Fettschicht am Bauch hartnäckiger hält. Es kommt nicht so leicht zu der sehr dünnen Haut über den Bauchmuskeln, die sich mit der optimierten Keto-Diät sonst so gut erreichen und halten lässt.

Es bleibt festzuhalten: Auf insulinerhöhende Nahrungsmittel und Substanzen, auch auf Alkohol, sollte bei der optimierten Keto-Diät am besten verzichtet werden, um eine effektive Ketose aus den körpereigenen Fettreserven zu ermöglichen.

*

3. Veränderte Hormonwerte durch die Keto-Adaption

Wir wissen bereits, dass die entscheidende Stoffwechselumstellung bei der Keto-Adaption mit dem Absinken des Insulinspiegels beginnt. Gleichzeitig steigt das Glucagon an, was dafür sorgt, dass weiterhin geringe Glucosemengen im Körper produziert werden. Der Löwenanteil der Energieversorgung wird jetzt durch Fettsäuren und Ketone bestritten – der Körper befindet sich im Zustand der Ketose.

Doch in der Ketose ändern sich auch andere Hormonwerte. Bei einer normalen Keto-Diät treten diese Veränderungen schon deutlich zutage, denn sie erfüllt bereits das Kriterium eines geringeren Insulinspiegels im Tagesverlauf. Doch am deutlichsten zeigen sie sich, wenn die Keto-Diät mit Intervallfasten kombiniert wird. Je länger und tiefer der Insulinspiegel abfällt, desto markanter treten diese ausgesprochen positiven Hormonverschiebungen zutage.

3.1 Wachstumshormon steigt an und wird häufiger ausgeschüttet

Weil bei einer Keto-Diät kaum noch Kohlenhydrate verzehrt werden, kommt es zu einem sehr niedrigen Blutzuckerspiegel. Dieser fällt am tiefsten, wenn lange nichts gegessen wird, also Intervallfasten angewandt wird. Ein niedriger Blutzucker erlaubt aber einen deutlichen Anstieg des Wachstumshormons.

Wachstumshormon ist das stärkste Hormon des Körpers. Eine Erhöhung des Wachstumshormons führt zu einem „Neuverteilungseffekt" in dem Sinne, dass die verzehrten Kalorien vor allem dem Muskelaufbau und weniger dem Fettaufbau zugute kommen. Denn die erste Hauptwirkung von Wachstumshormon ist die Steigerung der Proteinsynthese; hier ist es mindestens ebenso wirksam, wie das Testosteron. Die zweite Hauptwirkung ist die Lipolyse, also die Freisetzung von Fettsäuren aus den Fettzellen zur Energiegewinnung. Beide Wirkungen fallen sehr stark aus: Wird einem Menschen mit einem Mangel an Wachstumshormon dieses Hormon in „physiologischer Dosis" verabreicht, also der Menge, die dem normalen Wachstumshormonhaushalt bei kohlenhydratreicher Ernährung entspricht, kommt es innerhalb eines Monats zum Aufbau von 5 kg Muskelmasse. Gleichzeitig werden etwa 5 kg Körperfett abgebaut, vor allem am Bauch und in der Hüftregion. Dieses Beispiel zeigt das Potenzial, das eine Wachstumshormon-Erhöhung über eine gezielte ketogene Ernährung birgt.

In der Ketose – und Fasten führt in eine noch tiefere Ketose, als der Kohlenhydratverzicht allein – kommt es zu einer enormen Verbesserung des Wachstumshormon-Haushalts: Bei Übergewichtigen, die bislang von den Wirkungen dieses starken Hormons kaum profitieren konnten, weil ihre Blutzuckerspiegel und damit das Insulin durch eine viel zu hohe Nahrungs- und Kohlenhydratzufuhr dauerhaft hoch lagen, stellen sich durch die tiefe Ketose nach 40 Tagen Fasten um bis zu 1.200 % erhöhte Wachstumshormonspiegel ein. Doch auch bei normalgewichtigen Männern erhöhte eine nur 2-tägige Fastenperiode den Wachstumshormonspiegel um das 5-fache. [22]

In der Ketose kommt es auch zu einer Veränderung des Sekretionsmusters: Während bei kohlenhydratreicher Ernährung die größte Ausschüttung von Wachstumshormon in der Nacht erfolgt, weil nur dann, ohne Nahrungszufuhr, der Insulinspiegel deutlich absinkt, wird in der tiefen Ketose nicht nur nachts, sondern auch mehrmals am Tage Wachstumshormon ausgestoßen. [23]

Für den Diätwilligen ist die Erhöhung des Wachstumshormons in der Ketose wie ein „Sechser“ im Lotto: Er profitiert maximal von den anabolen Wirkungen dieses starken Hormons, da es die Muskelmasse bestmöglich erhält und sogar weiter aufbaut! Diese Muskulatur trägt maßgeblich zu einem hohen Grundumsatz bei. Damit verbraucht der Körper mehr Energie, die in der Ketose zu großen Teilen aus den Fettdepots des Körpers kommt. Auch deshalb wird in rasantem Maße Körperfett abgebaut. Es kommt dabei selbst ohne Sport schnell zu einer athletischen Figur, da durch das Wachstumshormon der Muskelaufbau parallel zum Fettabbau geschieht.

3.2 IGF-1 fällt ab

Das anabole Hormon Insulin-like Growth Factor 1 (IGF-1, deutsch: „insulinähnlicher Wachstumsfaktor 1“) wird in der Leber produziert. Die Ausschüttung von IGF-1 wird, zeitverzögert, durch Wachstumshormon ausgelöst. Das IGF-1 führt zu starken Wachstumsprozessen in fast allen Körpergeweben. Es regt auch das Wachstum der Zellen von Muskeln und Bindegewebe an.

In der Ketose fallen die Spiegel von IGF-1 deutlich niedriger aus, aber ohne Auswirkungen auf die Muskulatur. Das in der Ketose erhöhte Wachstumshormon tritt an seine Stelle und unterstützt den Muskelerhalt und -aufbau.

Das Wachstumshormon wird in der Ketose nicht nur vermehrt produziert, sondern auch häufiger ausgeschüttet. Für den Unsportlichen bedeutet dies, dass die Muskulatur bei der optimierten Keto-Diät gut erhalten wird, ja sogar weiter aufgebaut werden kann. Und selbst bei einem regelmäßigen sportlichen Training wird der Muskelaufbau nicht beeinträchtigt, wie die Untersuchungen zum Intervallfasten von Moro et al [24] und Tinsley et al [25] ergeben haben. Moro wies nach, dass trotz des erniedrigten IGF-1 die Muskulatur in vollem Umfang erhalten bleibt, wenn regelmäßig trainiert wird. Und Tinsley hatte herausgefunden, dass beim Intervallfasten sogar noch Muskulatur aufgebaut wurde, obwohl deutlich weniger Kalorien verzehrt wurden.

Vor diesem Hintergrund darf der Abfall von IGF-1 in der Ketose nicht negativ gesehen werden. Denn ein niedriger Spiegel von IGF-1 hat bedeutende Vorteile für die Regeneration von Gewebe, wie wir später noch sehen werden. Obendrein hemmt das IGF-1 eine wichtige Funktion des zellulären Immunsystems, die sog. Apoptose, den programmierten Zelltod. Diese Wirkung des IGF-1 kann sich ausgesprochen negativ auswirken; mehr dazu im Kapitel 9 über die Heilwirkungen der Ketose.

Das IGF-1 als stark anaboles Hormon hat eine weitere, unschöne Nebenwirkung. Hohe Spiegel von IGF-1 werden mit einem erhöhten Risiko für verschiedene Arten von Krebs in Verbindung gebracht. [26] Menschen, die einen schweren Mangel an IGF-1 aufweisen, bekommen dagegen nur sehr selten Krebs. [27] Eine deutliche Senkung des Blutspiegels von IGF-1, die sich bei einer ketogenen Ernährung einstellt, wirkt deshalb der Entstehung von Krebs entgegen und ist vorteilhaft bei der Behandlung von Krebs (mehr dazu in Kap. 12).

3.3 Adrenalin und Noradrenalin steigen an

Zusammen mit dem Wachstumshormon steigen auch die Spiegel von Adrenalin und Noradrenalin an. In geringerem Umfang treten die Auswirkungen des erhöhten Adrenalinspiegels schon bei einer ketogenen Diät auf. Doch viel deutlicher äußern sie sich in Kombination mit

Intervallfasten: Bereits nach einem halben Tag Nahrungsverzicht werden die Wirkungen dieser „Wachheitshormone“ spürbar: Man wird sehr aufmerksam, fühlt sich energiegeladen und das Wichtigste: Die Stoffwechselrate sinkt nicht ab!

Dauert der Zustand der tiefen Ketose länger an, kommt es sogar zu einem deutlichen Hochgefühl. Nach vier Tagen Fasten steigt das Adrenalin auf bis zu 200 % des Normalniveaus. [28] Das regt den Stoffwechsel weiter an und der Grundumsatz steigt um bis zu 12 %! Da der Körper jetzt im Fettverbrennungsmodus läuft, wird so natürlich auch mehr Fett verbrannt. Obendrein sind Adrenalin und Noradrenalin auch an der Lipolyse beteiligt; die Verstoffwechselung von Fetten zur Energiegewinnung wird auf diese Weise unterstützt. Es gibt allerdings Hinweise darauf, dass Adrenalin und Noradrenalin bei einer längeren Fastenperiode auch wieder abfallen. Das hängt damit zusammen, dass bei einem lang dauernden Nahrungsverzicht die Einsparung von Energie Vorrang bekommt, um die Hungerperiode möglichst lange durchstehen zu können. Bei der optimierten Keto-Diät wird aber regelmäßig Nahrung zugeführt, so dass die „Wachheitshormone“ dauerhaft auf einem gesteigerten Niveau bleiben.

Die Erhöhung der Stoffwechselrate in der Ketose stellt einen bedeutenden Unterschied zu herkömmlichen, kalorienreduzierten Diäten dar. Bei der ketogenen Diät, noch stärker in Kombination mit Intervallfasten, kommt es deshalb *nicht* zum gefürchteten „Einschlafen“ des Stoffwechsels und damit zu einer Absenkung des Grundumsatzes. Wir sehen also: Auch in dieser Hinsicht schlägt die optimierte Keto-Diät jede herkömmliche Diät!

Der in der Ketose erhöhte Adrenalinspiegel führt neben der Stoffwechsel-Beschleunigung auch zu Wachheit und geistiger Klarheit: Man fühlt sich energiegeladen und tatendurstig.

3.4 Cortisol wird durch die Ketose kaum beeinflusst

Sinkt der Insulinspiegel, wird Cortisol freigesetzt. Dieses Hormon ist in der Leber an der Gluconeogenese beteiligt. Mehr oder weniger stark ausgeprägt, findet dieser Prozess andauernd im Körper statt. Schon eine intensive körperliche Belastung führt zu fallendem Blutzucker und damit zu einem Rückgang des Insulins. Jetzt wird mit Glucagon auch Cortisol ausgeschüttet, um neuen Blutzucker zu gewinnen. Morgens, nach dem Aufwachen, ist der Cortisolspiegel am höchsten, da durch die relativ lange Zeit ohne Nahrung das Insulin niedriger liegt. Cortisol ist also ein lebenswichtiges Hormon, das im Stoffwechsel normalerweise unbemerkt seinen Dienst versieht.

Cortisol kann aber auch aktiviert werden, wenn wir Stress ausgesetzt sind. Der Grund für die Entstehung dieses Mechanismus ist in unserer Geschichte zu finden. Wenn sich unsere Vorfahren plötzlich einem Raubtier oder einer anderen Gefahrensituation ausgesetzt sahen, reagierte ihr Organismus, indem er den Stoffwechsel umstellte: Relativ schnell wurde eine große Menge Cortisol ausgeschüttet, um den Körper in Verteidigungsbereitschaft zu bringen.

Damit steigen der Blutdruck und die Aufmerksamkeit, obendrein wird die Gluconeogenese hochgefahren, um mehr Energie bereitzustellen. Die in dieser Situation weniger wichtigen Systeme des Körpers, wie z.B. der Knochenaufbau und das Immunsystem, werden heruntergefahren. Damit war unser Vorfahr von einem Augenblick auf den anderen bereit, entweder den Kampf aufzunehmen oder die Flucht anzutreten. Solche Gefahrensituationen waren aber meistens schnell vorüber und der Cortisolspiegel fiel wieder auf normale Werte ab. Eine überschießende Cortisolausschüttung hat unseren Vorfahren also manches Mal das Leben gerettet; im Sinne der Evolution hatte sich dieser Mechanismus so bewährt, dass er beibehalten wurde.

Wir führen heute ein weniger gefahrvolles Leben. Raubtiere befinden sich bei uns im Zoo hinter Gittern und andere Feinde lauern auch nicht hinter jeder Ecke. Trotzdem ist uns diese starke Cortisolreaktion erhalten geblieben, nur wird sie heute durch andere Stressoren ausgelöst, wie z.B. Schlafmangel, Ärger am Arbeitsplatz oder im Straßenverkehr – kurz, fast alles, was die zivilisierte Welt an Unpässlichem für uns bereithält. Viele Menschen leiden daher an einem durch Stress chronisch erhöhten Cortisolspiegel, der eine Vielzahl von negativen Begleiterscheinungen mit sich bringt. Anhaltender Bluthochdruck, unerwünschte Gewichtszunahme, ein geschwächtes Immunsystem, eine verringerte Knochendichte und viele weitere Auswirkungen eines dauerhaft erhöhten Cortisolspiegels haben diesem Hormon den Ruf eingetragen, ein „Stresshormon" zu sein.

In der Ketose wird die Gluconeogenese allerdings weniger stark gefordert, als im mit Kohlenhydraten ernährten Organismus. Denn die jetzt in hoher Zahl vorliegenden Fettsäuren und Ketone ersetzen die Glucose zu großen Teilen. Das bedeutet, Cortisol wird nicht mehr in großen Mengen benötigt, auch nicht in Stress-Situationen.

Obwohl eine ketogene Diät bzw. das Fasten nach Ansicht einiger Wissenschaftler einen Stressfaktor für den Körper darstellen müsste, beinflusst die Ketose das Cortisol tatsächlich nicht. Drei Tage Fasten ergaben keinen Anstieg des Cortisols über das normale Level hinaus und zwei- bis dreiwöchiges Intervallfasten, bei dem – zwar in kleineren Zeitfenstern, aber regelmäßig – Nahrung zugeführt wurde, hatten gleichfalls keinen auffälligen Cortisolanstieg zur Folge. Das jedenfalls hatte Dr. Jason Fung, kanadischer Fastenexperte, in seiner Praxis bei Patienten beobachtet. [29] Es scheint so, als ob die Ketose für den Körper eher eine Art „Eustress", also positiven Stress darstellt, der mit einem weitgehend normalen Cortisolhaushalt einhergeht.

3.5 Ghrelin fällt ab

Ghrelin wird in der Magenschleimhaut und in den Inselzellen der Bauchspeicheldrüse produziert. Die Bezeichnung „Ghrelin" steht für „Growth Hormone Release Inducing", also „die Sekretion von Wachstumshormon anregend". Entsprechend sorgt eine Erhöhung des Ghrelins dafür, dass Wachstumshormon ausgeschüttet wird. Doch diese Gesetzmäßigkeit gilt wohl nur im mit Kohlenhydraten ernährten Organismus. Denn in der Ketose bleibt das Ghrelin niedrig, [30] obwohl das Wachstumshormon stark erhöht ist. In einer weiteren Studie [31] führten die Wissenschaftler den bei ketogenem Stoffwechsel häufig auftretenden Minderverzehr an Kalorien auf den niedrigen Spiegel an Ghrelin zurück. Bei herkömmlichen Diäten dagegen steigt das Ghrelin an und Hungergefühle stellen sich verstärkt ein.

Denn Ghrelin gilt als „Hungerhormon", da ein niedriger Insulinspiegel und, bei einer kohlenhydratreichen Ernährung daraus folgend, ein hoher Ghrelinspiegel, den Appetit fördert. Nach dem Essen, mit steigendem Insulinspiegel, sinkt das Ghrelin wieder ab. Der geringere Ghrelinabfall nach einer Mahlzeit beim Übergewichtigen wird auch für dessen überschießenden Kalorienverzehr verantwortlich gemacht.

In der Ketose kommt es vermutlich auch deshalb zu niedrigeren Ghrelinspiegeln und, daraus folgend, zu einem verminderten Appetit, weil stets ausreichend Energie in Form von Fettsäuren und Ketonen vorliegt. Allerdings ist die Appetitkontrolle beim Menschen durch sehr viele Faktoren gesteuert und noch lange nicht in allen Aspekten verstanden, so dass hier noch keine endgültigen Aussagen getroffen werden können, wie Paoli in einer umfangreichen Übersichtsarbeit darlegt. [32] Für uns ist wichtig, dass es nach der Gewöhnung an eine ketogene Ernährung zu einem verminderten Hungergefühl kommt, selbst wenn weniger Kalorien verzehrt werden.

3.6 Testosteron bleibt gleich oder fällt ab

Wie wir bis hierher festgestellt haben, sind die hormonellen Veränderungen des Stoffwechsels in der Ketose ausgesprochen positiv. Doch was ist mit dem Testosteron? Dieses Hormon sorgt für die Ausprägung der Geschlechtsmerkmale beim Mann, den Haar- und Bartwuchs und ist für die stärkere Muskulatur verantwortlich. Bei Frauen liegt der Testosteronspiegel niedriger, bei ihnen dominiert das weibliche Hormon Östrogen. Trotzdem können auch sie den Testosteronspiegel durch Sport zu ihrem Vorteil beeinflussen; die Mechanismen sind bei Männern und Frauen gleich.

In den westlichen Industrieländern weisen die Männer heute einen höheren Testosteronspiegel auf als ihre Vorfahren. Das wurde in einer aktuellen britischen Untersuchung bestätigt [33]: Die Männer der Tsimane, ein Jäger- und Sammlervolk, das am Amazonas in Bolivien lebt, weisen deutlich niedrigere Testosteronwerte auf, als gleichaltrige Männer in den Industriestaaten. Als Grund dafür nahmen die Wissenschaftler ein stressvolles Leben mit vielen Parasiten und nicht so üppiger Nahrungsversorgung an. Eine erhöhte Testosteronbildung, wie sie im Westen erfolge, sei dagegen vornehmlich unserer „Luxusversorgung" mit Nahrung und der modernen Medizin geschuldet, welche die Abwehr von Krankheiten und Parasiten übernimmt. Beides erlaube dem Körper, mehr Testosteron zu bilden, weil die immunschwächenden Wirkungen des Testosterons dadurch ausgeglichen würden.

Die Stoffwechsellage, die sich bei einer ketogenen Diät, stärker noch in der Kombination von Keto-Diät und Intervallfasten einstellt, ähnelt der von Jäger- und Sammler-Gesellschaften: Erhöhte Wachstumshormonspiegel, kombiniert mit niedrigeren Insulin-, IGF-1 und Testosteronspiegeln. Das klingt erst einmal negativ, doch wenn man die Abwesenheit von Zivilisationskrankheiten bei solchen primitiven Völkern in Betracht zieht, so scheint sich diese hormonelle Lage auf die Gesundheit deutlich positiver auszuwirken als die bei uns, in der westlichen Welt vorherrschende (mehr dazu in Kapitel 8).

Zwar steigen die Leistungsfähigkeit der Muskulatur und die Stoffwechselrate durch Testosteron an. Doch viel Testosteron führt auch zu gravierenden Nachteilen. So lösen die entzündungssenkenden Effekte des Testosterons eine kurzfristig immunstärkende Wirkung aus. Doch bei dauerhaft erhöhten Testosteronspiegeln kommt es paradoxerweise zu einer Schwächung des Immunsystems. Einfach, weil Entzündungsprozesse eben auch dazu dienen, die Immunreaktion auszulösen und sie zu steuern. So ist bekannt, dass Männer, durch ihren im Vergleich zu Frauen höheren Testosteronspiegel, häufiger unter viralen, bakteriellen und Pilzinfektionen leiden sowie öfter mit Parasiten zu kämpfen haben.

Durch einen hohen Testosteronspiegel wandern vermehrt weiße Blutkörperchen, sog. Leukozyten, in die äußeren Gewebe. So können Verletzungen schneller abheilen. Doch es kommt auch zu einer Steigerung des Blutdrucks und zu einer erhöhten Produktion der Sauerstoff transportierenden roten Blutkörperchen. Das hat natürlich eine Leistungssteigerung zur Folge, doch mehr rote Blutkörperchen können über eine stärkere Verklumpungsneigung die Adern verstopfen. Ein dauerhaft erhöhter Blutdruck schädigt die Gefäße ebenfalls; beides kann Herzinfarkte und Schlaganfälle auslösen. Das zeigt sich auch in den vielen frühen Todesfällen von gedopten Top-Athleten, die ihren Testosteronspiegel mit Anabolika künstlich erhöht hatten: Nicht wenige von ihnen sterben vorzeitig an Erkrankungen des Herz-Kreislaufsystems.

Darüber hinaus sind viele Krebsarten androgenabhängig. Das bedeutet, entartete Zellen können bei einem hohen Testosteronspiegel schneller wachsen und Tumoren bilden. Da ist der Haarausfall beim Mann – durch hohe Testosteronspiegel ebenfalls gefördert – ein vergleichs-

Tab. 21 Ketose ohne Einfluss auf den Testosteronspiegel?

Eine aktuelle Studie [n] hat über 11 Wochen eine isokalorische, also gewichtserhaltende, ketogene Diät mit einer kohlenhydratreichen Ernährung verglichen. Doch in der 11. und letzten Woche dieser Studie wurden der Keto-Gruppe auch wieder Kohlenhydrate verabreicht. Zwar ergab sich danach ein deutlicher Testosteronanstieg in der Keto-Gruppe. Da aber keine Zwischenwerte ermittelt wurden, sondern nur der Zustand am Anfang und am Ende festgehalten wurde, bleibt unklar, ob der Testosteronanstieg auf die vorausgegangenen 10 Wochen mit ketogener Ernährung oder auf die Kohlenhydratzufuhr in der letzten Woche zurückzuführen war.

Eine ältere Untersuchung aus dem Jahre 2004 [o] enthielt eine Studie, bei der die Testosteronwerte ermittelt wurden. Bei dieser lag die gewichtserhaltende Kalorienverteilung im Durchschnitt bei 7 % Kohlenhydraten und 64 % Fett, der Rest war Protein. Nach acht Wochen ergaben sich keine Änderungen beim Gesamt-Testosteron und beim freien Testosteron. Allerdings nahmen an dieser Studie nur 10 Männer teil, was ihre Aussagekraft stark einschränkt.

Demgegenüber stehen die vielen Studien, die einen Abfall des Testosterons beim Verzicht auf Kohlenhydrate und bei einem Minderverzehr an Kalorien, der bei ketogenen Diäten häufig auftritt, bestätigen. Bei der optimierten Keto-Diät ist aber das stark anabole Wachstumshormon deutlich erhöht, so dass sich in der Summe kein negativer Einfluss auf die körperliche Leistungsfähigkeit ergibt.

n Roberts MD, et al: The Effects of Ketogenic Dieting on Body Composition, Strength, Power, and Hormonal Profiles in Resistance Training Males. J Strength Cond Res. 2017 Apr 7. [Epub ahead of print]

o Volek JS, Sharman MJ: Cardiovascular and Hormonal Aspects of Very-Low-Carbohydrate Ketogenic Diets. Obesity 2004 November; 12(11): 115-123.

weise kleines Problem. Viel Testosteron ist also ausgesprochen positiv für kurz andauernde Verteidigungs- und Wettkampfsituationen. Doch ein dauerhaft erhöhter Testosteronspiegel bringt ernste gesundheitliche Nachteile mit sich.

Der Testosteronspiegel der Tsimane-Indianer ist aber nicht konstant niedrig, sondern er reagiert umgehend auf Wettkampfsituationen. Anhand von Speichelmessungen bei einem Fussballspiel wurde festgestellt, dass die Testosteronwerte sehr schnell um bis zu 30 % anstiegen und noch eine Stunde nach dem Spiel um 15 % erhöht waren. [33] Die Forscher schlossen daraus, dass bei Jäger- und Sammlervölkern der Testosteronspiegel im Jahresverlauf, wenn das Überleben und die Aufzucht der Kinder im Vordergrund steht, niedrig ausfällt und nur für bestimmte Situationen, wie sexuelle Aktivität, Konkurrenz um Frauen, Statuskämpfe und Verteidigung ansteigt. Allein in diesen Situationen wird die Testosteronproduktion hochgefahren und die Nachteile eines erhöhten Testosteronspiegels werden vorübergehend in Kauf genommen. Bei Sportlern im Westen wurde im Prinzip der gleiche Mechanismus nachgewiesen: In Training und Wettkampf kommt es ebenfalls zu kurzfristigen Erhöhungen des Testosterons.

Die Höhe des Testosteronspiegels soll mit einer „üppigen“ Nahrungsversorgung zusammenhängen. Tatsächlich ist es wohl eher ein hoher Kohlenhydratverzehr, der den dauerhaften Testosteronanstieg auslöst. Denn wissenschaftliche Studien [34,35] fanden heraus, dass bei sinkendem Kohlenhydratgehalt der Nahrung auch der Testosteronspiegel abnimmt. Zwar haben einige Untersuchungen [36,37] davon abweichende Ergebnisse gezeigt, doch sind sie wenig aussagekräftig, wie in Tab. 21 dargelegt wird.

Sicher ist die Studienlage vor allem bei Diäten, die weniger Kalorien zuführen, als für den Gewichtserhalt nötig. Diese sind dafür bekannt, dass das Testosteron abfällt. Das ist auch bei ketogenen Diäten nicht anders. Wie schon erwähnt, kommt ein Minderverzehr – auch ungewollt – häufiger vor, als man denkt. Fett und Protein sättigen nun einmal besser als Kohlenhydrate. Zusätzlich wird nach erfolgter Keto-Adaption das Hungergefühl nicht mehr über den Blutzuckerspiegel gesteuert, die vielen Ketone wirken appetithemmend und das Ghrelin ist erniedrigt; auch deshalb isst man häufig weniger.

Beim Intervallfasten – das ja ebenfalls eine tiefe Ketose hervorruft – steigt das Testosteron zunächst an. Dabei spielt die Körperzusammensetzung eine wichtige Rolle: Übergewichtige Männer reagieren zunächst nicht mit einer Testosteronerhöhung, während bei normalgewichtigen das Testosteron schnell um bis auf 180 % zunimmt. Doch die Länge der Fastenperiode spielt eine wichtige Rolle: Nach etwa zwei Tagen sinkt das Testosteron wieder ab und zehn Tage Nahrungsverzicht führen zu einem deutlich niedrigeren Testosteronniveau. Dabei spielt es keine Rolle, ob für eine oder mehrere Wochen gänzlich auf Nahrung verzichtet wird oder ob ein Intervallfasten gewählt wird.

Daraus ergibt sich folgendes Bild: Bei einer überkalorischen und bei einer gewichtserhaltenden ketogenen Ernährung werden sich vermutlich nur geringfügig negative Auswirkungen auf den Testosteronspiegel ergeben. Doch bei einer länger dauernden Ketose und wenn zuwenig Kalorien verzehrt werden, kommt es zu einem Abfall des Testosterons.

Ein tiefer und anhaltender Abfall des Testosterons ist bei der Keto-Diät allein bei sehr strengen Ausgestaltungen zu erwarten. Das wären z.B. eine starke Kalorienreduktion über einige Wochen oder wochenlanges „echtes“ Fasten ohne Nahrungszufuhr. Doch dem wird sich ein Diätwilliger wohl kaum aussetzen oder wenn doch, dann nur kurzfristiger. Solche strengen Formen der Keto-Diät werden eher zur Bekämpfung von starkem Übergewicht bzw. bei schlimmen Erkrankungen eingesetzt.

Doch selbst wenn der Testosteronspiegel in der Ketose absinkt, übt das erhöhte Wachstumshormon ebenfalls deutliche anabole Wirkungen aus (wir erinnern uns, es kommt bei niedrigen Insulinspiegeln zu mehreren Ausschüttungen im Tagesverlauf, statt, wie bei hohem Kohlenhydratverzehr, nur einmal in der Nacht). Außerdem verbrennt das bei einer ketogenen Stoffwechsellage erhöhte Wachstumshormon vermehrt Körperfett – und diese Funktion fällt stärker aus, als die fettverbrennende Wirkung des Testosterons.

Was die hormonelle Situation angeht, ist deshalb die ketogene Diät einer Mischkost mit vielen Kohlenhydraten überlegen. Der Diätwillige profitiert nicht nur von den anabolen Wirkungen der beiden starken Hormone Wachstumshormon und, etwas eingeschränkt, Testosteron, sondern auch durch eine bessere Immunreaktion, weil die hemmenden Wirkungen eines *dauerhaft* erhöhten Testosteronspiegels (und des IGF-1, dazu später mehr) wegfallen. Auf lange Sicht – siehe die negativen Auswirkungen eines chronisch erhöhten Testosteronspiegels auf die Entstehung von Herzkrankheiten und Krebs – leistet er seiner Gesundheit ebenfalls bessere Dienste.

3.7 Schilddrüsenhormone in der Ketose

Die Schilddrüse speichert das lebenswichtige Mineral Jod und produziert die jodhaltigen Hormone Tri-Jodthyronin (T3) und Thyroxin (T4). Dabei dient das T4 als Vorläufer, aus dem das aktive Schilddrüsenhormon T3 gebildet wird. Dieses Hormon spielt eine wichtige Rolle im Energiestoffwechsel und beim Wachstum aller Zellen. Je höher die Spiegel an aktivem T3, desto schneller läuft der Stoffwechsel und desto mehr Kalorien werden verbrannt.

Es ist bekannt, dass Diäten, die weniger Kalorien zuführen, als für den Gewichtserhalt gebraucht, die Schilddrüse hemmen; der Spiegel an aktivem T3 fällt dann ab. Beim mit Kohlenhydraten ernährten Menschen bewegt sich dieser Abfall durch Kalorienreduzierung im Bereich von 5-15 %. Wer sich ketogen ernährt, bei dem kommt es, selbst wenn ausreichend Kalorien zugeführt werden, mit bis zu 40 % zu einem deutlich stärkeren Abfall des T3. Es ist noch nicht abschließend geklärt, ob das an der geringeren Kohlenhydratzufuhr oder an den vergleichsweise hohen Blutspiegeln von Ketonen liegt. Trotzdem kommt es in der Ketose nicht zu einer Unterfunktion der Schilddrüse mit gesundheitsschädlichen Auswirkungen.

Eine Ausnahme sind hier Kinder, bei denen erniedrigte Werte von Schilddrüsenhormonen zu Entwicklungsstörungen führen können. Eine aktuelle Studie empfahl deshalb für eine ketogene Diät, die z.B. bei epilepsiekranken Kindern gute Erfolge zeigt, die Zufuhr von künstlichem Schilddrüsenhomon. [38]

Hunderttausende, wenn nicht Millionen Menschen haben bereits eine ketogene Diät,

Tab. 22 Hormone in der Ketose

Die Umstellungen im ketogenen Stoffwechsel betreffen auch die Hormone im Körper. Im Vergleich zum kohlenhydraternährten Menschen kommt es zu deutlichen Hormonverschiebungen, die sich in der Summe gesundheits- und regenerationsfördernd sowie leistungssteigernd auswirken.

Wachstumshormon
Steigt stark an und wird öfter ausgeschüttet. Dadurch kommt es zu einem erhöhten Proteinaufbau und einem verstärkten Fettabbau.

Insulin
Fällt bei der optimierten Keto-Diät noch stärker ab, als bei anderen ketogenen oder Low-Carb-Diäten. Das ermöglicht einen deutlich verbesserten Fettabbau.

IGF 1
Fällt ab, doch das hat positive Auswirkungen: Ein niedriger Spiegel von IGF-1 bietet einen guten Schutz vor Krebs (siehe Kapitel 12) und erlaubt eine verstärkte Autophagie (siehe Kapitel 11).

Adrenalin, Noradrenalin
Steigen zunächst an, fallen später aber wieder etwas ab. Trotzdem bleibt der Spiegel dieser beiden Wachheitshormone, die auch den Fettabbau unterstützen, langfristig leicht erhöht.

Cortisol
Kein Einfluss der Ketose, der Spiegel bleibt im Normbereich.

Ghrelin
Dieses appetitfördernde Hormon fällt ab. Im keto-adaptierten Organismus wird Hunger nicht mehr so quälend empfunden, wie bei kohlenhydratreicher Ernährung.

Testosteron
Fällt ab. In der tiefen Ketose kommt es zu niedrigeren Testosteronwerten, mit kurzfristig deutlichen Erhöhungen bei körperlicher Anstrengung, sowie beim Refeed mit mehr Kohlenhydraten. Trotzdem kommt es nicht zu Leistungseinbußen oder Störungen im Muskelaufbau, da das stark erhöhte Wachstumshormon mit seinen anabolen Wirkungen den Testosteronabfall ausgleicht. Denkbar wäre eine gesteigerte Empfindlichkeit der Rezeptoren und damit eine bessere Testosteronwirkung, wie bei den Schilddrüsenhormonen angenommen.

Schildrüsenhormone
Fallen ab, ohne dass es zu einer Unterfunktion der Schilddrüse kommt. Deshalb sinkt die Stoffwechselrate bei der optimierten Keto-Diät nicht ab, sondern es kommt – auch ohne dass hohe Spiegel an aktivem Schilddrüsenhormon vorliegen – zu einer deutlich gesteigerten Fettverbrennung.

bzw. Fastenkuren durchgeführt, doch von Problemen wegen einer Schilddrüsenunterfunktion ist nie etwas bekannt geworden. Es scheint eher so, als wenn die Stoffwechselumstellung in der Ketose dazu führt, dass die Empfänglichkeit für das aktive Schilddrüsenhormon T3 ansteigt und durch diese gesteigerte Sensitivität für die gleiche Wirkung weniger T3 benötigt wird, als im mit Kohlenhydraten ernährten Organismus. [39] Dr. Steven Phinney, einer der Gurus der ketogenen Ernährung, hält den Abfall an aktiven T3 in der Ketose auf etwa 60 % des Wertes vor der Keto-Diät deshalb für vernachlässigbar. Interessanterweise bleibt die Menge des Vorläufers T4 nämlich fast unverändert, sie fällt nur um 10 %. Diese Werte wurden in der Studie zum Intervallfasten von Moro et al [24] bestätigt; auch hier ergaben sich keine negativen Auswirkungen auf den Fettabbau.

Eine echte Unterfunktion der Schilddrüse (Hypothyreose) würde sich in Leistungs-/Konzentrationsschwäche und Müdigkeit äußern. Weitere Symptome einer Unterfunktion sind Bewusstseins- und Gedächtnisstörungen sowie eine deutlich gesteigerte Kälteempfindlichkeit. Die Ketose zeichnet sich aber durch das genaue Gegenteil aus: Sie steigert Konzentration und Leistungsfähigkeit, führt zu größerer Wachheit und geistiger Klarheit. Auch von einer vermehrten Kältempfindlichkeit als deutlichstes Anzeichen für eine verringerte Stoffwechselrate ist nichts bekannt.

Die enge Verbindung zwischen T4 und T3, die im kohlenhydraternährten Organismus besteht, scheint in der Ketose aufgehoben zu sein: Obwohl die Schilddrüse weiterhin fast konstante T4-Spiegel produziert, werden nur noch deutlich kleinere Menge T3 im Körper gebraucht. Darauf deutet auch der Umstand hin, dass es trotz niedriger T3-Spiegel in der Ketose nicht zu einem Abfall des Grundumsatzes kommt. Das wurde anhand von Studien ermittelt, bei denen eine kohlenhydratreiche Ernährung mit einer ketogenen Diät verglichen wurde. [39]

Insgesamt ist die Studienlage zu den Auswirkungen des T3-Abfalls in der Ketose nicht als zufriedenstellend zu bezeichnen. Doch das Ausbleiben von negativen Auswirkungen deutet darauf hin, dass es sich um eine normale Reaktion des Körpers beim Wechsel der Hauptenergiesubstrate handelt. Wird die ketogene Ernährung eingestellt und man kehrt zur kohlenhydratreichen Kost zurück, wird die „normale“ Funktion der Schilddrüsenhormone auch schnell wieder hergestellt.

*

4. Leistungsfähiger mit der optimierten Keto-Diät

In Deutschland ist die „Deutsche Gesellschaft für Ernährung“ (DGE) die führende Institution, wenn es um Ernährungsempfehlungen geht. Daneben gibt es eine „Schweizerische Gesellschaft für Ernährung“ (SGE) und eine „Österreichische Gesellschaft für Ernährung“ (ÖGE). Alle drei Gesellschaften arbeiten zusammen und veröffentlichen ihre Empfehlungen zur Ernährung in Form der sog. DACH-Empfehlungen (DACH = Abkürzung für Deutschland, Austria, Schweiz). Die DACH-Empfehlungen, ihre Leitlinien und Referenzwerte werden in unzähligen Medienbeiträgen verbreitet und sie formen unsere Auffassung von einer „gesunden“ Kost.

Die DGE empfiehlt für Erwachsene, die tägliche Ernährung mit 50 % Kohlenhydraten und 30-35 % Fett zu gestalten. Protein wird in einer Menge von 0,8 g pro kg Körpergewicht (KG) empfohlen, für Kinder und Senioren etwas mehr (bis 1 g pro kg KG); für Schwangere, sowie Stillende und Säuglinge z.T. deutlich mehr. [40]

Auf der DGE-Webseite „Referenzwerte für die Nährstoffzufuhr“ heißt es dazu: „Mit einer Zufuhr in Höhe der Referenzwerte werden lebenswichtige physische und psychische Funktionen sichergestellt, Mangelkrankheiten ebenso wie eine Überversorgung verhindert, Körperreserven geschaffen und – wo möglich – wird ein Beitrag zur Prävention chronischer ernährungsmitbedingter [sic] Krankheiten geleistet. Kurzum – die Umsetzung der Referenzwerte trägt dazu bei, Wachstum, Entwicklung und Leistungsfähigkeit sowie die Gesundheit des Menschen ein Leben lang zu fördern bzw. zu erhalten.“ [41] Dem entgegen stehen allerdings die Ergebnisse vieler wissenschaftlicher Studien, die eine deutliche Reduktion der Kohlenhydrate und mehr Fett in der Ernährung befürworten.

Trotz einer schon länger andauernden Diskussion in der Wissenschaft um eine Änderung der Referenzwerte hat sich die DGE bislang nicht dazu durchringen können. [42] Allerdings wurden die Empfehlungen für einzelne Lebensmittelgruppen 2017 geändert. So wurde der Rat zum „reichlichen Konsum von Getreideprodukten sowie Kartoffeln“ gestrichen, ebenso die Warnung „vor Übergewicht im Zusammenhang mit Fetten“ und der Hinweis, „dass zu viele gesättigte Fettsäuren das Risiko für Fettstoffwechselstörungen und Herz-Kreislauf-Erkrankungen erhöhen“. Die Warnung vor Zucker wurde verschärft und die Obergrenze für den Verzehr von Eiern entfiel. [43]

Dazu ist anzumerken, dass die DGE ein sehr großer Verband ist, der auf viele Interessen Rücksicht nehmen muss, darunter auch die der Lebensmittelindustrie. Es dauert eben seine Zeit, bis ein solcher „Supertanker“ eine Wendung vollzogen hat.

Die im vorliegenden Buch ausgesprochenen Empfehlungen zur Makronährstoffverteilung sehen anders aus: Bei der optimierten Keto-Diät sollen nicht mehr als 50 g Kohlenhydrate pro Tag verzehrt werden – viel weniger, als die DACH-Empfehlungen vorgeben. Zum Ausgleich dafür wird die Fettzufuhr deutlich gesteigert, auf etwa 70 % der täglich verzehrten Kalorien. Das ist gut das Doppelte der von der DGE vorgegebenen Menge. Beim Proteinbedarf unterscheiden wir uns dagegen nur wenig: Bei der optimierten Keto-Diät soll der Normalbürger, der keinen Sport treibt, 0,6-0,8 g Protein pro kg Körpergewicht und Tag verzehren, der Sportler dagegen bis 1,8 g pro kg KG – abhängig von Trainingsumfang und Leistungsstand. Die meisten Sportler werden aber mit 1,0 g Protein ausreichend versorgt sein (in meinem Buch „Die optimierte Keto-Diät – neue Leistungsernährung für den Kraftsport" ist das ausführlich behandelt).

Wir wissen bereits, dass für einen schnellen Fettabbau eine Ernährung mit sehr wenig Kohlenhydraten und deutlich mehr Fett nicht zu schlagen ist. Aber kann man sich immer so ernähren? Wie wirkt sich das auf die Gesundheit aus? Kann man so essen, wenn man krank wird oder gar an einer chronischen Erkrankung leidet? Jawohl, man kann. Tatsächlich bringt die optimierte Keto-Diät enorme Vorteile, was die Gesundheitsvorsorge angeht. Und sie kann als hochwirksame unterstützende Ernährungstherapie bei schweren Erkrankungen eingesetzt werden, wie zunehmend mehr wissenschaftliche Studien belegen (mehr dazu in den Kapiteln 8-13). Im Folgenden wollen wir uns zunächst den leistungssteigernden Wirkungen der optimierten ketogenen Ernährung widmen, von denen jeder profitiert, auch wenn er keinen Sport treibt.

4.1 Harte Arbeit ohne Kohlenhydrate?

Der Empfehlung für einen hohen Kohlenhydratverzehr liegt die Annahme zugrunde, dass die im Muskel als Glycogen gespeicherte Glucose die notwendige Energie für die Muskelarbeit liefert. Je größer die Glycogenspeicher und je besser diese gefüllt sind, desto länger kann der Muskel optimal arbeiten. Erst wenn die Glycogenvorräte erschöpft sind, muss der Organismus auf Fett als Energielieferanten umschalten. Doch dieser Übergang ist mit Problemen verbunden, die jeder von uns kennt. Gerade wenn man körperlich hart arbeiten muss, kommt es zu einem Gefühl der Kraftlosigkeit, leichtem Schwindel und Muskelzittern.

Die meisten Menschen hassen dieses Schwächegefühl und sind bemüht, es schnell abzuschalten, indem sie Kohlenhydrate zuführen – häufig in Form der beliebten, süßen Softdrinks oder einer süßen Zwischenmahlzeit. Der Ausdauersportler nennt diesen Zustand „Hungerast" – auch er fühlt sich beim Übergang zur Fettverbrennung unwohl und sieht seine Leistung eingeschränkt. Also greift er ebenfalls zu Sportdrinks oder verzehrt schnell verdauliche Kohlenhydratspender wie z.B. Bananen.

Die unangenehmen Symptome des Hungerasts treten gerade bei der körperlichen Arbeit immer wieder auf, denn die Glycogenvorräte der Muskulatur sind begrenzt. Je nach Belastung kann schon eine Stunde harter Arbeit dazu führen und bei einem längeren Dauerlauf tritt der Hungerast mit Bestimmtheit auf. Doch der Grund für den Hungerast liegt nicht primär darin, dass zuwenig Kohlenhydrate vorhanden sind, sondern dass überhaupt auf Kohlenhydrate als Energiequelle vertraut wird! Denn selbst ein optimal damit „aufgeladener" Sportler mit seiner trainierten Muskulatur kann höchstens 2.000 kcal. an Kohlenhydratenergie speichern. Geht diese Menge zur Neige, ist der Körper gezwungen, auf Fett umzuschalten. Da der Organismus aber auf Kohlenhydrate „eingestellt" ist, kann er die viel ergiebigeren Fettreserven jetzt nicht optimal nutzen. Das ist der wahre Grund für die unangenehmen Symptome des Hungerasts!

Wir erinnern uns: Sind die Kohlenhydrate verbraucht, geht der Körper zur Gluconeogenese über. Doch setzt er in dieser Situation zunächst auf Aminosäuren aus dem Muskeleiweiß, um Glucose zu gewinnen. Die vorteilhaftere Nutzung von Glyzerin aus den Triglyzeriden des Körperfetts zur Herstellung von Glucose kommt dagegen nur eingeschränkt zum Tragen, da sie nicht sofort reibungslos funktionieren kann. Darüber hinaus verbrauchen die Muskeln die meisten Ketone, die in der jetzt einsetzenden

Ketose gebildet werden. Da bleibt für das Gehirn zuwenig übrig – die Folge ist ein schnell einsetzender Konzentrationsverlust, manchmal sogar ein leichter Schwindel.

Für einen reibungslos funktionierenden Energiestoffwechsel in der Ketose bedarf es einer echten Umstellung der Energiegewinnung im Muskel, die sich nur bei einem längerdauernden Kohlenhydratverzicht einstellt. Erst dann verändern die Muskelzellen ihren Stoffwechsel und lagern statt Glycogen mehr Fettsäuren ein, um sofort Zugriff darauf zu haben. Und die Mitochondrien als Kraftwerke der Zellen optimieren den Einsatz von Fettsäuren und Ketonen zur Energiegewinnung. Um diese Energiesubstrate richtig nutzen zu können, ist also eine abgeschlossene Keto-Adaption notwendig! Die kann natürlich nicht in Sekundenschnelle erfolgen, wenn plötzlich die Glycogenvorräte bei harter Arbeit oder beim sportlichen Training verbraucht sind.

Doch ist der Körper erst einmal an die Ketose angepasst, dann kann er die enormen Energievorräte, die im Körperfett gespeichert sind – 40.000 kcal. und mehr – auch problemlos nutzen. Diese Menge an Energie in den Fettreserven hat ein sehr schlanker Mensch zur Verfügung, ein höherer Körperfettanteil kann natürlich weitaus mehr liefern. Das Leber- und Muskelglycogen (400-500 g Kohlenhydrate) selbst eines sehr muskulösen Menschen ergibt dagegen nur 1.600-2.000 kcal. an Energie. Während die Glucosevorräte des Körpers also höchstens für einige Stunden Muskelarbeit ausreichen, kann man mit den Fettreserven theoretisch mehrere Tage ohne Unterbrechung schuften!

Darin liegt das eigentliche Problem der Kohlenhydratmast: Wer jeden Tag reichlich Kohlenhydrate zuführt, der verhindert die Anpassung an Fett als Energiequelle! Dem nicht daran gewöhnten Organismus fällt es natürlich schwer, sofort von Kohlenhydraten zu Fett überzugehen – er brauchte es bislang ja nicht, da er regelmäßig Glucose zugeführt bekam. Entsprechend „holprig" verläuft dieser Übergang dann auch und die nicht optimal funktionierende Nutzung der Fette und Ketone führt zu dem als „Hungerast" bekannten Leistungseinbruch.

Der keto-adaptierte Mensch hat dieses Problem hinter sich gelassen. Bei ihm wird ebensoviel Energie in Form von Fettsäuren in den Muskeln eingelagert, wie das Glycogen bei einer kohlenhydratreichen Ernährung liefern würde. Er braucht zudem weder eine Mahlzeit vor, noch eine Glucosezufuhr während der Arbeit. Und selbst danach hat er es nicht eilig mit dem Essen, da er keinen Hunger verspürt. Trotzdem kann er anstrengende Tätigkeiten mit voller Kraft angehen und durchhalten, denn er kann auch einen erhöhten Energiebedarf problemlos aus den Körperfettreserven decken. Die Muskeln haben die Nutzung von Fettsäuren und Ketonen optimiert und ein niedriger Blutzuckerspiegel führt bei ihm zu einem Hochgefühl. Sowohl der Schwerarbeiter als auch der Sportler können in Ketose Höchstleistungen erbringen, wenn der Körper erst einmal daran gewöhnt ist.

4.2 Enorm gesteigerte Fettverbrennungsrate in der Ketose bei Belastung

Die Optimierung des Fettstoffwechsels führt auch zu einer besseren Fettverbrennung, was dem Abnehmwilligen besonders zugute kommt. In der Sportwissenschaft gilt immer noch die These, dass man selbst bei großer Anstrengung höchstens 60 g Fett pro Stunde verstoffwechseln kann, das entspricht 540 kcal. Energie. Doch dieser Wert gilt nur für eine kohlenhydratreiche Ernährung.

Tatsächlich läuft die Fettverbrennung nach erfolgter Keto-Adaption mit einer deutlich höheren Rate. Denn ebenso wie Glucose sind auch Ketone wasserlöslich und können problemlos im Blutstrom zu den Muskeln transportiert werden. Eine Untersuchung an keto-adaptierten

Tab. 23 Fettverbrennung in der Ketose unter Belastung

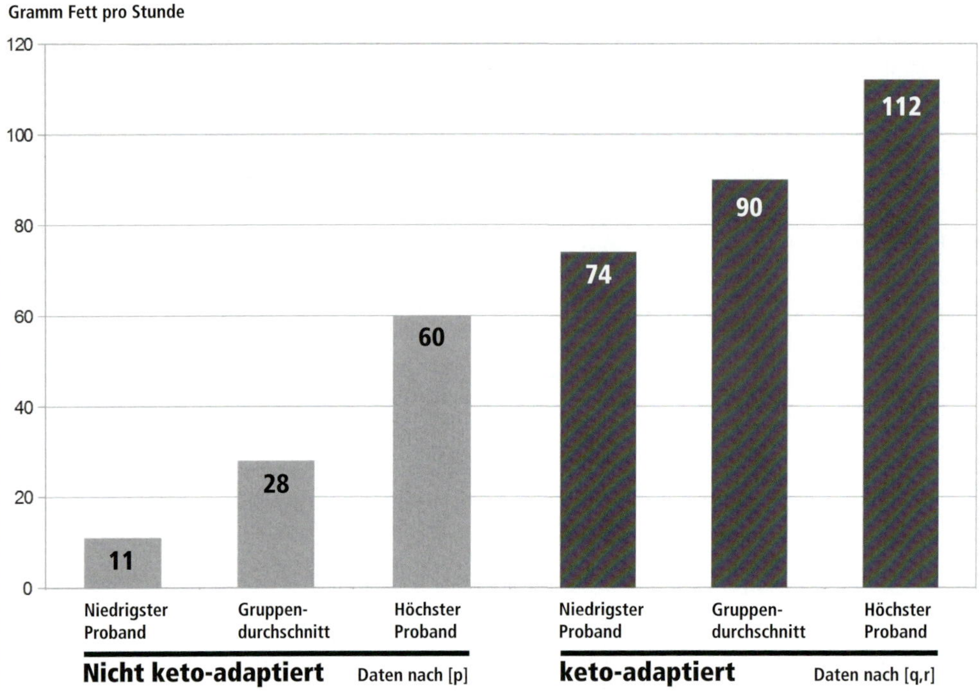

Diese Grafik zeigt die Rate der Fettverbrennung bei mit Kohlenhydraten ernährten und bei keto-adaptierten Athleten. In der Spitze wurde in der Kohlenhydrat-Gruppe ein Wert von 60 g Fett pro Stunde ermittelt. In der Gruppe der keto-adaptierten Sportler wurde dagegen in der Spitze ein Wert von 112 g Fett pro Stunde erreicht – das ist fast zweimal soviel! Noch bedeutender ist aber der Durchschnittswert, der wohl auf die meisten Sportler zutreffen wird: Die Keto-Gruppe verbrannte mehr als dreimal soviel Fett pro Stunde (90 g) wie die Kohlenhydrat-Gruppe (28 g)!

Unter Belastung – egal ob Haus- oder Gartenarbeit, Spaziergang oder Dauerlauf – wird beim keto-adaptierten Menschen bereits ab der ersten Minute Fett in einer höheren Rate verstoffwechselt. Ganz anders beim kohlenhydraternährten Menschen: Hier wirkt sich Belastung erst merklich auf die Fettverbrennung aus, wenn die Glycogenvorräte erschöpft sind. Und selbst dann deutlich weniger effektiv, wie hier gezeigt wird.

p Venables MC, et al: Determination of fat oxidation during exercise in healthy men and women: A cross-sectional study. J Appl Physiol 2005; 98(1): 160-167.

q Phinney SD et al: The human metabolic response to chronic ketosis without caloric restriction: physical and biochemical adaption. Metabolism 1983; 32(8): 775-768.

r Phinney SD et al: The human metabolic response to chronic ketosis without caloric restriction: preservation of submaximal exercise capability with reduced carbohydrate oxidation. Metabolism 1983; 32(8): 769-776.

Radrennfahrern ergab, dass Fettsäuren und Ketone die Glucose als Energielieferant vollständig ersetzen können. Nach vier Wochen mit einer Ernährung aus 80 % Fett, 20 g Kohlenhydraten und 1,75 g Protein pro kg Körpergewicht kamen die Athleten damit problemlos zurecht. Bei ihnen wurde unter Belastung eine Fettverbrennung zwischen 74 und 112 g pro Stunde ermittelt – das ist in der Spitze fast zweimal soviel, wie mit einer kohlenhydratreichen Ernährung! [44,45,46]

Doch Spitzenathleten verfügen in der Regel über sehr günstige genetische Anlagen, die in der Natur nur selten vorkommen. Wichtiger ist deshalb der Wert, der für den *Durchschnitt* ermittelt wurde und wohl auf die meisten Menschen zutrifft: Die keto-adaptieren Sportler verbrannten mehr als dreimal soviel Fett (90 g pro Stunde), wie die mit Kohlenhydraten ernährten (28 g; siehe dazu Tab. 23).

Um die in der Ketose erhöhte Rate der Fettverbrennung richtig einschätzen zu können, ist ein Vergleich sinnvoll. Viele Menschen, die abnehmen möchten, setzen sog. Stoffwechsel-Beschleuniger ein. Coffein, grüner Tee, Carnitin, Hydroxy-Zitronensäure und manchmal sogar das schädliche Ephedrin sollen die Fettverbrennung ankurbeln und so helfen, den Körperfettanteil zu reduzieren. Doch diese Mittel können die Fettsäurenoxidation nur um wenige Prozentpunkte steigern – aber nicht verdoppeln oder gar verdreifachen, wie es nach erfolgter Keto-Adaption geschieht. Das führt natürlich dazu, dass Bewegung beim keto-adaptierten Menschen viel besser Fett abbaut. Je höher die Anstrengung ausfällt, desto mehr Fette werden dafür eingesetzt – wer körperlich hart arbeiten muss oder Sport betreibt, der profitiert am meisten davon. Mit einem niedrigen Glycogengehalt in der Muskulatur nutzt der Körper nicht nur *sofort* Fett als Energiequelle, sondern er kann dieses auch mit deutlich erhöhter Rate verbrennen.

Dabei kommt es zu einer weiteren Umstellung im Muskelgewebe. Mit abnehmenden Glucosevorräten wird während der ersten Wochen einer ketogenen Ernährung die Energie für die Muskelarbeit vor allem aus Ketonen und Fettsäuren gewonnen. Doch nach erfolgter Keto-Adaption werden im Muskel vor allem Fettsäuren verbrannt, die Energiegewinnung aus Ketonen tritt in den Hintergrund. So stehen mehr Ketone für das Gehirn und andere Organe zur Verfügung. Dieser Umstand erklärt den Leistungsabfall beim Hungerast, denn beim mit Kohlenhydraten ernährten Menschen verbrauchen die Muskeln zu viele Ketone, wenn das Glycogen erschöpft ist. So bleiben zuwenig Ketone für das Gehirn übrig, was zu Schwindel, Konzentrationsmangel und Erschöpfung führt. Ein nicht optimierter Fettstoffwechsel ist also der eigentliche Grund für diesen Leistungsabfall.

Gleichzeitig wird bei einer ketogenen Ernährung immer mehr Fett in den Muskeln eingelagert, um die Energie daraus schneller verfügbar zu haben. Auch deshalb wirkt sie als „Turbolader" für den Fettabbau: Überschüssiges Nahrungsfett wird nicht mehr nur in den üblichen Depots an Bauch, Hüften und Oberschenkeln gespeichert, sondern dort, wo es sofort oxidiert werden kann. Sowohl in Ruhe, als auch unter Belastung verbrennen die Muskeln jetzt vorwiegend Fettsäuren. Auch auf diese Weise kommt es zu einer athletischen Figur, mit einer schlanken Taille und ausgeprägter Muskulatur.

Die immer wieder angeführte These, ein weitgehender Kohlenhydratverzicht führe zu deutlichen Muskelverlusten, beruht auf falschen Annahmen. Es wird nämlich vorausgesetzt, dass bei einem Mangel an Kohlenhydraten in der Nahrung Muskelprotein aufgespalten werden müsse, um auf dem Wege der Gluconeogenese neuen Blutzucker zu bilden. Doch das gilt nur für den mit Kohlenhydraten ernährten Menschen! Zuweilen wird behauptet, das Gehirn benötige auch in der Ketose 110-120 g Glucose am Tag, die dann aus Muskeleiweiß hergestellt werden müssten. Auch das ist Unsinn: Da 1,6 g Aminosäuren benötigt werden, um 1 g Glucose herzustellen, würden allein dafür 160-200 g Protein am Tag verbraucht – das entspräche beinahe 1 kg Muskelgewebe! [47] Wir wissen bereits: Der wirkliche Verlust an Muskelprotein in der beginnenden Ketose liegt deutlich niedriger und schon nach wenigen Tagen in der Ketose werden pro Tag nur noch wenige Gramm Aminosäuren für die Gluconeogenese verbraucht.

Man muss einfach umdenken und den Verzicht auf Kohlenhydrate nicht länger als einen „Mangel" sehen. Der Organismus reagiert ganz anders, als in der Kathedrale der Kohlenhydrat-Gläubigkeit gepredigt: Werden nur wenig Kohlenhydrate über die Nahrung zugeführt, sinkt neben dem Blutzuckerspiegel auch die Insulinausschüttung und die Gluconeogenese wird auf das wirklich nötige Maß heruntergefahren. Statt dessen können jetzt, da die hemmenden Wirkungen des Insulins auf die Freisetzung von Fettsäuren aus dem Fettgewebe und die Herstellung von Ketonkörpern wegfallen, diese Energiesubstrate viel besser genutzt werden.

4.3 Lactat sinkt ab

Ohne Kohlenhydrate wird der Glucosehaushalt sogar optimiert, da ein niedriger Insulinspiegel zur Inaktivierung des Enzyms Pyruvat-Dehydrogenase führt. Die vom Gewebe verbrauchte Glucose wird deshalb zu Pyruvat und Lactat abgebaut, beides Moleküle, die in der Leber durch die Gluconeogenese wieder zu Glucose „recycelt" werden können. So wird der Proteinverbrauch zur Herstellung von Glucose noch weiter verringert.

Obendrein führt die geringe Glucosemenge im Körper bei körperlicher Anstrengung zu weniger großen Lactat-Ansammlungen. Lactat gilt als Gradmesser der muskulären Erschöpfung; mit einem stärkeren Lactatanfall erhöht sich auch der Säuregehalt des Blutes und die Leistungsfähigkeit sinkt. Weniger Lactat im Organismus bedeutet deshalb eine verbesserte Muskelausdauer – wieder ein Feld, auf dem sich die optimierte Keto-Diät einer kohlenhydratbetonten Ernährung überlegen zeigt. Und eine weitere Stoffwechselumstellung bei der ketogenen Ernährung vermag ebenfalls, die Ausdauer zu steigern.

4.4 Der respiratorische Quotient sinkt ab

Der respiratorische Quotient (RQ) bezeichnet das Verhältnis von Kohlendioxid (CO_2) und Sauerstoff im Körper. Mit jedem Atemzug nehmen wir Sauerstoff auf, der von der Lunge durch das Blut zu den Geweben transportiert wird. Dort ermöglicht er die Zellatmung und Verbrennung der Energiesubstrate Kohlenhydrate, Protein und Fett. Dabei entsteht CO_2, welches wieder an das Blut abgegeben und über die Lunge abgeatmet wird.

Ebenso wie das Lactat erhöht auch dieses CO_2 den Säuregehalt des Blutes, was wiederum die Leistungsfähigkeit einschränkt. Der Körper hilft sich, indem er die Atmung verstärkt. So soll das CO_2 im Blut schnellstmöglich ausgeschieden werden. Das merkt man besonders bei schwerer Anstrengung; danach ist erst einmal „Luft holen" angesagt: Man atmet eine zeitlang sehr schwer, um den hohen CO_2-Anfall durch die große Belastung loszuwerden und den Säuregehalt des Blutes zu verringern.

Je niedriger der Respiratorische Quotient ausfällt, desto weniger CO_2 wird gebildet. Entsprechend steigt die Leistungsfähigkeit, wenn weniger CO_2 im Blut zirkuliert. Die Höhe des RQ hängt aber entscheidend vom Energiesubstrat ab. Kohlenhydrate erzeugen einen RQ von „1", Proteine einen RQ von „0,83" und Fette nur einen RQ von „0,71". [48] Eine ketogene Ernährung, bei der fast ausschließlich Fettsäuren verstoffwechselt werden, führt deshalb dazu, dass der RQ deutlich absinkt. Das macht sich besonders unter Belastung bemerkbar. So kommt es beim keto-adaptierten Menschen unter Ausdauerbelastungen zu einem RQ von 0,75 und tiefer! [49]

Die Verbesserung des RQ um 25 % ist eine bedeutende Stoffwechselveränderung. Das führt zu einer geringeren Säurebelastung des Blutes und damit zu einer gesteigerten Ausdauerleistungsfähigkeit. Egal, was man tut, man kommt einfach nicht mehr so schnell aus der Puste!

4.5 Ketone liefern mehr Energie als Glucose

Wer sich jetzt immer noch fragt, ob Glucose nicht doch der bessere „Treibstoff" ist, der kann mit weiteren Fakten überzeugt werden. Ketone können die Glucose mehr als ersetzen, sie sind keinesfalls nur ein Notsystem für schlechte Zeiten! Wir wissen bereits: Mit sinkendem Insulinspiegel übernehmen Fettsäuren und Ketone die Energieversorgung. Bei der dafür nötigen Oxidation von Fettsäuren entsteht Acetyl-Coenzym A (Acetyl-CoA). Das ist ein kleines Molekül, dessen Transportformen im Blut – das sind die wasserlöslichen Verbindungen Aceton, Acetoacetat (AcAc) und Beta-Hydroxybutyrat (BHB) – als „Ketone" bezeichnet werden. Während Aceton ausgeschieden oder abgeatmet wird, dienen AcAc und BHB als Energieträger. Diese Ketone werden in den Zellen des Körpers wieder in Acetyl-CoA umgewandelt und liefern in den Mitochondrien über den Citratzyklus und die Atmungskette Energie in Form von Adenosintriphosphat (ATP). Das ATP ist der Hauptenergieträger in allen Zellen des Körpers; ohne ATP können diese nicht existieren.

Dabei sind Ketone als Energiesubstrat deutlich effektiver, als Glucose. Der Körper kann aus 100 g Glucose nur 8,7 kg ATP herstellen, doch aus 100 g des Ketons AcAc schon 9.4 kg und aus 100 g des Ketons BHB sogar 10,5 kg ATP! [47] Ketone liefern also 8-20 % mehr Energie als Glucose. Damit ist die Behauptung, Glucose wäre das bessere Energiesubstrat für den Körper, klar widerlegt.

Wer sich ketogen ernährt, der ist also deutlich leistungsfähiger als ein Mensch, der viele Kohlenhydrate verzehrt.

4.6 Die Ketose schützt die mehrfach ungesättigten Fettsäuren im Körper

Die Keto-Adaption bringt noch weitere Vorteile mit sich. Im mit Kohlenhydraten ernährten Organismus kommt es durch den Einsatz von Glucose als Hauptenergiequelle zu einem hohen Anfall von Sauerstoffradikalen. Das sind Moleküle, welche besonders die hoch ungesättigten Fettsäuren in der Hülle der Zelle, der sog. Zellmembran, beschädigen. Dadurch leidet der Transport von Nährstoffen in die Zellen. Darüber hinaus führt die Abnahme von intakten, hoch ungesättigten Fettsäuren in der Zellmembran auch zur Insulinresistenz, d.h. es muss mehr Insulin produziert werden – mit allen negativen Auswirkungen.

Im ketogen ernährten Organismus kommt es zu viel geringeren Schäden an den hochungesättigten Fettsäuren und auch die wichtigsten Entzündungsmarker sinken ab. [50] Dieser Punkt ist erheblich bedeutsamer, als es auf den ersten Blick erscheint. Denn die hoch ungesättigten Fettsäuren (darunter auch Omega-3-Fettsäuren) können im Körper nicht in ausreichender Menge hergestellt werden. Wenn ihre Zufuhr über die Nahrung zu gering ausfällt, kommt es schnell zu Mangelerscheinungen, die sich nicht nur in einer nachlassenden Leistungsfähigkeit äußern, sondern auch zu gesundheitlichen Problemen führen. Neben ihren unverzichtbaren Funktionen in den Zellmembranen sorgen hoch ungesättigte Fettsäuren auch für eine optimale Funktion des Gehirns (tatsächlich besteht das Gehirn überwiegend aus diesen Fettsäuren).

Sie dienen auch als Vorläufer von Hormonen und wirken in der Entzündungskette des Körpers. Das hat sogar positive Auswirkungen auf das Immunsystem, das ebenfalls durch Entzündungsreaktionen gesteuert wird.

4.7 Die Ketose spart Protein

Die US-Wissenschaftler Volek und Phinney [51] betonen die proteinsparende Wirkung einer ketogenen Ernährung. Ein solcher Effekt wird sonst den Kohlenhydraten zugeschrieben, weil ein hoher Muskelglycogengehalt die Oxidation von Aminosäuren aus dem Muskelprotein hinausschiebt. Erst wenn durch körperliche Anstrengung das Muskelglycogen erschöpft ist, wird Glucose aus Aminosäuren hergestellt. Dann werden aber besonders die wichtigen Zweigketten-Aminosäuren (BCAA) angegriffen: Der Gehalt an Leucin, Isoleucin und Valin in den Muskeln sinkt deutlich.

Wie Untersuchungen an Radfahrern ergeben haben, ist das bei einer ketogenen Ernährung nicht der Fall. [45] Die Sportler wiesen unter Belastung deutlich höhere Werte an BCAA auf, als bei einer kohlenhydratreichen Ernährung. Dabei war der Proteinanteil bei beiden Ernährungsformen gleich, es wurden also nicht mehr BCAA zugeführt. Die Forscher schlossen daraus, dass im ketogenen Stoffwechsel weniger BCAA zur Energiegewinnung oxidiert werden, weil die im Übermaß vorliegenden Ketone das gleiche Kohlenstoffgerüst liefern und deshalb ebenso gut genutzt werden können.

Bei ketogener Ernährung wird besonders das Leucin geschont, wie eine andere Studie ergeben hat. [52] Das ist wichtig, da der Proteinaufbau im Muskel vor allem durch diese Aminosäure gefördert wird. Darüber hinaus vermindert das Keton BHB die Oxidation der wichtigen Aminosäure Leucin und stimuliert dadurch zusätzlich den Proteinaufbau. [53]

Damit entfällt der Bedarf an Muskelprotein zur Herstellung von Glucose. [54] Als weiterer Faktor kommt der Anstieg des Hormons Adrenalin in der Ketose hinzu: Adrenalin hemmt die Proteolyse, also die Aufspaltung von Eiweiß zur Energiegewinnung. [55]

Die muskelschonende Wirkung einer ketogenen Ernährung wurde in wissenschaftlichen Studien am Menschen bestätigt. Sechs schwer übergewichtige junge Leute mit einem Gewicht zwischen 120 und 198 kg erhielten eine strenge Diät aus je 25 g Fett und Kohlenhydraten, sowie 80-100 g Protein; insgesamt zwischen 650 und 725 kcal. pro Tag. Bei dieser geringen Kalorienzahl kommt es schnell zu einer tiefen Ketose. Nach acht Wochen hatten die Probanden stark an Gewicht verloren, doch die fettfreie Körpermasse, sprich die Muskulatur, hatte nicht abgenommen. [56]

In einer anderen Studie [57] erhielten 12 Männer, die zuvor 48 % Kohlenhydrate täglich verzehrt hatten, eine Ernährung mit nur noch 8 % Kohlenhydraten. Nach sechs Wochen hatten die Männer im Durchschnitt 3,4 kg an Körperfett verloren, aber 1,1 kg Muskelmasse aufgebaut.

In einer weiteren Untersuchung [58] wurden isokalorische (gewichtserhaltende) Ernährungsformen mit unterschiedlichem Kohlenhydratgehalt (30, 60 und 104 g pro Tag) verglichen. Es ergab sich, dass bei der Kost mit dem geringsten Kohlenhydratanteil (30 g) die Muskulatur am besten erhalten wurde. Dabei kam es auch zur höchsten Menge an Ketonen im Blut, welche die BCAA als Energielieferant ersetzen und besonders das Leucin schonen.

Eine so niedrige Kohlenhydratzufuhr ist bei der optimierten Keto-Diät aber nicht erforderlich, die Obergrenze bis zu 50 g Kohlenhydraten pro ketogenem Tag ist nicht von Nachteil. Denn durch das zugeschaltete Intervallfasten wird eine längere und deutlich tiefere Ketose erzielt, als eine strenge Kohlenhydratbeschränkung bringen könnte, und die Auswahl an Lebensmitteln wird mit 50 g Kohlenhydraten pro Tag nicht so stark eingeschränkt. Deshalb muss auf die so wichtige, hohe Zufuhr von Gemüse auch nicht verzichtet werden; mehr dazu an anderer Stelle im Buch.

Wir können daraus schließen, dass der Körper nach erfolgter Keto-Adaption den Proteinhaushalt ökonomisiert. Das bedeutet, er braucht weniger Protein, als bei einer kohlenhydratreichen Ernährung! Nach der Auffassung von Volek und Phinney kann deshalb der Proteinanteil bei einer ketogenen Ernährung abgesenkt werden, ohne dass die Muskelkraft oder der Muskelerhalt darunter leidet. [59]

Tab. 24 Leistungssteigernde Aspekte der optimierten Keto-Diät

Optimierter Keto-Diät	Kohlenhydratreiche Ernährung
Bei der optimierten Keto-Diät kommt es zu gravierenden Umstellungen im Organismus, die sich auf vielen Wegen leistungssteigernd auswirken.	Bei der herkömmlichen, kohlenhydratreichen Ernährung treten deutliche Nachteile auf.
Energiesubstrate Glucosespiegel durch geringe Kohlenhydratzufuhr und reduzierte Gluconeogenese auf niedrigem Niveau, ausreichend für alle glucoseverarbeitenden Organe. Freie Fettsäuren und Ketone ersetzen die Glucose. Stark gesteigerte Fettverbrennung, daher kommt es schnell zu einem sehr niedrigen Körperfettanteil.	**Energiesubstrate** Glucosespiegel ständig erhöht, daher Fettabbau langfristig unterbunden. Bei fallendem Blutzuckerspiegel werden vorrangig Aminosäuren für die Gluconeogenese eingesetzt, dafür muss Muskulatur abgebaut werden. Fettsäuren und Ketone können in Energiemangel-Situationen nicht optimal genutzt werden.
Proteinstoffwechsel Optimiert: Nur noch wenige Gramm Aminosäuren werden pro Tag für die Energiegewinnung verbraucht, Protein wird eingespart. Verminderte Katabolie durch die Ketose, auch die BCAA werden geschont, dadurch guter Erhalt bzw. Aufbau der Muskulatur.	**Proteinstoffwechsel** Hohe Katabolie (Muskelabbau) durch den Einsatz von Aminosäuren zur Energiegewinnung unter Belastung. Vor allem die BCAA werden stark angegriffen.
Energiestoffwechsel in allen Zellen Kein Leistungsabfall, auch wenn länger keine Nahrung zugeführt wird. Freie Fettsäuren und Ketone ersetzen die Glucose; Ketone liefern pro Molekül mehr ATP als Glucose.	**Energiestoffwechsel in allen Zellen** Leistungsabfall, wenn der Blutzuckerspiegel absinkt. Fettsäuren und Ketone können in diesem Fall nicht optimal genutzt werden.
Ausdauerleistung Steigt an, da der Respiratorische Quotient (RQ) um bis zu 25 % fällt, auch das leistungsmindernde CO_2 und Lactat fallen ab. Leistungsmindernder Hungerast tritt nicht mehr auf.	**Ausdauerleistung** Respiratorischer Quotient (RQ) um bis zu 25 % höher als beim keto-adaptierten Menschen. Hoher Lactatanfall erhöht den Säuregrad des Blutes und wirkt leistungsmindernd. Hungerast wirkt ebenfalls leistungsmindernd und ermüdend.

4.9 Fazit

Die in diesem Kapitel angeführten Vorteile einer ketogenen Ernährung sollten auch den letzten Zweifler überzeugt haben, dass er beim Verzicht auf Kohlenhydrate keine Leistungseinbußen befürchten muss. Im Gegenteil: Die optimierte Keto-Diät erweist sich einer herkömmlichen, kohlenhydratbetonten Ernährung als weit überlegen: Kein leistungsmindernder Blutzuckerabfall (Hungerast) mehr, ein niedriger Respiratorischer Quotient und ein geringerer Lactatanfall sorgen für eine gesteigerte Ausdauer, Ketone erzeugen mehr ATP als Glucose, aber weniger freie Radikale. Eine verringerte Oxidation der wichtigen ungesättigten Fettsäuren schützt alle Zellen des Körpers und die Ketose optimiert den Proteinstoffwechsel, so dass weniger Eiweiß benötigt wird und die Muskeln trotzdem optimal erhalten werden.

Tab. 25 Katabolismus oder gesteigerter Erhaltungsstoffwechsel?

Die Wissenschaft unterscheidet zwischen einem anabolen, also aufbauenden und einem katabolen, also abbauenden Stoffwechsel. Der Aufbau wird positiv gesehen und der Abbau als etwas Negatives. So kommt es nach herkömmlicher Lehrmeinung zum katabolen Stoffwechsel, wenn große Anstrengungen bewältigt werden müssen, bei großem psychischen Stress, bei Krankheiten und natürlich beim Nahrungsentzug.

Der anabole Stoffwechsel ist gekennzeichnet von einer guten Nahrungsversorgung, stabiler bis erhöhter Blutglucose sowie durch hohe Spiegel der anabolen Hormone Insulin, IGF-1 und Testosteron. Dadurch kommt es zu Aufbauprozessen in allen Zellen des Körpers: Die Energieproduktion steigt an, der Zellstoffwechsel ist erhöht und es kommt zu einer vermehrten Zellteilung – es wird neues Gewebe gebildet. Doch das geht häufig nicht nur mit einem erhöhten Fettaufbau einher. Sondern es hat auch gravierende gesundheitlichen Nachteile, wie wir noch sehen werden.

Beim katabolen Stoffwechsel dagegen sinkt die Blutglucose ab und Insulin sowie IGF-1 fallen ebenfalls. Die katabolen Hormone Glucagon und Adrenalin steigen an. Bei einem auf Kohlenhydrate als Hauptenergiequelle eingestellten Organismus ist häufig auch das Cortisol erhöht. Jetzt schränken alle Zellen ihre Energieproduktion ein, die Zellteilung wird vermindert und der Aufbau von neuem Gewebe nimmt ab. Es wird sogar Gewebe abgebaut, denn die Fettzellen schrumpfen: Sie müssen jetzt Triglyzeride in das Blut entlassen. Daraus werden Glucose und Ketone aufgebaut. Der Körper gerät in den Zustand der Ketose.

Doch dieser Zustand ist nur auf den ersten Blick ein „kataboler" und damit negativ. Denn der Körper kann sich lange Zeit so erhalten – jedenfalls solange, wie noch ausreichend Fettreserven vorhanden sind. Dafür steigt in der Ketose auch das stark anabole Wachstumshormon an: Es kommt zu einem gesteigerten Fettabbau, was viele Menschen begrüßen werden, und zu einer Schonung der Muskulatur. Die Ketone und die katabolen Hormone machen den Körper auch deutlich leistungsfähiger, wie wir bis hierher erfahren haben. In den folgenden Kapiteln werden darüber hinaus die enormen gesundheitliche Vorteile der Ketose erklärt. Und diese sind so umfassend, dass wirklich jeder Mensch davon profitieren kann.

Damit greift es eigentlich zu kurz, den ketogenen Stoffwechsel als „katabol" zu bezeichnen und als etwas Negatives zu sehen. Man sollte eher von einem „gesteigerten Erhaltungsstoffwechsel" sprechen. Diese Bezeichnung verdienen alle ketogenen Ernährungsformen, bei denen regelmäßig Nahrung zugeführt wird. Also sowohl die optimierte Keto-Diät, als auch das Intervallfasten und sogar das echte Fasten über mehrere Tage oder Wochen – am Ende steht ja die Wiederaufnahme von regelmäßigen Mahlzeiten.

5. Bestimmung der Ketose

Viele Anwender der ketogenen Ernährung möchten sich vergewissern, ob sie sich tatsächlich in der Ketose befinden. Sie befürchten, etwas falsch gemacht zu haben und möchten ganz sicher sein, dass die Diät bei ihnen wirkt. Dazu bestimmen sie den Gehalt an Ketonkörpern entweder im Urin, im Blut oder in der Atemluft. Doch ist das wirklich nötig? Und wie zuverlässig sind die Messungen wirklich? Das soll in diesem Kapitel untersucht werden.

5.1 Ketonwerte im Blut

Die Verfahren der Ketonmessung wurden entwickelt, um eine gefährliche Übersäuerung des Blutes anzuzeigen, die gefürchtete Ketoazidose beim Diabetiker. Dabei fallen aber viel höhere Ketonmengen an (mehr als 15 mmol/l), als bei der gutartigen Ketose (0,3-1 mmol/l) oder im ketonen Belastungsstoffwechsel (2-3,5 mmol/l, [60]) bzw. durch eine ketogene Ernährung oder Fasten (3-7 mmol/l). Millimol (mmol) sind tausendstel der Mengeneinheit „Mol" pro Liter Blut, siehe dazu Tab. 1 und 26.

Die gutartige Ketose, die bei einem Mangel an Kohlenhydraten auftritt, ist ein normaler Prozess im Körper. Sie wurde erstmals von Hans Krebs 1966 als „physiologische Ketose" beschrieben, also als ein zum gesunden Stoffwechsel zählender Mechanismus. [61] Entsprechend kommt es bei einer gutartigen Ketose auch nicht zu einem Abfall des Blut-pH-Wertes, sondern er bleibt stabil. Sobald die Ketonkonzentration zu hoch steigt, wird nämlich etwas Insulin ausgeschüttet, um den pH-Wert zu stabilisieren. Nur beim Typ-I-Diabetiker, der kein eigenes Insulin mehr produziert sowie beim fortgeschrittenen Diabetes Typ II kann es zur Ketoazidose kommen. Daher müssen Diabetiker eine ketogene Ernährung oder gar Fasten auch mit besonderer Vorsicht angehen. Natürlich können auch sie davon beträchtlich profitieren – weniger Kohlenhydrate erfordern weniger Verabreichungen von Insulin im Tagesverlauf – doch die neuen Insulinmengen müssen durch vorsichtige Versuche unter ärztlicher Aufsicht ermittelt werden.

Bei einer Ernährung mit mehr als 100 g Kohlenhydraten pro Tag liegen die Ketonwerte im Blut in der Regel unter 0,2 mmol. Werden dagegen pro Tag nicht mehr als 50 g Kohlenhydrate zugeführt, steigt der Ketongehalt des Blutes auf 0,5 mmol oder mehr. Bei noch geringeren Kohlenhydratmengen, d.h. bei weniger als 10 g pro Tag, werden Ketonlevel von 2,0 bis 2,5 mmol erreicht. Diese Werte kommen auch in der tieferen Ketose nach körperlicher Anstrengung zustande. [62] Allein durch Intervall- oder echtes Fasten kommt es

Tab. 26 Ketonwerte im Blut

mmol/l	Zustand
< 0,2	Keine Ketose
0,2 - 0,5	Milde Ketose
0,5 - 3,0	Nahrungsinduzierte Ketose
2,5 - 3,5	Ketose nach Belastung
3,0 - 7,0	Hunger-Ketose
15,0 - 20,0	Ketoazidose

Tab. 27 Messverfahren für Ketone

Keto-Sticks: Die einfachste und preisgünstigste Methode. Hierbei werden kleine Teststreifen mit Urin benetzt. Die Verfärbung des Teststreifens zeigt den Acetoacetat-Wert an, der anhand einer Farbtabelle bestimmt werden kann.

Bei längerer Durchführung einer Keto-Diät kann es allerdings zu Anzeigefehlern kommen, wenn die Mengen an Acetoacetat und Aceton absinken und vermehrt Beta-Hydroxybutyrat gebildet wird. Letzteres ist nur im Blut nachweisbar, nicht aber im Urin.

Denkbar ist auch eine falsche Anzeige bei einer hohen Flüssigkeitsaufnahme; dann sinkt der Ketongehalt des Urins durch Verdünnung. Am besten misst man deshalb nur einmal täglich morgens, bevor etwas getrunken oder gegessen wird.

Messgeräte für die Atemluft: Hier wird Aceton gemessen, die Messung kann jederzeit vorgenommen werden. Eine tiefere Ketose soll eine genauere Anzeige ermöglichen. Allerdings besteht bei längerer Anwendung der Keto-Diät ebenfalls die Möglichkeit, dass fälschlicherweise zu niedrige Ketonwerte ermittelt werden. Das kann geschehen, wenn die Aceton-Menge im Körper absinkt, weil eine verstärkte Umwandlung in Beta-Hydroxybutyrat stattfindet.

Messgeräte, die mit Blut funktionieren: Gemessen wird Beta-Hydroxybutyrat; manche Geräte können sowohl den Blutzucker als auch die Ketonwerte bestimmen. Man sticht sich dafür in eine Fingerkuppe. Der austretende Blutstropfen wird auf einen Mess-Streifen gegeben und anhand des Messgerätes wird der Gehalt an Blutketonen angezeigt.

Allerdings funktioniert diese Messung nicht ohne Blut und die dafür benötigten Teststreifen sind recht teuer. Dafür erhält man aber auch sehr genaue Werte und die Messung kann jederzeit – nach einer Mahlzeit oder im Fastenfenster vorgenommen werden.

zu noch höheren Werten – je nach Länge des Fastenfensters. Auch deshalb ist die Kombination von Keto-Diät und Intervallfasten nicht zu schlagen: Sie führt über einen längeren Zeitraum pro Tag zu höheren Ketonwerten im Blut als eine ketogene Diät allein. Eine Ketoazidose stellt sich aber beim Gesunden nicht ein, einfach weil bei ihm, im Gegensatz zum Diabetiker, die Regelung des Säuregehaltes im Blut durch geringe Insulinmengen reibungslos funktioniert.

Volek und Phinney sehen bei der ketogenen Ernährung eine Ketonkonzentration von 0,5-3,0 mmol als ausreichend an. Höhere Ketonwerte bringen selbst dem Sportler ihrer Meinung nach keine Vorteile. [62] Zur Behandlung von ernsten Erkrankungen können diese Werte durch längeres Fasten aber gesteigert werden, um größtmöglich von den Vorteilen zu profitieren.

5.2 Muss die Ketose gemessen werden?

Eine gut funktionierende Ketose ist natürlich wichtig, aber messen kann man sie nicht so einfach. Die Standardmessung der Ketose geschieht über die sog. Keto-Sticks, das sind kleine Papierstreifen, die sich beim Kontakt mit Urin verfärben. Anhand einer Farbskala kann dann der Grad der Ketose festgestellt werden. Darüber hinaus gibt es eine Reihe von z.T. recht günstigen Messgeräten auf dem Markt. Eine Apotheke kann eine gute Beratung zu diesem Thema liefern. Doch die besseren (die den Gehalt an Beta-Hydroxybutyrat ermitteln) funktionieren nicht ohne Blut und Teststreifen müssen jeweils teuer nachgekauft werden. Für die Messungen muss man sich, wie ein Diabetiker, mehrmals am Tag in die Fingerkuppe stechen. Die Geräte zur Atemanalyse messen das Aceton in der Atemluft, was aber nach erfolgter Keto-Adaption abnehmen kann. In diesem Fall liefert die Atemanalyse keine korrekten Messergebnisse mehr. Dann geben nur noch die Blutwerte genauen Aufschluss über die Ketonmenge im Körper (siehe dazu Tab. 27).

Nicht einmal der Gegenbeweis ergibt viel Sinn, denn wenn man den Blutzuckerspiegel misst, ist das Ergebnis auch nicht besonders aussagekräftig. Ein niedriger Glucosespiegel im Blut legt zwar nahe, dass der Körper dann gezwungen ist, mehr Ketone zur Energieversorgung einzusetzen. Damit müsste eine Ketose vorliegen. Doch der Anteil des Blutzuckers an der Energieversorgung, bzw. die Menge der Ketone, die im Blut zirkulieren, ist, genetisch bedingt, von Mensch zu Mensch unterschiedlich. Und nicht nur das: Die Gewichtung der Energieträger im Blut – Ketone oder Glucose – ändert sich auch ständig, je nachdem, welche Anforderungen zu erfüllen sind (z.B. eine große körperliche Anstrengung) oder welche Nahrungsmenge, bzw. Nährstoffverteilung zur Verfügung steht.

Wer nur auf dem Sofa sitzt, braucht weniger Energie als jemand, der regelmäßig schwer arbeiten muss. Entsprechend schaltet der Körper auf mehr Ketone, wenn wenig Nahrungsenergie vorhanden ist (wenn also die letzte Mahlzeit schon etwas zurückliegt). Das geschieht nicht nur bei einer Keto-Diät, sondern auch bei einer kohlenhydratreichen Low-Fat-Diät, wenn sie zuwenig Kalorien liefert. Allerdings wird der Ketongehalt des Blutes verringert, wenn mehr Kohlenhydrate verzehrt werden. Dann ist ja genügend Glucose vorhanden. Aber der Ketongehalt des Blutes fällt auch ab, wenn der Eiweißanteil in der Nahrung hoch liegt – dann wird mehr Blutzucker auf dem Wege der Gluconeogenese gebildet und Aminosäuren werden zu Glucose umgebaut.

Und selbst bei moderatem Eiweißverzehr kann das geschehen, wenn nämlich die Umwandlung von Protein zu Glucose aufgrund genetischer Anlagen besonders gut funktioniert. Damit kommt also ein weiterer Faktor ins Spiel, der die Verteilung von Glucose und Ketonen im Blut regeln kann. Das Ganze wird noch einmal unübersichtlicher, wenn man sich vor Augen führt, dass die Ausschüttung von Glucagon (wie der Name schon sagt) nicht nur zur Freisetzung von Fettsäuren und damit zur Ketonbildung führt, sondern *gleichzeitig* die Glucoseneubildung in der Leber anregt!

Die Stoffwechsellage ändert sich also ständig; mal gewinnen die Ketone die Oberhand, mal die Glucose. Wer die optimierte Keto-Diät zum Fettabbau und zur Gesundheitsvorsorge einsetzt, der sollte sich damit abfinden und die Messung der Ketose als Anzeige des „Wirkungsgrades“ der Keto-Diät aufgeben. Letztlich ist es auch wirklich nicht nötig, sich ständig auf diese Weise zu vergewissern, dass die Diät funktioniert. Denn eines ist sicher: Je tiefer der Insulinspiegel durch Kohlenhydratverzicht sinken kann und je länger er tief bleibt (z.B. durch das Fastenfenster beim Intervallfasten), desto effektiver läuft die Ketose und die Fettverbrennung. Eine Beschränkung auf die wirklich notwendige Proteinmenge tut dann ein Übriges, um eine zu hohe Umwandlung von Aminosäuren in Glucose zu unterbinden (mehr dazu unter 13.7.2). So kann die Ketose ungestört ablaufen.

Wer die optimierte Keto-Diät allerdings als unterstützende Therapie bei einer schweren Erkrankung einsetzt, dem ist eine regelmäßige Messung der Ketone im Blut zu empfehlen. Hier steht nicht der Fettabbau im Vordergrund, sondern die heilende Wirkung der Ketone. Je höher die Ketonspiegel im Blut dann ausfallen, desto besser für die Genesung (mehr dazu in den folgenden Kapiteln).

5.3 Die Steuerung der Ketose

Mit etwas Erfahrung wird es Ihnen auch ohne Keto-Sticks oder Messgeräte gelingen, eine tiefe Ketose festzustellen. Die Anzeichen dafür sind immer dieselben: Es beginnt mit großem Durst. Man hat das Gefühl, ununterbrochen trinken zu müssen. Das ist ein Zeichen dafür, dass der Körper versucht, überschüssige Ketone loszuwerden, indem er sie über die Nieren mit dem Urin ausscheiden will. Dafür braucht er viel Flüssigkeit. Wenn man jetzt nicht ausreichend trinkt, kommt es schon bald zu einem deutlichen Mundgeruch, denn dann werden die überschüssigen Ketone über die Lunge abgeatmet. Der stechende Geruch kommt daher, weil aus dem Keton Acetoacetat auch ein weiteres Keton gebildet wird, das Aceton. Wir kennen den Geruch vor allem von Nagellack-Entferner, der Aceton als Lösungsmittel enthält. Eine weitere Begleiterscheinung der Ketose ist eine hohe Harnproduktion, man muss häufig zur Toilette.

Wer seinen Mitmenschen nicht zur Last fallen will, sorgt also stets für ausreichend Trinkbares – am besten Wasser, aber auch Kaffee oder Tee sind geeignet. Eine weitere Möglichkeit, den Mundgeruch sofort zu unterbinden, ist der Verzehr einer ganz kleinen Menge Nahrung. Das muss nichts Süßes sein, auch einige Nüsse sorgen sofort dafür, das ein wenig Insulin ausgeschüttet wird. So wird die Ketonproduktion eine zeitlang zurückgefahren.

Dieser unangenehme Nebeneffekt einer tiefen Ketose lässt sich auch verhindern, wenn man zwar deutlich weniger, aber nicht zu wenig Kohlenhydrate verzehrt. Wir erinnern uns: Eine kleine Menge Glucose wird ohnehin im Körper benötigt. Wer diese nicht verzehrt, der bildet sie eben über die Gluconeogenese. Also kann man sie in Form von Kohlenhydraten aus Gemüse oder Beerenobst auch essen! Wer sich bis zu 50 g Kohlenhydrate pro Tag gönnt, wird zumindest tagsüber weniger häufig mit Mundgeruch zu kämpfen haben.

Das ist besonders wichtig am Morgen, wenn in der Nacht der Insulinspiegel stark abgefallen ist und eine tiefe Ketose vorliegt. Wer jetzt zum Frühstück 20-25 g Kohlenhydrate zuführt, der wird – solange er sich nicht stark unterkalorisch ernährt – die Ketose bis zur nächsten Mahlzeit auf ein moderates Niveau zurückfahren. Das bedeutet, die produzierten Ketone werden vom Gehirn und anderen Organen verbraucht und es besteht kein Anlass, einen Überschuss an Ketonen über den Atem oder den Urin auszuscheiden. Wer dagegen den unter Low-Carbern beliebten Proteinshake mit Wasser und Öl – ohne Kohlenhydrate – zum Frühstück verzehrt, der darf sich über den deutlichen Mundgeruch nicht wundern.

Ein großer Vorteil der optimierten Keto-Diät liegt darin, dass sie sich nach erfolgter Keto-Adaption problemlos steuern lässt. Entweder eine moderate Ketonmenge durch die gezielte Zufuhr einer kleinen Menge Kohlenhydrate. Das ermöglicht einen guten, kontinuierlichen Fettabbau, ohne lästige Begleiterscheinungen. Oder eine tiefere Ketose mit verstärktem Fettabbau. Das kann schon erreicht werden, indem auf Zwischenmahlzeiten verzichtet wird. Eine weitere, deutliche Steigerung der Ketose ergibt sich, wenn das Essensfenster verkleinert wird, also Intervallfasten hinzu kommt. Dabei können alle Methoden problemlos kombiniert und ausgewechselt werden.

So kann man z.B. den Tag mit einem Frühstück mit etwas mehr Kohlenhydraten beginnen. Dafür verzichtet man auf Snacks, das erlaubt einen recht zügigen Abfall des Insulins. Zu Mittag werden weniger Kohlenhydrate verzehrt und am Abend ebenfalls, so dass man im Tagesverlauf auf etwa 50 g davon kommt. Zusätzlich kann man das Essensfenster begrenzen, also z.B. in acht Stunden alle Kalorien verzehren, die für den Tag vorgesehen sind. Daran kann sich eine Fastenphase von 16 Stunden anschließen, in der durch die sehr tiefe Ketose vermehrt Fett abgebaut wird. Oder man wählt das etwas strengere 20/4 IF-Modell, beschränkt das Essensfenster also auf vier Stunden (siehe dazu die Tabellen 12 und 13).

Im folgenden Kapitel sollen die Vor- und Nachteile von Ketonvorläufern und exogene Ketonen zur Sprache kommen.

6. Ketonvorläufer und exogene Ketone

Wer auf Kohlenhydrate verzichtet, gelangt schnell in die Ketose. In diesem Zustand gelingt es ohne Probleme, die fehlende Energiemenge aus Kohlenhydraten zu ersetzen: In der Ketose produziert die Leber eines gesunden Erwachsenen bis zu 185 g Ketone pro Tag. [63]

Alle Zellen des Körpers können diese Ketone problemlos zur Energieversorgung nutzen. Welche Kapazitäten besonders die Gehirn- und Nervenzellen zur Verstoffwechselung von Ketonen aufweisen, ist schon lange bekannt: Bei jungen Säugetieren nutzen Neuronen (Nerven-), Astrozyten (Hirn-) und Oligodendrozyten (jene Zellen des Zentralen Nervensystems, welche die isolierenden Myelinscheiden um die Nervenbahnen bilden) Ketone in 7-9 mal größeren Mengen als Glucose zur Energiegewinnung! [64] Die Forscher kamen zu dem Schluss, dass die Natur dies so eingerichtet habe, da die Milch der Muttertiere, die in den ersten Lebensmonaten die alleinige Nahrungsquelle darstellt, viel Fett und wenig Kohlenhydrate enthält.

Der Mensch ist also auf die Nutzung von Ketonen sehr gut eingestellt, ja er zieht sie der Glucose sogar vor! Das wird besonders deutlich am Beispiel der mittelkettigen Fettsäuren und sog. exogener Ketone, die heute künstlich hergestellt werden können. Beide Substrate werden auch in Anwesenheit von Glucose, also bei einer kohlenhydratreichen Ernährung, bevorzugt verstoffwechselt. Das erlaubt, die Heilwirkungen der Ketone ohne eine kohlenhydratarme Ernährung zu nutzen. Doch wer die Kohlenhydrate nicht aus der Ernährung streicht, muss beim Einsatz von Ketonvorläufern und exogenen Ketonen auch deutliche Nachteile in Kauf nehmen.

6.1 Ketonvorläufer

Wir wissen bereits: Aus allen Fettsäuren können Ketone gebildet werden. Doch die kurzkettigen Fettsäuren (mit einer Kettenlänge von bis zu sechs Kohlenstoffatomen) werden überwiegend bereits im Darm verbraucht und gelangen nur in geringen Teilen ins Blut.

Die mittelkettigen Fettsäuren (mit sechs bis zwölf Kohlenstoffatomen) aus der Nahrung gelangen sehr schnell zur Leber, wo sie in Ketone umgewandelt werden. Sie sind nicht, wie die langkettigen Fettsäuren, auf Carnitin als Transportmolekül zum Transport in die Zellen angewiesen, ein weiterer Umstand, der ihre schnelle Verfügbarkeit begünstigt.

Die langkettigen Fettsäuren (mit einer Kettenlänge von mehr als 12 Kohlenstoffatomen) aus der Nahrung und aus den Fettzellen des Körpers können ebenfalls problemlos in Ketone umgebaut werden. Manche Gewebe, wie z.B. das Herz, versorgen sich direkt mit langkettigen Fettsäuren zur Energiegewinnung. Dafür werden diese mithilfe von Carnitin direkt in die Zellen dieser Organe transportiert (zu den Fettsäuren siehe Tabelle 28 auf der folgenden Seite).

Fettsäuren mit einer mittleren Kettenlänge sind in großen Mengen enthalten im Kokosöl, sowie in den sog. Mittelkettigen Triglyzeriden (MCT), einer Ölmischung, die künstlich hergestellt wird und z.B. bei der Ernährung des Kranken eingesetzt wird. MCT sind auch als Nahrungsergänzung auf dem freien Markt erhältlich und werden z.B. von vielen Sportlern als schnell verfügbare Energiequelle eingesetzt. Schon 20-30 g MCT-Öl erhöhen den Ketonspiegel im Blut schnell auf bis zu 0,45 mmol. [65]

Tab. 28 Fettsäuren und ihre natürlichen Quellen

Fettsäure	Kurzbe-zeichnung	Schmelz-punkt in Grad	Vorkommen
• Buttersäure	C- 4:0	-8	Milchfett
• Capronsäure	C- 6:0	-2	Milchfett, Kokosfett
• Caprylsäure	C- 8:0	16	Kokosfett, Palmfett, Milchfett
• Caprinsäure	C-10:0	31	Kokosfett, Palmfett, Milchfett
• Laurinsäure	C-12:0	44	Kokosfett, Palmfett, Butter
• Myristinsäure	C-14:0	54	Schweinefett, Milchfett
• Palmitinsäure	C-16:0	63	Tierische & pflanzliche Fette
• Stearinsäure	C-18:0	70	Tierische & pflanzliche Fette
• Arachinsäure	C-20:0	76	Erdnussöl, Milchfett
• Behensäure	C-22:0	80	Behennussöl*, Cerebroside**
• Lignocerinsäure	C-24:0	84	Cerebroside, Phosphatide***
• Cerotinsäure	C-26:0	87	Bienenwachs, Wollfett
• Palmitoleinsäure	C-16:1n-9	1	Fischöle, Tierfette
• Ölsäure	C-18:1n-9	13	Tierische & pflanzliche Fette
• Linolsäure	C-18:2n-6	- 6	Distel-, Maiskeimöl, Phosphatide
• Alpha-Linolensäure	C-18:3n-3	-11	Leinöl, Rapsöl, Phosphatide
• Arachidonsäure	C-20:4n-3	-50	Tierisches Fett, Phosphatide
• Eicosapentaensäure (EPA)	C-20:5n-3	-54	Fischöl, tier. Fett (bei Grünfutter)
• Docosahexaensäure (DHA)	C-20:6n-3	-60	Fischöl, tier. Fett (bei Grünfutter)

Die Kettenlänge, d.h. wie viele Kohlenstoffatome (C) aneinandergereiht sind, bestimmt grundsätzlich die Eigenschaften einer Fettsäure. Darüber hinaus ist der Sättigungsgrad wichtig. „:0" hinter der Kettenlänge bedeutet, dass keine Bindung mehr frei ist; die Fettsäure ist gesättigt (z.B. Laurinsäure C-12:0). „:1" bedeutet, dass eine Doppelbindung vorliegt, „n-9" bezeichnet die erste Stelle im Molekül, wo sie sich befindet (z.B. Ölsäure = C-18:1n-9). Damit ist die Fettsäure einfach ungesättigt. „:2" bedeutet zweifach ungesättigt, usw.

Aus allen Fettsäuren können im Körper Ketone hergestellt werden. Die kurzkettigen Fettsäuren (mit einer Kettenlänge bis zu sechs Kohlenstoffatomen) gelangen aber nur in geringen Teilen ins Blut. Die mittelkettigen Fettsäuren (mit sechs bis zwölf Kohlenstoffatomen) sind nicht auf Carnitin als Transportmolekül angewiesen. Daher stehen sie den Zellen sehr schnell zur Verfügung. Die langkettigen Fettsäuren (mit einer Kettenlänge von mehr als zwölf Kohlenstoffatomen) benötigen dagegen das Carnitin-Transportsystem und sind daher nicht so schnell verfügbar.

* Behennuss: Ölhaltige Frucht eines ostindischen Baumes

** Cerebroside: Fette, die in weißer Hirnsubstanz und Nervenzellen vorkommen.

*** Phosphatide: Fette, die am Aufbau der Zellmembranen des Körpers beteiligt sind, dazu zählen z.B. die Lecithine

Größere Mengen werden aber nicht gut vertragen. Eine langsame Gewöhnung daran vermag die Unverträglichkeiten zu bessern, doch sind Bauchschmerzen eine häufige Nebenwirkung der MCT. Kokosöl als Quelle für mittelkettige Fettsäuren ist dagegen viel besser verträglich und vorzuziehen. Es besteht fast vollständig aus mittelkettigen Fettsäuren, überwiegend Laurinsäure, die nicht nur Ketone liefert, sondern selbst, über die im Körper geschehende Umwandlung in Monolaurin, weitreichende keimtötende Wirkungen aufweist (siehe Tab. 29). Mehrere Löffel Kokosöl pro Tag sorgen also nicht nur für erhöhte Ketonspiegel im Blut, sondern können auch den Immunstatus entscheidend verbessern.

Günstige Kokosöle sind häufig bei hohen Temperaturen gepresst oder gar raffiniert und damit keine optimalen Nahrungsmittel. Hochwertiges, kalt gepresstes Kokosöl in Bioqualität enthält dagegen noch antioxidative Polyphenole, die gesundheitsförderlich wirken.

Tab. 29 Laurinsäure stärkt das Immunsystem

Die gesättigte Laurinsäure (C 12:0) ist eine der besten natürlichen Substanzen zur Stärkung der Abwehrkräfte des Körpers. Sowohl Laurinsäure selbst, als auch das im Körper daraus gebildete Monolaurin schützen vor Infektionen mit Viren, Bakterien und einzelligen Parasiten. Dabei sind beide Substanzen ohne Nebenwirkungen. Bereits die Muttermilch enthält Laurinsäure, um das Immunsystem des Babys zu unterstützen.

Laurinsäure wirkt gegen Viren vom Typ Herpes I und II, Epstein Barr- und Cytomegalie-Viren, sowie gegen verschiedene Influenza-(Grippe-)Viren. [s] Im Dünndarm wird aus Laurinsäure das Monolaurin gebildet, welches noch stärker gegen Mikroben wirkt: Es inaktiviert Pilze wie Candida Albicans ebenso wie Bakterien der Gattung Listeria, Staphylokokken und Streptokokken, sowie Herpesviren, Cytomegalie- und Masern-Erreger. Selbst die Vermehrung des HI-Virus wird verlangsamt (aber nicht ganz unterbunden); das und die gute Wirkung gegen opportunistische Infektionen machen Laurinsäure zum billigsten und sichersten AIDS-Medikament. Für diesen Zweck werden 25 g Laurinsäure pro Tag empfohlen, enthalten in ca. 4 Esslöffeln Kokosöl. [t] Gesunde Menschen, die ihr Immunsystem stärken möchten, kommen nach Mary Enig mit 10-20 g Laurinsäure pro Tag aus. [u]

Die besten Quellen für Laurinsäure sind Kokosöl; 100 g davon enthalten etwa 50 g Laurinsäure, gefolgt von Palmkernöl (Palmkernfett, mit ebenfalls ca. 50 g pro 100 g), Kokosmilch und getrocknete Kokosnuss (Mengen von Laurinsäure im Fettanteil ähnlich dem Kokosöl), Butter (5 g pro 100 g), Sauerrahm und Käse (bis zu 0,5 g pro 100 g). Kokosöl und Kokosmilch sind in Bio-Qualität zu empfehlen, gutes Palmkernfett gibt es ebenfalls im Naturkostladen.

s Ray Peat's Newsletter „Coconut Oil", Autor Raymond Peat, Ph.D., Internationale Universität Coeneo, Michoacan, Mexico. http://www.efn.org/~raypeat/nutri.htm

t Byrnes S: I've Got A Lovely Bunch of Coconuts – Coconut Holds Promise for Immune Suppressed People. A & U Magazine, Dezember 2000 und Well-Being Magazine, Juni 2001. http://www.powerhealth.net/articlecoconut.htm

u Enig MG: A New Look At Coconut Oil. The Weston A Price Foundation. http://www.westonaprice.org/know_your_fats/coconut_oil.html

6.2 Exogene Ketone

Seit einiger Zeit sind sog. exogene Ketone (exogen = von außen) als Nahrungsergänzung erhältlich. Es handelt sich dabei um Keton-Ester und Keton-Salze, also den Ketonen chemisch verwandte Substanzen, aus denen im Körper Betahydroxybutyrat (BHB) und Acetoacetat gewonnen wird.

Die Keton-Salze sind dabei nicht nur weniger effektiv, was die Ketonspiegel im Blut angeht, sie bringen auch viel unerwünschtes Natrium, bzw. in anderen Salzen, Calcium oder Kalium in den Körper. Darüber hinaus bestehen die Keton-Salze häufig aus sog. racemischen Mischungen; das bedeutet, sie enthalten mehrere Formen des Moleküls, die räumlich voneinander abweichen und daher auch verschiedene Wirkungen auslösen (z.B. D-BHB und L-BHB). [66]

Besser geeignet sind Keton-Ester, bei denen die Problematik unerwünschter Begleitstoffe nicht auftritt. Damit lassen sich auch höhere Blutspiegel an Ketonen erzielen – bis zu 5 mmol/l – was einer ausgeprägten Ketose entspricht, wie sie nach einigen Fastentagen oder nach einem anstrengenden sportlichen Training auftritt. [66] Bei den Keton-Estern muss man allerdings genau hinschauen, es sind auch racemische Mischungen mit schlechterer Wirkung auf dem Markt. Echte Nachteile der Keton-Ester sind ihr hoher Preis, sowie ihr sehr unangenehmer Geschmack.

Beide Verbindungen, sowohl die Ester als auch die Salze, vermögen mit einer Dosis die Ketonspiegel im Blut für etwa drei Stunden zu erhöhen, was eine mehrmalige tägliche Einnahme erfordern würde.

Was geschieht nun, wenn solche exogenen Ketone eingenommen werden? Eine aktuelle Studie [66] hat die Wirkungen an drei Studiengruppen mit je 15 bzw. 16 jungen Männern untersucht. Keton-Salze waren nur etwa halb so effektiv, wie Keton-Ester, welche die Ketonwerte im Blut im Durchschnitt auf 2,8 mmol zu erhöhen vermochten. Eine Stunde nach der Einnahme der exogenen Ketone fielen die freien Fettsäuren im Blut um 40 % ab; Triglyzeride und Glucose im Blut sanken jeweils um etwa 20 %. Das erklärt sich daraus, dass der Körper bei der hohen Menge an exogenen Ketonen im Blut die Freisetzung von Triglyzeriden (die ja drei Moleküle Fettsäuren enthalten) aus den Fettzellen vermindert.

Die endogene, also körpereigene Ketonproduktion wird so heruntergefahren. Daraus ergibt sich gleichzeitig ein eingeschränkter Fettabbau – sind bereits genügend Ketone im Blut vorhanden, besteht kein Bedarf an Energie aus den Fettzellen. Auch die Glucoseproduktion in der Leber wird eingeschränkt, da im Blut durch die exogenen Ketone bereits genug Energieträger zur Verfügung stehen. Die Hemmung der Gluconeogenese fällt aber nicht so stark aus, wie bei einer kohlenhydratarmen Ernährung oder Fasten.

Wurden die exogenen Ketone nach einer kohlenhydratreichen Mahlzeit eingenommen, so stieg der Blutspiegel des Ketons BHB im Durchschnitt nur auf etwa 75 % des Wertes, der bei einer Einnahme auf nüchternen Magen erzielt wurde. [66] Die Aufnahme von BHB aus dem Darm wird nämlich durch die Anwesenheit von Nahrungsbestandteilen vermindert. Auch die Menge des Ketons Acetoacetat im Blut veränderte sich durch die Mahlzeit, der Anstieg betrug nur etwa zwei Drittel dessen, was bei Einnahme des Keton-Drinks auf nüchternen Magen erreicht wurde. Die Blutglucosewerte stiegen bei Einnahme des Keton-Drinks ebenfalls nicht so hoch, wie sonst nach einer Mahlzeit. [66]

Die Nutzung von Ketonen und Glucose als Energieträger erfolgt also gleichzeitig, daher wird von beiden Energiesubstraten weniger benötigt. Dieser Effekt ist bekannt aus der Verwendung von Kokosfett oder MCT als Ketonvorläufer bei der normalen Ernährung. Die mittelkettigen Fettsäuren aus diesen Fetten werden sehr schnell in Ketone umgewandelt und sind in kurzer Zeit im Blut. Und selbst beim strengen Fasten zirkuliert neben den endogenen Ketonen ja noch eine geringe Menge von Glucose im Blut, die aus der Gluconeogenese im Körper selbst produziert wird.

Interessant ist aber, dass sich durch exogene Ketone in Form eines Supplements oder durch Ketonvorläufer wie Kokosöl oder MCT gesundheitsfördernde Wirkungen erzielen lassen, die sonst nur bei einer kohlenhydratarmen Ernährung bzw. beim Fasten auftreten. Allerdings muss bedacht werden, dass der Fettabbau – der durch eine kohlenhydratarme Ernährung bzw., noch stärker, durch das Fasten – angekurbelt wird, beim Einsatz exogener Ketone deutlich eingeschränkt wird. Denn ein hoher Spiegel an Ketonen im Blut – egal ob durch eine echte Ketose mittels Kohlenhydratverzicht hervorgerufen oder durch Ketonvorläufer bzw. exogene Ketone – hemmt die Freisetzung von Triglyzeriden aus den Fettzellen. Dadurch strömen weniger freie Fettsäuren in die Leber und die körpereigene Ketonproduktion sinkt ab. [66]

Und obwohl sich positive Wirkungen der Ketone auch bei einer Zufuhr von außen einstellen, so wird doch die Hauptursache für viele Fehlfunktionen im Körper – ein anhaltend zu hoher Glucose- und Insulinspiegel – nicht effektiv ausgeschaltet. Wer also weiter „normal", sprich kohlenhydratreich isst, senkt den Glucosespiegel daher auch mit exogenen Ketonen nicht so effektiv, wie es bei einer kohlenhydratarmen Ernährung bzw. noch stärker, beim Fasten geschieht – mit allen daraus entstehenden Nachteilen.

Die Absenkung der freien Fettsäuren im Blut durch exogene Ketone wurde schon als Argument für den Einsatz bei Herzerkrankungen vorgebracht. [66] Allerdings ist eine echte – durch Kohlenhydratverzicht ausgelöste – Ketose trotz eines höheren Spiegels an freien Fettsäuren besser für das Herz. Dann werden die freien Fettsäuren entweder in Ketone umgebaut oder vom Herzmuskel direkt zur Energieversorgung genutzt.

Daraus kann der Schluss gezogen werden, dass bei der optimierten Ketodiät statt teurer exogener Ketone besser Ketonvorläufer in Form von Kokosöl oder MCT eingesetzt werden sollten, um die Ketonspiegel im Blut zu erhöhen. Ein bis zwei Löffel Kokosöl pro Tag können den Mahlzeiten problemlos zugesetzt werden, ohne die Fettverbrennung merklich zu unterbinden. dabei profitiert man zusätzlich von den immunstimulierenden Wirkungen der Laurinsäure.

Höhere Dosierungen von Ketonvorläufern oder von exogenen Ketonen empfehlen sich dagegen für den Einsatz der optimierten Keto-Diät bei ernsten Erkrankungen, wie z.B. Krebs. Hier steht nicht der Fettabbau und die Gesundheitsvorsorge im Vordergrund, sondern das Ziel, schnell möglichst hohe Ketonwerte im Blut zu erzeugen, um die Genesung bestmöglich zu unterstützen.

Im folgenden Kapitel kommen die Nebenwirkungen der ketogenen Ernährung zur Sprache.

*

7. Nebenwirkungen der optimierten Keto-Diät

Eine ketogene Ernährung bringt, trotz der vielen positiven Wirkungen, einige Nachteile mit sich. Doch diese Nebenwirkungen beeinträchtigen den Anwender nur wenig, wenn er sich darauf einzustellen weiß.

Nicht selten wird von Unwohlsein, Abgeschlagenheit und Konzentrationsstörungen berichtet. Dieses Problem und seine Lösung wurden oben bereits angesprochen: Es handelt sich um die Begleiterscheinungen einer unvollständigen Keto-Adaption. Nach spätestens vier Wochen mit weniger als 50 g Kohlenhydraten pro Tag und vielleicht einigen moderat ausfallenden „Ausnahmemahlzeiten" mit etwas mehr Kohlenhydraten sollten diese Übergangsprobleme überwunden sein.

Die anderen unerwünschten Folgen sind Insulinresistenz und damit einhergehend, zeitweilig erhöhte Blutzuckerspiegel bei längerer Anwendung der optimierten Keto-Diät sowie Verdauungsbeschwerden und Unverträglichkeiten, die vor allem bei fettarmen und kohlenhydratreichen Lebensmitteln auftreten können. Wenden wir uns zunächst der Insulinresistenz zu.

7.1 Insulinresistenz

Die Insulinempfindlichkeit nimmt bei einer ketogenen Kost, verstärkt durch die Fastenfenster des Intervallfastens oder durch echtes Fasten, erst einmal schnell zu. Das bedeutet, für die gleichen Wirkungen wird weniger Insulin benötigt. Je weniger Glucose im Körper zirkuliert, desto niedriger der Insulinspiegel und umso ausgeprägter zeigen sich die positiven Wirkungen der optimierten Keto-Diät. Doch über einen längeren Zeitraum kehren sich die Verhältnisse z.T. wieder um: Die Insulinempfindlichkeit kann wieder absinken. Bei manchen Menschen ist dieser Effekt ausgeprägter als bei anderen. Das hängt damit zusammen, dass die vielen freien Fettsäuren und Ketone im Blut dazu führen, dass die Muskelzellen unempfindlicher gegen Insulin werden. Dabei handelt es sich um eine ganz normale Reaktion des Körpers; schließlich ist bei einer ketogenen Stoffwechsellage langfristig nur wenig Blutglucose vorhanden, Fettsäuren und Ketone dagegen überreichlich. Die Muskelzellen stellen sich einfach auf das vorherrschende Energiesubstrat ein.

Selbst bei gesunden, kohlenhydraternährten Menschen tritt eine milde, kurzzeitige Insulinresistenz regelmäßig nach dem sportlichen Training auf, wenn durch den Glycogenabbau in den Muskeln vermehrt freie Fettsäuren als Ersatz-Energieträger im Blut zirkulieren. Dann erschweren die Muskelzellen die Einschleusung von Glucose, die vorrangig das Gehirn versorgen soll und bevorzugen Fettsäuren bzw. Ketone. Doch dieser Zustand dauert nur wenige Stunden an, da mit der nächsten Mahlzeit ja wieder reichlich Glucose ins System gerät.

Bei der ketogenen Ernährung kommt es allerdings zu einer langfristigen Umstellung. Das kann sich nach einer Mahlzeit paradoxerweise nicht in erniedrigten, sondern in kurzfristig normalen oder sogar erhöhten Blutzuckerwerten zeigen, selbst wenn nur wenig Kohlenhydrate verzehrt werden. Denn die Muskelzellen verweigern die Aufnahme von Glucose und selbst das Gehirn, bei kohlenhydratreicher Ernährung ein dankbarer Abnehmer, wird überwiegend durch Ketone versorgt und braucht nur noch wenig Glucose.

Besonders beim Verzehr größerer Kohlenhydratmengen, wie z.B. bei einer „Ausnahmemahlzeit“ mit mehr Kohlenhydraten, kann es kurzfristig zu hohen Glucosespiegeln im Blut kommen. Ein Glucose-Toleranztest, der zur Bestimmung von Diabetes eingesetzt wird, kann jetzt versagen: Das Ergebnis zeigt einen gestörten Insulinstoffwechsel an. Doch keine Sorge, deswegen wird man nicht zuckerkrank. Es handelt sich um eine natürliche Reaktion im ketogenen Stoffwechsel, die beim einen stärker ausfällt, als beim anderen.

Wichtiger als solche kurzfristigen Schwankungen der Blutglucose ist der Langzeit-Zuckerwert im Blut. Dafür wird der Wert des „verzuckerten Hämoglobins“ gemessen. Dauerhaft erhöhte Blutglucosewerte, wie sie beim Diabetiker vorkommen, führen nämlich dazu, dass sich Glucose vermehrt an den Sauerstoff transportierenden, roten Blutfarbstoff anlagert. Dies kann als sog. HbA1c-Wert gemessen werden. Beim Gesunden liegt das HbA1c bei 5 %. Höhere Werte bedeuten einen entgleisten Blutzucker und Werte über 6,5 % zeigen Diabetes an.

Wie eine britische Übersichtsarbeit [67] ausführt, kommt es bei einer Ernährung mit wenig Kohlenhydraten regelmäßig zu einer Senkung des HbA1c-Wertes, so dass diese Ernährungsform für Diabeteskranke ausdrücklich empfohlen wird. Für gesunde Patienten liegen nur wenige Studien zum HbA1c-Wert bei einer ketogenen Ernährung vor, die diese Entwicklung aber bestätigen. Auch deshalb sollten kurzfristige Blutzuckeranstiege nach einer Mahlzeit bei der ketogenen Ernährung nicht überbewertet werden. Denn im Ganzen gesehen, kommt es zu einer deutlichen Verbesserung des Glucose- und Insulinhaushalts, mit allen daraus erwachsenden Vorteilen.

Nach der Abkehr von der Keto-Diät stellt sich der Körper problemlos wieder um. Die Insulinresistenz kam ja durch Kohlenhydratverzicht, nicht durch ein Übermaß an Kohlenhydraten zustande. Deshalb kehrt die normale Reaktion auf Glucose auch schnell zurück. Bei Wiederaufnahme einer kohlenhydratreichen Ernährung ist die Blutzuckerreaktion nach dem Verzehr einer Mahlzeit innerhalb von zwei Wochen wieder im „Normbereich“. Das ergaben bereits alte Untersuchungen [68] an den beiden Arktisforschern Stefansson und Anderson, die sich 1928 unter Aufsicht des New Yorker Bellevue-Hospitals ein Jahr lang nur von Fleisch und Fett ernährt hatten (siehe dazu Tab. 30 und 73).

Auch für den Diabetiker stellt die Rückkehr zu einer kohlenhydratreichen Ernährung kein Problem dar, doch sie sollte ärztlich begleitet werden. Wenn er beginnt, wieder „normal“ zu essen, darf die Insulinreaktion in den ersten Wochen nach der Diät nicht überbewertet werden. Hier sind Tests über einen längeren Zeitraum erforderlich, um die wahre Insulinreaktion nach der Stoffwechselumstellung herauszufinden.

7.2 Verstopfung

Manche Menschen haben nach dem Übergang zur ketogenen Ernährung Probleme mit der Darmentleerung. Das hängt einerseits mit fehlenden Ballaststoffen zusammen, wie es bei schlecht zusammengestellten Keto-Diäten vorkommen kann. Wer sich überwiegend von abgepackten Fleisch- und Wurstwaren, Käse und anderen Protein- und Fettträgern ernährt, dem fehlen natürlich die Faser- und Ballaststoffe, die helfen, den Nahrungsbrei durch den Darm zu befördern. Dann wird zu Flohsamen, Leinsamen oder anderen „künstlichen“ Ballaststoffen gegriffen, die das Problem beheben sollen. Das funktioniert zwar, ist aber eigentlich überflüssig.

Es ergibt viel mehr Sinn, die Proteinträger mit viel Gemüse – auch in Form von Rohkost und Beerenfrüchten sowie kohlenhydratarmen

Tab. 30 Verminderte Glucose-Toleranz bei ketogener Ernährung

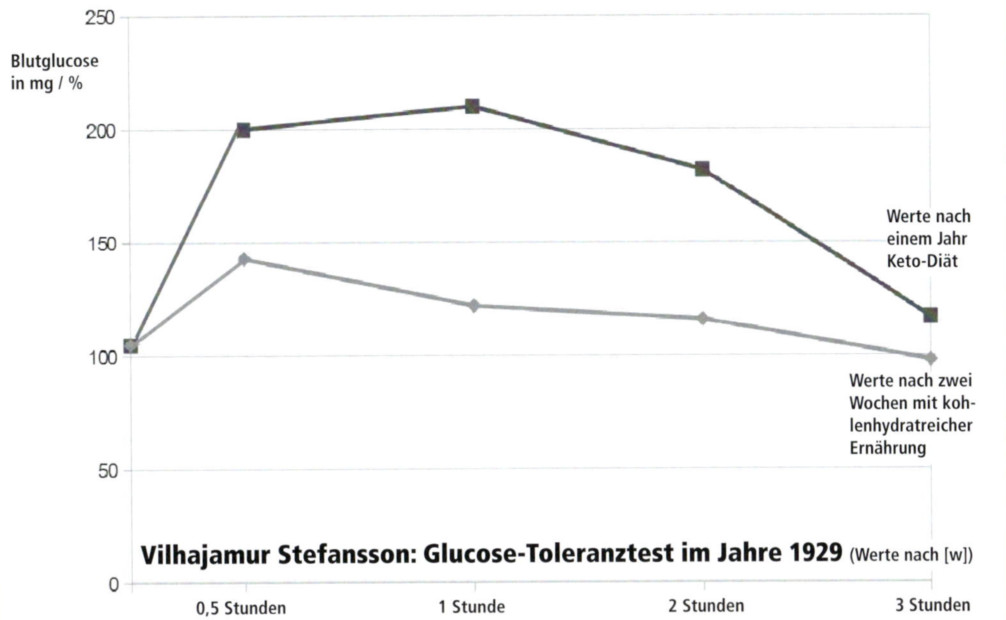

Der kanadische Arktisforscher Vilhaljamur Stefansson unterzog sich, zusammen mit einem Freund namens Andersson, im Jahre 1928 einem einjährigen Selbstversuch mit der ketogenen Ernährung. Dabei wurden die beiden von Ärzten des New Yorker Bellevue-Hospitals überwacht.

Beide Männer überstanden die Keto-Diät, bei der nur Fleisch und tierisches Fett, aber keine Eier, Milch oder Milchprodukte verzehrt wurden, ohne Probleme. Nach dem Ende des Experimentes wurde bei beiden Männern ein Glucose-Toleranztest durchgeführt. Es ergaben sich sowohl bei Stefansson als auch bei seinem Freund erhöhte Blutglucosewerte nach dem einmaligen Verzehr von 100 g Glucose (Werte für Stefansson siehe oben). Bei einer kohlenhydratreichen Ernährung hatte sich vierzehn Tage später der Insulinhaushalt wieder normalisiert: Der Glucose-Toleranztest ergab unauffällige Werte und der Urin war zuckerfrei.

Die Wissenschaftler, welche die Untersuchungen durchgeführt hatten, kamen zu dem Schluß, dass der „...normale Kohlenhydrat-Stoffwechsel seine tägliche Stimulation [durch Kohlenhydrate] benötigt. Fehlt dieser Stimulus bei einer kohlenhydratarmen, aber fettreichen Diät, oder beim längeren Fasten, dann ist die Verwertung von Kohlenhydraten zeitweilig gestört. Bei normalen Menschen kehrt diese Funktion vollständig zurück, wenn wieder eine normale Ernährung zugeführt wird." [w]

w Tolstoi E: The effect of an exclusive meat diet lasting one year on the carbohydrate tolerance of two normal men. J Biol Chem. 1929; 83: 747-752.

Obstsorten zu ergänzen. Damit werden nicht nur die fehlenden Sättigungsbeilagen ersetzt, sondern auch überreichlich Ballaststoffe zugeführt. Am besten wird jede Mahlzeit aus Protein-, Fett- und Ballaststoffträgern zusammengestellt, dann kommt es nicht zur Verstopfung.

Ein weiterer Grund für Verstopfung in der Übergangszeit sind die anderen Ballaststoffe, die Obst und Gemüse liefern. Denn bei einer kohlenhydratreichen Ernährung mit vielen Getreideprodukten werden dem Körper viele unlösliche Ballaststoffe zugeführt. Allein der Hafer enthält auch wasserlösliche, schleimbildende Ballaststoffe, die anderen Getreidearten dagegen nicht. Für die vollständige Umstellung auf die größeren Mengen überwiegend wasserlöslicher Ballaststoffe aus Gemüse und Obst braucht der Darm einige Zeit. Er muss erst „lernen", diese optimal zu verarbeiten. Hat er sich aber einmal daran angepasst, dann werden die Darmzellen damit viel besser ernährt, als mit den unlöslichen Ballaststoffen des Getreides. Obendrein heilen Entzündungen aus, die nicht selten von Gluten und anderen, schlecht verträglichen Inhaltsstoffen des Getreides herrühren. Im Endeffekt führt eine ketogene Ernährung mit viel Gemüse und Obst so nicht nur zu einer besseren Darmgesundheit, sondern auch zu einem regelmäßigen Stuhlgang.

Es gilt auch zu beachten, dass die Bewegungen des Darms zwar autonom erfolgen, aber durch körperliche Aktivität unterstützt werden können. Wer regelmäßig Sport treibt und öfter einmal zu Fuß geht, statt das Auto zu benutzen, der profitiert auch dadurch von einer ungestörten Verdauung.

7.3 Kohlenhydrate werden schlechter vertragen

Der Abschied von hohen Kohlenhydratmengen fällt manchen Menschen nicht leicht, selbst wenn sie sich schon länger ketogen ernähren. Das liegt nicht nur an der langjährigen Gewöhnung an einen hohen Blutzuckerspiegel, sondern auch an unserer kulturellen Prägung. Während der ersten Monate einer Keto-Diät kommt es erfahrungsgemäß häufiger zu einer „Entgleisung". Es ist einfach zu verlockend, wenn beim Besuch von Freunden eine Schüssel mit Süßigkeiten auf dem Tisch steht. Wer greift da nicht zu? Auch werden manche Menschen vielleicht, obwohl in diesem Buch davon abgeraten wird, häufiger „Ausnahmen" in Form von Mahlzeiten mit deutlich mehr Kohlenhydraten einlegen. Oder man schlägt anderweitig über die Stränge, isst zu viel Junk-Food oder trinkt reichlich Alkohol. Das führt dann zu einer kurzfristig stark erhöhten Kohlenhydratmenge.

Erfahrungsgemäß lassen solche Exzesse mit fortschreitender Dauer der Keto-Diät nach. Das ist nicht nur der wachsenden Einsicht geschuldet, sondern hängt auch mit einer zunehmenden Unverträglichkeit für Kohlenhydrate zusammen. Der Körper stellt sich nämlich immer besser auf die neue Ernährung ein. Und so, wie er zuvor an hohe Kohlenhydratmengen angepasst war, richtet er sich jetzt auf Fette und Protein als Hauptkomponenten der Nahrung ein. Dabei verliert sich die Toleranz für hohe Kohlenhydratmengen immer mehr – die werden jetzt nicht mehr so gut vertragen. Auch der höhere Anteil pflanzlicher Nahrung in Form von Gemüse, Salat, kohlenhydratarmen Früchten sowie Beerenobst ist dafür verantwortlich. Denn diese liefern andere Ballaststoffe, als die zuvor in großen Mengen verzehrten Getreideprodukte. Das führt zu einem veränderten Darm-Mikrobiom, d.h. die Bakterienbesiedelung des Darms verändert sich.

Während man in den ersten Monaten nach der erfolgten Keto-Adaption in Ausnahmefällen auch hohe Kohlenhydratmengen noch problemlos verzehren kann, stellt sich mit längerer Dauer der ketogenen Ernährung eine individuell verschiedene Toleranzschwelle für Kohlenhydrate heraus. Interessanterweise stellen Kohlenhydrate aus Gemüse das geringste Problem dar; vermutlich weil es kaum gelingt, durch Gemüseverzehr „zu viele" Kohlenhydrate aufzunehmen. Auch bei kohlenhydratarmem Obst oder Kartoffeln haben sich bei mir nie Probleme ergeben. Allerdings werden ja auch diese Lebensmittel nicht in großen Mengen verzehrt, so dass man hier eine zwar erhöhte, aber noch verträgliche Kohlenhydratzufuhr feststellen kann.

Ganz anders sieht es aus bei einfachen Zuckern und Getreideprodukten: Zu viel Zucker über gesüßte Limonaden oder Süßigkeiten führt zu einer Insulinspitze mit schlagartig einsetzender Müdigkeit und einem leichten Unwohlsein, so dass man darauf immer leichter verzichtet. Ebenso schlecht werden größere Mengen Getreideprodukte wie Brot und Brötchen, Nudeln oder Gebäck vertragen. Hier scheint nicht nur der hohe Kohlenhydratgehalt eine Rolle zu spielen, sondern vermutlich auch – durch den langdauernden, weitgehenden Verzicht auf diese Lebensmittel bei der ketogenen Ernährung – verminderte Toleranzen gegen Gluten und andere schädliche Inhaltsstoffe des Getreides. Es ist bemerkenswert, dass Vollkornbrot noch schlechter vertragen wird, als die stärker ausgemahlenen Weißmehlprodukte.

Bei einer schon länger durchgeführten Keto-Diät kann deshalb der Verzehr von zu viel Getreideprodukten zu Magenkrämpfen und einem starken Stuhldrang mit Durchfall führen. Das kann sich durchaus schon im Verlauf eines Abends einstellen, wenn z.B. bei einer Feier zu viele Getreideerzeugnisse verzehrt werden oder wenn zu viel Bier – das ja aus Gerste hergestellt wird – getrunken wird (siehe dazu auch Tab. 31). Natürlich kann man dem Gastgeber nicht vorschreiben, was er zu servieren hat. Aber man macht nichts falsch, wenn man in diesen Fällen vor dem Event eine gut sättigende, fettreiche Mahlzeit verzehrt, am besten mit Fleisch. Es hilft auch, nach einigen Bieren auf Wein umzu-

Tab. 31 Alkoholische Getränke

Auch alkoholische Getränke enthalten Kalorien. Wer Alkohol trinkt, rechnet diese Kalorien besser in die tägliche Kalorienmenge ein: Die Kohlenhydrate im Getränk werden zu den erlaubten 50 g Kohlenhydraten pro Tag gezählt. Die Kalorien des Alkohols (7,1 kcal. pro Gramm) werden im Körper vorrangig in Form von Ketonen verstoffwechselt. Um das zu berücksichtigen, wird die Fettmenge in kcal. pro Tag um die Alkoholkalorien erniedrigt. Dafür berechnet man den Alkoholgehalt eines Getränks und multipliziert diesen Wert mit 7,1 – nach folgender Formel [w]:

Menge in ml x (Vol.% / 100) x 0,8
= Gramm reiner Alkohol x 7,1

Am Beispiel dargestellt:
1 Flasche Bier (Pilsener 330 ml, 4,9 Vol.%)

- 10,3 g Kohlenhydrate
- 330 ml x (4,9 / 100) x 0,8 = 13 g Alkohol
- 13 g Alkohol x 7,1 = 92,3 kcal.

Errechnete Werte für einige alkoholische Getränke:

Getränk [x] handelsübliche Menge	**Kh/g**	**Alkohol g**	**Alkohol kcal.**
• Bier, alkoholfrei 0,33 l	17,8	1	7,1
• Bier, Pilsener 0,33 l	10,3	13,0	92,3
• Weißbier 0,5 l	15,2	17,7	125,7
• Rotwein, schwer 0,2 l	5,0	20,0	142,0
• Sekt, weiß 0,1 l	5,1	8,5	60,4
• Weißwein 0,2 l	5,2	17,2	122,1
• Weinbrand 0,02 l	0,4	6,6	47,0
• Whisky 0,02 l	0,0	7,0	49,7

w Formel und Beispiel entnommen: O.V.: Wie berechnet man die Alkoholmenge in Gramm? https://www.kenn-dein-limit.de/alkohol/haeufige-fragen/ wie-berechnet-man-die-alkoholmenge-in-gramm/

x Werte berechnet nach: Souci SW, Fachmann W, Kraut H: Die Zusammensetzung der Lebensmittel, Nährwert-Tabellen. 7. Auflage, Medpharm Scientific Publishers, Stuttgart 2008.

schwenken, der deutlich besser vertragen wird. Selbst wenn im Laufe der Veranstaltung noch einige Getreideerzeugnisse gegessen werden, kommt man deutlich besser über den Abend, als wenn man sich daran satt essen muss.

Vorsicht ist auch geboten bei Einladungen zum Abendessen, wenn überwiegend fettarme Gerichte serviert werden. In diesem Fall will sich einfach kein Sättigungsgefühl einstellen – man isst und isst und fühlt sich mit zunehmender Kohlenhydratmenge immer unwohler. Wer nicht wieder fettreich „Voressen" möchte, dem hilft es, den Gastgeber um ein Stück Butter oder fetten Käse zu bitten. Damit gelingt es sehr schnell, eine gute Sättigung zu erreichen. Zudem wird der Alkohol deutlich besser vertragen. Begehen Sie nicht den Fehler, bei einem stark kohlenhydrathaltigen Essen ohne Extra-Fettzufuhr dem Alkohol zu stark zuzusprechen, auch wenn Sie das früher, bei „normaler" Ernährung, immer gut vertragen haben. Bei der ketogenen Ernährung ist das anders – der Kater danach ist nicht von schlechten Eltern!

Diese Probleme treten allerdings nur auf, wenn plötzlich exzessiv Kohlenhydrate verzehrt werden. Je länger man sich ketogen ernährt, desto besser lernt man seinen Körper kennen. Und weil man sich mit einem niedrigen Blutzuckerspiegel dann einfach besser fühlt, verzichtet man leichten Herzens auf Kohlenhydrate.

7.4 Antinutriente

Zuletzt noch ein Hinweis auf die Verträglichkeit einer höheren Zufuhr von pflanzlichen Lebensmitteln, die bei der optimierten Keto-Diät ebenfalls verzehrt werden. Wir alle sind mit Brot, Nudeln und weiteren Getreideprodukten groß geworden; Kartoffeln, Gemüse Kräuter und Nüsse sind wir ebenfalls gewohnt. Wenn jetzt auf kohlenhydratreiche pflanzliche Produkte verzichtet wird, bleiben die kohlenhydratarmen übrig (Gemüse, einige Nüsse, Kräuter etc.), die nun in größerer Menge verzehrt werden. Auch daran muss sich der Körper erst gewöhnen; in der Regel geht diese Umstellung auch ohne Probleme vonstatten.

Wenn sich im Zuge der Umstellung auf die optimierte Keto-Diät trotzdem Unverträglichkeiten wie z.B. Verdauungsprobleme oder Mineralstoffmangel (vor allem beim Magnesium) einstellen oder wenn solche bei längerer Anwendung der Diät auftreten, so liegt das an den zahlreichen Antinutrienten, also Substanzen, mit denen sich Pflanzen gegen Fressfeinde, sowohl Tiere, aber auch den Menschen, schützen. Antinutriente wie Phytinsäure und Oxalsäure behindern die Aufnahme von Mineralien beim Verdauungsprozess; Enzymhemmer und Protease-Hemmer stören die die Verstoffwechselung von Kohlenhydraten und Eiweißen. Lektine können zu Verdauungsproblemen und Allergien führen. Diesen Unverträglichkeiten lässt sich durch den Verzicht auf solche pflanzlichen Lebensmittel begegnen, die hohe Gehalte an Antinutrienten aufweisen. Darauf wird in Kapitel 13 eingegangen.

*

8. Wie sicher ist die Langzeitanwendung der ketogenen Ernährung?

Wer immer noch glaubt, dass eine ketogene Ernährung zwar kurzfristig viele Vorteile bietet, aber eine positive Langzeitwirkung nicht nachgewiesen ist, dem muss auf den ersten Blick recht gegeben werden. Noch liegen heute relativ wenig wissenschaftliche Untersuchungen vor, welche die gesundheitlichen Vorteile belegen. Doch das liegt vor allem daran, dass die allermeisten wissenschaftlichen Studien eine kohlenhydratreiche Ernährung als Ursache vieler Erkrankungen überhaupt nicht in Frage stellen!

Auch die großen Organisationen, die Empfehlungen zur gesunden Ernährung herausgeben, haben größtenteils noch nicht umgeschwenkt. Zwar rät die Weltgesundheitsorganisation WHO mittlerweile, nicht mehr als 25 g Zucker pro Tag zu verzehren. Doch die Deutsche Gesellschaft für Ernährung plädiert weiterhin für eine „ausgewogene", aber kohlenhydratreiche Kost. Und medizinische Organisationen, wie z.B. die deutsche Krebsgesellschaft, verweisen gebetsmühlenartig darauf, dass weitere Untersuchungen nötig wären, um die Ernährungsrichtlinien selbst bei schweren Erkrankungen zu ändern.

Dabei ist der Langzeit-Beweis der Unbedenklichkeit einer ketogenen Ernährung längst erbracht. Doch nicht in den Forschungslabors und in den Krankenhäusern, sondern draußen, in der freien Natur. Und nicht an Versuchstieren, sondern am Menschen. Die heute noch als Jäger und Sammler lebenden Völker können eindeutig belegen, wie vorteilhaft sich eine ketogene Ernährung auswirkt – von der Wiege bis zur Bahre!

8.1 Die Ernährung bei Jägern und Sammlern

Der schwedische Arzt Staffan Lindeberg [69] hat ein Vierteljahrhundert lang primitive Völker studiert, um herauszufinden, warum sich diese einer guten Gesundheit bis ins hohe Alter erfreuen, während wir in den westlichen Industrieländern mit so vielen Zivilisationskrankheiten zu kämpfen haben. Er hat festgestellt, dass drei Viertel von 229 Jäger- und Sammlervölkern, die im 20. Jahrhundert untersucht wurden, mehr als die Hälfte der Kalorien aus Fleisch und Fisch zuführen. Trotzdem liegt ihr Verzehr von pflanzlicher Nahrung immer noch deutlich höher, als der von modernen Vegetariern, die vorwiegend Getreide, raffinierte Fette und Zucker zu sich nehmen!

Traditionell lebende Buschmänner in Afrika und Aborigines in Australien essen zwar auch fettreiche Samen, aber nur sehr wenig davon. Wir dagegen verzehren ungleich mehr Getreideprodukte. Und während stärkereiches, wildes Wurzelgemüse (Kassava, Yams, Taro oder Süßkartoffel) einen großen Teil der Ernährung wildlebender Völker ausmacht, verzehren sie doch so gut wie keinen Zucker, abgesehen von Honig und reifen Früchten.

Honig findet man aber nicht alle Tage und reife Früchte sind auch nur saisonal verfügbar; beides steht also eher selten auf dem Speiseplan. So kommt es, dass die pflanzliche Nahrung der primitiven Völker einen sehr niedrigen Glykämischen Index (GI) aufweist; die heutige westliche Ernährung, bestehend meist aus Kartoffeln, Brot und anderen Getreideprodukten, dagegen einen recht hohen (der GI bezeichnet die Auswirkung eines Lebensmittels auf den Blutzucker). Ein hoher GI führt aber zwangsläufig zu hohen Insulinwerten, mit allen daraus erwachsenden Nachteilen.

Insgesamt fällt die Nahrung primitiver Völker sehr voluminös aus, mit einem großen Wasser- und Ballaststoffanteil, bei hoher Zufuhr pflanzlicher Nahrung, aber recht kalorienarm – also das Gegenteil unserer Zivilisationskost, die in der Regel viel Energie und eher wenig Ballaststoffe liefert.

8.1.1 Andere Ballaststoffe

Ein weiterer wichtiger Unterschied findet sich bei den Ballaststoffen: Mit Ausnahme der Eskimos, die vor allem Fleisch und Fett verzehren, nehmen primitive Völker viel mehr wasserlösliche Ballaststoffe auf, die vor allem in Früchten, Blatt- und Wurzelgemüse zu finden sind, während im Westen der Hauptanteil der aufgenommenen Ballaststoffe unlöslich ist, so z.B. aus Getreide. Wasserlösliche Ballaststoffe tragen aber entscheidend zur Darmgesundheit bei, sie „ernähren“ die Zellen der Darmschleimhaut. So lässt sich nicht nur die Verdauung optimieren; auch die Immunreaktion, die zu großen Teilen durch die Bakterien im Darm gesteuert wird, kann so verbessert werden.

8.1.2 Keine Zivilisationskrankheiten

Primitive Völker, die sich noch wie ihre Urahnen ernähren, machen vieles richtig, wenn sie ihren Gewohnheiten treu bleiben. Denn bei ihnen treten unsere Zivilisationskrankheiten nicht auf: Herzinfarkt, Schlaganfall und Krebs sind extrem selten, wie in der berühmten Kitava-Studie nachgewiesen wurde – trotz eines Anteils von 6 % recht alter Menschen (60-95 Jahre), bei denen man solche Alterserkrankungen eigentlich erwartet hätte.

Die durchschnittliche Lebenserwartung betrug zwar nur 45 Jahre, da Unfälle und Infektionen ihren Tribut forderten, doch wer diese Unpässlichkeiten überlebt, altert bei guter Gesundheit – ohne Übergewicht, Diabetes, Demenz, Krebs oder andere degenerative Erkrankungen. Welch ein Unterschied zu uns, im zivilisierten Westen, die wir trotz moderner Medizin und Nahrung im Überfluss so viele Fälle von kranken Alten aufzuweisen haben!

Wie wir bis hierher feststellen können, unterscheidet sich die Ernährung traditionell lebender Völker in Art und Menge der verzehrten Kohlenhydrate von der unseren: Von sehr niedrigen Mengen bei den Eskimos, die sich überwiegend von Fleisch und Fett ernähren, bis hin zu einer zwar pflanzenbasierten Ernährung, aber mit weniger Kalorien und Kohlenhydraten bei Völkern, die nicht so viele Tiere zur Jagd in ihrem Habitat vorfinden. Doch keines dieser Völker verzehrt Getreideprodukte oder Zucker.

8.1.3 Weniger Insulin mit traditioneller Ernährung

Eines unterstreicht den Unterschied zwischen westlicher und „primitiver“ Ernährung besonders deutlich: Trotz eines sehr hohen Kohlenhydratverzehrs (bis zu 80 % der Gesamtkalorien pro Tag) wurden auf Kitava und den Trobriand-Inseln sowie auf Papua-Neuguinea bei traditionell lebenden Völkern Blutzuckerwerte gemessen, die deutlich niedriger liegen als im zivilisierten Westen. Der Nüchtern-Blutzucker der Eingeborenen lag in allen Altersgruppen unter dem Wert, den die Schweden als Vertreter der westlichen Industrieländer aufweisen. Im Mittelwert betrug der Insulinspiegel der 50-74 Jahre alten Eingeborenen nur die Hälfte des Insulinspiegels gleichaltriger Schweden! Darüber hinaus nahm bei den Eingeborenen der Insulinspiegel mit dem Alter ab, während er im zivilisierten Westen zunimmt.

Der Grund für die niedrigen Insulinwerte bei den Eingeborenen liegt darin, dass insgesamt nicht nur weniger Kohlenhydrate, sondern durch den hohen Wasser- und Ballaststoffanteil der Nahrung auch weniger Kalorien zugeführt werden als im überversorgten Westen. Das führt zu einer Ernährungssituation, die einer kalorienreduzierten Diät nahekommt, welche durch weniger Glucose im Blut auch die Ketose stärker in die Energieerzeugung einbindet. Trotzdem wird offensichtlich eine gute Sättigung erreicht. Daran ist auch das längere Kauen der pflanzlichen Nahrung und die damit verlängerte Zeit der Mahlzeitenaufnahme beteiligt. Diesen Umstand können wir uns mit einer ähnlich starken Betonung der pflanzlichen Komponente bei der optimierten Keto-Diät zunutze machen.

Ein weiterer Faktor in der Ernährung der Kitava-Insulaner ist die mit 20 % der Gesamtkalorien recht hohe Zufuhr gesättigter Fettsäuren aus Kokosnüssen. Wir wissen bereits, dass die mittelkettigen Fettsäuren des Kokosfetts schnell in Ketone umgewandelt werden. In Anbetracht recht hoher Ketonwerte im Blut kann auch deswegen von einer gesteigerten Schutzwirkung gegen degenerative Erkrankungen ausgegangen werden. Darüber hinaus werden etwa 10 % der Gesamtkalorien in Form von Fisch aufgenommen, was eine gute Versorgung mit Omega-3-Fettsäuren und hochwertigem Protein darstellt.

Neben den gesundheitlichen Vorteilen einer solchen Ernährung, egal ob sie reich an Fleisch oder eher pflanzlich ist, fällt auf, dass traditionell lebende Völker nicht nur einen geringen Körperfettanteil aufweisen, sondern häufig auch eine ausgeprägte Muskulatur. Selbst ältere Männer sind häufig noch sehr schlank und muskulös. Dabei treiben sie keinen Sport und kräftezehrende Tätigkeiten wie die Feldarbeit sind bei Jägern und Sammlern auch äußerst selten. Tatsächlich fällt die körperliche Betätigung der Eingeborenen in der Kitava-Studie nicht höher aus als die „moderat aktiver" Schweden! Damit ist das gern angeführte Argument widerlegt, der niedrige Körperfettanteil von Jägern und Sammlern sei auf eine hohe körperliche Aktivität zurückzuführen.

Es scheint vielmehr so, dass sie aufgrund ihres Essverhaltens, das selbst bei kohlenhydratreicher, aber kalorienarmer Kost mit moderaten Proteinanteilen nur vergleichsweise niedrige Insulinspiegel hervorruft, auch mehr von den hormonellen Vorteilen einer solchen Ernährung profitieren. Denn niedrige Mengen an Glucose sorgen durch weniger Insulin für erhöhte Spiegel an Wachstumshormon. Das führt automatisch zu mehr Muskelmasse und einem geringen Körperfettanteil, der sich bei primitiven Völkern häufig in deutlich hervortretenden Bauchmuskeln äußert.

Wir wissen bereits, dass die Anzahl der Mahlzeiten pro Tag den Insulinspiegel ebenfalls beeinflusst – weniger Mahlzeiten pro Tag bedeuten weniger Insulin und längere ketogene Phasen. Nahrung muss erst einmal erjagt oder gesammelt werden, um sie verzehren zu können. Daher erscheint es schlüssig, dass bei frühen Jägern und Sammlern größere Abständen zwischen den Mahlzeiten vorgelegen haben. [70] Von Steinzeitjägern wird angenommen, dass sie nur am Abend eine große Mahlzeit eingenommen haben. [71] Das deckt sich mit der Beobachtung, dass auch jagende Buschmänner, die häufig tagelang unterwegs sind, um Wild aufzuspüren, nur einmal am Abend eine Mahlzeit einnehmen. Tatsächlich sind mehrere, regelmäßige Mahlzeiten pro Tag eine „Errungenschaft" zivilisierter Gesellschaften. Eine derartige Mahlzeitenfrequenz setzt nämlich Vorratshaltung und lagerfähige Nahrungsmittel voraus, wie z.B. Getreide.

Was ebenfalls bedacht werden muss: Kohlenhydratreiche Snacks oder gesüßte Getränke zwischen den Mahlzeiten, die in der westlichen Welt heute alltäglich geworden sind, kommen bei Jägern und Sammlern nicht vor. Selbst wenn mehrere Mahlzeiten pro Tag verzehrt werden, kann deshalb der Insulinspiegel dazwischen doch tiefer abfallen, als es bei uns im Westen normalerweise der Fall ist. Das ähnelt dann eher einem Intervallfasten mit einer kohlenhydratreichen Ernährung. Damit werden zumindest anteilig Fettsäuren und Ketone stärker an der Energieversorgung beteiligt, als es bei der Überfluss-Ernährung im Westen der Fall ist.

8.2 Fazit

Bemerkenswert ist die Tatsache, dass die positiven gesundheitlichen Langzeitfolgen sich bei den Eingeborenen der Kitava-Studie mit einer Insulinabsenkung von etwa 50 % gezeigt haben. Solche tiefen Insulinwerte wurden auch bei ketogenen Diäten nachgewiesen (siehe Tab. 11). Die optimierte Keto-Diät mit ihrem strengen Kohlenhydratverzicht, ohne Zwischenmahlzeiten und kombiniert mit Intervallfasten, kann das Insulin vermutlich noch etwas stärker, zumindest aber im Tagesverlauf länger absenken. Damit ergibt sich nicht nur ein schneller Fettabbau, auch die gesundheitlichen Vorteile dürften noch ausgeprägter hervortreten.

Abschließend bleibt festzuhalten, dass als einfaches Messkriterium offensichtlich der Insulinspiegel den Gesundheitszustand festlegt – je niedriger dieser ausfällt, desto besser für den Menschen. Anhand der heute noch traditionell lebenden Völker wäre der Beweis erbracht, dass eine ketogene Ernährung, selbst wenn sie nicht besonders kohlenhydratarm ausfällt, keine negativen Begleiterscheinungen oder gar Mängel hervorrufen muss. Überdies schützt sie zuverlässig vor den degenerativen Erkrankungen, welche die zivilisierten Völker plagen. Das sollte auch dem letzten Zweifler zeigen, dass eine ketogene Ernährung ohne Bedenken auch langfristig zur Anwendung kommen kann.

*

9. Die Heilwirkungen der Ketose

In diesem Kapitel wird aufgezeigt, welche vielfältigen Heilwirkungen die Ketose auslöst. Diese erstrecken sich über so viele Bereiche, dass man durchaus von einem „Allheilmittel" sprechen kann. Das deutet darauf hin, dass es sich bei der Ketose nicht allein um ein System für Not- oder Ausnahmesituationen handeln kann, sondern vielmehr um eine grundlegende, den Stoffwechsel ins Positive verändernde Lage, die von der Natur bewusst so eingerichtet worden ist. Im Folgenden sollen zunächst die speziellen Heilwirkungen der Ketone und dann die mit der Ketose einhergehenden Heilwirkungen beschrieben werden.

9.1 Direkte Heilwirkungen der Ketone

Die Ketone Acetoacetat, Aceton und Beta-Hydroxybutyrat (BHB) werden überwiegend im Mitochondriensystem der Leber produziert. Am meisten das Acetoacetat, aus einem Teil des Acetoacetats werden dann die beiden anderen Ketone hergestellt. Deshalb zirkuliert das Beta-Hydroxybutyrat in größerer Menge im Körper. Die Ketone sind nicht nur sehr effektive Energielieferanten. Sie verfügen darüber hinaus über weitere erstaunliche Eigenschaften. Von den Ketonen besonders gut untersucht ist das BHB.

9.1.1 NLRP-3-Hemmung in der Ketose

BHB zeigt starke anti-entzündliche Wirkungen. So konnte nachgewiesen werden, dass BHB die Aktivierung eines Teils des körpereigenen Immunsystems, des sog. NLRP3-Stoffwechselweges, verhindert. [72] Dieser wird aktiv, wenn Gifte, zu hohe Glucosespiegel, Amyloide, Harnsäure- oder Cholesterinkristalle den Körper schädigen und er führt häufig zu chronischen Entzündungsprozessen.

Die Hemmung von NLRP3 durch BHB hat bedeutende Schutzwirkungen bei den hohen Glucosespiegeln, die beim Diabetes häufig vorkommen. Ebenso bei der Behandlung der Alzheimer-Krankheit, die das Gehirn durch die sog. amyloiden Plaques schädigt und bei der Gicht, wo es durch die Ansammlung von Harnsäurekristallen in den Gelenken zu großen Schmerzen kommt. Und es kann lebensrettend sein, wenn ein Herzinfarkt oder Schlaganfall durch einen gefäßverschließenden „Schauer von Cholesterinkristallen" verhindert wird (siehe dazu Tab. 32 auf der folgenden Seite).

Es scheint so, als ob der Körper durch das Keton BHB widerstandsfähiger gegen diese gewebszerstörenden Zustände wird und der NLRP3-Stoffwechselweg deshalb nicht benötigt wird. Wissenschaftler kamen zu dem Schluss, dass ein hoher Spiegel von BHB die Behandlung der durch diesen Stoffwechselweg ausgelösten, chronisch entzündlichen Erkrankungen unterstützen kann. [72]

9.1.2 Verminderte Produktion von HDAC

Auch auf einem anderen Stoffwechselweg übt das Keton BHB entzündungshemmende Wirkungen aus. Im Tierversuch [73] wurde nachgewiesen, dass es offensichtlich die Gen-Expression, also die Umsetzung der Erbinformation, zum Positiven hin verändert. Bei einem hohen Vorkommen von BHB, wie es in der Ketose auftritt, wird die Produktion des Enzyms Class-1-Histon-Deacetylase (HDAC) heruntergefahren. Dieses Enzym vermindert die körpereigene Abwehr gegen oxidativen Stress und Entzündungen. Weniger HDAC bedeutet eine höhere Widerstandskraft gegen Zellgifte und eine gesteigerte Leistungsfähigkeit der Zellen.

9.1.3 Mehr Glutathion und Liponsäure

Glutathion ist das stärkste Antioxidans im Körper. Im Tierversuch [74] konnte nachgewiesen werden, dass das Keton BHB die Herstellung von Glutathion im Gehirn verdoppelt! Auch die Menge der wichtigen Alpha-Liponsäure, ein Vorläufer des Glutathions mit eigenen, stark antioxidativen Eigenschaften, steigt in den Gehirnzellen an.

Mehr Glutathion und Liponsäure bedeuten einen stark verbesserten Zellschutz und eine gute Versicherung gegen degenerative Erkrankungen des Gehirns. Die zellschützende Wirkung der Liponsäure wurde bereits nachgewiesen bei einer Unterversorgung mit Sauerstoff, beim Alterungsprozess, bei der Parkinson-Krankheit, bei diabetischer Neuropathie (Absterben von Nervenzellen als Folge der Zuckerkrankheit) und bei der Alzheimer-Krankheit.

Tab. 32 Die Bedeutung der NLRP3-Hemmung in der Ketose

Das in der Ketose in großen Mengen entstehende Keton Beta-Hydroxybutyrat (BHB) verhindert die Aktivierung eines Teils des körpereigenen Immunsystems, des sog. NLRP3-Stoffwechselweges.

Das ist besonders bedeutend, da erst vor kurzem nachgewiesen wurde, dass dieser Stoffwechselweg durch eine kohlenhydratreiche und überkalorische Ernährung übermäßig angeregt wird. [y] Das menschliche Immunsystem reagiert auf eine solche Ernährung wie auf eine bakterielle Infektion. Über die andauernde Reizung durch dieses Essen wird es auch zunehmend agressiver. Das begünstigt die Entstehung von degenerativen Erkrankungen wie z.B. Arteriosklerose und Diabetes. [z]

In deutschen Medien wurde diese wichtige Information vielfach „entschärft", indem es hieß, „Fast Food" mit zuviel Fett und Kalorien sei dafür verantwortlich. Bedeutet das, wer nicht regelmäßig die Burger-Restaurants aufsucht, muss sich keine Sorgen machen? Wohl kaum: Der Titel der Originalstudie benennt eindeutig die „Western Diet", also die Ernährung in den westlichen Industrieländern, als Verursacher der übermäßigen Aktivierung des NLRP3-Stoffwechselweges. Wenn die Aktivierung von NLRP3 aber durch die Ketose, sprich Kohlenhydratverzicht, aufgehoben wird, dann ist vermutlich nicht in erster Linie das Fett dafür verantwortlich. Sondern eher die Einfach-Kohlenhydrate, welche die „Western Diet" überreichlich liefert und die den Insulinspiegel sehr stark ansteigen lassen.

Darauf weisen auch die Ergebnisse der Kitava-Studie hin (siehe dazu in Kapitel 8). Darin wurde nachgewiesen, dass die Eingeborenen mit ihrer traditionellen Ernährung nicht nur bedeutend niedrigere Insulinspiegel aufweisen als Gleichaltrige in den westlichen Industrieländern. Sie bleiben darüber hinaus auch von degenerativen Erkrankungen verschont, die bei uns mit zunehmendem Alter gehäuft auftreten.

y Christ A, et al: Western Diet Triggers NLRP3-Dependent Innate Immune Reprogramming. Cell 2018 Jan 11; 172(1-2): 162-175.

z Latz E: Fast food makes the immune system more aggressive in the long term. Institute for Innate Immunity and German Center for Neurodegenerative Diseases (DZNE), Universität Bonn, 11. Januar 2018.

9.1.4 Höhere Pumpleistung des Herzens

Wir wissen bereits, dass das Keton BHB in den Mitochondrien der Zellen mehr Energie in Form von ATP erzeugt als Glucose. [75] Das führt zu messbaren Verbesserungen z.B. bei Herzerkrankungen. Wie ältere Versuche ergeben haben, lässt sich die Pumpleistung von Rattenherzen in der Ketose sogar bei Sauerstoffmangel um bis zu 25 % steigern. Die Forscher schlossen daraus, dass sich durch die Ketose die Leistungsminderung eines geschädigten Herzmuskels „elegant" ausgleichen lässt. [76] Von dieser Erkenntnis können alle Menschen mit einer Herzmuskelschwäche profitieren – ohne Medikamente, allein durch die Umstellung auf auf eine ketogene Ernährung.

9.1.5 Schutz vor Schlaganfall

Eine weitere Eigenschaft des Ketons BHB ist noch erstaunlicher: Es schützt vor einem Infarkt im Gehirn (Schlaganfall), wie im Tierversuch nachgewiesen. Drei Wochen mit einer ketogenen Diät führten zu 55-70 % weniger Schlaganfällen! Die gleiche Wirkung wurde mit Infusionen von BHB erzielt; die Schutzwirkung ist also auf das Keton zurückzuführen. [77]

BHB ist darüber hinaus dafür verantwortlich, dass es zu weniger Zellschäden kommt, wenn ein Schlaganfall oder Herzinfarkt eingetreten ist; das wurde ebenfalls im Tierversuch ermittelt. [78] So wird eine Oxidation von Fettsäuren weitgehend verhindert, was in der Folge zu weniger Reperfusionsschäden führt. „Reperfusion" ist die Wiederversorgung des betroffenen Areals mit Blut; tatsächlich entstehen die größten Schäden bei einem Herz- oder Hirninfarkt erst, wenn die Blutversorgung wieder hergestellt ist. Darüber hinaus war ein kleineres Areal von Schäden betroffen und es kam zu einer effizienteren Versorgung des betroffenen Areals mit Sauerstoff und Energie. Entsprechend waren auch weniger neurologische Ausfälle zu verzeichnen. [78]

9.1.6 Linderung bei Epilepsie

Das Keton BHB sorgt durch seinen Einfluss auf den Kaliumhaushalt der Gehirnzellen für eine verringerte Nervenerregbarkeit, was zu einem verminderten Auftreten epileptischer Anfälle führt. Entsprechend wirkt eine ketogene Diät sehr effektiv gegen Epilepsie. Die ausgesprochen gute Heilwirkung wurde durch einen sog. Cochrane Review (der höchste Standard medizinischer Übersichtsstudien) bestätigt: Es ergab sich eine Verringerung der Anfälle um 30-40 % und bei Kindern waren die Wirkungen „...vergleichbar mit modernen anti-epileptischen Medikamenten." [79] Im Kindesalter längerfristig angewandt, kann eine ketogene Diät die Epilepsie sogar heilen.

9.1.7 Schutz vor Unterzuckerung

Bei Typ-I-Diabetikern kommt es bei Unterzuckerung häufig zu einer gestörten Hirnfunktion. Man muss sich das stärker vorstellen als die Symptome eines stark abgefallenen Blutzuckerspiegels. Diese Abgeschlagenheit, Konzentrationsstörungen und Schwäche beim Diabetiker kann durch das Keton BHB vermieden werden, weil es den Energiemangel der Gehirnzellen sofort behebt. Dafür muss noch nicht einmal eine ketogene Diät durchgeführt werden. Diese Wirkung lässt sich bereits durch Verabreichung von Mittelkettigen Triyglyzeriden bzw. Kokosfett erreichen: Die darin enthaltenen, kurzkettigen Fettsäuren können nur in Ketone umgewandelt werden, die sehr schnell ins Blut übertreten und in das Gehirn gelangen. [80]

9.1.8 Weitere Wirkungen der Ketone

Im Tierversuch wurde ermittelt, dass das Keton BHB direkt das Wachstum von Krebszellen hemmt. Je größer die Menge dieses Ketons im Organismus, desto stärker fiel die Wachstumshemmung der entarteten Zellen aus. [81]

Tab. 33 Die Wirkungen von Beta-Hydroxybutyrat

Höhere Pumpleistung des Herzens und Schutz vor Schlaganfall und Herzinfarkt: Durch Beta-Hydroxybutyrat (BHB) steigt die Pumpleistung des Herzens um 25 %, es kommt zu 55-70 % weniger Schlaganfällen und Reperfusionsschäden fallen geringer aus.

Bessere Gehirnnahrung als Glucose: Beta-Hydroxybutyrat kann von den Zellen des Gehirns effektiv zur Energieversorgung eingesetzt werden. Dabei profitieren besonders jene Hirnzellen, die Glucose nicht mehr richtig verstoffwechseln können, wie es z.B. bei der Alzheimer-Krankheit vorkommt.

Starke anti-entzündliche Wirkungen: Beta-Hydroxybutyrat verhindert die Aktivierung des sog. NLRP3-Stoffwechselweges. Dieser führt häufig zu chronischen Entzündungsprozessen. Beta-Hydroxybutyrat hemmt zudem die Produktion des entzündungsfördernden Enzyms HDAC. Weniger HDAC bedeutet eine höhere Widerstandskraft gegen Zellgifte und eine gesteigerte Leistungsfähigkeit der Zellen. Obendrein wird durch Beta-Hydroxybutyrat die Produktion von Glutathion und Alpha-Liponsäure im Körper gesteigert. Beide Substanzen üben stark antioxidative und antientzündliche Wirkungen aus.

Verstärkte Autophagie: Beta-Hydroxybutyrat führt zu einer verstärkten Autophagie. Bei diesem Prozess werden beschädigte oder nur eingeschränkt funktionierende Zellkomponenten durch neu aufgebaute ersetzt (siehe Kapitel 11).

Günstiger Einfluss auf den Kalium-Haushalt: Beta-Hydroxybutyrat sorgt durch seine Wirkung auf den Kalium-Haushalt für eine geringere Erregbarkeit von Nervenzellen im Gehirn, was die Häufigkeit und die Schwere von epileptischen Anfällen mildert.

Hemmt Krebswachstum: Beta-Hydroxybutyrat übt eine starke Wachstumshemmung auf Krebszellen aus.

Die großen Mengen des Ketons BHB, die in der Ketose anfallen, sind auch einer der Auslöser zur Hochregelung der Autophagie. Dieser Prozess sorgt in allen Zellen für die Beseitigung von Schäden, eine verbesserte Abwehr von Krankheitserregern und für einen optimalen Schutz vor Krebs. Der Autophagie widmen wir uns ausführlich in Kapitel 11.

Zusammengefasst können wir also festhalten: Das Keton BHB ist nicht nur eine hocheffektive Energiequelle für alle Zellen des Körpers, sondern auch für geschädigte Hirnzellen, die Glucose nicht mehr richtig verstoffwechseln können. Es wirkt stark entzündungshemmend und damit ausgesprochen positiv bei der Behandlung einer Vielzahl von Gehirn- und Nervenerkrankungen. BHB ist einer der Auslöser für die so wichtige Autophagie und es kann Krebszellen am Wachstum hindern und so die Behandlung dieser ernsten Erkrankung unterstützen.

9.2 Mit der Ketose einhergehende Heilwirkungen

Viele der Untersuchungen, die Heilwirkungen der Ketose ergeben haben, sind nicht mit einer Keto-Diät, sondern mit Intervall- oder Langzeitfasten durchgeführt worden. Die verschiedenen Diätformen unterscheiden sich dabei durch die Intensität und die Dauer der Ketose. Eine ketogene Diät erzeugt die geringste Ketose, das Intervallfasten mit kurzen Essensfenstern liegt etwa im Mittelfeld und das echte Fasten, ganz ohne Nahrungszufuhr, erzeugt die tiefste und am längsten anhaltende Ketose. Die Heilwirkungen der Ketose sind natürlich am stärksten, je tiefer und länger sie ausfällt. Dabei kommt es wieder zu Effekten, die man so nicht erwartet hätte. Denn die Heilwirkung einer einmal durchgeführten tiefen Ketose (mittels Fasten) über mehrere Wochen tritt nicht nur kurzfristig zutage, sondern kann sich sogar über Jahre erstrecken.

Tab. 34 Besonderheiten des Langzeit-Fastens

Die Keto-Adaption ist ein natürlicher Prozess, der alle Säugetiere schon seit ihrer Entstehung begleitet. Denn wenn zeitweilig keine Nahrung vorhanden war, konnte das Überleben nur mit Hilfe der Ketose gewährleistet werden. Auch der Mensch hat schon immer in Notzeiten seine Körperfettreserven genutzt – sonst wäre unsere Art lange ausgestorben! In der heutigen Zeit wird der zeitweilige Nahrungsentzug, auch als „Fasten" bezeichnet, in speziellen Fastenkliniken immer noch eingesetzt, weil sich damit nicht nur eine gute Gewichtsabnahme erzielen lässt, sondern weil auch viele Erkrankungen dadurch gelindert werden können.

Auf den ersten Blick hat eine ketogene Ernährung mit dem Fasten nicht viel gemeinsam. Bei einer Keto-Diät hat man zwar nur eine eingeschränkte Auswahl an Nahrungsmitteln, doch man isst regelmäßig. Beim Fasten wird dagegen ganz auf Nahrung verzichtet, nur Flüssigkeit wird zugeführt. Doch im Körper sieht das nicht so aus: Sowohl die ketogene Ernährung als auch das Fasten führen zu den gleichen Stoffwechselveränderungen. Beiden gemein ist nämlich die Tatsache, dass auf Kohlenhydrate verzichtet wird! Die Energieversorgung des Organismus geschieht bei der ketogenen Ernährung vorrangig durch das Fett aus der Nahrung und anteilig durch Körperfett. Beim Fasten wird dagegen allein auf das Körperfett zurückgegriffen. Beide Diät-Formen nutzen also Fett statt Kohlenhydrate als Haupt-Energielieferanten. Daher sind die Stoffwechselveränderungen beim Fasten die gleichen wie bei einer ketogenen Ernährung, nur stärker ausgeprägt.

Beim Fasten stellt sich nach einigen Tagen Nahrungsentzug (nur Flüssigkeit wird zugeführt) eine stabile Stoffwechsellage ein, in der alle Organe ausgezeichnet funktionieren und die Proteinspeicher in den Muskeln erhalten werden. Solange genügend Körperfett vorhanden ist, läuft der Stoffwechsel reibungslos in der Ketose. Erst wenn die Fettreserven sehr stark abgeschmolzen sind, greift der Körper wieder auf Muskelprotein zurück, um Glucose zu gewinnen. Dieser Mechanismus ist bei Mensch und Tier gleich. Wird allerdings das Muskelprotein in der letzten Phase des Nahrungsentzuges angegriffen, dann dauert es nicht mehr lange, bis der Tod eintritt: Wenn die Hälfte der Proteinspeicher abgebaut sind, sterben Mensch und Tier. Der Organismus kann also eine ganze Weile „aus sich selbst heraus" existieren, aber nicht für immer. Ein 70 kg schwerer Erwachsener mit etwa 15 kg Körperfett kann – bei guter Gesundheit – etwa 40 Tage fasten, bevor er in diese letzte Phase eintritt.

Es muss dazu aber angemerkt werden, dass ein wichtiger Aspekt beim längeren Fasten die *vorsichtige Wiedereinführung von Nahrung am Ende der Fastenkur* ist. Der Körper muss nach der langen Nahrungskarenz *unbedingt* langsam und in kleinen Portionen wieder mit Nahrung versorgt werden, da er große Portionen nicht auf Anhieb verträgt! In der Literatur sind in Fällen von zu hoher Nahrungszufuhr nach einer Hungerperiode schon Todesfälle beschrieben worden. Der Grund für dieses sog. Refeeding Syndrom ist noch nicht völlig geklärt, doch es scheint mit einer zu hohen Mineralstoffzufuhr zusammenzuhängen, die der auf Einsparung von Energie und Mineralien eingestellte Körper nicht sofort verarbeiten kann. Deshalb ist für eine längere Fastenkur eine ärztliche Begleitung dringend zu empfehlen, damit solche ernsten Probleme vermieden werden.

Ist die Betreuung durch einen erfahrenen Arzt aber gewährleistet, dann kann eine mehrwöchige Fastenkur von den meisten Menschen sehr gut gemeistert werden. Allerdings ist das nur in wenigen Fällen wirklich nötig. Denn wenn sich die gleichen Stoffwechselvorgänge wie beim Fasten auch mit einer ketogenen Ernährung einstellen, stärker noch in Kombination mit Intervallfasten, wenn auch insgesamt vielleicht nicht in so starker Ausprägung – dann kann man von den positiven Stoffwechselveränderungen auch profitieren, ohne wochenlang auf Nahrung zu verzichten.

Beim sog. Heilfasten wird auf Nahrung nicht völlig verzichtet, sondern häufig sind kalorienarme Lebensmittel wie Gemüse und Suppen erlaubt, ebenso wie Getränke in Form von Tee und Wasser. Die sehr starke Kalorienreduktion führt recht schnell in einen ketogenen Stoffwechsel mit sehr niedrigen Insulinwerten, was, abgesehen von einem deutlichen Gewichtsverlust, auch vielfältige Heilwirkungen hervorruft. Damit entspricht das traditionelle Heilfasten eher einem Intervallfasten mit sehr geringer Kalorienzufuhr. Noch etwas effektiver, was die Ketose angeht, ist das sog. Wasserfasten, bei dem überhaupt keine Nahrung mehr, sondern nur noch kalorienfreie Flüssigkeit erlaubt ist (siehe dazu auch Tab. 34) Der Schwerpunkt der Behandlung in deutschen Fastenkliniken liegt auf Rheuma und Herzerkrankungen, Darmkrankheiten, Allergien und Hautkrankheiten. In anderen Ländern, z.B. in Russland, erfreut sich das Heilfasten ebenfalls großer Beliebtheit. Dort sind auch eine Reihe weiterer Erkrankungen durch eine tiefe Ketose erfolgreich behandelt worden, siehe dazu die Tab. 35 und 36.

Tab. 35 Fasten in Russland I: Ketose heilt psychische Erkrankungen

In der ehemaligen Sowjetunion wurde der wissenschaftliche Nachweis der vielfältigen Heilwirkungen des Fastens schon lange erbracht, wie eine im Fernsehsender „arte" ausgestrahlte Dokumentation belegt. [aa] Der Psychiater Yuri Nikolaijev von der Korsakov-Klinik in Moskau behandelte Schizophrene, Depressive und Menschen, die unter Angst- und Zwangsstörungen litten mit Fastenkuren, die bis zu 40 Tage dauerten. Seine guten Erfolge führten schon während des kalten Krieges zu einer groß angelegten Studie, bei der über vier Jahrzehnte 8.000 Patienten behandelt wurden. Bei über 70 % von ihnen kam es zu einer deutlichen Verbesserung der Symptome, die auch sechs Jahre später noch bei 47 % der Patienten feststellbar war.

Die Studie kam zu dem Schluss, dass Heilfasten nicht nur psychische Erkrankungen heilen kann, es verändert auch die Persönlichkeit. Nach Dr. Gurvich, einem Schüler von Nikolaijev, kommt es zu einer psychostimulativen, antidepressiven Wirkung beim Fasten, sowie zu einem sedativen, also beruhigenden, Effekt. Körperliche Beschwerden werden ebenfalls gelindert, es ergeben sich deutlich verbesserte Krankheitsbilder bei Bluthochdruck, Polyarthritis, Asthma und Ekzemen.

1973 überprüfte das russische Gesundheitsministerium die Studien von Nikolaijev noch einmal. Renommierte Wissenschaftler, wie die Professoren Kokosov und Maximov, untersuchten die Wirkungen des Heilfastens wiederum an tausenden von Patienten und bestätigen seine Ergebnisse. Sie zogen den Schluss, dass das Fasten einen Stresszustand hervorruft, der Selbstregulierungskräfte auslöst. Es kommt zur sog. Sanogenese (von „sanus" – gesund und „genesis" – Entwicklung), die durch unsere Lebensweise normalerweise unterdrückt wird. [aa]

Dieser Punkt kann nicht genug betont werden: Wir selbst sorgen durch eine falsche Ernährung mit zuvielen Kalorien und Kohlenhydraten nicht nur dafür, dass wir überhaupt krank werden. Wir verhindern so auch, dass der Körper sich gegen die vielfältigen Erkrankungen effektiv zur Wehr setzen kann! Und wenn es zu ernsten Erkrankungen kommt, werden diese mit unzähligen Medikamenten behandelt, statt auf die natürlichen Selbstheilungskräfte zu vertrauen.

aa Fasten und Heilen – Altes Wissen und neueste Forschung. Arte, gesendet am 06.01.2018, 22:40 bis 23:35 Uhr. (De Lestrade T, Gilman S: Le jeûne, une nouvelle thérapie? Produziert in F/B/CDN/D, 2012). Auch bei Youtube unter: https://www.youtube.com/watch?v=epMRBGKtllY

9.2.1 Ketose und Diabetes

Die Deutsche Diabetes-Hilfe weist darauf hin, dass im Jahre 2016 etwa 6,7 Millionen Menschen in Deutschland an Diabetes erkrankt waren, darunter rund zwei Millionen, die noch nichts von ihrer Erkrankung wissen. Pro Jahr entstehen durch Diabetes und seine Folgekrankheiten Kosten von rund 35 Milliarden Euro für Behandlung, Pflege, Arbeitsunfähigkeit und Frühverrentung. [82]

Die Wirkung der ketogenen Ernährung bzw. des Fastens auf den Altersdiabetes sind sehr gut untersucht. Während beim Diabetes vom Typ I, häufig bereits in jungen Jahren, die Inselzellen der Bauchspeicheldrüse durch eine Infektion oder Autoimmunerkrankung so geschädigt sind, dass sie kein Insulin mehr produzieren, liegt beim Diabetes Typ II ein anderer Fall vor: Durch hohe Kohlenhydratmengen über einen langen Zeitraum ist der Körper stets gezwungen, viel Insulin auszustoßen, um den Blutzucker stabil zu halten. Mit der Zeit kommt es zu einer ausgeprägten Insulinresistenz; das bedeutet, der Körper wehrt sich gegen die hohen Insulinmen-

Tab. 36 Fasten in Russland II: Ketose heilt Asthma, Arthrose und Rheuma

Der russische Lungenfacharzt Prof. Osinin hat über vier Jahrzehnte mehr als 10.000 Asthmatiker fasten lassen. Dabei gab es keinerlei Komplikationen. Statt dessen verschwanden nach 12 Tagen Fasten bei den Asthmatikern die hohen Histaminwerte in den Lungenzellen, welche Bronchialspasmen auslösen und die Asthmaanfälle blieben aus! Prof. Osinins Forschungen ergaben, dass so 10-15 % der Patienten vollständig geheilt werden konnten; dafür waren manchmal mehrere Fastenkuren notwendig. Und 50 % der Patienten verspürten selbst nach sieben Jahren noch eine Besserung ihrer Beschwerden. Im Westen gilt Bronchialasthma dagegen als unheilbar. Bei Asthmaanfällen können nach Ansicht unserer Ärzte nur Medikamente eingenommen werden, welche die Symptome lindern. [aa]

Bei Arthrose, der weltweit häufigsten Gelenkerkrankung, kommt es zu einem Abbau des Knorpels. Das führt zu schmerzhaften Gelenkentzündungen, welche die Beweglichkeit stark einschränken. Zur Behandlung der Arthrose setzt eine russische Fastenklinik in Sibirien auf zwei Wochen Fasten, gefolgt von einer siebentägigen Aufbauphase mit schrittweiser Erhöhung der Nahrungszufuhr. [aa] Auch gegen Diabetes, Asthma, Bluthochdruck, Rheuma und Allergien wird das Fasten in der sibirischen Fastenklinik eingesetzt. Innerhalb von 15 Jahren haben sich in dieser Klinik mehr als 10.000 Menschen einer Fastenkur unterzogen. Nach einer oder mehreren Fastenkuren waren bei zwei Dritteln der Patienten sämtliche Krankheitssymptome verschwunden!

Wie in dieser sibirischen Fastenklinik festgestellt wurde, verschwindet das Hungergefühl beim Fasten nach einigen Tagen. Doch kann es danach zur sog. Fastenkrise kommen, in der Schwäche, Übelkeit und Migräne auftreten können. Wie wir bereits wissen, hängt das vor allem mit einer noch nicht erfolgten Keto-Adaption zusammen. Nach den russischen Ärzten sind die Beschwerden aber auch darauf zurückzuführen, dass eine „Entgiftung" eingeleitet wird. Dabei werden im Fettgewebe eingelagerte Gifte freigesetzt, die ebenfalls zu Beschwerden führen können. Ist die „Reinigung", sprich Ausscheidung von diesen Giftstoffen nach einigen weiteren Tage ohne Nahrung durchgeführt, fällt das Fasten von Tag zu Tag leichter. [aa] Die russischen Ärzte empfehlen beim Fasten auch zwei bis drei Stunden Bewegung pro Tag.

aa Fasten und Heilen – Altes Wissen und neueste Forschung. Arte, gesendet am 06.01.2018, 22:40 bis 23:35 Uhr. (De Lestrade T, Gilman S: Le jeûne, une nouvelle thérapie? Produziert in F/B/CDN/D, 2012). Auch bei Youtube unter: https://www.youtube.com/watch?v=epMRBGKtlIY

gen, indem er die Empfindlichkeit der Rezeptoren für Insulin herunterregelt. Jetzt kann – trotz hoher Insulinmengen im Blut – der Blutzucker kaum noch abgesenkt werden.

Da der hohe Blutzucker aber unbedingt gesenkt werden muss, produzieren die Inselzellen der Bauchspeicheldrüse immer mehr Insulin, dessen Wirkung aber weiter abnimmt. Am Ende einer – häufig viele Jahre – langen Überforderung sterben immer mehr Inselzellen ab. Dann kommt es zur umgekehrten Situation und die Menge an Insulin, welche die verbleibenden Inselzellen noch herstellen können, reicht nicht mehr aus, um mit den durch hohen Kohlenhydratverzehr anfallenden Glucosemengen fertig zu werden. Jetzt müssen Medikamente eingesetzt werden. In der Regel beginnt die Behandlung mit Metformin, das als Tablette eingenommen wird, und endet mit Insulin, das gespritzt werden muss.

Mit dem Diabetes einher gehen eine ganze Reihe degenerativer Erkrankungen, die sich vor allem im sog. Metabolischen Syndrom äußern: Durch den jahrelangen Kohlenhydratüberschuss wurden vermehrt Fettzellen gebildet; der Kranke ist häufig übergewichtig (wir erinnern uns: Wenn die Leber- und Muskelspeicher für Glucose gefüllt sind, muss der Zuckerüberschuss als Körperfett eingelagert werden). Die Blutfettwerte geraten aus dem Gleichgewicht; der Cholesterinspiegel steigt, hier vor allem das „schlechte" LDL; das „gute" HDL fällt dagegen ab. Durch den Kohlenhydratüberschuss kommt es auch zu hohen Triglyzeridspiegeln im Blut und durch das Übergewicht steigt der Blutdruck an. Alles Marker, die eine ernsthafte Schädigung des Herz-Kreislaufsystems anzeigen, entsprechend steigt das Risiko für einen Herzinfarkt oder Schlaganfall drastisch an.

Seit einigen Jahren ist auch bekannt, dass Fettzellen, über die der Typ-II-Diabetiker in der Regel reichlich verfügt, vermehrt entzündungsfördernde Botenstoffe produzieren, die Herz und Gefäße weiter schädigen sowie die Immunabwehr schwächen. Obendrein führt der Diabetes auch noch auf einem anderen Weg zu einer Überforderung der antioxidativen Systeme im Körper: Die im Übermaß zirkulierende Glucose erzeugt Unmengen von Sauerstoffradikalen. Diese bilden sog. „Advanced Glycation Endproducts" (AGE), die alle Körpergewebe angreifen. So kommt es im Endstadium zu den fürchterlichen Diabetesfolgen wie nicht heilende Wunden und Geschwüre (z.B. der „offene Fuß") und häufig zur Erblindung, da auch die Netzhaut durch Sauerstoffradikale und AGE geschädigt wird.

Die Medizin reagiert jetzt, indem neben insulinsenkenden Medikamenten auch Blutdruck- und Lipidsenker verordnet werden, sowie eine Reihe weiterer Präparate gegen Entzündungen. Trotzdem lassen sich die Folgen des Diabetes nur verlangsamen, aber nicht verhindern. Das ist umso bedauerlicher, da es sich beim „Alterszucker" um eine leicht verhinderbare Krankheit handelt, die allein durch anhaltend hohen Kohlenhydratverzehr, besonders von Einfachzuckern, ausgelöst und immer weiter verschlimmert wird.

Die gute Nachricht ist, dass die Ernährungsumstellung auf eine ketogene Diät schnelle Linderung bringt. Ist der Diabetes noch nicht weit fortgeschritten, lässt sich oft schon dadurch eine Heilung erreichen. Ist die Insulinresistenz aber bereits stärker ausgeprägt, hilft nur noch echtes oder Intervallfasten, am besten in Verbindung mit einer Keto-Diät. Denn durch eine tiefe Ketose lässt sich die Insulinempfindlichkeit schon nach wenigen Tagen deutlich erhöhen – der Körper reagiert auf den Kohlenhydratentzug, indem er die Rezeptoren wieder „empfänglicher" macht für das Insulin. Häufig kommt es auch zu einer Erholung der insulinproduzierenden Inselzellen der Bauchspeicheldrüse, so dass jetzt wieder mehr Insulin hergestellt werden kann. Auch der Blutdruck sowie die Entzündungsmarker sinken in der Ketose ab und die Blutfettwerte normalisieren sich. So kann durch eine einfache und kostenlose Ernährungsumstellung der Altersdiabetes verhindert, bzw. zurückgebildet werden.

Es bleibt anzumerken, dass Diabetiker unbedingt mit ihrem Arzt über eine Keto-Diät bzw. das Fasten sprechen sollten, ehe sie zur Tat schreiten. Der Blutzucker muss, besonders in den ersten Wochen, streng überwacht und die Medikamentendosen müssen angepasst werden. Ebenso müssen weitere Parameter wie z.B. der Blutdruck regelmäßig kontrolliert werden, um auch hier evtl. verabreichte Medikamente anders zu dosieren. Doch in der wissenschaftlichen Literatur sind unzählige Erfolge dokumentiert, so dass einer Behandlung des Altersdiabetes durch eine ketogene Ernährung mit ärztlicher Begleitung nichts im Wege steht. Außer natürlich dem Entschluss, die Verantwortung für die Gesundheit in die eigenen Hände zu nehmen!

9.2.2 Die Insulinempfindlichkeit nimmt auch beim Gesunden zu

In der Ketose nimmt die Insulinempfindlichkeit deutlich zu; nicht nur bei Personen, die an Altersdiabetes leiden, sondern auch bei Gesunden. Das bedeutet, die Insulinrezeptoren auf den Zellen werden empfindlicher für Insulin und die Bauchspeicheldrüse muss jetzt weniger Insulin produzieren – sie kann sich erholen.

Bei der längeren Anwendung einer Keto-Diät kommt es allerdings häufig zu einer Insulinresistenz (siehe Abschnitt 8.1), die sich aber nicht negativ auswirkt, weil bei einer kohlenhydratarmen Ernährung ohnehin nur wenig Insulin benötigt wird.

Gute Heilwirkungen entfaltet eine ketogene Ernährung bei einem gestörten Insulinstoffwechsel, wie er beim Diabetiker vorliegt. Dieser muss allerdings, wegen der nach einiger Zeit möglicherweise einsetzenden Insulinresistenz, beim Refeed Vorsicht walten lassen und regelmäßig seine Insulinreaktion auf den erhöhten Kohlenhydratverzehr prüfen.

9.2.3 Ketose und das Herz-Kreislaufsystem

In der tiefen Ketose ändern sich viele Parameter. So fallen die Blutzucker-, Cholesterin-, Triglyzerid- und Insulinwerte deutlich ab. Die Höhe des Blutzuckers und des Insulinspiegels wird von der Kohlenhydratmenge bestimmt, die täglich verzehrt wird. Beim weitgehenden Kohlenhydratverzicht, stärker noch beim echten Fasten, kommt es sehr schnell zu stabilen, niedrigen Blutzuckerspiegeln. Auch wenn es auf den ersten Blick nicht einleuchten mag: Die Menge der Triglyzeride im Blut, ein weiterer wichtiger Marker eines gestörten Fettstoffwechsels, ist vom Kohlenhydratverzehr abhängig. Je weniger Kohlenhydrate, desto tiefer fallen die Triglyzeride. Das hängt u.a. mit der oben bereits angeführten Hemmung des Carnitin-Transportsystems durch hohe Insulinspiegel zusammen.

Die bei vielen Menschen mit hohem Kohlenhydratverzehr stark erhöhten Cholesterinwerte sind darauf zurückzuführen, dass ein Schlüsselenzym in der Herstellung von *körpereigenem* Cholesterin durch Insulin aktiviert wird: Die 3-Hydroxy-3-Methylglutaryl-CoA-Reduktase (HMG-CoA-Reduktase).

In der Ketose kommt es dagegen zu einem deutlichen Abfall des Gesamtcholesterins, denn weniger Insulin durch Kohlenhydratverzicht sorgt für weniger HMG-CoA-Reduktase im Körper und in der Folge für eine verringerte Cholesterinproduktion. Interessanterweise wirkt die bei hohen Cholesterinspiegeln häufig verordnete Medikamentengruppe der Statine ebenfalls, indem sie die HMG-CoA-Reduktase hemmt. [79] Da stellt sich die Frage, warum sollte man jahrelang nebenwirkungsträchtige Medikamente einnehmen, wenn sich die gleiche Wirkung durch eine simple Ernährungsumstellung erzielen lässt?

In der Ketose werden auch die Atmung sowie der Herzrhythmus verlangsamt und der Blutdruck wird gesenkt.

9.2.4 Entzündungsprozesse nehmen ab

Schon nach wenigen Tagen mit tiefer Ketose sind deutliche Veränderungen im Stoffwechsel messbar und sie äußern sich in erstaunlichen Heilwirkungen. So sinkt z.B. die Menge des entzündungsfördenden Botenstoffs Tumor-Nekrose-Faktor-Alpha (TNF-Alpha), der die Entzündungsreaktion im Stoffwechselweg vieler Gewebe, auch des Gehirns, vermittelt. Ein hoher Spiegel an TNF-Alpha vermindert z.B. die Neubildung von Hirnzellen und löst degenerative Prozesse im Gehirn aus. Auch das sog. C-reaktive Protein, ein weiterer wichtiger Entzündungsmarker, fällt in der Ketose ab. Und während entzündungsfördernde Stoffe abnehmen, kommt das Immunsystem in der tiefen Ketose in Hochform: Selbst die Zahl der Blutstammzellen, aus denen rote und weiße Blutkörperchen gebildet werden, steigt bis auf das Fünffache an!

9.2.5 Erhöhte Anzahl von Mitochondrien

Mitochondrien sind die Kraftwerke in jeder Zelle, sie produzieren über die sog. Atmungskette das energieliefernde ATP. Je mehr Mitochondrien eine Zelle aufweist und je aktiver diese sind, desto leistungsfähiger ist sie. Sehr viele Mitochondrien finden sich in Muskelzellen, besonders im Herzmuskel, der ja immer arbeiten muss. Aber auch Nerven-, Hirn- und Sinneszellen sind mit vielen Mitochondrien ausgestattet, um eine reibungslose Steuerung des Organismus sicherzustellen.

Im Tierversuch wurde festgestellt, dass eine ketogene Ernährung nicht nur die Menge der Mitochondrien in den Zellen steigert, sondern auch die Vitalität, die „Lebenskraft", der Mitochondrien erhöht. [83] Eine ketogene Ernährung sorgt auf diese Weise für einen verbesserten Energiehaushalt in allen Zellen des Körpers. Die so gestärkten Zellen sind nicht nur leistungsfähiger, sie können Krankheiten auch mehr Widerstand entgegen setzen. Das ist besonders wichtig, da bei vielen ernsten Erkrankungen Schäden im zellulären Energiestoffwechsel auftreten, so z.B. bei der Alzheimer- und der Parkinson-Krankheit, der Amyotrophen Lateralsklerose, bei Übergewicht und bei Krebs.

9.2.6 Ketose und Akne

Viele Menschen, vor allem junge Männer, leiden unter Akne. Die „Pickel" sind auf herkömmlichem Wege nur schwer zu bekämpfen. In der Regel kann der Entzündungsvorgang durch Medikamente beschleunigt werden, so dass die Abheilung schneller geschieht. Doch es scheint so, dass trotz Cremes und Salben immer der ganze Prozess durchlaufen wird: Es beginnt mit einer roten Pustel, die anschwillt und Eiter bildet, bevor die Rückbildung einsetzt. Eine unbefriedigende Situation, denn wieviel besser wäre es, die Entstehung von Akne zu verhindern, statt die Symptome zu behandeln?

Der US-Wissenschaftler Loren Cordain hat schon vor vielen Jahren auf die enge Beziehung von hohen Insulinspiegeln durch Kohlenhydratverzehr und Akne hingewiesen. Er hat den komplizierten Stoffwechselweg von hohem Insulin und, daraus folgend, hohem IGF-1 und den dadurch ausgelösten Wucherungs- und Entzündungsprozess in den Hautzellen eingehend beschrieben. [84]

Cordain war aufgefallen, dass Völker, die noch als Jäger und Sammler leben, nicht nur von unseren Zivilisationskrankheiten, sondern auch von Akne fast völlig verschont bleiben. [85] Die Lösung des Problems musste offensichtlich in der westlichen Ernährung gesucht werden. Cordain hat eine ganz einfache Methode empfohlen, das Auftreten von Akne zu verhindern:

Weniger Kohlenhydrate verzehren, vor allem weniger Einfachzucker! Auch Milchprodukte spielen nach Cordain beim Akneproblem eine Rolle, da Kuhmilch nicht nur insulinerhöhend wirkt, sondern ebenfalls die Spiegel von IGF-1 im Körper erhöht. [85]

Cordains Erkenntnisse wurden mittlerweile von anderen Wissenschaftlern bestätigt, wie eine Übersichtsarbeit zeigt [86]: Eine ketogene Ernährung greift entscheidend in die Entstehung von Akne ein und kann zu einem verbesserten Hautbild führen. Dabei weisen die Autoren dieser Studie darauf hin, dass sich bereits in den 1930er Jahren durch klinische Beobachtung, also aus der Praxis vieler Hautärzte, die Überzeugung durchgesetzt hatte, dass Kohlenhydrate an der Entstehung von Akne beteiligt sind. Doch in den 1960er Jahren wurde diese Meinung verworfen, als es nicht gelang, die Beteiligung von Kohlenhydraten in Experimenten nachzuweisen! [87]

Dieses Beispiel zeigt, dass wir viele Dinge immer wieder neu lernen müssen, wenn vermeintlich „alte" Erkenntnisse leichtfertig über Bord geworfen werden. Die Ärzte früherer Jahre waren nicht dümmer als die heutigen. Im Gegenteil: Die früher verbreitete holistische, also den ganzen Menschen betrachtende Sichtweise erweist sich in mancher Hinsicht der modernen Experimental-Medizin überlegen, die nicht selten die Übersicht verliert.

9.2.7 Die Ketose stärkt das Nervensystem, besonders das Gehirn

Selbst das Nervensystem, vor allem das Gehirn wird durch die Ketose beeinflusst, indem vermehrt sog. Neurotrophine hergestellt werden, welche die Reparatur und die Neubildung von Nervenzellen anregen. Das geschieht, indem das Neurotrophin-3-NT-3 ansteigt, ebenso wie der sog. Glial cell-derived neurotrophic factor (GDNF) und die sog. molekularen Chaperone. [88] Letzteres sind Proteine, welche in den Zellen die Ansammlung von Proteinverbindungen verhindern, die schwere Zellschäden auslösen (z.B. die Amyloide bei Morbus Alzheimer und die Tau-Proteine bei Morbus Parkinson).

In der Ketose kommt es auch zu einer um mehrere hundert Prozent erhöhten Produktion einer Substanz namens Brain Derived Neurotrophic Factor (BDNF, zu übersetzen mit „Nervenwachstumsfaktor im Gehirn"). [89] BDNF kann die Stammzellen im Gehirn anregen, neue Hirnzellen herzustellen. Diese Fähigkeit des Gehirns, sich selbst zu heilen, wurde „Neuroplastizität" getauft, zu übersetzen etwa mit „Nerven- bzw. Nervenzellformbarkeit".

Dabei werden auch die Rezeptoren der Zellmembranen im Gehirn vermehrt neu gebildet. Gleichzeitig steigt die Produktion von sog. Neurotransmittern, das sind Botenstoffe im Gehirn, welche an diese Rezeptoren „andocken". Das führt zu einer verbesserten Kommunikation zwischen den Hirnzellen und so zu einer gesteigerten geistigen Leistung. Zudem werden das Wachstum und die Vernetzung von sog. Axonen angeregt, das sind die Nervenbahnen im Körper, welche die Signale des Gehirns in die verschiedenen Gewebe übermitteln.

Das eröffnet ganz neue Perspektiven für die Behandlung von Altersdemenz und anderen degenerativen Erkrankungen des Gehirns. Langzeitstudien am Menschen dazu stehen leider noch aus, doch in Tierexperimenten hat sich ergeben, dass eine degenerative Erkrankung wie Morbus Alzheimer sich vermutlich um bis zu 20 Jahre hinausschieben lässt und Morbus Parkinson um 20-50 Jahre.

Der Gesunde profitiert ebenfalls durch die vermehrte Bildung von Neurotrophinen in der Ketose. Schon nach kurzer Zeit verbessert sich auch bei ihm die Fähigkeit, Muster zu unterscheiden, sowie das Kurz- und Langzeitgedächtnis. Man findet sich also in neuen Umgebungen schneller zurecht und behält Gelerntes besser.

Ein hoher Spiegel von BDNF verbessert neben der kognitiven Leistung auch die neuromuskuläre Koordination. So kann man Bewegungsabläufe (z.B. im Sport oder in der Rehabilitation nach Verletzungen) schneller perfektionieren und neue Bewegungen leichter erlernen.

9.2.8 Ketose und Kopfschmerzen

Ein Neurotransmitter dient dazu, Nervensignale über den sog. synaptischen Spalt zu transportieren und damit die Reizleitung in den Nervenbahnen zu gewährleisten. Glutamat ist der stärkste anregende Neurotransmitter im zentralen Nervensystem. Die Herstellung des Glutamats erfolgt direkt in den Nervenzellen, die es dann in die Synapsen entlassen, um einen anregenden Reiz auszulösen (siehe Tab. 37). Wenn sich nun zuviel Glutamat in den Synapsen befindet, dann kann es zu Überreizungen und Fehlfunktionen kommen, die nach Ansicht mancher Wissenschaftler für eine ganze Reihe von neurologischen Erkrankungen verantwortlich sind, darunter Epilepsie und Migräne. [90]

Ein zu hoher Glutamatspiegel kann sogar eine regelrechte Giftwirkung entfalten, die sog. Exzitotoxizität (von lat. excitare = antreiben und griech. toxicon = Gift). Die große Menge an Glutamat führt dann zu einer so starken Überreizung der Glutamatrezeptoren und in der Folge zu so vielen Fehlfunktionen, dass in den betroffenenen Nervenzellen die Apoptose, der programmierte Zelltod, ausgelöst wird. Das führt zum Absterben von Nervenzellen und zur Verschlimmerung von Erkrankungen im Gehirn bzw. Nervensystem.

Für den Abbau des Glutamats sind bestimmte Hirnzellen, die sog. Astrozyten, verantwortlich. Sie bauen das Glutamat mit Hilfe eines Enzyms in Glutamin um und verhindern so zu hohe Spiegel an Glutamat in den Synapsen. Dieses Glutamin dient dann in anderen Hirnzellen als Vorläufer zur Herstellung von Gamma-Amino-Buttersäure (GABA). GABA ist der am stärksten dämpfende Neurotransmitter im zentralen Nervensystem und damit ein Glutamat-Gegenspieler. Es vermittelt beruhigende und krampflösende Reize in den Nervenbahnen.

Bei einer Ernährung mit vielen Kohlenhydraten ist der Umbau von Glutamat zu Glutamin eingeschränkt, da die Astrozyten ihre Energieversorgung mit großen Mengen Glucose bestreiten müssen. In der Ketose kommt es dagegen zu einer Senkung des Glutamats und einer Anhebung des Spiegels von GABA, was dazu führt, dass die Stimmung ruhiger und ausgeglichener wird. Darüber hinaus wirkt es sich ausgesprochen vorteilhaft bei der Behandlung von Kopfschmerzerkrankungen aus.

9.2.8.1 Ketose und Migräne

Wir wissen bereits, dass gerade die Astrozyten im Gehirn große Mengen von Ketonen verstoffwechseln können. In der Ketose setzen diese Hirnzellen zur Energieproduktion besonders stark auf die Ketone Acetoacetat und Beta-Hydroxybutyrat (BHB). Das führt zu einem viel effizienteren Stoffwechsel in den Astrozyten. In der Folge kommt es zu deutlich erniedrigten Spiegeln an Glutamat und zur verstärkten Produktion von Glutamin. Weniger Glutamat führt zu einer Verminderung der anregenden Nervensignale. Aus dem jetzt reichlich vorhandenen Glutamin wird gleichzeitig mehr GABA gebildet und es werden vermehrt dämpfende Signale im zentralen Nervensystem vermittelt. [90]

Auf diese Weise übt die Ketose nicht nur eine beruhigende Wirkung aus, sie ermöglicht auch eine Linderung der Beschwerden bei Migräne und sie kann epileptische Anfälle verhindern. Denn beide Erkrankungen lassen sich auf eine Überreizung des Nervensytems zurückführen.

Darüber hinaus ist die entzündungshemmende Wirkung der Ketone im Gehirn als Wirkmechanismus bei der Linderung von Migräneattacken identifiziert worden, [91] ebenso wie eine verbesserte ATP-Produktion durch Ketone in Stress-Situationen [92] und eine verminderte Umwandlung von Glutamat in Aspartat in den Synapsen, was einerseits eine bessere Reizleitung erlaubt und gleichzeitig mehr Glutamat für die Produktion von Glutamin und nachfolgend, GABA bereitstellt. [90]

Maggioni et al [92] weisen darauf hin, dass bereits 1928 eine erste Studie zur Behandlung der Migräne mit einer Keto-Diät durchgeführt wurde. In dieser Untersuchung [93] ergaben sich bei neun von 28 Patienten Verbesserungen des Krankheitsbildes. In den 1930er und 1940er Jahren wurden allerdings neue Medikamente eingeführt, so dass die Anwendung der Keto-Diät bei dieser Erkrankung wieder in den Hintergrund trat. Heute ist die Keto-Diät als effektive Vorbeugung gegen Migräneanfälle wieder sehr gefragt, wie eine aktuelle Studie feststellt. [91]

Tab. 37 Signalübermittlung der Nervenzellen über die Synapsen

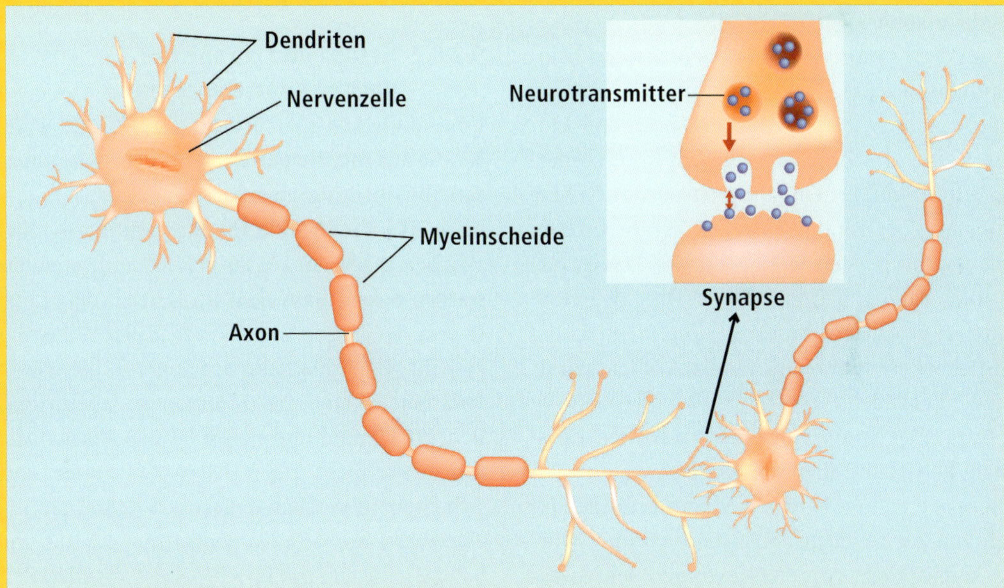

Die Nervenzellen (Neuronen) im Körper des Menschen bilden kurze und lange Fortsätze aus. Die kurzen Dendriten empfangen die Signale, welche die langen Axone einer anderen Nervenzelle aussenden. Der „Kontakt" von Axon und Dendrit wird Synapse genannt. Das Axon schickt sog. Neurotransmitter aus, die den synaptischen Spalt zum Dendriten überwinden und das Signal vermitteln. Damit die Reizleitung in den langen Axonen schneller geschieht – sie können bis zu einem Meter lang werden – sind die Axone von einer isolierenden Schicht geschützt, der sog. Myelinscheide.

Die Vernetzung der Nervenzellen untereinander ist unglaublich: Ein Neuron kann im Gehirn mit mehr als 100.000 anderen verbunden sein.

Grafik: Shutterstock.com/Sakurra 715851178

In einer Untersuchung [94] wurde bei 45 übergewichtigen Patienten, denen über sechs Monate eine streng kalorienreduzierte Keto-Diät zur Gewichtsabnahme verordnet wurde, auch deutliche Besserungen ihrer Migränebeschwerden festgestellt. Nach einem Monat war sowohl die Häufigkeit der Migräneattacken stark gefallen (von durchschnittlich 2,9 pro Monat auf 0,71), als auch die Anzahl der Tage mit Kopfschmerzen (von 5,11 auf 0,91) und die Medikamenteneinnahme (von 4,91 Dosen auf 0,51). Im zweiten Monat nahmen die Beschwerden zwar wieder zu, doch selbst im sechsten Monat waren die Verbesserungen noch messbar (2,16 Migräneattacken, 2,78 Tage mit Kopfschmerzen und 3,71 Medikamenten-Dosen).

In der Kontrollgruppe, die eine streng kalorienreduzierte, aber kohlenhydratreiche Diät erhalten hatte, wurde dagegen erst nach drei Monaten eine Abnahme der Tage mit Kopfschmerzen und Tabletteneinnahme beobachtet. Eine Abnahme der Häufigkeit von Migräneattacken trat erst im sechsten Monat ein. [94] Das ist vermutlich darauf zurückzuführen, dass die Ketose durch eine Kalorienbeschränkung nicht so tief ausfiel wie es beim weitgehenden Kohlenhydratverzicht geschieht.

Bei einer Studie mit einer zyklischen Keto-Diät, die 47 Jahre alten Zwillingsschwestern [95] mit schweren und häufigen Migräneattacken eigentlich zur Gewichtsabnahme verordnet wurde, kam es sogar zum Verschwinden der Migräne. Die Schwestern litten zuvor unter 5-7 Attacken pro Monat, mit starken, pochenden Kopfschmerzen von bis zu 72 Stunden Dauer, hoher Geräuschempfindlichkeit und Übelkeit bis zum Erbrechen. Nach drei Tagen in der Ketose waren die Patientinnen beschwerdefrei. Erst nach dem Wechsel zu einer kohlenhydratreichen, kalorienreduzierten Diät traten die Migräneanfälle wieder auf, wenn auch mit verringerter Intensität. Auch hier zeigt sich wieder, dass die schwächer ausfallende Ketose durch Kalorieneinsparung allein keine starke Linderung bringt. Sobald wieder auf die Keto-Diät umgeschwenkt wurde, verschwanden die Migräneanfälle erneut. [95]

Das war umso bemerkenswerter, weil die Schwestern während der gesamten Diät – egal ob ketogen oder kohlenhydratreich – nicht auf sog. Triggersubstanzen (Phenylethylamin, Tyramin, Aspartam, Glutamat, Nitrate, Nitrite und Coffein) verzichtet hatten, die nach herkömmlicher Lehrmeinung eine Migräne auslösen können. Die Forscher berichten auch von vorläufigen Ergebnisse einer weiteren Studie mit der Keto-Diät an 52 Migränepatienten, wo es bei 90 % der Teilnehmer zu Verbesserungen kam. [95]

9.2.8.2 Ketose und chronische Cluster-Kopfschmerzen

Eine aktuelle Untersuchung zur Wirkung der Ketose auf sog. chronische Cluster-Kopfschmerzen [96] brachte ebenfalls erstaunliche Ergebnisse. Bei dieser Erkrankung kommt es über Wochen und Monate zu gehäuft auftretenden, starken Schmerzattacken im Bereich der Schläfe und des Auges. In schweren Fällen treten bis zu acht Schmerzanfälle pro Tag auf, die jeweils zwischen 15 und 180 Minuten andauern können. Elf Männer und sieben Frauen, die auf Medikamente nicht mehr ansprachen, unterzogen sich einer 12 Wochen dauernden Keto-Diät. Pro Tag waren nur 15 g Kohlenhydrate erlaubt und 0,7-1,2 g Protein pro kg Körpergewicht; den Rest der Kalorien lieferte Fett. Bei elf Patienten traten während der Keto-Diät keine Schmerzattacken mehr auf! [96]

Sechs Patienten waren in den ersten vier Wochen beschwerdefrei, zwei weitere nach acht Wochen und bei drei Patienten dauerte es zwölf Wochen, bis die Schmerzanfälle verschwunden waren. Vier andere Patienten erzielten immerhin eine um 50 % verringerte Häufigkeit der Schmerzanfälle. Bei den drei Studienteilnehmern, die keine Verbesserungen des Krank-

Tab. 38 Die Heilwirkungen der Ketose im Überblick

Das Intervallfasten mit kohlenhydratreicher Ernährung erzeugt die geringste Ketose; eine ketogene Ernährung dagegen schon eine längere Ketose. Die optimierte Keto-Diät mit Intervallfasten ist noch einmal deutlich effektiver und das echte Fasten, ganz ohne Nahrungszufuhr, erzeugt die tiefste und am längsten anhaltende Ketose. Die Heilwirkungen der Ketose sind natürlich am stärksten, je tiefer und länger sie ausfällt.

Herz-Kreislaufsystem: Blutzucker-, Cholesterin-, Triglyzerid- und Insulinwerte fallen deutlich ab. Es ergibt sich eine Verbesserung des Krankheitsbildes bei Arteriosklerose. Die Überlebensrate nach einem Herzinfarkt wird verbessert durch verstärktes Blutgefäßwachstum und vermindertes Absterben von Herzmuskelzellen.

Entzündungssenkende Effekte: Das Keton Beta-Hydroxybutyrat, das in der Ketose in großen Mengen gebildet wird, hemmt den entzündungsfördernden Stoffwechselweg NLRP3, das entzündungsfördernde Enzym HDAC und führt zu einer vermehrten Bildung der starken Antioxidantien Glutathion und Alpha-Liponsäure. In der Ketose sinkt darüber hinaus der entzündungsfördernde Botenstoff Tumor-Nekrose-Faktor-Alpha (TNF-Alpha) ab, sowie das C-reaktive Protein, ein weiterer wichtiger Entzündungsmarker.

Diabetes: Stark verbesserte Insulinempfindlichkeit und deutliche Besserung des Krankheitsbildes beim Metabolischen Syndrom. Bei konsequenter Anwendung einer ketogenen Diät kann Diabetes Typ II in vielen Fällen geheilt werden, beim Typ I ergibt sich ein verringerter Insulinbedarf.

Akne: Eine ketogene Stoffwechsellage, bzw. genauer, der Verzicht auf Kohlenhydrate und Milchprodukte heilt Akne innerhalb weniger Wochen.

Mehr Mitochondrien: In der Ketose steigt die Zahl und die Vitalität dieser energieliefernden Zellorganellen deutlich an. So kommt es zu einem verbesserten Energiestoffwechsel und weniger Oxidationsschäden.

Gehirn und Nervensystem: In der Ketose werden vermehrt sog. Neurotrophine produziert, welche die Reparatur und die Neubildung von Nervenzellen anregen. Gleichzeitig kommt es zu einer gesteigerten Synthese von Neurotransmittern. Wachstum und Vernetzung von Axonen werden angeregt. Stark gesteigerte Produktion des Brain Derived Neurotrophic Factor (BDNF), damit verstärkte Neuroplastizität. Daraus ergeben sich Verbesserungen bei der Behandlung von Altersdemenz und anderen degenerativen Erkrankungen des Gehirns. Durch die Ketose kommt es auch zu deutlichen Verbesserungen bei Epilepsie.

Kopfschmerzen: In der Ketose wird weniger Glutamat und viel mehr GABA gebidet. Diese Verschiebung bei den Neurotransmittern im Gehirn führt zu erstaunlichen Heilerfolgen bei Migräne und chronischen Cluster-Kopfschmerzen.

Hemmung des mTOR-Signalwegs: Durch die Hemmung dieses degenerativen Stoffwechselweges kommt es zu positiven Auswirkungen bei Diabetes und Krebs sowie bei der Degeneration von Nervenzellen und weiteren Stoffwechselentgleisungen (siehe auch 11.5).

Verstärkte Autophagie: Durch den Neuaufbau beschädigter Zellstrukturen kommt es zu einer besseren Funktion aller Gewebe im Körper und zu einer Stärkung der Widerstandskräfte (siehe auch Kap. 11).

Krebshemmende Wirkung: Das Keton Beta-Hydroxybutyrat hemmt direkt das Wachstum von Krebszellen. Eine weitere Verlangsamung des Tumorwachstums stellt sich ein, da den Krebszellen das Energiesubstrat Glucose entzogen wird. Durch die Insulinabsenkung sowie die Hemmung von mTOR und IGF-1 kommt es zu einer weiteren Wachstumhemmung entarteter Zellen. Durch die Hemmung entzündungsfördernder Stoffwechselwege und eine verstärkte Autophagie werden Krebszellen ebenfalls bekämpft. Eine Chemotherapie wirkt in der Ketose nicht nur deutlich effektiver, sondern entfaltet auch viel weniger Nebenwirkungen.

heitsbildes erzielen konnten, hatte zumindest einer Schwierigkeiten, in die Ketose zu gelangen, [96] so dass eine zu geringe Menge von Ketonen im Organismus für die ausbleibende Wirkung verantwortlich gemacht werden könnte. Dafür spricht auch, dass die Studienteilnehmer eine normale Keto-Diät durchgeführt hatten, bei der Zwischenmahlzeiten erlaubt waren. Die optimierte Keto-Diät, die ohne Snacks auskommt und Intervallfasten mit hinzunimmt, erzielt höhere Ketonspiegel im Körper und dürfte vermutlich bessere Ergebnisse zeigen.

9.2.9 Ketose hemmt die Krebsentstehung und -ausbreitung

Eine ketogene Stoffwechsellage zeigt in der Vorbeugung gegen Krebs entscheidende Vorteile. Aber auch bei der Bekämpfung von Krebs, wenn er ausgebrochen ist, wirkt sich die Ketose ausgesprochen positiv aus. Das liegt am Stoffwechsel der entarteten Zellen. Denn Krebszellen leben von Glucose – diese bahnbrechende Entdeckung war in Deutschland bereits in der zweiten Hälfte der 1800er Jahre gemacht worden. Der deutsche Mediziner Otto Warburg nahm das Thema später wieder auf und erhielt für die Erforschung des Stoffwechsels der Krebszellen 1931 den Nobelpreis. Die Rolle der ketogenen Ernährung bei Krebs ist in Kapitel 12 eingehend beschrieben.

9.2.10 Andere degenerative Erkrankungen

Aufgrund der ermutigenden Ergebnisse von immer mehr wissenschaftlichen Studien zum Einsatz der ketogenen Ernährung bei neurologischen Erkrankungen empfiehlt die Übersichtsarbeit von Paoli et al einen Paradigmenwechsel. [60] Deren Autoren kommen zu dem Schluss, dass der gestörte Energiestoffwechsel der Nervenzellen, der sich durch eine höhere Menge von Ketonen im Organismus beheben lässt, bei der Behandlung zukünftig verstärkt berücksichtigt werden sollte. Auch der gesteigerten Synthese der wichtigen, hoch ungesättigten Fettsäuren, wie sie in der Ketose vorkommt, müsse mehr Beachtung geschenkt werden, da die Erregbarkeit der Nervenzellen dadurch gesteigert wird und Fehlfunktionen abnehmen.

9.3 Fazit

Eine ketogene Ernährung, besonders aber die tiefe Ketose, welche durch die Kombination mit den verschiedenen Fastenmodellen erzielt wird, ist also nicht nur die optimale Lösung für einen schnellen Fettabbau. Sie hat darüber hinaus auch enorme Auswirkungen auf die Gesundheit. Es scheint fast so, als hätte die Natur es mit Bedacht so eingerichtet und der Körper braucht regelmäßig Zeiten ohne Nahrungszufuhr, um gesund und leistungsfähig zu bleiben. Wenn man sich dagegen unser Essverhalten heute anschaut, mit regelmäßigen, kohlenhydratreichen Mahlzeiten jeden Tag (selbst dazwischen werden häufig noch süße Snacks und gesüßte Getränke verzehrt), dann darf man sich nicht wundern, wenn bei so vielen Menschen der Stoffwechsel entgleist und es mit der Zeit zu degenerativen Erkrankungen kommt, bis hin zum Krebs.

Die durch die Ketose ausgelösten Heilwirkungen lassen sich aber mit den positiven Wirkungen der Ketone und verminderten Entzündungen im Körper nicht hinreichend erklären. Offensichtlich kommt es in der Ketose zu weitergehenden Umstellungen im Organismus des Menschen, die in der Summe zu einer enormen Widerstandsfähigkeit gegen Krankheiten und zu außerordentlichen Heilungserfolgen führen. Die entscheidenden Faktoren neben den Wirkungen der Ketone sind heute identifiziert: Weniger freie Radikale und damit weniger Oxidationsschäden und eine gesteigerte Autophagie. Das soll in den folgenden Kapiteln beschrieben werden.

*

10. Eine kohlenhydratreiche Ernährung macht alt und krank

Wir kommen noch einmal auf die Kohlenhydrate zurück. Die Nachteile eines hohen Kohlenhydratverzehrs hinsichtlich einer verstärkten Speicherung von Körperfett wurden ja bereits angesprochen, ebenso wie die Ausschaltung des Fettabbaus durch viele Kohlenhydrate in der Nahrung. Doch ein hoher Kohlenhydratverzehr verursacht auch gravierende Schäden in allen Zellen des Körpers. Das geschieht durch eine zu hohe Oxidation von Glucose in ihren Mitochondrien, was zum sog. oxidativem Stress führt: Die antioxidativen Schutzsysteme werden überfordert und es kommt zu immer größeren Schäden, bis hin zum Absterben der Zellen.

Wir wissen bereits, dass der Körper eine gewisse Menge Glucose braucht. Wenn ihm diese durch eine ketogene Diät oder Fasten vorenthalten wird, dann stellt er sie durch Gluconeogenese aus anderen Vorläufern selbst her. Auf diese Weise werden die auf Glucose angewiesenen Organe zuverlässig versorgt. Die in der Ketose gebildeten Ketone und ein Teil der freien Fettsäuren dienen jetzt als Hauptenergiequelle für alle anderen Gewebe. Da eine Ketose den oxidativen Stress im Körper stark reduziert, können wir davon ausgehen, dass die kleine Menge Glucose, die dann noch im Organismus zirkuliert, kein Problem darstellt. Doch wie sieht es aus, wenn Kohlenhydrate die Hauptenergiequelle in der Nahrung darstellen? Das hat gravierende Auswirkungen im Körper, wie im Folgenden dargelegt werden soll.

10.1 Glucose und Sauerstoffradikale

Man weiß heute, dass Glucose in allen Zellen des Körpers viel mehr schädliche Oxidationsprodukte erzeugt als der Einsatz von Ketonen zur Energiegewinnung. Dabei handelt es sich um Sauerstoffradikale, die früher „freie Radikale“ genannt wurden, heute dagegen häufig auch als ROS – Reactive Oxygen Species – bezeichnet werden. Das wird am Beispiel von Diabetikern besonders deutlich, denn bei ihnen zeigen sich durch einen gestörten Zuckerstoffwechsel die Probleme mit Sauerstoffradikalen besonders deutlich. Der aus der Verstoffwechselung von Glucose in den Zellen entstehende oxidative Stress – d.h. das Ungleichgewicht zwischen der Vielzahl von Sauerstoffradikalen und den antioxidativen Schutzmechanismen des Körpers – ist die Hauptursache für die fortschreitende Verschlechterung des Krankheitsbildes beim Diabetes. [97] (Zum Aufbau einer Zelle siehe Tab. 39, zu den Schäden durch Sauerstoffradikale siehe Tab. 4; beide auf den folgenden Seiten)

Doch auch bei vielen anderen degenerativen Erkrankungen sind die antioxidativen Schutzsysteme des Körpers überfordert. So finden sich erhöhte Spiegel von Sauerstoffradikalen bei vielen Krebserkrankungen, so z.B. der Prostata, des Darms, der Gebärmutter, der Bauchspeicheldrüse, der Brust, der Leber, der Blase, der Haut und des Gehirns. [98]

Selbst die Bildung der sehr schädlichen AGEs (Advanced Glycation End Products) wird durch Sauerstoffradikale gefördert. [99] Dabei verbinden sich Einfachzucker wie Fructose, Glucose oder Galactose mit Zellbestandteilen wie Proteinen, Fetten oder Nukleinsäuren. Diese AGEs können „unkontrolliert mit körpereigenen Strukturen reagieren“ [100] und den Zell-

Tab. 39 Aufbau einer Zelle

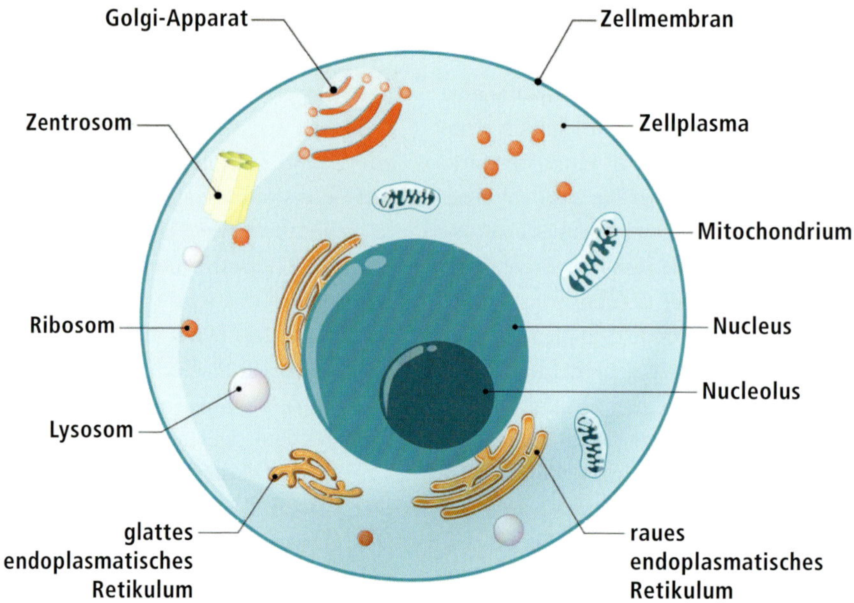

Alle Organe des Körpers, die Knochen und die Haut bestehen aus einzelnen Zellen. Trotz ihrer unterschiedlichen Funktionen sind sie alle ähnlich aufgebaut.

Die Abbildung oben zeigt im vereinfachten Schema eine menschliche Zelle. Sie ist umgegeben von der Zellmembran, die auf ihrer Oberfläche über Transportstrukturen verfügt (hier nicht dargestellt), die den Transport von Nährstoffen in die Zelle erlauben.

Der Innenbereich der Zelle wird Cytoplasma genannt. Darin befindet sich ein Zellkern (Nucleus), der im sog. Nucleolus („Kernchen") die Erbinformation in Form der Desoxyribonukleinsäure (DNS) enthält. Diese Erbinformation wird von der Ribonukleinsäure (RNS) abgelesen und in Form der Boten-Ribonukleinsäure (mRNS) übermittelt (DNS, RNS und mRNS sind hier nicht dargestellt). Im endoplasmatischen Reticulum und in den Ribosomen werden mit diesen abgelesenen Erbinformationen Proteine hergestellt. Im Golgi-Apparat werden diese Eiweiße dann für ihre speziellen Funktionen umgebaut, um den Zellstoffwechsel zu steuern.

Das Zentrosom ist ein Zellorganell, das als „Architekt" des Zellskeletts die Teilung, die Bewegung und die Form der Zelle kontrolliert.

Die Energie für alle diese Vorgänge wird in den Mitochondrien, den „Kraftwerken der Zelle", erzeugt. Hier wird im sog. Citratzyklus aus dem Energievorläufer Acetyl-CoEnzym A das Adenosin-Triphosphat (ATP) gebildet, welches Energie für den gesamten Zellstoffwechsel liefert.

Das Lysosom enthält Enzyme, die zellfremdes Material wie Krankheitserreger, aber auch zelleigenes Material wie verbrauchte Proteine und andere Zellbestandteile auflösen können. Aus den Bestandteilen werden dann neue Proteine und Zellorganellen aufgebaut.

Grafik: Shutterstock.com/Designua 1295313037

stoffwechsel gravierend stören. Sie verstärken auch Entzündungsprozesse im Körper. Besonders Fructose und Getreide, vor allem Weizen, sind als starke AGE-Bildner bekannt. Oxidativer Stress und chronische Entzündungen fördern wiederum die Bildung von AGE, [100] so dass ein sich selbst verstärkender „Teufelskreis" ausgelöst wird. Diese AGE sind für eine Vielzahl von Komplikationen verantwortlich, die mit der Diabetes einhergehen. [99]

10.2 Die Mitochondrien werden besonders stark geschädigt

In jeder Zelle des Körpers sind die Mitochondrien besonders betroffen vom erhöhten Anfall von Sauerstoffradikalen (zu den körperlichen Auswirkungen siehe Tab. 41). Denn in den Mitochondrien entstehen diese radikalen Moleküle bei der Energiegewinnung aus Glucose. Bei einem durch Kohlenhydratmast oder Diabetes erhöhten Blutzuckerspiegel kommt es sogar zu einer „Überflutung" dieser wichtigen Zellkraftwerke mit Glucose und zu gravierenden Schäden an den Mitochondrien. [101]

Doch der Blutzuckerspiegel muss für eine Schädigung der Mitochondrien nicht einmal besonders hoch ausfallen: Schon ein moderater Anstieg („mild increase" im Original) führt zu mehr Sauerstoffradikalen, dadurch zu einer Funktionsstörung und einer „Schwellung" der Mitochondrien (ein Anwachsen um bis zu 50 %). Es ist bekannt, dass dieser Effekt dem Absterben von Nervenzellen vorausgeht. [102]

Die Giftwirkung der Glucose („glucotoxicity" im Original) kann verhindert werden, wenn die Entstehung der Sauerstoffradikale blockiert wird [102] – ein eindeutiger Hinweis, dass genau sie für die Schäden verantwortlich sind. Heute weiß man, dass Glucose den Anfall von Sauerstoffradikalen in den Mitochondrien immer erhöht, egal ob in der Zelle viel oder wenig Glucose angeliefert wird. [98]

Tab. 40 Zellschäden durch Sauerstoffradikale

Es ist ungemein wichtig, den Anfall von Sauerstoffradikalen in den Zellen des Körpers gering zu halten. Kommt es zu oxidativem Stress, sind die Schäden beträchtlich, die von Sauerstoffradikalen angerichtet werden:

In der Zellmembran
- Schädigung von Rezeptoren, dadurch Störung der Signalvermittlung
- Inaktivierung von Transportsystemen führt zu einem verminderten Einstrom von Nährstoffen in die Zelle
- Oxidation der mehrfach ungesättigten Fettsäuren führt zu Schäden an der Zellhülle

Im Zellkern
- Schäden an der DNS: Veränderung und Bruch von Genabschnitten, dadurch Mutationen bis hin zum Krebs möglich
- Schäden an der RNS führen zum Aufbau fehlerhafter Strukturen in der Zelle, vor allem zur Störung des Proteinaufbaus

In den Mitochondrien
- Schäden an Struktur und Funktion haben eine eingeschränkte Energieproduktion zur Folge, können sogar zum Absterben des Mitochondriums führen

Im Zellplasma
- Inaktivierung von Vitaminen und Enzymen stört den gesamten Zellstoffwechsel
- Anhäufung von oxidierten Proteinen führt zu „Zellmüll", weiterer Funktionsverlust der Zelle

Aufzählung angelehnt an:
ab o.V.: Zellatmung. Verband für ganzheitliche Gesundheitsberatung e.V., https://gesundheitsverband.net/geheimnisse-des-lebens/grundprinzipien-des-lebens/zellatmung

Dazu muss man wissen, dass bei der Energieproduktion in den Mitochondrien immer Sauerstoffradikale entstehen. Das gehört zum normalen Stoffwechsel dieser Zellkraftwerke. Kommt es zu einem moderaten Anstieg der Sauerstoffradikale, bzw. zu einem kurzfristig stärkeren Anstieg, dann dient das als Signal, welches die Anpassung an den gestiegenen oxidativen Stress auslöst. Jetzt werden vermehrt Prozesse angestoßen, die das Gleichgewicht im Mitochondrium wieder herstellen. Einer davon ist die gesteigerte Aufnahme von Glucose, um mehr Energie dafür zur Verfügung zu haben [98] – auch das ist eine normale Anpassung an den oxidativen Stress.

Doch wenn, wie bei einem hohen Kohlenhydratverzehr oder einem gestörten Glucosestoffwechsel, z.B. beim Diabetiker, die Zahl der Sauerstoffradikale zu hoch ausfällt oder gar langfristig stark erhöht bleibt, dann kommt es zu einer fatalen Fehlreaktion. Die Forscher sprechen von einem „Teufelskreis“: Das Mitochondrium versucht jetzt, durch Aufnahme von noch mehr Glucose verstärkt Energie zu produzieren, um der Lage Herr zu werden. Doch je mehr Glucose ins Mitchondrium gelangt, desto mehr Sauerstoffradikale fallen an und die dadurch ausgelösten Schäden werden immer größer. [98] Das führt nicht nur zu einer eingeschränkten Funktion – einer geringeren Energieproduktion für die Zelle – es kann sogar zum Absterben des Mitochondriums bzw. der ganzen Zelle führen! Die Wissenschaftler kamen zu dem Schluss, dass dieser krankmachende Zyklus nur unterbrochen werden kann, wenn die Anzahl der Sauerstoffradikale wieder auf ein normales, niedriges Niveau abgesenkt wird. [98]

Die einfachste Möglichkeit dafür besteht in einem Verzicht auf Kohlenhydrate. In der so entstehenden Ketose wird der Energieträger Glucose durch Ketone und freie Fettsäuren ersetzt. Zwar fallen bei der Oxidation von Fettsäuren ebenfalls vermehrt Sauerstoffradikale an, [103] doch durch Ketone werden die antioxidativen Schutzmechanismen des Mitochondriums nur wenig in Anspruch genommen. In der Summe kommt es zu einem stark verringerten oxidativen Stress, dergestalt, dass sogar antioxidative Kapazitäten frei werden! Und obwohl man früher noch keinen so genauen Einblick in den Stoffwechsel des Mitochondriums hatte, war doch durch Beobachtung schon erkannt worden, dass Kohlenhydratverzicht bei Diabetes hilft. So wurde die Zuckerkrankheit früher traditionell mit einer kohlenhydratarmen Diät behandelt!

10.3 Der Alterungsprozess und wie er verlangsamt werden kann

Der Alterungsprozess wird heute ursächlich auf die zunehmende Anhäufung von „Zellmüll“ in den Zellen des Körpers zurückgeführt. Dieser „Zellmüll“ besteht aus beschädigten Proteinen, Fettbestandteilen und sogar ganzen Zellorganellen wie z.B. funktionsuntüchtigen Mitochondrien. Die Schädigung dieser Zellbestandteile geschieht vorwiegend durch sog. oxidativen Stress. Das bedeutet, die Oxidation, die in jeder Zelle geschehen muss, damit sie leben kann, nimmt überhand: Die vielen freien Radikale, die in der „gestressten“ Zelle anfallen, können von den zelleigenen, antioxidativen Schutzsystemen nicht mehr bewältigt werden. Gleichzeitig ist die Autophagie (siehe Kapitel 11), d.h. der Abbau der beschädigten Zellbestandteile gestört, was zur Anhäufung von „Zellmüll“ führt. Beides, der vermehrte Anfall von freien Radikalen und der zunehmende Zellmüll, stört aber die ordnungsgemäße Funktion der Zelle – sie altert.

Schon länger ist bekannt, dass eine Einschränkung der Kalorienzufuhr dazu führt, dass die Zellen des Körpers besser funktionieren. Die Energieproduktion in den Zellen wird ökonomisiert, es werden weniger Sauerstoffradikale gebildet und der angefallene „Zellmüll“ wird verstärkt abgebaut. Die erste Erklärung dafür war jene, dass weniger Nahrung auch weniger

Oxidation zu ihrer Verwertung erfordert. Daher werden weniger Sauerstoffradikale gebildet und die Zellen können sich erholen. Das ist nicht falsch, aber lange nicht die ganze Geschichte.

Wie neue wissenschaftliche Studien ergeben haben, verringert eine Kalorienreduktion tatsächlich den oxidativen Stress für die Mitochondrien. Doch sie regt gleichzeitig auch die Bildung neuer Mitochondrien an. [104] Da jetzt mehr Mitochondrien in jeder Zelle vorhanden sind, kann die Energieproduktion in jedem einzelnen Mitochondrium zurückgefahren werden – ohne dass in der Summe weniger Energie produziert wird. Es widerstrebt mir eigentlich,

Tab. 41 Eine gestörte Mitochondrienfunktion betrifft alle Organe

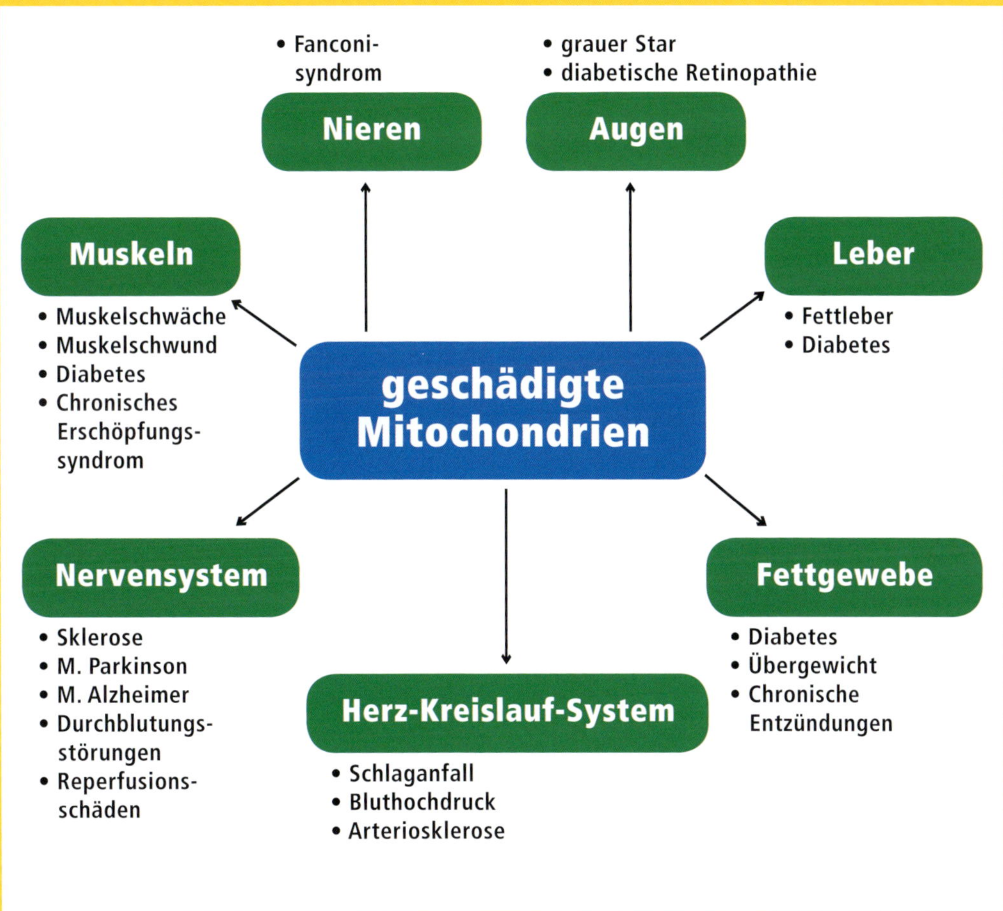

• Fanconi-syndrom
Nieren
• grauer Star
• diabetische Retinopathie
Augen
Muskeln
• Muskelschwäche
• Muskelschwund
• Diabetes
• Chronisches Erschöpfungs-syndrom
Leber
• Fettleber
• Diabetes
geschädigte Mitochondrien
Nervensystem
• Sklerose
• M. Parkinson
• M. Alzheimer
• Durchblutungs-störungen
• Reperfusions-schäden
Fettgewebe
• Diabetes
• Übergewicht
• Chronische Entzündungen
Herz-Kreislauf-System
• Schlaganfall
• Bluthochdruck
• Arteriosklerose

Grafik in Anlehnung an [ac] Martin-Montalvo A, de Cabo R: Mitochondrial Metabolic Reprogramming Induced by Calorie Restriction. Antioxid Redox Signal. 2013 Jul 20; 19(3): 310–320.

eine Zelle mit einem Motor zu vergleichen, aber man kann sich das tatsächlich so vorstellen, dass mehr Zylinder jetzt mehr PS liefern. Daher kann die Drehzahl des Motors für die gleiche Leistung geringer ausfallen.

Auf diese Weise sinkt der Sauerstoffverbrauch in jedem einzelnen Mitochondrium. Das führt dazu, dass bei der Verbrennung zur Energiegewinnung jetzt weniger Sauerstoffradikale anfallen. Trotzdem wird die Energieproduktion auf gleichem Niveau beibehalten, denn mehr Mitochondrien, die „langsamer laufen“, produzieren jetzt weniger Sauerstoffradikale. So wird der oxidative Stress reduziert, der mit zunehmender Alterung einhergeht und eine lebensverlängernde Wirkung erzielt. Dieser Effekt wurde vielfach bewiesen – von der Hefe im Labor bis hin zu wissenschaftlichen Studien am Menschen. [105]

Viel Aufsehen haben dabei Untersuchungen auf der japanischen Insel Okinawa erregt. In den Notzeiten des Zweiten Weltkrieges waren die Japaner dort gezwungen, mit sehr wenig Nahrung auszukommen. Doch während man durch diese Mangelversorgung eigentlich eine geschwächte Gesundheit erwartet hatte, geschah das Gegenteil: Bei den Einwohnern von Okinawa zeigte sich eine verlangsamte Alterung und das geringste Auftreten von altersbedingten Erkrankungen weltweit! Als nach dem Krieg wieder bessere Zeiten kamen und die Ernährung üppiger ausfiel, verschlechterte sich der Gesundheitszustand der Inselbewohner aber wieder, bis nach einiger Zeit altersbedingte Erkrankungen in der gleichen Häufigkeit auftraten, wie überall sonst in der zivilisierten Welt. [106]

Eine Verbesserung der Mitochondrienfunktion wirkt sich bei vielen Erkrankungen positiv aus, besonders aber bei den Organen, die einen hohen Energieumsatz aufweisen, wie die Tab. 41 zeigt. Die Muskulatur als größtes Organ des Körpers profitiert davon am meisten: Wie Tierversuche ergeben haben, lässt sich durch eine langfristig verbesserte Mitochondrienfunktion die Ausdauerleistung der Muskulatur von älteren auf das Niveau junger Individuen bringen. [107] Gesunde Mitochondrien beeinflussen natürlich auch andere Prozesse im Körper positiv, wie z.B. den Insulin- und den Fettstoffwechsel. Aber auch Erkrankungen der Leber, der Nieren, der Augen, des Herz-Kreislauf- und des Nervensystems sowie des Gehirns profitieren von einer besseren Energieversorgung bei weniger Anfall von Sauerstoffradikalen in den Zellen.

10.3.1 Ist die Kalorienreduktion wirklich der Grund?

Wenn sich derart entscheidende Gesundheitsvorteile erzielen lassen, indem man die Nahrungsaufnahme einschränkt, dann ist es sinnvoll, das genauer zu betrachten. Was ändert sich zuerst im Stoffwechsel des Menschen, wenn weniger gegessen wird? Das wissen wir bereits: Die verringerte Nahrungsmenge führt zu geringeren und kürzer ausfallenden Anstiegen von Insulin. Das erlaubt dem Gegenspieler dieses Hormons, dem Glucagon, jetzt vermehrt Fettsäuren aus den Fettzellen freizusetzen, um den Nahrungsmangel auszugleichen. Ein Teil dieser Fettsäuren wird direkt von den Körpergeweben genutzt, ein anderer Teil in Ketone umgewandelt, die ebenfalls der Energieversorgung dienen. Es kommt bei einer Einschränkung der Nahrungsaufnahme also mehrmals am Tag zu einer milden Ketose, die in der Nacht (wenn nichts gegessen wird) auch tiefer ausfallen kann. Das führt nicht nur zu einem Abbau von Körperfett, sondern auch zu einer weiteren Stoffwechselumstellung.

Da in der Ketose – bei Abwesenheit von Insulin, Glucose und Protein im Blut – AMPK ansteigt, wird mTOR gehemmt und eine gesteigerte Autophagie kommt ebenfalls ins Spiel (diese wichtigen Prozesse werden im nächsten Kapitel erläutert). Das bedeutet, neben einer verbesserten Mitochondrienfunktion werden eine Vielzahl weiterer, positiver Stoffwechselprozesse angestoßen, wie z.B. ein gesteigerter Abbau von defekten Proteinen und Zellorganellen in jeder Körperzelle. Das erlaubt ebenfalls eine bessere Funktion der Zellen. Die oxidativen Schutzsysteme des Körpers können sich erholen durch mehr und „langsamer laufende" Mitochondrien in allen Zellen. Dazu kommen die antioxidativen Wirkungen des Ketons BHB und des stärksten Antioxidants im Körper, des Glutathions – beide Substanzen werden in der Ketose verstärkt produziert. Der Auslöser der Zellgesundung ist also ursächlich nicht die Kalorienreduktion, sondern die Ketose, die dadurch hervorgerufen wird!

All diese Effekte einer Kalorienreduktion lassen sich natürlich noch deutlich steigern, wenn eine ketogene Ernährung gewählt wird, bzw. Intervallfasten dazugenommen wird. Im letzten Fall spielt die Nahrungsmenge auch keine so große Rolle mehr, sondern eher das Zeitfenster, in dem gegessen wird – je kürzer dieses ausfällt, desto stärker die gesundheitlich positiven Wirkungen.

10.4 Freie Radikale mit Nahrungsergänzungen bekämpfen?

Für den Alterungsprozess werden schon länger die sog. freien Radikale verantwortlich gemacht (heute werden sie auch als „Sauerstoffradikale" bezeichnet). Die Theorie der Alterung durch freie Radikale wurde umbenannt in die Theorie der Alterung durch oxidativen Stress.[108] Dieser oxidative Stress führt zu Schäden an den Mitochondrien in allen Zellen des Körpers. Bisher glaubte man, dass Sauerstoffradikale am besten mit Antioxidantien bekämpft werden. Die sollen Sauerstoffradikale „einfangen" und unschädlich machen. Doch so einfach ist es nicht.

Eine groß angelegte wissenschaftliche Studie des Chochrane Instituts, das einen besonders guten Ruf als unabhängige Institution genießt, hat die Auswirkungen von antioxidativen Vitamin-Supplements untersucht. Dafür wurden 67 Einzelstudien mit insgesamt 232.550 Teilnehmern ausgewertet. Darunter fanden sich Studien mit Gesunden ebenso wie mit Zucker- und Krebskranken sowie Herz-Kreislauf-Patienten. Die Ergebnisse waren ernüchternd: Es ergaben sich nicht nur keine Vorteile einer Nahrungsergänzung mit Vitaminen, es wurden sogar Anzeichen für eine schädliche Wirkung entdeckt! Vor allem Vitamin A, sein Vorläufer Beta-Carotin und Vitamin E scheinen die Sterblichkeit sogar zu erhöhen. [109] Das bestätigt die Ergebnisse einer älteren Meta-Studie, [110] bei der eine Reihe von Studien zur Nahrungsergänzung mit Vitamin E (mit 81.788 Teilnehmern) und Beta-Carotin (mit 138.113 Teilnehmern) ausgewertet wurden: Beim Vitamin E ergaben sich keine Vorteile einer Einnahme hinsichtlich der Sterblichkeit, die Zufuhr von Beta-Carotin erhöhte die Sterblichkeit sogar leicht.

Diese Ergebnisse mögen auf den ersten Blick widersprüchlich erscheinen. Bisher hat man die Vitamine doch immer als etwas Positives betrachtet? Nun, das ist auch nicht falsch. Denn ein schwerer Vitaminmangel kann tödlich enden, während die Zufuhr des fehlenden Vitamins eine schnelle Linderung der Beschwerden bringt. Im vergangenen Jahrhundert ließen sich so bislang unheilbare Erkrankungen bekämpfen – man denke z.B. an Beri-Beri, den Mangel an Vitamin B1, der durch den Verzehr von ungeschältem Reis ausgelöst wurde und besonders in Asien viele Todesfälle zur Folge hatte. Erfolgsgeschichten wie diese (1929 erhielt Christiaan Eijkman, der Entdecker des Thiamins – Vitamin B1 getauft – den Nobelpreis) haben natürlich zum guten Ruf der Vitamine beigetragen. Doch es scheint so, dass der Körper Vitamine lieber in natürlicher Form, als Bestandteil von Lebensmitteln erhält. Dort liegen die Vitamine nicht nur in vielen Formen vor, sondern auch mit anderen, sog. sekundären Pflanzenstoffen, die im Stoffwechsel ebenfalls wichtige Rollen spielen.

Und Megadosen an Vitaminen, wie die meisten Nahrungsergänzungsmittel bieten, mag der Körper auch nicht. Eine Versorgung mit vielen Mikronährstoffen, aber in moderaten Mengen, wie in natürlichen Lebensmitteln enthalten, bekommt ihm viel besser.

Der Bekämpfung von Sauerstoffradikalen mit Nahrungsergänzungen liegt eine falsche Annahme zugrunde: Wenn viele Sauerstoffradikale vorhanden sind, dann neutralisieren wir diese durch die Zufuhr von Antioxidantien und das Problem ist gelöst. Doch neben den fehlenden Beweisen für eine positive Wirkung werden neue Probleme geschaffen. Denn für den Körper sind Sauerstoffradikale in vielen Stoffwechselprozessen unverzichtbar. Sie dienen einerseits als Signalmoleküle, um normale Anpassungsreaktionen an Stress-Situationen auszulösen. Das kann erhöhter Stress im Energiestoffwechsel der Zellen sein, wie oben erklärt. Oder ein sportliches Training: Die dadurch erzeugten Radikalen führen zu einem verstärkten Muskelaufbau, also einer normalen Anpassungsreaktion des Körpers. Andererseits werden auch Krankheitserreger durch eine verstärkte Bildung von Sauerstoffradikalen bekämpft (siehe dazu Tab. 42).

Tab. 42 Sauerstoffradikale – Freund und Feind zugleich

Sauerstoffradikale fallen bei der Energieproduktion in den Mitochondrien aller Zellen an. Muskel-, Nerven- und Sinneszellen weisen besonders viele Mitochondrien auf, deshalb entstehen in diesen Zellen auch die meisten Sauerstoffradikale. Diese radikalen Moleküle beschädigen nicht nur die Mitochondrien, sondern auch Proteinverbindungen in den Zellen und sogar die Desoxyribonukleinsäure als Träger der Erbinformation.

Nimmt die Anzahl der Sauerstoffradikale überhand, kommt es zum sog. oxidativen Stress und ernsten Problemen. Dann gelingt es den zelleigenen Schutzsystemen wie z.B. den Antioxidantien nicht mehr, diese zu neutralisieren und die Zellen werden zunehmend funktionunstüchtig. Das führt nicht nur zu Nerven- und Organschäden, aus denen sich chronische Krankheiten entwickeln können. Durch Schäden an der Erbinformation kommt es zu krankhaften Veränderungen der Zellen, aus denen sich Krebs entwickeln kann. Das ist die negative Seite der Sauerstoffradikale.

Andererseits nutzt der Körper Sauerstoffradikale aber auch zur Signalübermittlung. So z.B. im Energiestoffwechsel der Mitochondrien, um den Glucoseeinstrom in die Zellen zu bremsen oder um das Muskelwachstum als Reaktion auf sportliches Training anzustoßen. Eine weitere nützliche Funktion der Sauerstoffradikale ist die Bekämpfung von Krankheitserregern. Wird eine Infektion durch das Immunsystem festgestellt, so bilden zwei Arten der weißen Blutkörperchen, die Granulozyten und die Makrophagen, große Mengen Sauerstoffradikale, mit denen die krankmachenden Keime zerstört werden. [ad]

So kommt es zu Entzündungen, die sich z.B. in Schwellungen und Fieber äußern. Die äußere Erscheinung einer Erkrankung ist also häufig nicht ursächlich auf die Krankheitserreger zurückzuführen, sondern sie kommt durch die hohe Anzahl von Sauerstoffradikalen zustande, die bei der Abwehrreaktion des Immunsystems gebildet werden. [ad]

In der Ketose kommt es durch die Ketone zu einer viel effizienteren Energieproduktion in den Mitochondrien, wobei deutlich weniger Sauerstoffradikale anfallen. Darüber hinaus wird die Produktion der starken Antioxidantien Glutathion und Liponsäure gesteigert, was den Schutz vor Oxidationsschäden verbessert.

ad Hellwig, B: Wie Sauerstoffradikale im Blut entstehen. Deutsche Apothekerzeitung online, 04.08.2009. https://www.deutsche-apotheker-zeitung.de/news/artikel/2009/08/04/wie-sauerstoff radikale-im-blut-entstehen

Eine hohe Zufuhr von einzelnen Formen eines antioxidativen Vitamins stört offensichtlich die vielfältigen Steuerungsmechanismen des Körpers, die mit freien Radikalen funktionieren und ist deshalb kontraproduktiv.

Wenn der Körper auf Sauerstoffradikale nicht verzichten kann und ihre Bekämpfung durch hohe Dosierungen von Antioxidantien nicht hilfreich ist, dann muss das Problem von einer anderen Seite angegangen werden. Da würde es sich anbieten, die Produktion von freien Radikalen zu begrenzen, indem die Situationen, in denen sie entstehen, besser beherrscht werden. Das kann jeder Einzelne selbst in die Hand nehmen, indem er auf Kohlenhydrate, besonders auf Glucose und Fructose, weitgehend verzichtet und indem eine Ernährung mit betont ketogenen Phasen gewählt wird. Denn nicht nur die Zucker sind schädlich, sondern alle langkettigen Kohlenhydrate in der Nahrung werden im Körper zu Glucose umgebaut. Bei der Verwertung dieser Glucose im Stoffwechsel kommt es aber zu einem weit höheren Anfall an freien Radikalen als es bei den Ketonen der Fall ist. Im Gegensatz dazu kommt es in der durch Kohlenhydratverzicht ausgelösten Ketose zur Bildung von Ketonen, was zu einer ökonomisierten Energieproduktion in den Mitochondrien führt – bei deutlich geringerem Anfall von freien Radikalen.

Tatsächlich konnte durch wissenschaftliche Studien nachgewiesen werden, dass eine nur moderate Produktion von freien Radikalen lebensverlängernd wirkt, indem sie die körpereigene Reaktion auf oxidativen Stress verbessert. Denn wenn die zelleigenen Schutzsysteme nicht fortlaufend überfordert werden, können sie mit einem höheren Anfall von freien Radikalen, z.B. durch hartes sportliches Training, psychischen Stress mit seinen körperlichen Auswirkungen oder Infektionen viel besser fertig werden. Dieser natürliche Mechanismus ist vermutliche die Grundlage für die Entwicklung einer besseren Stressresistenz des gesamten Körpers und damit für eine Verlängerung der Lebensspanne. [108]

10.5 Ein hoher Kohlenhydratverzehr ist die Ursache für viele Erkrankungen

Die Schäden durch Sauerstoffradikale an den Mitochondrien und die gravierenden Auswirkungen auf alle Zellen des Körpers sind nicht die einzigen Komplikationen, die durch einen hohen Kohlenhydratverzehr eintreten. Der sog. Alterszucker (Diabetes Typ II) als typisches Beispiel wurde im vorangegangenen Kapitel ja schon angeführt. Die schädlichen Wirkungen eines hohen Kohlenhydratverzehrs führen aber zu einer Vielzahl weiterer Erkrankungen. Eine davon, die auf den ersten Blick nichts mit Kohlenhydraten zu tun hat, ist die Gicht.

10.5.1 Harnsäure und Gicht

Bei der Gicht kommt es zur Ablagerung von Harnsäure-Kristallen in den Gelenken und schmerzhaften Entzündungen. Das führt zu Bewegungseinschränkungen bis hin zur Deformation von Gelenken. Im fortgeschrittenem Stadium der Gicht kann es darüber hinaus zu Nierensteinen kommen. Auch wenn die Gicht eine alte Erkrankung ist, so hat ihr Auftreten in den letzten 50 Jahren doch deutlich zugenommen. In den westlichen Industrieländern sind 3-6 % der Männer und 1-2 % der Frauen betroffen. Mit zunehmendem Alter steigt das Auftreten der Krankheit an; mit über 80 Jahren leiden bis zu 10 % der Männer und 6 % der Frauen darunter. [111] Als Ursache für die Gicht wird eine „schlechte" Ernährung vermutet, aber auch eine erbliche Veranlagung soll eine Rolle spielen.

Zur Behandlung der Gicht wird traditionell empfohlen, den Verzehr von Fleisch, besonders der nahrhaften Innereien, einzuschränken. Das gilt auch für Meeresfrüchte wie z.B. Garnelen. Diese Lebensmittel enthalten viel Purin, ein

Zwischenprodukt des Proteinstoffwechsels. Da Purin im Körper zu Harnsäure abgebaut wird, soll auf diese Weise der Harnsäure-Anfall verringert werden. Die bei der Gicht auftretenden Gelenkentzündungen werden mit schmerzstillenden Medikamenten behandelt. Dabei handelt es sich in der Regel um sog. nichtsteroidale Antirheumatika (NSAR), wie Diclofenac und verwandte Substanzen, die bei längerem Einsatz zu Magen- und Darmblutungen führen können.

Mittlerweile ist die Wissenschaft aber auf einen anderen Verursacher der Gicht aufmerksam geworden: Zucker, besonders der früher als harmlos geltende Fruchtzucker (Fructose) [112]; er lässt den Blutzuckerspiegel nicht ansteigen und sollte daher auch für Diabetiker geeignet sein. Wenn Sie jetzt denken, das betrifft mich nicht, ich esse kaum Früchte und Fruchtzucker in Kristallform setze ich auch nicht ein – auch der gewöhnliche Haushaltszucker, die Saccharose, enthält Fruchtzucker. Saccharose setzt sich zusammen aus einem Molekül Glucose und einem Molekül Fructose! Selbst brauner Zucker (Rohrzucker) und Rübenzucker (Rübenkraut) sind Saccharose; die dunkle Farbe rührt daher, dass diese Zuckerarten nicht „gebleicht" wurden (siehe dazu Tab. 2).

Der Fruchtzucker führt zu einer gesteigerten Herstellung von Purin im Körper. Darüber hinaus hemmt Fruchtzucker auch die Ausscheidung von Harnsäure über die Nieren, was das Problem verschlimmert. Bereits ein mit Fructose gesüßtes Getränk pro Tag erhöht bei gesunden Menschen das Risiko, an Gicht zu erkranken, um 45 %. [113] Und diese Getränke werden in rauhen Mengen konsumiert: Vielen Soft- und Sportdrinks ist heute die harmlos klingende „Isoglucose" (engl. auch „Corn Sirup") zugesetzt – ein aus Maisstärke hergestellter Zucker, der neben Glucose sogar noch etwas mehr Fructose enthält als der gewöhnliche Haushaltszucker.

Ursprünglich galt die Harnsäure als „Radikalenfänger" und Antioxidans. Tatsächlich wirkt sie in einigen Geweben (z.B. in den Innenwänden der Blutgefäße) auf diese Weise. Doch Harnsäure führt auch zur Bildung von Sauerstoffradikalen, [114] stößt die Bildung von weiteren freien Radikalen auf anderen Stoffwechselwegen an [112] und kann das LDL-Cholesterin oxidieren. [115] Oxidiertes LDL-Cholesterin gilt als besonders schädlich, es führt zu Verletzungen an den Innenwänden der Blutgefäße, die eine Arteriosklerose auslösen.

Eine normale Menge von Harnsäure im Körper scheint keine Probleme zu bereiten, doch ein Übermaß an Harnsäure führt zur Gicht. Dabei ist eine körpereigene Überproduktion von Harnsäure nur in 10 % der Fälle für die Krankheit verantwortlich. Bei 90 % der Gichterkrankungen kommt es dagegen zu einem Harnsäureanstieg durch eine verminderte Ausscheidung über die Nieren. [111] Das unterstreicht die Rolle der Fructose als Auslöser der Gicht!

Das legt nahe, dass eine purinreiche Ernährung vermutlich eine kleinere Rolle spielt als bislang angenommen. Interessanterweise können aber pflanzliche Lebensmittel, die reich an Purinen sind, auch bei Gicht ohne Bedenken verzehrt werden. [111] Das lässt vermuten, dass Fleisch, Innereien und Meeresfrüchte ebenfalls nicht für die Entstehung der Gicht verantwortlich sind. Bei der Suche nach der Ursache der Erkrankung muss auch bedacht werden, dass hohe Harnsäurewerte und Gicht besonders häufig bei Patienten mit Bluthochdruck, Metabolem Syndrom, Diabetes, chronischen Nierenerkrankungen und Erkrankungen des Herz-Kreislaufsystems vorkommen. [111] Ein hoher Kohlenhydrat bzw. Zuckerkonsum verschlimmert diese Erkrankungen. Und alle diese Erkrankungen gehen mit erhöhten Entzündungswerten im Körper einher.

Wenn sich die vermehrte Bildung von Harnsäure im Körper und ein erhöhter Anfall von Sauerstoffradikalen durch den Verzicht auf Fruchtzucker in allen Formen deutlich bremsen lässt, dann sollte diesem Aspekt mehr Aufmerksamkeit geschenkt werden. Da auch die Glucose zu einer stark gesteigerten Produktion von Sauerstoffradikalen führt, wäre weitergehend eine ketogene Ernährung zu empfehlen. Denn im Körper werden alle Kohlenhydrate, auch die komplexen Kohlenhydrate, zu Glucose abgebaut. Deshalb kann der Verzicht auf Kohlenhydrate die Genesung unterstützen.

Tatsächlich können die oben genannten Begleiterkrankungen der Gicht durch die Ketose gelindert werden. Ein Typ-II Diabetes kann in vielen Fällen durch eine ketogene Ernährung sogar rückgängig gemacht werden. Wenn man dann noch bedenkt, dass hohe Harnsäurespiegel als Vorläufer der Diabetes gelten, [116] dann ist die Empfehlung für eine ketogene Ernährung bei Gicht vielleicht nicht so abwegig wie es zunächst erscheint. Auch wenn Zucker, besonders der Fruchtzucker, noch nicht als alleiniger Auslöser der Erkrankung ausgemacht ist, so ist seine Beteiligung daran doch offensichtlich.

Da die Ketose durch Kohlenhydratverzicht zu einer verminderten Harnsäureproduktion führt, zu einer besseren Funktion der Mitochondrien in allen Körperzellen, deutlich weniger Sauerstoffradikale produziert und so die antioxidativen Systeme im Körper stärkt, darüber hinaus auch stark entzündungshemmende Wirkungen auslöst, steht einer unterstützenden Rolle bei der Behandlung der Gicht wohl nichts im Wege. Denn in einer aktuellen Untersuchung wurde genau das gefordert: Eine anti-entzündliche Behandlung, die Senkung erhöhter Harnsäurespiegel und eine Verminderung der Neubildung von Harnsäure – allerdings mithilfe von Medikamenten. [117] Wenn die Umstellung auf eine ketogene Ernährung die gleichen Wirkungen auslöst, kann die Medikamentendosis vermutlich reduziert werden oder es kann vielleicht ganz darauf verzichtet werden.

10.5.2 Kohlenhydrate und weitere degenerative Erkrankungen

Der oxidative Stress, der durch einen hohen Kohlenhydratverzehr ausgelöst wird, betrifft zunächst die einzelne Zelle. Doch eine Zelle steht ja nicht für sich allein, sondern sie ist Teil eines Zellverbandes, der ein Organ bildet. Wenn bereits auf Ebene der einzelnen Zelle die Energieproduktion durch überlastete Mitochondrien behindert ist und bei Zellteilungen immer häufiger funktionsuntüchtige Zellen entstehen – dann wirkt sich das natürlich auch im Großen aus. Das Herz, die Blutgefäße, die Leber oder die Nieren können nur so gut funktionieren wie die Zellen, aus denen diese Organe bestehen. Daher schädigt ein hoher Anfall von Sauerstoffradikalen durch Kohlenhydratverzehr auch alle Organe des Körpers, die dann nur noch eingeschränkt arbeiten können.

Dieser fortschreitenden Funktionsverlust der Organe wird als „Degeneration“ bezeichnet. Das bedeutet „Rückbildung“ bzw. „Verfall“. Im schlimmsten Fall kommt es sogar zur „Entartung“, dergestalt, dass sich im geschädigten Organ Zellen bilden, die sich ungehemmt immer weiter teilen – Krebszellen. Doch es ist nicht das unabänderliche Schicksal des Menschen, schon in jungen oder mittleren Jahren schwer zu erkranken. Unser Körper stellt eigentlich ein optimal arbeitendes System dar, das über ein langes Leben wunderbar funktionieren kann. Erst im hohen Alter hat die Natur es so vorgesehen, dass eine zunehmende Degeneration schließlich zum Tode führt – kein Lebewesen ist unsterblich.

Der Grund für die degenerativen Erkrankungen, unter denen so viele Menschen schon viel zu früh leiden, muss in unserer Umwelt zu finden sein. Die Bezeichnung „Zivilisationskrankheiten“ deutet schon darauf hin, dass Völker, die noch wie ihre Vorfahren leben, viel weniger davon betroffen sind. Interessanterweise treten die Krankheiten, unter denen wir im zivilisierten Westen leiden, bei diesen primitiven

Völkern erst dann auf, wenn sie ihre traditionelle Ernährung aufgeben und sich so ernähren wie wir! Erst wenn naturbelassene Lebensmittel durch große Mengen Kohlenhydrate in Form von Getreide und Zucker ersetzt werden, steigt die Zahl der degenerativen Erkrankungen rapide an.

Doch nicht nur die Lebensmittel, auch die Anzahl der Mahlzeiten spielen dabei eine große Rolle. Traditionelle Gesellschaften essen nicht den ganzen Tag über, sondern sie setzen auf eine oder mehrere große Mahlzeiten. Auf diese Weise wird ein anhaltend hoher Glucosespiegel im Blut – Normalzustand in den westlichen Gesellschaften – verhindert. Statt dessen kommt es zu ketogenen Phasen im Tagesverlauf, die den oxidativen Stress vermindern und Reparaturprozesse in allen Zellen ermöglichen.

Nachfolgend sollen die wichtigsten Erkrankungen betrachtet werden, die durch einen hohen Kohlenhydratverzehr entstehen.

10.5.3 Glucose und Herz-Kreislauferkrankungen

Bei einem hohen Kohlenhydratverzehr dient die daraus entstehende Glucose als Hauptenergielieferant. Wie bereits erklärt, führt das zu einem vermehrten oxidativen Stress, der alle Zellen und Organe des Körpers schädigt. Bislang wurden Herz-Kreislauferkrankungen stets auf Übergewicht und eine zu fettreiche Ernährung zurückgeführt. Tatsächlich hat sich mittlerweile herausgestellt, dass nicht das Übergewicht dafür verantwortlich ist, sondern alle Kohlenhydrate, die im Körper in Glucose umgewandelt werden.

Ein Übermaß an Kohlenhydraten führt zum Übergewicht – ein hoher Blutzuckerspiegel durch zuviel Glucose führt zu einem anhaltend hohen Insulinspiegel, der die Fettverbrennung ausschaltet. Da ein Kalorienüberschuss bei einer „westlichen" Ernährung mit hohem Kohlenhydratverzehr leicht erreicht wird, wird auch mehr Fett gespeichert – so stellt sich auf beiden Wegen eine Gewichtszunahme ein. Übergewicht ist also die Folge eines hohen Kohlenhydratverzehrs und nicht ursächlich verantwortlich für die Schäden am Herz-Kreislaufsystem.

Schäden entstehen durch oxidativen Stress, der durch große Mengen Glucose ausgelöst wird. Das ist in den letzten Jahren in vielen wissenschaftlichen Untersuchungen zweifelsfrei erwiesen worden. Die bei der Verstoffwechselung von Glucose anfallenden Sauerstoffradikale sind es, die zu den Organschäden führen. Eine große Übersichtsstudie kam zu dem Schluss: „Zusammengefasst legen die [in vielen Untersuchungen erhobenen] Daten nahe, dass [die den Nahrungsmitteln zugesetzten] Einfachzucker Arteriosklerose, Bluthochdruck, Gefäßerkrankungen am Herzen und im gesamten Gefäßsystem, Herzmuskelschwäche, Herzversagen und Herzrhythmus-Störungen auslösen." [112]

10.5.3.1 Bluthochdruck

Bluthochdruck ist ein wichtiger Anzeiger für Schäden im Herz-Kreislaufsystem. Da die Erkrankung auf einen zu hohen Kohlenhydratverzehr zurückgeführt werden kann, zeigt sie sich beim Zuckerkranken am deutlichsten: 25 % der Menschen mit Typ-I Diabetes und 80 % der Menschen mit Typ-II Diabetes leiden unter hohem Blutdruck!

Verantwortlich gemacht werden dafür Fructose und Glucose, die im Tierversuch bei Hunden und Ratten mit steigender Dosis Bluthochdruck auslösen. [112] Fructoseverzehr erhöht auch den Blutdruck beim Menschen, wie anhand junger Erwachsener nachgewiesen wurde. Dafür genügte schon ein Getränk mit 60 g Zucker. Durch Glucose allein kam es nicht zu einem Blutdruckanstieg, doch die Mischung von Glucose und Fuctose (also Saccharose, sprich Tafelzucker bzw. Isoglucose) erhöhte ebenfalls den Blutdruck. [118]

10.5.3.2 Glucose und Herzerkrankungen

Die großen Blutgefäße am Herzen sind bei einem hohen Verzehr von Kohlenhydraten und Einfachzuckern besonders betroffen. Durch vermehrte Entzündungen kommt es zu Schäden an den Gefäßinnenwänden und in der Folge zur Bildung von entzündlichen Plaques. Eine Ernährung, die viel Saccarose, Glucose bzw. Fructose enthält, senkt das gute HDL-Cholesterin und erhöht die Triglyzeride im Blut. [103] Darüber hinaus erhöht Glucose den Insulinausstoß bei allen Menschen. Sowohl Glucose als auch die sich daraus ergebenden hohen Insulinspiegel sind mitverantwortlich für die Entstehung von Herz-Kreislaufkrankheiten durch eine verstärkte Produktion von Sauerstoffradikalen. [103]

Welchen verheerenden Einfluss ein hoher Kohlenhydratverzehr und, daraus resultierend, ein hoher Glucosespiegel im Blut auf die Entstehung einer Sauerstoffmangelversorgung des Herzens (Ischämie) haben und die Rolle eines hohen Blutglucosespiegels als Auslöser für einen Herzinfarkt zeigen Tab. 43a und 43b auf den folgenden Seiten.

10.5.3.3 Glucose und Krebs

Ein gestörter Zucker- und Fettstoffwechsel und die daraus entstehenden Probleme treten häufig bei Menschen auf, die sich mit vielen Kohlenhydraten ernähren. Manchen Leuten sieht man das auf den ersten Blick nicht an, da sie – häufig durch Maßhalten bei den Kalorien – recht schlank sind. Doch auch bei ihnen sind nicht selten erhöhte Triglyzerid- und Cholesterinspiegel zu finden, die auf ein beginnendes Metaboles Syndrom hindeuten. Mit diesem Begriff wird eine Reihe von Stoffwechsel-Entgleisungen bezeichnet, die gemeinsam auftreten: Diabetes, hohe Blutfettwerte, Schäden am Gefäßsystem (Arteriosklerose) und Herzprobleme. Stärker betroffen von diesen krankhaften Veränderungen, die mit einem hohen Kohlenhydrat- bzw. Zuckerverzehr einhergehen, sind die Übergewichtigen, bei denen das Metabole Syndrom sehr häufig auftritt.

Dabei kommt es nicht nur zu Schäden an den Mitochondrien, wie schon eingehend beschrieben. Denn ein hoher Kohlenhydratverzehr zieht noch weitere schwerwiegende Probleme nach sich. So ist bekannt, dass Diabetiker nicht nur häufiger an Krebs erkranken, sondern viele Krebsarten fallen bei ihnen auch „aggressiver" aus – sie entwickeln sich schneller und reagieren schlechter auf Therapien. In einer aktuellen Studie wurde untersucht, [119] ob das ebenfalls mit einer erhöhten Glucosezufuhr zusammenhängt. Wie sich herausstellte, sind nicht nur die Mitochondrien durch den erhöhten oxidativen Stress gefährdet, der bei der Verbrennung von Glucose eintritt. Auch die Desoxyribonukleinsäure (DNS) als Träger der Erbinformation ist direkt davon betroffen.

Durch den hohen Anfall von Oxidationsprodukten bei der Verstoffwechselung von Glucose können die Zellen Schäden an der DNS nur noch schlecht reparieren. In Folge kommt es zu einem vermehrten Auftreten von Mutationen an der DNS. Auch die sog. mRNS, die bei der Vermittlung der Erbinformation in der Zelle „Botendienste" leistet, ist davon betroffen. Die Forscher kamen zu dem Schluss, dass eine ordnungsgemäße Reparatur von DNS-Schäden nur bei einem ausgeglichenen Zellstoffwechsel erfolgen kann. Sie empfahlen dafür eine gute Blutzuckerkontrolle bei Diabetikern und Krebspatienten. [119] Das bedeutet, ein niedriger Blutzuckerspiegel kann DNS-Schäden – die zum Krebs führen können – verhindern! Mehr zur Rolle der ketogenen Ernährung bei Krebs in Kapitel 12.

Ein mäßiger Kohlenhydratverzehr mit wenig Einfachzuckern führt zu einer „ausgeglichenen" Balance zwischen Sauerstoffradikalen und den zelleigenen Schutzsystemen. Doch bei einem weitgehenden Kohlenhydratverzicht wie bei der optimierten Keto-Diät kommt es bei häufiger

Tab. 43a Blutglucose und ischämische Herzerkrankungen

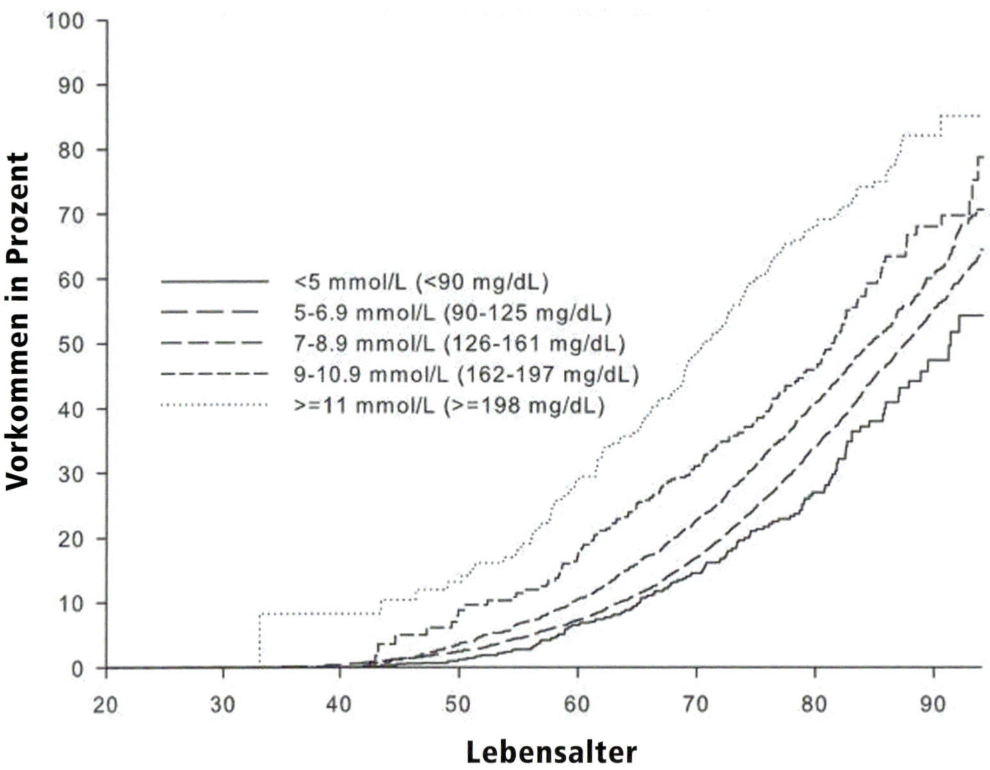

Grafik entnommen (Bezeichnungen angepasst) aus [ae]

Die Fette, besonders die „schädlichen" gesättigten Fettsäuren sind verantwortlich für Herzerkrankungen? Das ist nicht wahr! Sie spielen eine Rolle, wenn man sich kohlenhydratreich ernährt. Doch bei einer ketogenen Ernährung schaden sie nicht.

Der Glucosespiegel im Blut, also die Menge der täglich verzehrten Kohlenhydrate, löst Herzererkrankungen aus – bis hin zum Infarkt! Sowohl das Risiko für die sog. ischämische Herzerkrankung (die Mangelversorgung des Herzens mit Sauerstoff, siehe Grafik oben) als auch für einen Herzinfarkt (siehe Grafik rechts) steigt mit zunehmendem Glucosespiegel im Blut schrittweise an, wie Benn et al [ae] eindrucksvoll nachgewiesen haben. Die Forschergruppe kam zu dem Schluss: „Erhöhte Glucosespiegel sind die alleinige Ursache [„per se" im Original] für die Entwicklung einer ischämischen Herzerkrankung und den Herzinfarkt!" [ae]

In ihrer großen Studie wurden alle Probanden aussortiert, die eine ischämische Herzerkrankung aufwiesen bzw. schon einen Herzinfarkt erlitten hatten. Übrig blieben 16.318 Probanden, die über 35 Jahre beobachtet wurden. Es stellte sich heraus, dass die Anzahl der Fälle von ischämischer Herzerkrankung (Grafik oben) und Herzinfarkt (Grafik rechts) immer weiter zunah-

Tab. 43b Blutglucose und Herzinfarkt

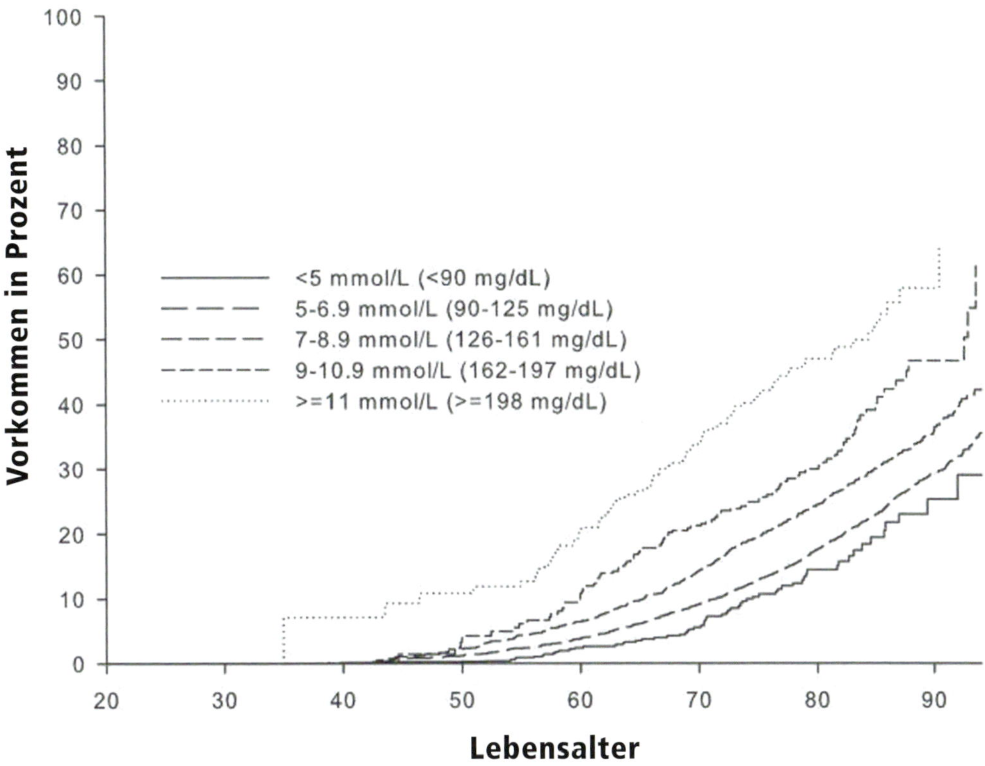

Grafik entnommen (Bezeichnungen angepasst) aus [ae]

men, je höher der Glucosespiegel im Blut ausfiel. [ae] Die waagerechte Achse zeigt jeweils das Alter der Probanden und die senkrechte Achse die Anzahl der Krankheitsfälle in Prozent.

Je mehr Kohlenhydrate verzehrt werden und je höher der Blutglucosespiegel, desto eher treten Herzerkrankungen auf. Beim höchsten Wert (über 11 mmol/L bzw. über 198 mg pro Deziliter Blut) trifft es schon junge Leute im Alter ab 35 Jahren: Hier treten bereits bei 9 % ischämische Beschwerden auf und bei 8 % kommt es zum Infarkt. Dagegen ist das Risiko für eine Herzerkrankung bei einem Blutglucosewert von unter 5 mmol/L. bzw. unter 90 mg pro Deziliter Blut am geringsten. Hier kommt es erst im Alter von 63 Jahren (8 % ischämische Herzerkrankungen) und 74 Jahren (9 % Herzinfarkt) zu ähnlich vielen Krankheitsfällen.

Das bedeutet: Eine ketogene Ernährung bietet den besten Schutz vor Herzkrankheiten! Wer wenig Kohlenhydrate verzehrt, der muss sich auch bei einem hohen Fettkonsum keine Sorgen um sein Herz machen.

ae Benn M, et al: Nonfasting Glucose, Ischemic Heart Disease, and Myocardial Infarction. J Am Coll Cardiol. 2012 Jun 19; 59(25): 2356-2365.

Tab. 44 Ketose schützt vor Zellgiften – auch schädlichen Genussmitteln?

Eine ketogene Stoffwechsellage schützt selbst vor starken Zellgiften. Darauf deuten zumindest die viel milder ausfallenden Nebenwirkungen bzw. ihr Ausbleiben beim Einsatz von Chemotherapeutika in der Krebsbehandlung hin, wenn eine Ketose vorliegt. Das hängt mit der gesteigerten Vitalität der Zellen zusammen: Es kommt durch mehr Mitochondrien in jeder einzelnen Zelle zu einer gesteigerten ATP-Produktion, bei einem gleichzeitig verminderten Anfall von schädlichen Sauerstoffradikalen. So werden die zelleigenen, antioxidativen Schutzsysteme entlastet. Doch kann diese Erkenntnis auch auf andere Zellgifte übertragen werden, die oxidativen Stress auslösen?

Bei den Eingeborenenen der Kitava-Studie mit ihrer traditionellen Ernährung, die durch viel niedrigere Insulinspiegel mehr ketogene Phasen im Tagesverlauf erlaubt als bei uns im Westen, sind Herzinfarkt, Schlaganfall und Krebserkrankungen sehr selten. Das ist bemerkenswert, denn abgesehen von ihrer gesunden Ernährung sind die Eingeborenen starke Raucher: 76 % der Männer und 80 % der Frauen sind dem Nikotingenuss sehr zugetan. Trotzdem kommt es bei ihnen nicht zu den Folgeerkrankungen, die bei uns im Westen mit dem Tabakgebrauch in Verbindung gebracht werden. [af] Dabei handelt es sich bei den Kitava-Insulanern nicht um eine Ausnahme, sondern das Gleiche ist von traditionell lebenden Buschmännern in Afrika bekannt: Obwohl sie ebenfalls starke Raucher sind, treten Herzinfarkte bei ihnen nicht auf.

Der schwedische Wissenschaftler Staffan Lindeberg kommt daher zu dem – vorsichtig formulierten – Schluß, dass nicht das Rauchen an sich, sondern erst die Kombination mit einer ungesunden Ernährung zur Entstehung von Herz-Kreislauf-Erkrankungen führt. [af]

af Lindeberg S: Food and Western Disease – Health and Nutrition from an evolutionary Perspective. Wiley-Blackwell, West-Sussex, UK, 2010.

auftretenden ketogenen Phasen und durch die Ketone als Hauptenergiesubstrat zu einer echten Entlastung dieser Schutzsysteme, dergestalt, dass antioxidative Kapazität frei wird (siehe dazu Tab. 44).

Damit können Probleme wie die Anhäufung von „Zellmüll“, Schäden bei der Zellteilung, ja sogar DNS-Schäden rechtzeitig bekämpft werden – bevor sich ernste Erkrankungen oder gar Krebs einstellen. Darüber hinaus erhält der Körper durch die gut funktionierenden antioxidativen Schutzsysteme die Möglichkeit, eindringende Krankheitserreger und körperliche Belastungen – beides führt ebenfalls zu einem erhöhten Anfall von schädlichen Oxidationsprodukten – besser zu bewältigen. Gleichzeitig funktioniert der gesamte Stoffwechsel besser, da die Signalübertragung bei unzähligen Stoffwechselprozessen jetzt reibungsloser funktioniert, denn auch sie geschieht über kleine Mengen von Sauerstoffradikalen. Das ist der eigentliche Grund für die gute Wirksamkeit einer ketogenen Ernährung bzw. dem Fasten mit seinen tiefen ketogenen Phasen bei der Vorbeugung und Behandlung von degenerativen Erkrankungen!

10.6 Fazit

Wie bis hierher aufgezeigt wurde, sind die Kohlenhydrate alles andere als ein optimaler Nährstoff. Die Rolle als „Sattmacher“ können Fette besser erfüllen – sie sättigen für längere Zeit. Die Rolle als Energielieferant können die Ketone besser ausfüllen – sie erzeugen in den Zellen nicht nur mehr ATP als Glucose, es fallen dabei auch weniger Sauerstoffradikale an.

Da der Verzehr von Kohlenhydraten den Insulinspiegel ansteigen lässt, wird die Fettverbrennung ausgeschaltet. Die nur verhältnismäßig kurze Sättigungswirkung kohlenhydratreicher Mahlzeiten, ebenso wie die „Abhängigkeit“ von einem hohen Blutzuckerspiegel, führt auch dazu, dass schnell wieder etwas gegessen wird, was Blutzucker und Insulin dauerhaft erhöht und die Fettverbrennung langfristig ausschaltet. So kommt es zum Übergewicht. Die hohe Glucosezufuhr überlastet auf Dauer die antioxidativen Schutzsysteme des Organismus, es kommt zu chronischen Entzündungen, DNS-Schäden, Funktionsverlust von Organen und in der Folge zu ernsten Erkrankungen.

Doch der wichtigste Grund, auf Kohlenhydrate in der Ernährung weitgehend zu verzichten, liegt in einer anderen „Nebenwirkung“: Ein hoher Kohlenhydratverzehr schaltet die so ungeheuer wichtige Autophagie ab – einen körpereigenen Prozess, der alle Zellen des Körpers reparieren kann, Krankheiterreger abtötet und den besten Schutz vor Krebs darstellt. Mehr dazu im nächsten Kapitel.

*

Tab. 45 Kohlenhydratverzicht beeinflusst viele Erkrankungen

Gicht
Gicht wird ausgelöst durch einen hohen Harnsäurespiegel im Körper. Fruchtzucker (Fructose) führt zu einer gesteigerten Herstellung von Purin im Körper, woraus Harnsäure entsteht. Fructose kommt nicht nur in Früchten vor, sondern zusammen mit Glucose auch in Saccharose (Tafelzucker) und Isoglucose. Zusätzlich hemmt Fruchtzucker die Ausscheidung von Harnsäure über die Nieren, was das Problem verschlimmert.

Herz-Kreislauferkrankungen
Die bei der Verstoffwechselung von Glucose anfallenden Sauerstoffradikale führen zu Arteriosklerose, Bluthochdruck, Gefäßerkrankungen am Herzen und im gesamten Adernsystem, Herzmuskelschwäche, Herzversagen, Herzrhythmus-Störungen und Herzinfarkt. Eine Ernährung, die viel Glucose bzw. Fructose enthält, senkt das gute HDL-Cholesterin und erhöht die Triglyzeride im Blut.

Krebs
Durch den hohen Anfall von Sauerstoffradikalen bei der Verstoffwechslung von Glucose können die Zellen Schäden an der DNS nur noch schlecht reparieren. In Folge kommt es zu einem vermehrten Auftreten von Mutationen an der DNS, bis hin zum Krebs.

11. Die wichtige Rolle der Autophagie

Die Zellen, die den Körper des Menschen bilden, leiden fortwährend unter Stoffwechselprozessen und Beschädigungen. Deshalb müssen sie immer wieder repariert werden, um ordnungsgemäß zu funktionieren. Das geschieht über den Prozess der Autophagie (von griech. „autophagos" = Selbstverzehr): Defekte Strukturen in den Zellen – auch als „Zellmüll" bezeichnet – werden in einem eigens gebildeten, neuen Zellorganell, dem Autophagosom, gesammelt (von griech. „autophagos" = Selbstverzehr und „soma" = Körper). Dabei handelt es sich um ein sackartiges Gebilde, das die defekten Zellbestandteile mit einer Doppelmembran umhüllt. Dieses Autophagosom verschmilzt mit dem sog. Lysosom (von griech. „lyse" = Auflösung und „soma"), das die Enzyme bereitstellt, welche die defekten Zellbestandteile zerlegen (siehe dazu Tab. 46 auf der folgenden Seite).

Der Vergleich mit einem Müllsack drängt sich auf, passt aber nicht, da die Zelle den Inhalt des Autophagosoms als Baumaterial und zur Energieerzeugung nutzt, statt ihn zu entsorgen. Tatsächlich werden mit dem so gewonnenen Material neue, perfekt funktionierende Zellbestandteile aufgebaut und die Energieversorgung der Zelle bei einem Mangel an Nährstoffen unterstützt, der z.B. durch Fasten ausgelöst wird. Die Zellen werden durch die Autophagie also im Wortsinne „verjüngt", sie funktionieren wieder einwandfrei.

Ist eine Zelle zu stark beschädigt, so wird der Zelltod eingeleitet, was wiederum über die Autophagie oder über einen weiteren Prozess geschieht, die sog. Apoptose, den programmierten Zelltod. Die so zerstörte Zelle wird durch eine neue ersetzt, die wieder einwandfrei funktioniert.

Der Prozess der Autophagie wurde in den 1960ern Jahren erstmals beschrieben. Sein Entdecker, der belgische Wissenschaftler Christian de Duve, hatte 1974 dafür den Nobelpreis erhalten. [120] Früher wurde angenommen, dass die Autophagie ein Notprogramm darstellt, was bei einem Nährstoffmangel aktiviert wird, um das Überleben der Zellen sicherzustellen. Tatsächlich wird die Autophagie nur „eingeschaltet", wenn sich nur noch wenig Glucose und fast keine Aminosäuren mehr im Blut befinden. In dieser Situation ist der Insulinspiegel stark abgefallen und Glucagon steigt an. Jetzt werden Fettsäuren aus den Fettzellen des Körpers in das Blut entlassen, um in der Leber Ketone zu bilden. Fettsäuren und Ketone im Blut stören die Autophagie übrigens nicht; im Gegenteil, sie zählen zu den Faktoren, die sie auslösen!

Heute wissen wir, dass es sich bei der Autophagie vielmehr um ein lebensnotwendiges Selbstreparatur-Programm des Körpers handelt. Natürlich trägt es auch einen kleinen Teil zur Energieversorgung in Notzeiten bei, doch den weitaus größten Beitrag dazu liefern Fettsäuren und Ketone. Die Wiederherstellung von optimal funktionierenden Zellen scheint die vorwiegende Aufgabe der Autophagie zu sein. Dabei sorgt die Autophagie auch für die sofortige Vernichtung von entarteten Zellen, die sich zu Krebszellen entwickeln können (siehe unten). Und sie verhindert durch die frühzeitige Reparatur beschädigter Zellen, dass sich degenerative Krankheiten ausbilden können. So werden Schäden an den Blutgefäßen, im Gehirn und Nervensystem

Tab. 46 Funktionsweise der Autophagie

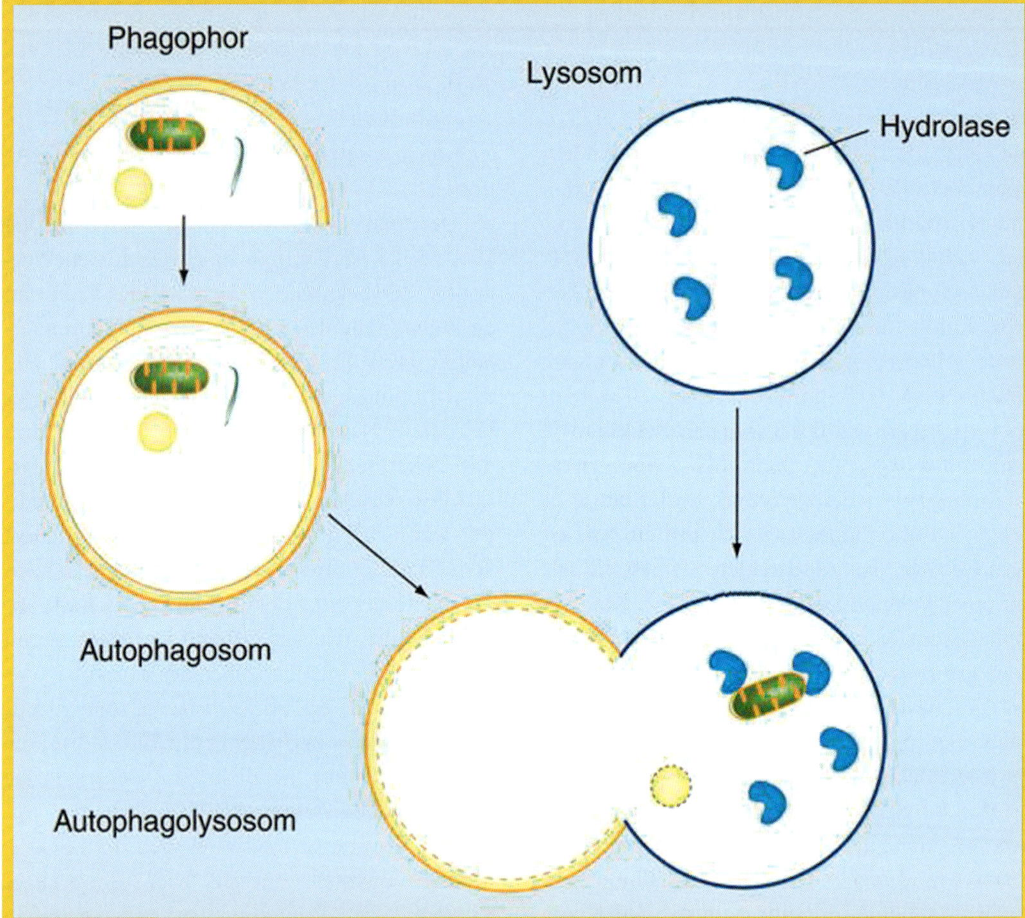

Die Autophagie ist ein Prozess, der alle Zellen des Körpers zu reparieren vermag. Dabei bildet sich in der Zelle ein sog. Phagophor, das beschädigte Bestandteile der Zelle (Proteine, Mitochondrien usw.) einsammelt. Es verlängert sich immer mehr, bis es ein geschlossenes Autophagosom bildet. Dieses verschmilzt dann mit dem Lysosom, welches spezielle Enzyme (Hydrolasen) enthält. Mithilfe dieser Hydrolasen können die defekten Zellbestandteile zerlegt werden.

Auf diese Weise wird nicht nur jede einzelne Zelle des Körpers von sog. Zellmüll befreit, sondern aus den Bestandteilen der aufgelösten, defekten Zellorganellen und Proteine werden neue, perfekt funktionierende Strukturen in der Zelle aufgebaut – die Zelle „verjüngt" sich selbst!

Grafik (modifiziert) aus:

ag Amir M, Czaja MJ: Autophagy in nonalcoholic steatohepatitis. Expert Rev Gastroenterol Hepatol. 2011; 5; 159-166.

sowie am Immunsystem bereits in der Entstehung verhindert! Diese Erkenntnis verdanken wir dem japanischen Forscher Yoshinori Ohsumi, der im Jahre 2016 ebenfalls den Nobelpreis erhielt. [120]

Alles deutet darauf hin, dass die Verhinderung der schlimmen Erkrankungen unserer Zeit, wie Krebs, neurodegenerative Erkrankungen (z.B. Multiple Sklerose, Demenz, Morbus Alzheimer und Parkinson), muskuläre sowie chronisch entzündliche Erkrankungen (z.B. Muskelschwund, Herzinsuffizienz, Erkrankungen des Herz-Kreislaufsystems), ja sogar ein verlangsamter Alterungsprozess, von einer gut funktionierenden Autophagie abhängen. [104] Und selbst wenn diese Krankheiten bereits etabliert sind, leistet die Autophagie eine große – vielleicht sogar die entscheidende – Hilfe bei ihrer Bekämpfung. Das belegen die umfangreichen Fasten-Versuche in Russland (siehe Tab. 35 und 36) und die Wirkungen der Ketose bei Krebserkrankungen (siehe dazu im nächsten Kapitel).

Das macht die Autophagie zur bedeutendsten Waffe im Kampf um ein langes und gesundes Leben. Sie ist damit wichtiger als gesunde Lebensmittel, Nahrungsergänzungen, Medikamente und Sport zusammen! Und das einzige, was es für eine gut funktionierende Autophagie braucht, sind regelmäßige ketogene Phasen, erreicht durch eine kohlenhydratarme Ernährung und/oder regelmäßiges Fasten.

11.1 Einleitung der Autophagie

Wie wird die Autophagie eingeleitet? Das geschieht in jeder einzelnen Zelle des Körpers: Sobald das Energieniveau in einer Zelle abfällt – durch einen niedrigen Blutzuckerspiegel oder eine ungenügende Glucosezufuhr, bei Sauerstoffmangel oder verschiedenen anderen Stressfaktoren – kann in den Mitochondrien dieser Zelle nicht mehr genügend Energie in Form von Adenosintriphosphat (ATP) erzeugt werden. [121] Jetzt wird das Enzym AMP-aktivierte Proteinkinase (AMPK) aktiv: Es signalisiert den Mitochondrien, zu einer verstärkten Nutzung von Fettsäuren überzugehen. So kommt es zunächst zur ATP-Produktion aus dieser Energiequelle, um die Energieversorgung der Zelle zu gewährleisten.

Gleichzeitig hemmt AMPK seinen Gegenspieler mTOR (siehe unten). Das führt zu einer Einsparung von ATP in der Zelle, indem anabole Stoffwechselvorgänge wie der Aufbau neuer Proteine, das Zellwachstum und die Zellteilung heruntergefahren werden. [121] In der Leber kommt es durch die Hemmung von mTOR zur Bildung von Ketonen. [121] Durch die Freisetzung von Fettsäuren aus den Fettzellen des Körpers bekommt die Leber laufend Nachschub an Fettsäuren, um reichlich Ketone produzieren zu können. So läuft die Ketose an, welche über das Blut die Zellen mit Ketonen versorgt. Diese Ketone übernehmen immer mehr die Rolle als hauptsächlicher Energielieferant in allen Zellen des Körpers.

Die Ketone dienen in diesem Prozess nicht nur als Energiequelle, sondern üben selbst Signalwirkungen aus. So führt der Anstieg des Ketons Betahydroxybutyrat (BHB) dazu, dass die Herstellung von Ketonen und die Nutzung von Fettsäuren weiter gesteigert wird. Gleichzeitig regulieren die Ketone die Freisetzung von Fettsäuren aus den Fettzellen, um diese Energiequelle nach Bedarf zu nutzen. So wird keine Energie verschwendet und das Überleben langfristig sichergestellt. [121]

11.2 Wann genau beginnt die Autophagie?

Wie zuvor geschildert, hängen Ketose und Autophagie zusammen: Der eine Prozess kann ohne den anderen nicht funktionieren! Das klärt auch die Frage, wann die Autophagie eigentlich beginnt und ob dafür unbedingt gefastet werden muss: Die Antwort ist „Nein". Denn nicht das Fasten löst die Autophagie aus, sondern die durch den Nahrungsverzicht hervorgerufene, tiefe Ketose.

In der Leber können 700-900 kcal. Glucose in Form von Glycogen gespeichert werden. [122] Diese Reserve wird immer eingesetzt, wenn der Blutzuckerspiegel abfällt und gleich wieder aufgefüllt, wenn eine kohlenhydratreiche Mahlzeit eingenommen wird. Wer bei normaler, kohlenhydratreicher Ernährung das Fasten beginnt, bei dem kommt es erst nach Erschöpfung des Leberglycogens zur Ketose und zur Autophagie. Das kann 10-14 Stunden in Anspruch nehmen. [122]

Die Entleerung des Leberglycogens lässt sich beschleunigen durch Sport: Wer nach der letzten kohlenhydratreichen Mahlzeit einen Dauerlauf von einer Stunde durchführt (diese Anstrengung verbraucht ca. 600 kcal.), bei dem setzt die Ketose bereits nach 4 Stunden ein. [122] Auch andere sportliche Aktivitäten können natürlich das Einsetzen der Ketose beschleunigen. Das geschieht umso schneller, je anstrengender sie ausfallen.

Bei einer ketogenen Ernährung mit nur wenig Kohlenhydraten und geringen Insulinmengen geschieht dies aber schon viel früher, da die hormonelle Situation in der Ketose auf vielen

Tab. 47 Weitere Auslöser der Autophagie

Wir wissen bereits, dass es in der Ketose zu einem Anstieg der AMPK und einem Abfall von mTOR kommt, was die Autophagie auslöst. Tatsächlich wird die Autophagie auf mehreren Wegen angestoßen, die sich gegenseitig unterstützen.

Bei einem Mangel an Kohlenhydraten kommt es ebenso wie beim echten Fasten zu einem Abfall der Blutglucose. Gleichzeitig steigen im Blut die Spiegel von Triglyzeriden und freien Fettsäuren an. Es kommt zu einem Anstieg des Hormons Glucagon, während die anabolen Hormone wie Insulin, IGF-1 und Leptin abfallen. Glucagon ist bereits ein starker Auslöser der Autophagie. [ah]

Die freien Fettsäuren gelangen in die Zellen und lösen dort durch die Hemmung der sog. STAT3-Transkriptions-Aktivatoren eine verstärkte Autophagie aus. [ai] Im Gegenzug löst der Abfall von Insulin, IGF-1 und Leptin die Hemmung von mTOR aus. So kann AMPK ansteigen und den Prozess der Autophagie weiter anregen. [ah]

In den Membranen der Zellen nimmt die Aktivität bestimmter Proteine ab, die als Transporter von Glucose und Aminosäuren dienen, was die Autophagie ebenfalls fördert. [ah] Die Nebennieren stoßen das Hormon Adrenalin aus, was in der Umgebung der Zellen die Autophagie weiter unterstützt. [ah] Aus dem Fettgewebe wird jetzt das Hormon Adiponectin freigesetzt, welches ebenfalls mTOR hemmt und AMPK ansteigen lässt. [ah] Dem Hormon Ghrelin kommt eine regulatorische Rolle zu: Einerseits hemmt es AMPK in einigen Fällen, andererseits unterdrückt es die Proteinzersetzung im sog. Proteasom der Zellen, was die Autophagie verstärkt. [ah]

In der Summe kommt es durch diese Stoffwechselprozesse zu einer deutlichen Hochregelung der Autophagie, was zu einer verstärkten Zellreparatur und Abwehr von Krankheitserregern sowie zu einer gut funktionierenden Abtötung entarteter Zellen führt. In der Ketose regeneriert sich durch die Autophagie also der gesamte Körper – so umfassend, wie es kein Medikament vermag!

ah Galluzzi L, et al: Metabolic Control of Autophagy. Cell 2014 Dec 4; 159(6): 1263-1276.

ai Shen S, et al: Cytoplasmic STAT3 represses autophagy by inhibiting PKR activity. Mol Cell. 2012 Dec 14; 48(5): 667-80.

Wegen (siehe Tab. 47) die Autophagie einleitet! Die Autophagie ist bei einer Keto-Diät zwischen den Mahlzeiten bereits aktiv. Noch stärker wird sie aktiviert, wenn Intervallfasten hinzu genommen wird: In der Fastenphase nach der letzten Mahlzeit kommt es schnell zu einer tieferen Ketose und damit zu einer weiteren Steigerung der Autophagie. Die optimierte Keto-Diät ist daher der beste Weg, um die Autophagie jeden Tag bestmöglich zu nutzen – ohne dafür hungern zu müssen, wie beim echten Fasten.

Die optimierte Keto-Diät ist hinsichtlich der Aktivierung der Autophagie auch deutlich effektiver als das Intervallfasten mit einer kohlenhydratreichen Ernährung. Denn auch dabei kann es erst zur Ketose und zu gesteigerter Autophagie kommen, wenn das Leberglycogen verbraucht ist. Wie im Tierversuch an Ratten ermittelt, kam es selbst bei einer kohlenhydratreichen Diät mit einer Kalorienreduktion von 30-40 % und dem Verzehr der gesamten Nahrungsmenge in einem Zeitfenster von nur 4 Stunden in der darauf folgenden Fastenphase erst 10 Stunden später zu einem Abfall der Glucose und einem Anstieg der Ketone im Blut. [122]

Eine weitere Steigerung lässt sich durch echtes Fasten erzielen: Je länger die Fastenphase andauert, desto tiefer und anhaltender die Ketose und umso deutlicher fallen die Wirkungen der Autophagie aus. Wer diesen Effekt optimal ausnutzen will, kann auch einige Tage am Stück oder sogar ein bis zwei Wochen fasten: Dann kommen die heilenden Wirkungen der hochgeregelten Autophagie am stärksten zum Tragen.

11.3 Die Autophagie vernichtet Krankheitserreger

Die Autophagie ist nicht nur für Aufräumarbeiten und Reparaturprozesse in den Zellen verantwortlich. Sie attackiert auch Mikroorganismen wie z.B. Bakterien, die in menschliche Zellen eindringen. Die Krankheitserreger werden ebenfalls in das Autophagosom eingeschlossen und zerstört. Diese Funktion der Autophagie wurde „Xenophagie" getauft (von griech. „xenos" = fremd und „phagos" = fressen).

Das wurde bereits nachgewiesen bei Streptokokken der A-Linie (welche zu Entzündungen der Atemwege führen), sowie Tuberkulosebakterien (die eine schwere Lungenerkrankung auslösen) und Shigella-Bakterien, die für Darmerkrankungen mit starkem Durchfall verantwortlich sind. [123] Darüber hinaus bekämpft die Autophagie auch Bakterien aus den Gruppen der Salmonellen (ebenfalls Durchfallerreger) und Listerien (die schwere Entzündungen und Durchfälle, im späteren Krankheitsverlauf auch Entzündungen des Gehirns auslösen können). [124]

Die Autophagie spielt zudem eine Rolle bei der Bekämpfung von Viren, denn eines der Gene, die sie auslösen (Beclin 1) hat antivirale Eigenschaften und der Proteinkinase-R-Stoffwechselweg, der bei der Bekämpfung von Viren ebenfalls aktiv ist, regelt gleichzeitig die Autophagie hoch. [123] Eine Bekämpfung von Herpes-Simplex-Viren (die Erkrankungen der Mundschleimhaut auslösen) und sogar des Parasiten Toxoplasma gondii (häufig durch Haustiere übertragen, befällt das Gehirn) durch die Autophagie ist nachgewiesen. [124] Dabei sorgt die Autophagie auch im Immunsystem für die „Erziehung" von Makrophagen (Fresszellen) durch ihren Einfluss auf die Bildung sog. antigener Peptide, welche es den Makrophagen erlauben, die eingedrungenen Krankheitserreger – sowohl Bakterien, als auch Viren – zu erkennen und zu vernichten. [125]

Die Autophagie ist auch auf anderen Wegen gegen Krankheitserreger aktiv. Sie ist eingebunden in die Immunantwort auf Pilzinfektionen, wie am Beispiel der Candida albicans nachgewiesen. [126] Hier scheint es aber nicht zu einer verstärkten Ansammlung von Bestandteilen des Pilzes im Autophagosom zu kommen, wo sie durch die Enzyme des Lysosoms vernichtet werden könnten. Während der Prozess der Autophagie eigentlich zu einer Hemmung entzündungsfördernder Botenstoffe führt, kommt es bei einer Pilzinfektion zum Gegenteil: Eine hochgeregelte Autophagie führt zur Aktivierung von entzündungssteigernden Signalwegen, was den Makrophagen des Immunsystems eine schnelle Bildung von sog. Chemokinen erlaubt, welche die Pilzsporen vernichten können. Damit spielt die Autophagie eine entscheidende Rolle beim Schnellstart der körpereigenen Verteidigung im frühen Stadium einer Pilzinfektion. [126]

Tatsächlich ist die Autophagie in der Lage, entzündungsfördernde Signalwege sowohl hoch-, als auch herunterzuregulieren, je nachdem, wann sie aktiviert wird und welcher spezielle Krankheiterreger bekämpft werden muss. [127] Das erlaubt durch eine kurzzeitig überschießende Entzündungsreaktion eine sehr schnelle Aktivierung des körpereigenen Immunsystems. Eine solche Wirkungsweise wurde an Untersuchungen der Darmschleimhaut bereits nachgewiesen; allerdings ist diese Funktion der Autophagie noch nicht in allen Einzelheiten verstanden.

Heute steht fest, dass die Autophagie einen wichtigen Bestandteil des menschlichen Immunsystems bildet. Ihre Auswirkungen erstrecken sich sowohl auf die angeborene Immunabwehr als auch auf die adaptive, also die durch Erfahrung mit früheren Infektionen angelernte Immunantwort. [124] Die gezielte Aktivierung der Autophagie durch Nahrungsentzug, d.h. die Ketose sowie durch Medikamente, die mTOR hemmen (z.B. Rapamycin), kann die Behandlung von bakteriellen und viralen Erkrankungen unterstützen. [123]

11.4 Gibt es eine krankhafte Autophagie?

Bei der Erforschung der Autophagie als Mittel zur Behandlung von degenerativen Erkrankungen des Gehirns haben sich zuweilen widersprüchliche Ergebnisse eingestellt. Während durch Manipulation bestimmter Prozesse der Autophagie (durch Hemmung oder Aktivierung einzelner Schritte) einerseits das Überleben der Nervenzellen gefördert wurde, so ergab sich in anderen Fällen ein beschleunigtes Absterben der geschädigten Zellen. Die Autoren einer Studie kamen zu dem Schluss, dass eine grundlegende (basale) Autophagie für das Überleben von Nervenzellen sorgt, doch dass eine gezielte Aktivierung bestimmter Stoffwechselwege der Autophagie auch zu einer Überstimulierung des Prozesses führen kann, dergestalt, dass die Autophagie dann auch zum Absterben geschädigter Nervenzellen führen kann. [128]

Dazu muss aber angemerkt werden, dass das Ziel dieser Forschungen letztlich darin liegt, Medikamente zur gezielten Beeinflussung bestimmter Stoffwechselwege der Autophagie zu entwickeln. Für dieses lobenswerte Ziel wird natürlich versucht, die vielschichtigen Prozesse bei der Autophagie bestmöglich zu verstehen, bevor man sich dann auf die Suche nach Substanzen begibt, die den angestrebten Zweck erfüllen können. Es wird also nicht die Ketose mit ihren heilenden Wirkungen (mehr Ketone, weniger Entzündungen, mehr starke Antioxidantien wie Glutathion) und die durch sie hochregulierte Autophagie mit allen abgestimmten Reparaturprozessen im Ganzen betrachtet. Sondern immer nur ein kleiner Bereich, ein einzelner Stoffwechselschritt, der gezielt angestoßen oder gehemmt wird.

Letztlich ist es nämlich kein Widerspruch im Sinne einer „krankhaften Autophagie" (auch dieser Begriff wurde schon verwendet [128]), wenn geschädigte Zellen durch die Hochregelung der Autophagie zerstört werden – denn genau das ist ja ihre Aufgabe: Beschädigte Zellen zu vernichten, bevor sich daraus größere Gewebeschäden oder gar Krebs entwickeln.

Wenn man dann noch bedenkt, dass bei der normalen Hochregelung der Autophagie durch die Ketose auch die Produktion des Nervenwachstumsfaktors BDNF deutlich gesteigert wird, der für das Wachstum neuer Hirn- und Nervenzellen sorgt, dann deutet das doch auf die erwünschte Heilwirkung hin. Deshalb dürfen Detailbetrachtungen des komplizierten Selbstheilungsprozesses das große Bild nicht verdecken: Durch die Beschneidung der Glucosezufuhr kommt es zur Ketose und nachfolgend, einer verstärkten Autophagie. So werden enorme Verbesserungen bei vielen degenerativen Erkrankungen erzielt, wie die umfangreichen Fasten-Experimente in Russland einwandfrei ergeben haben.

Überdies verfügt der Körper über Kontrollmechanismen, welche die Autophagie bremsen können. Die im Autophagosom eingesammelten und durch die Enzyme zersetzten Bestandteile werden ja wieder in das Zellplasma abgegeben. Durch die so neu verfügbaren Nährstoffe kommt es zu einem Anstieg von mTOR (siehe dazu Tab. 49), was die Autophagie wieder herunterregelt – solange, bis der Nährstoffgehalt in der Zelle wieder abgefallen ist. Auf diese Weise wird eine „überschießende“ Autophagie zuverlässig verhindert. Es ist aber nicht ausgeschlossen, wie oben schon angeführt, dass es durch die medikamentöse Hemmung bestimmter Schritte der Autophagie zu Fehlfunktionen kommt. Das ist ein weiterer Grund dafür, die Autophagie am besten über eine ketogene Ernährung zu steuern – denn dabei werden die natürlichen Regulationsprozesse nicht beeinträchtigt.

Am meisten Sinn ergibt es, die Autophagie zur Vorbeugung gegen degenerative Erkrankungen einzusetzen. Das kann durch eine Ernährungsumstellung wie die optimierte Keto-Diät mit mehr ketogenen Phasen über den Tag erreicht werden, durch regelmäßige Fastenperioden von ein bis zwei Tagen pro Woche oder durch Fastenkuren bis hin zu mehreren Wochen pro Jahr.

Wenn das Auftreten von schweren Erkrankungen auf diese Weise verhindert wird, ist schon viel gewonnen. Und hat sich eine degenerative Erkrankung erst einmal entwickelt, so kann die Autophagie bei ihrer Behandlung eine wichtige Rolle spielen.

11.5 Die Bedeutung des mTOR-Signalwegs

Die Autophagie, der „Selbstverzehr“ zur Reparatur beschädigter und funktionsuntüchtiger Zellen im Körper, ist ein ungeheuer wichtiger Prozess. Der Körper „verjüngt“ sich dadurch selbst, er wird stärker und leistungsfähiger. Doch hohe Insulinspiegel bzw. Glucose oder Protein im Blut schalten die Autophagie sofort ab. Schon die geringe Menge von 3 g der Aminosäure Leucin im Blut reicht dafür aus. Die Abschaltung der Autophagie geschieht, indem das Enzym mTOR aktiviert wird. Darüber hinaus regelt ein Anstieg von mTOR aber auch das Immunsystem herunter.

Die Abkürzung „mTOR“ steht für „Mammalian Target of Rapamycin“; zu übersetzen mit „Ziel des Rapamycins im Säugetier“. Die merkwürdige Bezeichnung rührt daher, weil mTOR durch Rapamycin teilweise gehemmt werden kann; ein Medikament, was bei der Krebsbehandlung und zur Unterdrückung des Immunsystems nach Organ-Transplantationen eingesetzt wird. Das mTOR bildet zwei Proteinkomplexe, mTORC1 und mTORC2, die vielfältige Steuerungen im Organismus ausüben (siehe dazu Tabelle 48). Im Sinne der Vereinfachung bleiben wir im Folgenden aber bei der Bezeichnung „mTOR“.

Das Enzym mTOR ist im Körper für eine Vielzahl von Stoffwechselvorgängen verantwortlich. Aktiviert durch Aminosäuren im Blut, leitet mTOR den Proteinaufbau ein und ist daher wichtig für das Muskelwachstum. [129] Noch stärker aktiviert wird es durch hohe Insulinspiegel, die sich aus dem Verzehr von Koh-

Tab. 48 Die mTOR-Proteinkomplexe

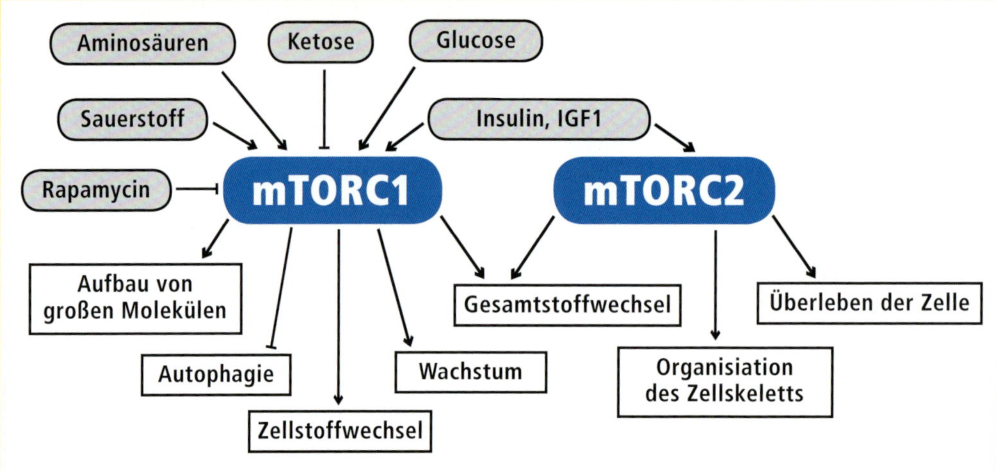

Beim mTOR handelt es sich um eine sog. Protein-Kinase. Dieses Enzym reagiert mit verschiedenen Proteinen im Körper, um zwei Proteinkomplexe zu bilden: Den mTOR-Komplex 1 (mTORC1) und den mTOR-Komplex 2 (mTORC2). Die mTor-Komplexe haben unterschiedliche Aufgaben im Körper, doch sind beide in den Aufbaustoffwechsel eingebunden.

Das geschieht, indem die Autophagie gehemmt und ein verstärkter Protein- (für neue Zellorganellen) und Fettsäurenaufbau (für die Bildung neuer Zellmembranen) eingeleitet wird. Dafür wird die Energieproduktion und damit die Oxidation in den Zellen gesteigert. Das „Zellskelett" (Proteinstrukturen, welche der Zelle Stabilität verleihen) wird verstärkt. Der Zellstoffwechsel läuft schneller und die Zellteilungsrate nimmt zu. Prozesse, welche diese Vorgänge unterbrechen, wie z.B. die Apoptose (der programmierte Zelltod) werden gehemmt. [aj] Letzteres ist gut für den Aufbau neuer Strukturen, doch es schaltet damit – neben der bereits gehemmten Autophagie – den zweiten Schutzmechanismus ab, der defekte Zellen vernichten könnte.

So bilden sich neben vielen gesunden neuen Zellen auch vermehrt entartete Zellen, die fehlerhaft funktionieren und sich zu Krebszellen weiterentwickeln können. Der gesteigerte Fettsäurenaufbau kommt diesen defekten Zellen natürlich auch zugute. Der gesteigerte Anfall von Sauerstoffradikalen durch die erhöhte Oxidation sorgt für eine weitere Degeneration von Mitochondrien und vermehrten Schäden an der DNS, dem Träger der Erbinformation.

Stress in Form von Glucosemangel, wie er in der Ketose vorliegt, und ein Mangel an Sauerstoff, der die Energiegewinnung in den Mitchondrien einschränkt, führt dagegen zu einer Hemmung des mTOR-Signalweges. In diesen Fällen wird die AMP-aktivierte Proteinkinase (AMPK), der Gegenspieler von mTOR, hochgeregelt und die Aufbauvorgänge kommen zum Erliegen. [aj]

Die Grafik zeigt die Aufgaben der Proteinkomplexe mTORC1 und mTORC2. Das mTORC1 wird aktiviert durch Aminosäuren, Glucose, Insulin sowie IGF-1 und führt zu einem verstärkten Zellwachstum. Das mTORC2 wird aktiviert von Insulin und IGF-1; es beschleunigt den Zellstoffwechsel und stärkt die Überlebensfähigkeit der Zellen (dargestellt durch Pfeile). Die Ketose, ebenso wie das Medikament Rapamycin, hemmt mTORC1 (dargestellt durch den Endstrich an den Linien: „Sackgasse").

Grafik modifiziert nach:

aj Laplante M, Sabatini DM: mTOR signaling in growth control and disease. Cell 2012; 149(2): 274-293.

lenhydraten ergeben, sowie durch Milch und Milchprodukte. Sein Gegenspieler ist die AMP-aktivierte Protein Kinase (AMPK), ein Enzym, dessen Spiegel durch Glucosemangel im Blut, also durch die Ketose, ansteigt – es hemmt mTOR und leitet die Autophagie ein. [129] mTOR wird übrigens nicht aktiviert, wenn die Energie aus den Fettdepots am Körper gewonnen wird, wie es in der Ketose geschieht.

mTOR hemmt aber nicht nur die Autophagie, sondern es steuert sie auch. Denn die Autophagie erzeugt in den Zellen aus abgebauten Bestandteilen neue Nährstoffe. Ein erhöhter Spiegel an neu gebildeter Glucose und Aminosäuren führt dann dazu, dass mTOR in den Zellen wieder ansteigt und die Autophagie bremst. So wird eine überschießende Autophagie vermieden (siehe dazu Tabelle 49).

Im Idealfall befinden sich beide Prozesse im Gleichgewicht: Aufbauphasen wechseln sich ab mit solchen Phasen, in denen die Autophagie die Reparatur beschädigter Zellen erlaubt. Schwere Probleme ergeben sich aber, wenn mTOR langfristig und überschießend aktiviert wird, wie es durch eine überkalorische Ernährung, vor allem aber durch einen hohem Verzehr von Koh-

Tab. 49 Längere Autophagie aktiviert mTOR wieder

Die Autophagie kann alle Zellen des Körpers reparieren. Dafür werden defekte Strukturen der Zelle (beschädigte Proteine, Mitochondrien usw.) im sog. Autophagosom eingesammelt. Dieses verschmilzt in der Folge mit dem sog. Lysosom, welches Enzyme bereitstellt, die den Inhalt des Autophagosoms zerlegen. Aus den Bruchstücken werden neue Amino- und Fettsäuren, sowie Glucose hergestellt für den Aufbau neuer, perfekt funktionierender Zellorganellen bzw. für die Energiegewinnung.

Die Lysosomen in den Zellen werden dabei allerdings stark beansprucht. Im Tiermodell wurde festgestellt, dass es bei ausbleibender Nahrungszufuhr zu einer stark gesteigerten Autophagie kommt. Es wurde eine verstärkte Bildung von Autolysosomen beobachtet, also die Verbindung vom Autophagosom mit dem Lysosom. Die Zahl der freien Lysosome nahm dabei ab. Nach längerer Nahrungsabstinenz ergab sich aber, dass die Zahl neuer Autolysosome weniger wurde, die Autophagie also langsamer ablief. Dafür wurden jetzt verstärkt neue Lysosomen gebildet, die wieder genügend Enzyme zur Zersetzung der in den Autophagosomen gesammelten defekten Strukturen enthielten. [ak]

Dieser Prozess wird durch mTOR gesteuert. Nahrungsabstinenz führt über die Ketose eigentlich zur Hemmung von mTOR und zur Hochregelung der Autophagie. Doch bei längerer Ketose kommt es zum umgekehrten Bild: Es wird verstärkt mTOR gebildet und die Autophagie gebremst, um den Aufbau neuer Lysosome zu erlauben! Das geschieht, indem zelleigene Sensoren das Vorliegen von reichlich Nährstoffen feststellen – nämlich neu gebildete Glucose und Aminosäuren aus dem Inhalt des Autophagosoms. Erst wenn der Spiegel dieser Nährstoffe wieder abfällt, wird mTOR erneut gehemmt und die Autophagie wird wieder heraufgeregelt. [ak]

Es kommt in der Ketose also zu einem Auf und Ab der Autophagie. Wenn dabei reichlich neue Nährstoffe gebildet werden, nimmt sie ab, um nach dem Verbrauch dieser Nährstoffe wieder zuzunehmen. Durch diese intelligente Steuerung wird eine „überschießende" Autophagie verhindert, die ebenfalls negative Folgen zeigen könnte in Form eines zu hohen Absterbens von Zellen. Man muss sich immer wieder wundern, mit wieviel Umsicht die Natur den Stoffwechsel der Säugetiere eingerichtet hat.

ak Yu L, et al: Termination of autophagy and reformation of lysosomes regulated by mTOR. Nature 2010 Jun 17; 465(7300): 942-946.

lenhydraten, Milchprodukten und durch viele Zwischenmahlzeiten geschieht. So werden ketogene Phasen im Tagesverlauf verhindert, die Reparaturprozesse anstoßen könnten. Das erlaubt dann nur noch eine sehr eingeschränkte Autophagie, die auch als „basale“ Autophagie bezeichnet wird (siehe dazu Tab. 50).

Damit sind zwar immer noch gewisse Reparaturprozesse an den Zellen möglich, doch offensichtlich reicht diese basale Autophagie nicht aus, um auf Dauer das Auftreten von degenerativen Erkrankungen zu verhindern. So wird eine übermäßige Aktivierung von mTOR heute für eine Vielzahl von ernsten Krankheiten verantwortlich gemacht; darunter Übergewicht, Typ-II-Diabetes, Neurodegeneration (Funktionsverlust von Hirn- und Nervenzellen) und Krebs.

Es kommt durch hohe Spiegel von mTOR auch zu einem vermehrten Zellwachstum und einer gesteigerten Zellteilung in allen Geweben des Körpers. Das mag im frühen Kindesalter noch erwünscht sein, doch beim Erwachsenen führt diese starke Wachstumsbeschleunigung zur Entwicklung von Diabetes und Krebs, zur Degeneration von Nervenzellen und weiteren Stoffwechselentgleisungen sowie zu einer

Tab. 50 Basale und hochgeregelte Autophagie?

Die Entdeckung, dass die Autophagie mehr ist als ein Prozess, der bei Nahrungsmangel Energie liefert, ist noch recht jung. Erst durch die Arbeiten des Japaners Yoshinori Ohsumi und den dafür 2016 verliehenen Nobelpreis wurde man auf die regenerativen und heilenden Wirkungen der Autophagie aufmerksam.

Die Autophagie ist nie ganz abgeschaltet – auch bei einem hohen Kohlenhydratverzehr mit hohen Insulinspiegeln und kommt es – spätestens nachts, wenn länger keine Nahrung zugeführt wird – zu milden ketogenen Phasen, in denen sie aktiv werden kann. Doch natürlich nicht auf dem hohen Niveau, wie es eine tiefe Ketose erlaubt. Diese niedrige Aktivität wurde „basale“, also grundlegende, Autophagie getauft. Doch die basale Autophagie reicht offensichtlich nicht aus, um das Auftreten von degenerativen Erkrankungen zu verhindern.

Eine gut funktionierende Autophagie wird dagegen durch die Ketose erreicht. Je länger und tiefer diese ausfällt, desto stärker kommt die regenerative und heilende Wirkung der Autophagie auf alle Zellen zum Tragen. Die Wissenschaft spricht in diesem Fall von „hochgeregelter“ Autophagie. Doch ist es nicht in Wirklichkeit der Normalzustand, den die Natur für den Menschen vorgesehen hat?

Das wird besonders deutlich, wenn man angeblich primitive Völker betrachtet, die sich noch wie ihre Ahnen ernähren. Bei ihnen treten die bei uns so häufigen „Zivilisationskrankheiten“ nämlich nicht auf. Das lässt sich dadurch erklären, dass bei diesen Völkern – ohne kohlenhydratreiche westliche Nahrungsmittel wie Weißmehl aus Getreide, Zucker, gesüßte Getränke und Snacks zwischen den Mahlzeiten – tiefere ketogene Phasen im Tagesverlauf vorkommen. Das erlaubt eine gut funktionierende Autophagie und bietet einen optimalen Schutz vor ernsten Erkrankungen.

Interessanterweise trifft das auch auf solche Völker zu, die in ihrem Lebensraum nur wenig tierische Nahrung finden und deshalb auf kohlenhydratreiche Wurzeln und Knollen als Nahrungsgrundlage zurückgreifen müssen. Hier spielt offensichtlich auch die Häufigkeit der Mahlzeiten eine Rolle, indem es durch nur wenige große Mahlzeiten trotz hohem Kohlenhydratverzehr zu ausgeprägten ketogenen Phasen mit hoher Autophagie kommen kann. Das Intervallfasten ist also keine neue Erfindung, sondern es wird uns von diesen „primitiven“ Völkern seit Jahrtausenden vorgelebt (siehe dazu auch im Kapitel 8). Doch auch diese Völker entwickeln sehr schnelll unsere Zivilisationserkrankungen, wenn sie die westliche Ernährungsweise übernehmen.

beschleunigten Alterung. Eine aktuelle Studie stellt daher fest, dass die weitgehende Blockierung von mTOR ab der Lebensmitte signifikante gesundheitliche Verbesserungen bringen könnte. [130]

Für eine weitgehende mTOR-Blockierung braucht es aber keine Medikamente. Das lässt sich ganz einfach durch die Ernährung regeln. So können beide Prozesse, der Aufbau durch mTOR und die Reparatur durch AMPK, zum Vorteil genutzt werden. Bei der optimierten Keto-Diät sind – ähnlich wie Insulin und Glucagon – immer beide aktiv: Bei der Nahrungszufuhr stärker das mTOR, in der nachfolgenden Ketose gewinnt das AMPK wieder die Oberhand. Doch eine zügellose Aktivierung von mTOR durch langfristig erhöhte Insulinspiegel wird zuverlässig unterbunden.

Da die Autophagie immer hochgefahren wird, wenn sich niedrige Insulinspiegel bzw. keine Nahrungsbestandteile mehr im Blut befinden, kann die optimierte Keto-Diät, mit ihren geringen Kohlenhydrat- und Proteinmengen, zwischen den Mahlzeiten für eine Hemmung von mTOR und, daraus folgend, für eine verstärkte Autophagie sorgen. In Verbindung mit Intervallfasten werden diese Prozesse – vor allem in der Fastenphase – noch stärker und anhaltender in Gang gesetzt. So kommt es zu einer effektiven Schutzwirkung gegen degenerative Erkrankungen.

Doch selbst wenn sich degenerative Erkrankungen schon eingestellt haben, kann eine hochgeregelte Autophagie heilend wirken, wie nachfolgend aufgezeigt wird.

11.6 Autophagie und Heilung vieler Krankheiten

Es mehren sich die Anzeichen dafür, dass eine gestörte Autophagie die Hauptursache für viele Erkrankungen ist. Besonders die sich schleichend entwickelnden sog. degenerativen Erkrankungen, deren Auftreten mit dem Lebensalter zunimmt, sind auf einen hohen Anfall von Sauerstoffradikalen und unzureichende Reparaturprozesse zurückzuführen. Beides kann durch eine Ernährung mit häufigeren ketogenen Phasen verhindert werden. Die optimierte Keto-Diät eignet sich dafür in besonderer Weise.

11.6.1 Neurodegenerative Erkrankungen

Es ist bekannt, dass die Entstehung und Anhäufung von abnormen Tau-Proteinen auslösend sind für die Alzheimer-Krankheit, die sich in Verwirrtheit und fortschreitender Demenz äußert. Das führt dann zur verstärkten Bildung von sog. amyloiden Plaques in den geschädigten Hirnzellen, was als typisch für die Alzheimer Krankheit gilt. [131] Bei der Parkinson-Krankheit, auch „Schüttellähmung“ genannt, sind es die sog. Lewy-Körper, die sich in den Hirnzellen verstärkt ansammeln und die Erkrankung auslösen. [132] Bei der Chorea Huntington, dem sog. „Veitstanz“, ist es ein fehlgebildetes Protein namens „Huntingtin“, das sich in den Hirnzellen anhäuft und die Erkrankung auslöst. [133]

Eine gestörte Autophagie ist ein gewichtiger Grund für die Entstehung sog. neurodegenerativer Krankheiten, bei denen Hirn- und Nervenzellen fortschreitend geschädigt werden. [134] Eine gut funktionierende Autophagie kann dagegen der Entstehung der Alzheimer- und Parkinson-Krankheit, der Amyotrophen Lateralsklerose und der Chorea Huntington vorbeugen, indem sie die Anhäufung von abnormen Proteinverbindungen in den Hirn- und Nervenzellen verhindert, die ursächlich für diese Erkrankungen sind. [128] Denn die krankmachenden Proteine können durch Autophagie vorzeitig abgebaut werden, bevor sich Schäden an den Zellen einstellen.

Eine Hochregelung der Autophagie im Gehirn durch die Ketose ist im Tierversuch an Ratten [135] und Mäusen [136] bereits nachgewiesen worden. Es kam zu einer Aktivierung von autophagie-auslösenden Faktoren und der autophagie-verhindernde mTORC1-Stoffwechselweg wurde gehemmt. Gesteigerte Autophagie erlaubt auch eine vermehrte Beseitigung beschädigter Mitochondrien, die zuviele Sauerstoffradikale produzieren. Damit wird der Stoffwechsel geschädigter Hirnzellen ebenfalls unterstützt.

11.6.2 Muskelerkrankungen

Bei bestimmten Muskelerkrankungen wird eine gestörte Autophagie ebenfalls als ursächlich für ihre Entstehung angenommen. So z.B. bei den sog. Einschlusskörpermyopathien, die sich in Muskelschwäche, Muskelschwund und Lähmungen äußern. [137]

Auch die amyotrophe Lateralsklerose (ALS) ist nach neuen Studien offensichtlich auf eine gestörte Autophagie zurückzuführen. [138] Bei dieser degenerativen Erkrankung des Nervensystems kommt es zum allmählichen Absterben von Nervenzellen, welche die Muskeln steuern; die Betroffenen sind in den späteren Krankheitsstufen auf den Rollstuhl angewiesen.

11.6.3 Arteriosklerose

Die Arteriosklerose, die in der zweiten Lebenshälfte so häufig auftretende „Arterienverkalkung", kann durch eine verstärkte Autophagie gelindert werden. Bei dieser Erkrankung der Blutgefäße bilden sich entzündliche Ablagerungen, die sog. Plaques, welche die Adern verengen und den Blutfluss behindern. Diese Plaques können aufreißen und abgelöste Bestandteile können ein Blutgefäß verstopfen.

Auch eine stärkere Verklumpungsneigung der Blutkörperchen, die häufig mit der Arteriosklerose einhergeht, kann zu einem Pfropf führen, der eine verengte Ader verschließt. Geschieht das im Gehirn, spricht man von einem Schlaganfall, beim Auftreten des Gefäßverschlusses am Herzen kommt es zu einem Herzinfarkt. Versuche mit einer durch Medikamente gesteigerten Autophagie zur Stabilisierung arterieller Plaques haben vielversprechende Ergebnisse gezeigt. [139] Eine aktuelle Untersuchung kam sogar zu dem Schluss, dass durch Rapamycin, einen mTOR-Hemmer, nicht nur ein weiteres Fortschreiten der Arteriosklerose verhindert wird, sondern dass bereits bestehende arterielle Plaques vermutlich sogar zurückgebildet werden. [140]

Das bedeutet, dass die Behandlung dieser Krankheit auch mit einer durch die Ketose ausgelösten, natürlichen Hochregelung der Autophagie unterstützt werden kann. Damit lassen sich auch die Nebenwirkungen vermeiden, die beim Einsatz von Rapamycin unvermeidlich sind. Denn auch in der Ketose wird mTOR zuverlässig gehemmt, so dass die derart ausgelöste, verstärkte Autophagie die Gefäßschäden reparieren und schädliche Plaques abbauen kann.

11.6.4 Makula-Degeneration

Die altersbedingte Makuladegeneration ist die häufigste Alterserkrankung der Netzhaut des Auges. Allein in Deutschland leiden 4 Millionen Menschen darunter. Sie betrifft die Stelle des schärfsten Sehens, die sog. Makula, und führt im fortgeschrittenen Stadium zu deutlichen Seh-Behinderungen. [141]

Die Makula-Degeneration ist zurückzuführen auf eine Schädigung der Sehzellen durch oxidativen Stress, verminderte Durchblutung und Entzündungen. Dadurch kommt es zu Ablagerungen unter der Netzhaut, den sog. Drusen, sowie zum Einwachsen von Blutgefäßen in die Netzhaut und im Spätstadium auch zum Absterben von Sehzellen. Die Autophagie, die zu einer Selbstreparatur der betroffenen Zellen führen könnte, ist bei der Makula-Degeneration behindert, weil einer ihrer letzten Schritte, die Auflösung der im Autophagosom gesammelten, defekten Zellbestandteile durch die Enzyme des Lysosoms, gehemmt wird. Dies geschieht ursächlich durch zuviele Sauerstoffradikale, wenn im späteren Stadium der Erkrankung die zelleigenen Abwehrmechanismen zunehmend versagen. [142] Dieser letzte Punkt ist sehr wichtig, denn er deutet darauf hin, dass die Bekämpfung von chronischen Entzündungen, die durch Sauerstoffradikale verursacht werden, und die Steigerung der Autophagie Hand in Hand gehen, um eine Gesundung der geschädigten Netzhaut einzuleiten.

Eine gesteigerte Autophagie und dadurch eine Verbesserung des Krankheitsbildes durch die Verabreichung von Rapamycin ist bei der Makula-Degeneration bereits nachgewiesen. [143] Das bedeutet, dass auch die Ketose hier hilfreich sein kann, weil sie nicht nur die Autophagie auf natürlichem Wege, ohne Medikamente, hochregelt. Sondern weil sie gleichzeitig stark entzündungshemmende Wirkungen aufweist, z.B. durch das Keton BHB direkt, sowie durch eine vermehrte Produktion des stärksten Antioxidans Glutathion. Die Ketose sorgt also bei dieser Augenkrankheit zusätzlich dafür, dass sich durch eine verringerte Entzündungsneigung und die gesteigerte Produktion von starken Antioxidantien ein günstiges Umfeld für die Heilung ergibt.

11.6.5 Lebererkrankungen

Lebererkrankungen waren früher einmal vor allem mit einem jahrelangen, überhöhten Alkoholkonsum verbunden. Heute dagegen ist die sog. nicht-akoholische Fettleber-Erkrankung ein zunehmendes Problem, das auch schon junge Menschen betrifft. So geht man davon aus, dass bis zu 30 % der stark übergewichtigen Kinder in Deutschland eine Fettleber aufweisen. [144]

Ein Grund für das gehäufte Auftreten dieser Erkrankung ist ein langdauernder Kalorienüberschuss in Form von Fett und Zucker, was zu einer beschleunigten Fettspeicherung und einer starken Gewichtszunahme führt. So geht man davon aus, dass bis zu 60 % der in der Leber gespeicherten Fettsäuren aus dem Bauchfett stammen. [144] Dabei wird aber schnell übersehen, dass eine verstärkte Fettspeicherung ursächlich durch hohen Kohlenhydratverzehr ausgelöst wird. Nur bei einem hohen Insulinspiegel ist die Fettverbrennung gehemmt und es kommt zur Speicherung von Körperfett. In der Ketose werden dagegen große Mengen an Fett aus der Nahrung, zusätzlich auch noch Körperfett, abgebaut und zur Energiegewinnung eingesetzt.

Ein bei der Fettleber viel gravierenderes Problem ist ein zu hoher Fructose-Verzehr. Im Gegensatz zur Glucose, die über das Blut zu den Geweben transportiert und dort zur Energieerzeugung verbraucht wird, wird Fructose nur in kleinen Mengen im Dünndarm in Glucose umgewandelt. Überschüssige Fructose muss deshalb von der Leber abgebaut werden. Doch die Kapazitäten der Leber sind begrenzt, sie kann jeden Tag nur kleine Mengen Fructose verstoffwechseln. Bei einer erhöhten Zufuhr von Fructose wird der Überschuss deshalb in Form von Fett im Lebergewebe eingelagert.

Die Fetteinspeicherungen führen zunehmend zu einer Störung der Leberfunktion, zu Entzündungen der Leber, zur Leberzirrhose und sie können im Endstadium zu Leberkrebs führen. Ein wichtiger Faktor bei dieser Erkrankung ist die Hemmung der Autophagie in den Leberzellen durch die Fetteinlagerungen, [145] was eine Selbstreparatur geschädigter Zellen verhindert. Doch ohne gut funktionierende Autophagie können Fetteinlagerungen in den Leberzellen nicht abgebaut werden! [145]

Diese weitere Funktion der Autophagie wird ausgeübt, indem die in Fett-Tröpfchen vorhandenen Trigylzeride und Cholesterine, ebenso wie fehlerhafte Proteine und andere defekte Zellbestandteile, in das Autophagosom eingeschlossen werden. Nach der Verschmelzung mit dem Lysosom werden sie abgebaut. Die Fettsäuren der Triglyzeride werden als freie Fettsäuren wieder in die Zelle entlassen, wo sie der Energieversorgung dienen. Dieser Prozess des Abbaus von Leberfett wurde Lipophagie (Fettverzehr) getauft und er lässt sich durch eine ketogene Diät bzw. Fasten und, damit ausgelöst, eine hochregulierte Autophagie, deutlich beschleunigen! [146]

Dazu muss angemerkt werden, dass die Ketose mit ihren starken entzündungshemmenden Wirkungen den Prozess der Genesung von Leberzellen auch auf diesem Wege fördern kann. In den beginnenden Stadien einer Leberverfettung und -entzündung kann also vermutlich allein mit einer Ernährungsumstellung schon eine Heilung erzielt werden. Doch auch in einem fortgeschrittenen Stadium der Erkrankung kann die Ketose die Wirkung von Medikamenten unterstützen.

11.6.6 Nierenerkrankungen

Nierenerkrankungen, die zu einem forschreitenden Funktionsverlust dieser wichtigen Ausscheidungsorgane führen, kommen bei Zuckerkranken besonders häufig vor. Bis zu 40 % der Typ I und II Diabetiker entwickeln im Verlauf ihrer Erkrankung Nierenschäden, die bis zum Versagen dieser Organe führen können. [147]

Heute ist bekannt, dass eine Hochregelung der Autophagie entscheidend dazu beitragen kann, die Nieren beim Diabetiker zu schützen. Denn die Autophagie in den Nieren ist bei der Zuckerkrankheit unterdrückt, was zur fortschreitenden Verschlimmerung des Krankheitsbildes beiträgt. [148] Das geschieht vor allem durch die Aktivierung von mTOR, was AMPK hemmt und die Autophagie abschaltet. Entsprechend hat die Hemmung von mTOR durch Verabreichung von Rapamycin das Anschwellen der Niere im Frühstadium der Erkrankung beim Mausmodell deutlich („markedly" im Original) gemildert. [149]

mTOR wird aber vor allem durch hohe Spiegel von Insulin und IGF-1 überschießend gebildet. Eine einfache Möglichkeit der Unterbindung des mTOR-Signalweges wäre daher der Verzicht auf Kohlenhydrate in Form einer ketogenen Ernährung bzw. die langfristige Senkung des Insulin- und IGF-1-Spiegels durch Intervallfasten. Die optimierte Keto-Diät vereint beide Wege und kann daher mTOR im Tagesverlauf für längere Zeit zuverlässig hemmen, was eine verstärkte Autophagie mit ihren Heilungsprozessen ermöglicht.

11.6.7 Entzündliche Darmerkrankungen

Chronische Entzündungen des Magen-Darmtrakts wie Colitis ulcerosa und Morbus Crohn betreffen zunehmend mehr Menschen in den westlichen Industrieländern. Bei der Colitis ulcerosa kommt es zu Entzündungen der Darmschleimhaut; etwa 150.000 Menschen leiden allein in Deutschland daran. [150] Sie äußert sich mit ständigem Stuhldrang und blutigen Durchfällen. Bei Morbus Crohn kommt es zu Entzündungen des Dünn- und Dickdarms. Die Betroffenen, in Deutschland etwa 120 von 100.000 Menschen, [151] leiden unter Bauchschmerzen und -krämpfen mit starken Durchfällen.

Eine gestörte Autophagie ist mitverantwortlich für die Entstehung entzündlicher Darmerkrankungen. [152] So kommt es zu einer geschwächten Bakterienabwehr und einer vermehrten Bildung entzündlicher Cytokine. Dadurch wird die Barrierefunktion der Darmwand geschwächt, was zu einer übersteigerten Immunreaktion auf Krankheitserreger und chronischen Entzündungen führt. Bei machen Erkrankten wurden genetische Abweichungen festgestellt, welche die Autophagie ausbremsen. Doch nicht alle Menschen mit diesen Genvarianten entwickeln eine entzündliche Darmerkrankung. Deshalb ist anzunehmen, dass die Genabweichungen vermutlich die Krankheitsentstehung begünstigen, sie aber nicht ursächlich auslösen. [152]

Der gebremsten Autophagie bei der Immunantwort auf bakterielle Erreger kommt bei den entzündlichen Darmerkrankungen eine besondere Rolle zu. Eine hochgeregelte Autophagie kann nicht nur Bakterien besser abwehren, sondern vermindert auch die Anzahl entzündungsfördernder Botenstoffe. Da es bei Patienten mit den autophagie-schwächenden Genvarianten in der Darmwand nicht automatisch zur vermehrten Bildung von entzündungsfördernden Botenstoffen kommt, ist die Erkrankung wohl eher auf einen veränderten Stoffwechsel in den Darmwandzellen zurückzuführen. [152]

Daher konzentriert man sich auf die Rolle von mTOR als starken Hemmer der Autophagie. Da medikamentöse mTOR-Hemmer (darunter wieder Rapamycin) bei der Behandlung von entzündlichen Darmerkrankungen gute Ergebnisse gezeigt haben, [153] liegt nahe, dass auch die mTOR-Hemmung durch eine gezielte Ernährung ähnlich wirken kann. Das bedeutet, eine ketogene Ernährung und Intervallfasten können durch im Tagesverlauf langfristig gesenkte Insulin- und IGF-1-Spiegel eine effektive Hemmung von mTOR auslösen und die Autophagie hochregeln. Das würde ebenfalls zu einer verbesserten Immunantwort sowie zu gesenkten Spiegeln von Entzündungsmarkern führen und die Behandlung einer entzündlichen Darmerkrankung unterstützen.

11.6.8 Autophagie und COPD

Die chronisch obstruktive Lungenerkrankung (COPD) hat sich zu einer Volkskrankheit entwickelt – im Laufes des Lebens erkrankt in Deutschland jeder vierte Einwohner daran. Dabei handelt es sich im Grunde um eine starke, chronische Bronchitis mit einer Verengung der Atemwege. Das führt zu einem gestörten Gasaustausch in der Lunge mit Atemnot, Husten und Schleimbildung mit zähem Auswurf. Im fortgeschrittenem Stadium kommt es zum sog. Lungenemphysem, einer Überdehnung der Lunge, bei der die Lungenbläschen zunehmend zerstört werden. [154]

Die Entstehung der Krankheit wird hauptsächlich auf Zigarettenrauch und Luftverschmutzung, z.B. bei Arbeiten an offenen Feuern oder durch verrauchte Innenräume bei offenen Feuerstellen zurückgeführt. Dabei kommt es durch eine gestörte Autophagie zur Anhäufung von sog. Aggresom-Körpern in den Lungenzellen, die sich aus beschädigten Proteinen zusammensetzen und zu anhaltenden Entzündungen führen. Auch ein verminderter Abbau beschädigter Mitochondrien durch eine gestörte Autophagie sowie die normale Alterung werden für die Funktionsstörungen der Lungenzellen verantwortlich gemacht. Im weiteren Verlauf kommt es zu vermehrten Zellschäden, die schließlich in das Krankheitsbild der COPD münden. [154]

Das Ganze wird gefördert von einer übersteigerten Immunreaktion, die zu einer Überschwemmung des Lungengewebes mit Entzündungsmarkern (NF-Kappa-B, sowie den Interleukinen IL-1-Alpha, IL-1-Beta und IL-18) und Immunzellen führt, in denen die Autophagie weitgehend abgeschaltet ist. Weitere Infektionen können durch die gestörte Immunfunktion nur noch unvollständig abgewehrt werden und verstärken das Problem. In der Folge kommt es zu weiteren Zerstörungen der Lungenzellen und einem Fortschreiten der Erkrankung. [155]

Durch die Einschränkung der Autophagie in den wichtigen Makrophagen (Fresszellen) des Immunsystems, die eingedrungene Krankheitserreger abwehren könnten, kommt es zu einer verminderten Aktivität der Makrophagen. Das führt wiederum zu einer verstärkten Bildung von Interleukin IL-1-Beta, was zur übersteigerten Entzündungsreaktion beim Krankheitsbild der COPD beiträgt. Bei Makrophagen aus dem

Lungengewebe von COPD-Patienten wurde darüber hinaus festgestellt, dass die sog. Xenophagie nicht richtig funktioniert, was zu einer verminderten Abwehr von Bakterien und Viren führt. [156]

Neue Wirkstoffe wie Cysteamine, Carbamazepine, Gemfibrozil und Fisetin zeigen bei der COPD eine gute Wirkung durch ihre anti-oxidativen Eigenschaften. Vor allem das Cysteamine scheint vielversprechend, da es auch antibakterielle und schleimlösende Eigenschaften aufweist. Darüber hinaus vermag Cysteamine die Autophagie zu steigern, eine Eigenschaft, die sich bei höheren Dosierungen allerdings ins Gegenteil verkehrt: Es kommt zu einer Hemmung der Autophagie. Ein weiterer Nachteil ist die kurze Halbwertzeit von Cysteamine, die durch wiederholte Verabreichungen die Gefahr zu hoher Dosierungen birgt. [156]

Die medikamentöse Behandlung der COPD könnte durch eine Ernährungsintervention unterstützt werden, welche die Autophagie in den Lungenzellen hochregelt. Dafür empfiehlt sich wiederum die optimierte Keto-Diät, die in Kombination mit Intervallfasten das mTOR als wichtigen Hemmer der Autophagie im Tagesverlauf langfristig ausschalten kann. Gleichzeitig kommen die stark entzündungshemmenden Eigenschaften der Ketone zum Tragen, die im entzündeten Lungengewebe heilende Eigenschaften entfalten.

11.6.9 Multiple Sklerose

Die Multiple Sklerose (MS) ist eine Erkrankung, die den ganzen Körper betreffen kann. In Deutschland leiden etwa 200.000 Menschen darunter, die meisten davon Frauen. Es beginnt häufig mit Taubheitsgefühlen an Armen oder Beinen, bzw. Seh- und Koordinationsstörungen. Später kommt es dann zu Kraftlosigkeit, Muskelversteifung und Lähmungen. Am Ende stehen häufig Gehstörungen, spastische Lähmungen, selbst das Gehirn kann betroffen sein, was sich in psychischen Problemen und Sprachstörungen äußern kann. [157]

Die MS verläuft meistens sprunghaft („in Schüben"); Phasen ohne Beschwerden werden abgelöst von solchen mit plötzlich auftretenden Symptomen. Diese bilden sich entweder vollständig zurück oder es bleiben Einschränkungen bestehen. Bei einem schweren Verlauf der MS kommt es dagegen zu einer chronisch fortschreitenden Verschlimmerung der Symptome.

Die Ursache der MS wurde bisher mit einer übersteigerten Entzündungsreaktion erklärt, bei welcher auch körpereigenes Gewebe angegriffen wird; vor allem die Myelinscheiden der Nervenbahnen sind betroffen. Doch bei der schweren Verlaufsform der progressiven MS, die sich nicht in Schüben, sondern fortschreitend entwickelt, kommt es nicht immer zu Entzündungen. Ein neuer Ansatz zur Erklärung der MS nimmt daher die fortschreitende Degeneration von Nervenzellen als Auslöser ins Visier. [158]

Dabei führt eine übersteigerte Oxidation durch zu viele Sauerstoffradikale zum Funktionsverlust der Mitochondrien in den Nervenzellen, gefolgt von Entzündungen und Zellschäden. [159] Der fortschreitende Abbau der Myelinschicht führt zum Absterben vieler Nervenstränge, die Schäden an den Mitochondrien aufweisen. Die überlebenden Nervenbahnen sind dagegen gekennzeichnet durch gut funktionierende Mitochondrien. Mit längerer Dauer der Krankheit kommt es aber zu immer größeren Schäden an den Mitochondrien der Nervenbahnen, so dass die Erholung von einem Schub zunehmend schlechter ausfällt. Es scheint so, als wenn die verringerte Energieproduktion in den Mitochondrien die Widerstandskraft der Nervenzellen immer mehr erlahmen lässt. [160]

Als Lösung des Problems wurde von Storoni und Plant [161] eine ketogene Diät vorgeschlagen, welche durch hohe Spiegel von Ketonen und vermehrt gebildete Mitochondrien nicht nur die

Energieproduktion in den Nervenzellen steigern könnte. Es kommt darüber hinaus zu einer effizienteren Verbrennung in den Mitochondrien, bei der weniger Sauerstoffradikale anfallen, und die Ketone hemmen den entzündungsfördernden NLRP3-Stoffwechselweg. Es bleibt zu ergänzen, dass es durch die niedrigen Glucosespiegel bei einer ketogenen Diät auch zu einer Senkung von Insulin und IGF-1 sowie mTOR kommt. Die dadurch hochgeregelte Autophagie könnte viele der eingetretenen Zellschäden wieder reparieren und so die Widerstandskraft der Nervenzellen weiter erhöhen. Storoni und Plant [161] kommen zu dem Schluss, dass die mäßigen Erfolge der Standardtherapie bei der MS, die zwar akut helfen, aber letztlich das Fortschreiten der Erkrankung nicht aufhalten könnten, es nahelegen, andere Wege einzuschlagen. Die guten Ergebnisse der Keto-Diät bei anderen neurodegenerativen Erkrankungen wie Morbus Alzheimer gäben berechtigten Anlass dazu, diese wenig nebenwirkungsträchtige Ernährungstherapie auch bei der MS zu versuchen.

Tab. 51 Autophagie lindert viele Erkrankungen

Eine hochgeregelte Autophagie kann nicht nur degenerative Erkrankungen verhindern, sondern auch die Behandlung dieser Erkrankungen deutlich unterstützen.

Neurodegenerative Erkrankungen
Verhinderung der Anhäufung von abnormen Proteinverbindungen in den Hirn- und Nervenzellen, welche die Alzheimer- und Parkinson-Krankheit, die amyotrophe Lateralsklerose und die Chorea Huntington auslösen.

Muskelerkrankungen
Unterstützt die Therapie der sog. Einschlusskörpermyopathien und der amyotrophen Lateralsklerose.

Arteriosklerose
Kann das Fortschreiten der Arterienverkalkung aufhalten und arterielle Plaques vermutlich zurückbilden.

Makula-Degeneration
Kann einer Makula-Degeneration vorbeugen und die Behandlung dieser Augenkrankheit unterstützen.

Nierenerkrankungen
Kann die bei Diabetikern häufig auftretenden Nierenerkrankungen lindern.

Lebererkrankungen
Kann den Abbau von Fetteinlagerungen in den Leberzellen unterstützen, die eine Leberzirrhose auslösen und in einem späten Krankheitsstadium zu Leberkrebs führen.

Chronisch obstruktive Lungenerkrankung (COPD)
Verstärkter Abbau von sog. Aggresom-Körpern und beschädigter Mitochondrien in den Lungenzellen. Unterstützt die Behandlung der COPD auch durch eine gesteigerte Abwehr von Viren und Bakterien mittels eines Unterprozesses, der sog. Xenophagie.

Entzündliche Darmerkrankungen
Eine verstärkte Bakterienabwehr durch Xenophagie und weniger entzündliche Botenstoffe können die Behandlung von Colitis ulcerosa und Morbus Crohn merklich unterstützen.

Multiple Sklerose (MS)
Durch eine erhöhte Energieproduktion in den Mitochondrien und eine gesteigerte Autophagie können die Zellschäden in den Myelinscheiden der Nervenbahnen besser repariert werden, was die Therapie der MS unterstützt.

11.7 Fazit

Die optimierte Keto-Diät kann nicht nur der Entstehung von degenerativen Erkrankungen effektiv vorbeugen. Auch die Behandlung dieser Erkrankungen kann wirksam unterstützt werden. Das geschieht durch eine hochgeregelte Autophagie, durch die gesteigerte Produktion von starken Antioxidantien und der Nutzung von Ketonen als Hauptenergiequelle (und dadurch vermindertem oxidativen Stress), sowie durch die effektive Bekämpfung von Entzündungsprozessen im Körper.

Im folgenden Kapitel wird die Auswirkung der ketogenen Ernährung mit all ihren Vorzügen – weniger Glucose, tiefere Spiegel an Insulin und IGF-1, sowie der Hemmung von mTOR – bei Krebserkrankungen untersucht. Auch bei dieser ernsten Erkrankung haben sich in den letzten Jahren Hinweise für eine ausgesprochen positive Rolle der Ketose ergeben.

*

12. Ketogene Ernährung gegen Krebs

Die große Geißel unserer Zeit ist der Krebs. Diese in vielen Fällen auch heute, nach einem Jahrhundert intensiver Forschung, immer noch nicht besiegte Krankheit stellt in Deutschland in der Altersgruppe der 35-64-Jährigen die häufigste Todesursache dar. [162] Doch Krebs ist wohl nicht der unausweichliche Schicksalsschlag, für den ihn viele Menschen halten.

Denn Thomas Seyfried und Lara Shelton kamen schon 2010 in einer großen Übersichtsstudie [163] zu dem verblüffenden Schluss: „Es gibt im Prinzip nur wenige Krankheiten, die sich so einfach verhindern lassen wie Krebs!" Dafür müsse man lediglich die bekannten Risiken für Krebs vermeiden, die zu oxidativem Stress, zu chronischen Entzündungen und schließlich zu Schäden an den Mitochondrien führen. So ließe sich das Auftreten von mindestens 80 % aller Krebserkrankungen verhindern. [163]

Zum Schutz der Mitochondrien sollten alle Substanzen und Bedingungen gemieden werden, die eine verstärkte Oxidation, sprich „oxidativen Stress" in den Zellen und Entzündungen in den Geweben auslösen. Wie heute feststeht, sind das vor allem das Rauchen, der Alkohol, krebserzeugende Chemikalien (wie z.B. Rückstände von Pflanzenschutzmitteln, viele Lösungsmittel usw.), Strahlung (wie sie z.B. durch Flüge in großer Höhe auf den Körper wirkt) und Übergewicht (Aufzählung nach [163]). Ein hoher Spiegel an Glucose im Blut, ausgelöst durch einen hohen Kohlenhydratverzehr, kommt hinzu, ebenso wie ein Ernährungsverhalten, welches ketogene Phasen im Tagesverlauf ausschließt.

Wenn eine Schädigung der Mitochondrien zur Entstehung von Krebs führt, dann wirken alle Maßnahmen, die das verhindern, der Krebsentstehung entgegen. Dazu zählt zunächst einmal eine Ernährung mit tiefen ketogenen Phasen – die optimierte Keto-Diät in Kombination mit Intervallfasten – welche die oxidative Last der Mitochondrien reduziert. Das wird mit zunehmendem Alter immer wichtiger, denn der Anfall schädlicher Sauerstoffradikaler in den Zellen des Körpers steigt mit den Lebensjahren, während die zelleigenen Schutzsysteme schwächer werden. Gleichzeitig wird durch die Ketose die Autophagie hochgeregelt und kann entstandene Zellschäden reparieren sowie entartete Zellen abtöten.

12.1 Wie Krebs entsteht

Lange Zeit nahm man an, dass die Anlage zu einer Krebserkrankung schon in der Erbinformation festgelegt sei und ihr Auftreten damit unausweichlich. Doch die vielfältigen Mutationen, die sich in Krebszellen finden, können damit nicht erklärt werden. So lag der Gedanke nahe, die Forschung auf jene Prozesse in der Zelle zu konzentrieren, welche die Entstehung von Mutationen verhindern. Wenn diese Schutzmechanismen ausfallen, dann kann es bei der Zellteilung zu Fehlern kommen, die sich multiplizieren: Eine defekte Zelle im Vorstadium von Krebs kann ohne funktionierende Schutzsysteme weiter mutieren, bis sie zu einer echten Krebszelle wird. In diesem Stadium hat sie entscheidende Veränderungen erfahren:

1) Sie erzeugt ihre eigenen Wachstumssignale,
2) ist unempfindlich geworden gegenüber

Signalen, die das Wachstum hemmen,
3) sie kann den programmierten Zelltod (Apoptose) vermeiden,
4) sich unbegrenzt vermehren und
5) unbegrenzt Blutgefäße zur eigenen Versorgung bilden,
6) sowie in umliegende Gewebe eindringen und Metastasen bilden. (Aufzählung nach [163])

Tatsächlich kommen wir mit diesem Ansatz dem Problem näher.

12.1.1 Ausgeschaltete Autophagie und die Entstehung von Krebs

Unstrittig ist heute, dass oxidativer Stress zu einer Anhäufung von Schäden in den Mitochondrien führt. [163] Bei regelmäßigen ketogenen Phasen kann die Autophagie hochgeregelt werden und die entstandenen Defekte werden repariert, so dass es nicht zu bleibenden Zellschäden kommt. Doch wenn die Autophagie langfristig ausgeschaltet wird, können Zellschäden nicht in vollem Maße repariert werden. Das betroffene Organ leidet dann an einer verminderten Energieproduktion und an vielen weiteren Schäden, die eine ordnungsgemäße Funktion verhindern. Eine so geschädigte Leber kann nicht mehr richtig arbeiten und den Körper entgiften, ein so geschädigtes Herz den Körper nicht mehr optimal mit Sauerstoff versorgen.

Doch es kommt noch schlimmer: Wie gerade erst entdeckt worden ist, wird ohne funktionierende Autophagie auch ein weiterer wichtiger Schutzmechanismus ausgeschaltet: Denn die Autophagie zerstört Krebszellen schon bei der Entstehung! So kann sich eine Krebszelle erst gar nicht bilden, die sich teilt und weiter vermehrt, bis ein Tumor entstanden ist. Diese Erkenntnis ist ganz neu.

Erst im Januar 2019 wurde im wissenschaftlichen Magazin „Nature" ein Brief veröffentlicht, der es in sich hatte: Eine Gruppe von Wissenschaftlern vom Salk Institut aus San Diego in Kalifornien hatte erstmals nachgewiesen, dass Autophagie die Entstehung von Krebs schon im Ansatz verhindert. Sie kam zu dem Schluß: „Autophagie ist ein wesentlicher Bestandteil der Tumorunterdrückung in krisenhaften Zellsituationen und der Verlust der Autophagie ist die Voraussetzung für die Entstehung von Krebs." [164]. Deutlicher kann man es wohl nicht ausdrücken: Ohne Autophagie kein Schutz vor Krebs!

Die Forschungsgruppe des Salk Instituts wollte eigentlich Licht in die Rolle der Telomere bei der Zellteilung bringen. Telomere kann man sich wie die Plastikkappen an den Enden von Schnürsenkeln vorstellen: Bei der Desoxyribonukleinsäure (DNS) in den Zellen verhindern sie das „Ausfransen" des DNS-Stranges, was zu einer fehlerhaften Ablesung der Erbinformation führt (siehe Tab. 52). Die Telomere verkürzen sich allerdings mit jeder Zellteilung: Je älter der Mensch wird und je mehr Zellteilungen in seinem Körper abgelaufen sind, desto schlechter fällt der Schutz der DNS durch die Telomere aus. So entstehen Krisensituationen: Es kann zu fehlerhaften Zellneubildungen kommen; im schlimmsten Fall sogar zur Bildung von Zellen, die sich ungehemmt weiter teilen – Krebs.

„Viele Forscher nahmen an, dass der Zelltod in Krisensituation durch die Apoptose erfolgt, welche, wie die Autophagie, eine der beiden Möglichkeiten des programmierten Zelltods darstellt," so Joe Nassour, Hauptautor der besagten Studie. [165] Doch die Forscher fanden heraus, dass die Apoptose nur ausgelöst wird, wenn es zu Schäden in der Mitte des DNS-Stranges kommt. Bei beschädigten oder gar fehlenden Telomeren an den Enden des DNS-Stranges greift der Körper dagegen auf die Autophagie zurück, um die fehlerhaften Zellen zu zerstören (siehe Tab. 52).

Tab. 52 Autophagie schützt die Telomere und verhindert Krebs

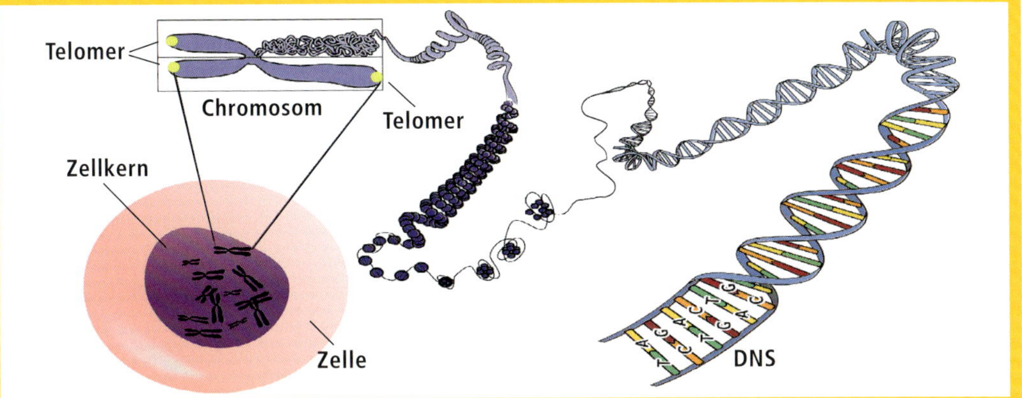

Die Erbinformation (Desoxyribonukleinsäure, DNS) in jeder Zelle des Körpers liegt in Form einer Doppelhelix vor. Das heißt, zwei Stränge mit Erbinformation sind miteinander verkettet und spiralförmig gewunden. Bei einer Zellteilung wird die DNS mit bestimmten Proteinen zu Chromosomen zusammengezogen, die wie kleine Stäbchen aussehen. Die beiden aus der Mutterzelle (von der nichts übrig bleibt) gebildeten Tochterzellen enthalten die gleiche Erbinformation. Dafür kommt es zur Verdoppelung der Chromosomen; beide Tochterzellen erhalten jeweils einen Satz davon.

Telomere sind wie „Schutzkappen" an den Enden der Chromosomen. Sie sorgen dafür, dass bei der Teilung der Erbinformation keine Schäden entstehen. Sind diese Telomere beschädigt oder fehlen sie ganz, ist der Schutz der Erbinformation nicht mehr gegeben. Jetzt kann bei der Zellteilung fehlerhafte DNS an die Tochterzellen übergeben werden. Die neuen Zellen sind damit entartet – sie enthalten mutierte, also keine gesunde Erbinformation mehr. In der Folge kommt es in den neuen Zellen zu Stoffwechselabweichungen, die weitere Mutationen auslösen können. Je mehr sich eine Zelle verändert, desto schlimmere Funktionsstörungen treten auf, bis hin zum Krebs.

Hier kommt wieder die Autophagie ins Spiel: Wie erst kürzlich entdeckt wurde, sorgt eine gut funktionierende Autophagie dafür, dass bei einer Zellteilung mit defekten oder fehlenden Telomeren an den Chromosomen die Zellteilung abgebrochen wird! Damit kann sich eine mutierte Erbinformation nicht fortpflanzen. Neben der Apoptose ist die Autophagie damit der zweite Prozess, mit dem der Körper fehlerhafte Zellen, die sich zu Krebszellen weiterentwickeln könnten, schon in der Entstehung vernichtet. Die Apoptose wird ausgelöst, wenn es zu Schäden in der Mitte des DNS-Stranges kommt. Bei beschädigten oder gar fehlenden Telomeren an den Enden des DNS-Stranges greift der Körper dagegen auf die Autophagie zurück, um fehlerhafte Zellen zu zerstören.

Die Autophagie stellt damit einen entscheidenden Faktor dar, welcher die Entstehung von Krebszellen verhindert! „Ohne Autophagie können sich Zellen, in denen bereits andere Sicherheitsmechanismen, wie z.B. tumor-unterdrückende Gene, ausgefallen sind, krisenhaft entwickeln, indem sie unkontrolliert wachsen und fortschreitende DNS-Schäden produzieren," berichtet „Science Daily". [al]

Grafik (modifiziert): users/OpenClipart-Vectors-30363, Pixabay

al Salk Institute: In surprising reversal, scientists find a cellular process that stops cancer before it starts: Cellular recycling process, thought to fuel cancer's growth, can actually prevent it. Science Daily, 23 January 2019. www.sciencedaily.com/releases/2019/01/190123131706.htm

Die Autophagie stellt damit den entscheidenden Faktor dar, welcher die Entstehung von Krebszellen verhindert! „Ohne Autophagie können sich Zellen, in denen bereits andere Sicherheitsmechanismen, wie z.B. tumor-unterdrückende Gene, ausgefallen sind, krisenhaft entwickeln, indem sie unkontrolliert wachsen und fortschreitende DNS-Schäden produzieren," berichtet „Science Daily". [165]

Das bedeutet, wir haben es selbst in der Hand, die Entstehung von Krebs zu verhindern. Das geschieht am besten, wenn wir durch regelmäßige ketogene Phasen dafür sorgen, dass die Autophagie hochgeregelt wird. So werden entstandene Zellschäden ausgebessert und entartete Zellen vernichtet. Die Erkenntnisse der Forscher des Salk Instituts erfordern ein Umdenken bei der Therapie von Krebserkrankungen, denn bislang war man davon ausgegangen, dass die Autophagie in erster Linie der Energieversorgung des Tumors dient (siehe Tab. 53).

Was kann die ketogene Ernährung leisten, wenn ein Krebs erst einmal ausgebrochen ist? Auch dazu gibt es ermutigende Hinweise aus der Forschung. Dafür müssen wir zunächst den Energiestoffwechsel der Krebszellen verstehen.

Tab. 53 Autophagie als Energielieferant in Krebszellen?

Durch lange andauernden, oxidativen Stress kommt es zu immer größeren Schäden an den Mitochondrien. Das führt nicht nur dazu, dass die Mitochondrien als „Kraftwerke" der Zelle nicht mehr ausreichend Energie liefern, sondern durch die Überlastung der zelleigenen Schutzsysteme vor allem auch dazu, dass bei der Zellteilung vermehrt Mutationen entstehen, die zur Entstehung von Krebs führen. Die Autophagie dient eben nicht nur der Reparatur defekter Zellen, sondern gleichzeitig als hoch wirksamer Schutz vor Krebs, indem sie mutierte Zellen schon in der Entstehung abtötet – bevor sie sich vermehren können und Krebs entsteht!

Das erfordert ein Umdenken in der Krebstherapie: Bisher war man davon ausgegangen, dass die Autophagie das Wachstum von Krebszellen fördert, indem sie ihnen Baumaterial und Energie aus abgebauten Zellbestandteilen zur Verfügung stellt. Das ist bestimmt nicht von der Hand zu weisen. Doch die überwiegende Menge von Baumaterial und Energie für die Krebszelle liefern Glucose und Glutamin aus der Nahrung, wobei Letzteres auch im Körper hergestellt wird. Darauf wird im Verlauf dieses Kapitels noch genauer eingegangen. Der Autophagie kommt in dieser Hinsicht eine eher untergeordnete Rolle zu.

Die Blockierung der Autophagie durch Medikamente, die bei manchen Krebstherapien routinemäßig erfolgt, könnte deshalb die Krebsentwicklung fördern, schließt das Online-Magazin „Science Daily" folgerichtig. [al] Um aber gleich darauf zu erwähnen, dass die Blockierung der Autophagie aber immer noch als Strategie zur „Aushungerung" des Tumors in Frage kommt, wenn sich ein Krebs bereits entwickelt hat – obwohl sich dafür eigentlich andere Strategien besser eignen; auch dazu später mehr.

Die Arbeiten am Salk Institut unterstreichen also in besonderer Weise die Bedeutung der Autophagie als effektives Mittel zur Vorbeugung gegen die Entstehung von Krebs! Weniger Kohlenhydrate, wenige große Mahlzeiten statt vieler kleiner Zwischenmahlzeiten und ausgeprägte ketogene Phasen zwischen den Mahlzeiten schützen vor Krebs, indem sie die Autophagie als wichtigstes Schutzsystem des Körpers hochregeln.

al Salk Institute: In surprising reversal, scientists find a cellular process that stops cancer before it starts: Cellular recycling process, thought to fuel cancer's growth, can actually prevent it. Science Daily, 23 January 2019. www.sciencedaily.com/releases/2019/01/190123131706.htm

12.2 Der Energiestoffwechsel der Krebszelle

Krebszellen unterscheiden sich nicht nur in den zuvor erwähnten sechs Eigenschaften von normalen Zellen. Ein weiteres, hervorstechendes Merkmal einer Krebszelle ist ihr veränderter Energiestoffwechsel.

12.2.1 Krebszellen und Glucose

Krebszellen nutzen Glucose als Hauptlieferanten von Energie. Dafür verfügen die Krebszellen über mehr Insulinrezeptoren als normale Zellen. Im Fall von Brustkrebszellen können das sechsmal mehr Insulinrezeptoren sein. [166] Doch die Transportkapazitäten für Glucose liegen bei Krebszellen noch deutlich höher: Zahlreiche Tumoren können sogar 20-30 mal mehr Glucose aufnehmen als gesunde Zellen. [167]

Wie stark die Entstehung und das Fortschreiten einer Krebserkrankung mit hohen Glucosespiegeln im Blut zusammenhängt, darauf wurde in einer Übersichtsarbeit der deutschen Wissenschaftler Klement und Kämmerer hingewiesen. [168] Alle Kohlenhydrate aus der Nahrung werden im Körper zu Glucose umgebaut, die im Blut zu den verschiedenen Geweben transportiert wird. Glucose dient dem Krebs nicht nur als Energielieferant, sie erhöht auch die Proliferation (von lat. „Nachwuchs"), also die Vermehrung von Tumorzellen.

Ein Tumor kann mit großen Mengen an Glucose sehr schnell wachsen. Weniger Glucose und, daraus folgend, ein niedriger Insulinspiegel hemmen dagegen das Wachstum von Krebszellen deutlich. [169] Entsprechend wurde schon früher empfohlen, die Gabe von Insulin und insulinähnlichen Substanzen (z.B. bei Diabetikern) streng abzuwägen, da sie das Risiko für eine Krebserkrankung erhöhen. [170]

Die Glycolyse (der Abbau von Glucose), besonders die Umwandlung von Glucose in Lactat, ist in Krebszellen stark erhöht. Sie stellt die bevorzugte Art der Energiegewinnung in der Krebszelle dar und nur die Glycolyse garantiert das rasche Wachstum und die Vermehrung der Krebszelle. Störungen in der Glucosezufuhr – z.B. durch Kohlenhydratverzicht in der Ketose – nimmt den Krebszellen das wichtigste Substrat für ein schnelles Wachstum. Doch die Ketose hemmt auch mTOR, was den Glucosestoffwechsel der Krebszelle auf anderen Wegen stört: Der Anstieg von mTOR leitet den Übergang zur Glycolyse mit ihren hohen Energiemengen ein. Darüber hinaus ist mTOR auch direkt für die Hochregulation der Glycolyse verantwortlich – von der Aufnahme der Glucose in die Zelle bis hin zur Bildung von Lactat. [171] Das bedeutet, die Ketose hemmt den für die Krebszelle so wichtigen Glucosestoffwechsel auf mehreren Wegen. Das erklärt die gute Wirkung einer kohlenhydratarmen Ernährung mit tiefen, ketogenen Phasen bei Krebs.

Doch warum wird die Keto-Diät dann nicht in großem Umfang in der Krebstherapie eingesetzt? Um das zu verstehen, muss man die Entwicklung der Krebsforschung betrachten.

12.2.1.1 Krebs als Stoffwechselkrankheit

In der Krebsforschung hat sich in den letzten Jahren eine neue Richtung entwickelt. Früher hatte man angenommen, beim Krebs handele es sich um eine genetische Erkrankung: „Schlechte Gene" verdammten manche Menschen dazu, an Krebs zu erkranken. Heute wissen wir: Es gibt tatsächlich einige Arten von Krebs, die in den Genen angelegt sind; doch dies betrifft nur wenige Prozent aller Krebserkrankungen.

Zunehmend mehr Forscher halten den Krebs heute für eine Stoffwechselerkrankung, denn Krebszellen weisen einen veränderten Energiestoffwechsel auf. Sie verbrauchen enorme Mengen an Glucose – viel mehr, als gesunde Zellen. Der Glucose-Hunger von Krebszellen war in Deutschland schon in der zweiten Hälfte der

1800er Jahre erkannt worden, doch dann wieder in Vergessenheit geraten. Der deutsche Mediziner Otto Warburg nahm das Thema später wieder auf und erhielt für die Erforschung des Stoffwechsels der Krebszellen 1931 den Nobelpreis. Warburg hatte damals die Hypothese aufgestellt, dass Krebszellen Schäden an den Mitochondrien aufweisen und deshalb einen anderen Energiestoffwechsel bevorzugen. Statt wie gesunde Zellen die Glucose in den Mitochondrien zu verbrennen, nutzen Krebszellen einen anderen Weg: Sie wandeln durch Fermentation die Glucose in Lactat (das Salz der Milchsäure) um, wobei der Energieträger Adenosintriphosphat (ATP) entsteht.

Doch trotz des Nobelpreises wurden Warburgs Erkenntnisse lange Zeit von der Mehrheit der Krebsforscher ignoriert. Angesichts der Tatsache, dass der Krebs trotz ungeheurem Forschungsaufwand heute immer noch nicht besiegt ist, kam es im letzten Jahrzehnt zu einer Wiederentdeckung von Warburgs Hypothese. Seitdem wurden zunehmend mehr wissenschaftliche Studien in dieser Richtung unternommen. So kommt es, dass die Grundlagen der Energieerzeugung in der Krebszelle heute in allen Einzelheiten sehr gut untersucht sind.

Außerhalb der Mitochondrien werden im Zellplasma große Mengen Glucose und, in kleinerem Umfang, auch Glutamin zu Lactat abgebaut. Durch die sog. Milchsäuregärung aus Glucose entsteht dabei neben dem Lactat auch der Energieträger Adenosintriphosphat (ATP). Dabei fällt eine große Anzahl von anderen Verbindungen an, die als Baustoffe für neue Krebszellen dienen – erst damit wird das rasche Wachstum eines Tumors möglich. Hier könnte eine Therapie für alle Arten von Krebs ansetzen, indem sie dem Tumor die Energiegrundlage – Glucose und Glutamin – entzieht.

Doch statt sich auf diese Gemeinsamkeit aller Krebsarten zu konzentrieren, heben große Teile der Krebsforschung weiter ihre Unterschiede hervor. Man sucht nach vielen Wegen, um jeden Krebs individuell zu bekämpfen. In einer großen Übersichtsarbeit von Oronsky et al [172] wurde daher schon von einer „Hexenjagd" gesprochen: Beim Versuch, jeweils an einem anderen Punkt des Energiestoffwechsels der verschiedenen Krebsarten anzugreifen, gerät die Grundlage des Krebswachstums beim Menschen immer mehr in den Hintergrund: Die starke Milchsäuregärung, bei der neben Lactat der Energieträger ATP entsteht.

Die Konzentration auf die Unterschiede der vielen Krebsarten und ihrer genetischen Untervarianten ist eine Unternehmung ohne Ende. Denn wenn ein Stoffwechselweg verschlossen wird, findet die sehr flexible Krebszelle häufig einen anderen Weg, um Energie zu erzeugen. Das liegt auch daran, dass „...die nicht umkehrbare Schädigung der Mitochondrien in der Krebszelle zu einer Kettenreaktion von genetischen Anomalien führt, die dann eben die zweitbeste glycolytische ATP-Produktion bevorzugt. Die Mutation der Gene, die häufig als die Ursache von Krebs angesehen wird, kann deshalb auch als Folge oder zum Ausgleich der Stoffwechsel- und Energiesituation entstehen..." ([172], Übersetzung durch den Autor).

Oronsky et al [172] zitieren Otto Warburg anlässlich eines Treffens von Nobelpreisträgern im Jahre 1966, als er sagte: „Vielmehr als bei anderen Krankheiten gibt es beim Krebs zahllose nachrangige Ursachen. Doch für den Krebs selbst gibt es nur eine Hauptursache. In wenigen Worten zusammengefasst: Der Hauptgrund für Krebs ist die Ersetzung der Atmung in normalen Körperzellen durch die Fermentation von Zucker. Daher arbeiten alle normalen Körperzellen zwangsweise mit Sauerstoff (are aerobes), während alle Krebszellen teilweise ohne Sauerstoff arbeiten (are partial anaerobes)."

Oronsky et al [172] kommen zu dem Schluss: „...Beim Krebs handelt es sich immer um die gleiche Krankheit, und nicht um viele verschiedene!“ (im Original: „...Cancer is a homogenous, and not a heterogeneous, disease...“). Dem will ich mich anschließen: Statt auf die Unterschiede der vielen Krebslinien zu schauen, wollen wir zunächst deren Gemeinsamkeiten untersuchen. Daraus ergibt sich ein Behandlungskonzept, welches durch zusätzliche Maßnahmen, ausgerichtet auf die einzelne Krebslinie, unterstützt werden kann. Deshalb sollen zunächst die Energiesubstrate der Krebszelle betrachtet werden.

12.2.1.2 Glucose und der Warburg-Effekt

Gesunde Zellen können verschiedene Substrate nutzen, um Energie zu erzeugen: Glucose, Aminosäuren, Fettsäuren und Ketone. Sie alle können Vorläufer für den sog. Citratzyklus liefern, der in den Mitochondrien Adenosintriphosphat (ATP) erzeugt. Dieses ATP liefert die Energie für den Stoffwechsel der Zelle (siehe Tab. 54 auf der folgenden Seite).

In gesunden Zellen dient Glucose der Energieerzeugung. Dabei handelt es sich um eine sog. aerobe Glycolyse – die Glucose wird in Anwesenheit von Sauerstoff abgebaut und auf dem Wege der sog. oxidativen Phosphorylierung (abgekürzt: OXPHOS) in den Mitochondrien verbraucht. Dabei wird Glucose in Pyruvat umgewandelt, welches dann zu Adenosintriphosphat (ATP) umgebaut wird. Dieses ATP ist die eigentliche Energiequelle in jeder Zelle. Ist in den Mitochondrien genügend Pyruvat vorhanden, kommt es über eine Rückkopplung zur Hemmung der aeroben Glycolyse. Auf diese Weise wird die Glucoseverarbeitung zurückgefahren, so lange, bis die Mitochondrien wieder mehr Pyruvat benötigen.

Bei der OXPHOS werden aus einem Molekül Glucose bis zu 34 Moleküle ATP erzeugt; damit ist dieser Weg der Energieerzeugung hocheffektiv. Wie wir bereits wissen, erzeugt dieser Vorgang aber auch viele Sauerstoffradikale, welche auf Dauer die Zelle schädigen.

Bei einem Mangel an Sauerstoff, der z.B. bei körperlicher Anstrengung eintritt, können gesunde Zellen aber auch zur sog. anaeroben Glycolyse übergehen: Aus der Glucose wird dann im Zellplasma im Wege der Milchsäuregärung – also ohne Sauerstoff – ATP gewonnen; dabei fällt Lactat an. So kann kurzfristig weiter Energie erzeugt werden.

Im Gegensatz zu gesunden Zellen ist der Energiestoffwechsel in Krebszellen stark verändert. Wie schon erwähnt, können Krebszellen viel mehr Glucose aufnehmen als normale Zellen. Diese hohen Glucosemengen werden aber nur zu geringen Teilen auf dem Wege der OXPHOS, also in den Mitochondrien, in Energie umgesetzt.

Um die großen Energiemengen zu gewinnen, die ihr ein rasches Wachstum erlauben, weicht die Krebszelle auf eine gesteigerte aerobe Glycolyse aus: Sie wandelt außerhalb der Mitochondrien, im Zellplasma, den größten Teil der Glucose in Lactat um, um durch die Milchsäuregärung ATP zu gewinnen. Die Mitochondrien werden dagegen kaum genutzt, selbst wenn genügend Sauerstoff zur Verfügung steht (siehe Tab. 55 auf der folgenden Seite). Diese hohe Energieerzeugung durch Milchsäuregärung haben alle Krebszellen gemein; nach ihrem Entdecker wurde sie „Warburg-Effekt“ getauft.

Dabei handelt es sich eigentlich um eine wenig effektive Möglichkeit der Energieerzeugung, bei der ein Molekül Glucose neben dem daraus entstehenden Lactat nur zwei Moleküle ATP liefert. Gesunde Zellen nutzen die Milchsäuregärung daher nur kurzfristig, bei Abwesenheit von Sauerstoff. Das geschieht z.B. in den Muskeln bei großer Anstrengung, wenn das Blut nicht mehr genug Sauerstoff anliefert. So kann der Muskel trotzdem eine Zeitlang weiter arbeiten.

Warum dieser ineffektive Weg der Energieerzeugung in der Krebszelle? Auf den ersten Blick ergibt das wenig Sinn. Doch bei genauer Betrachtung ist dieser Stoffwechselweg für die

Tab. 54 Citratzyklus und Atmungskette

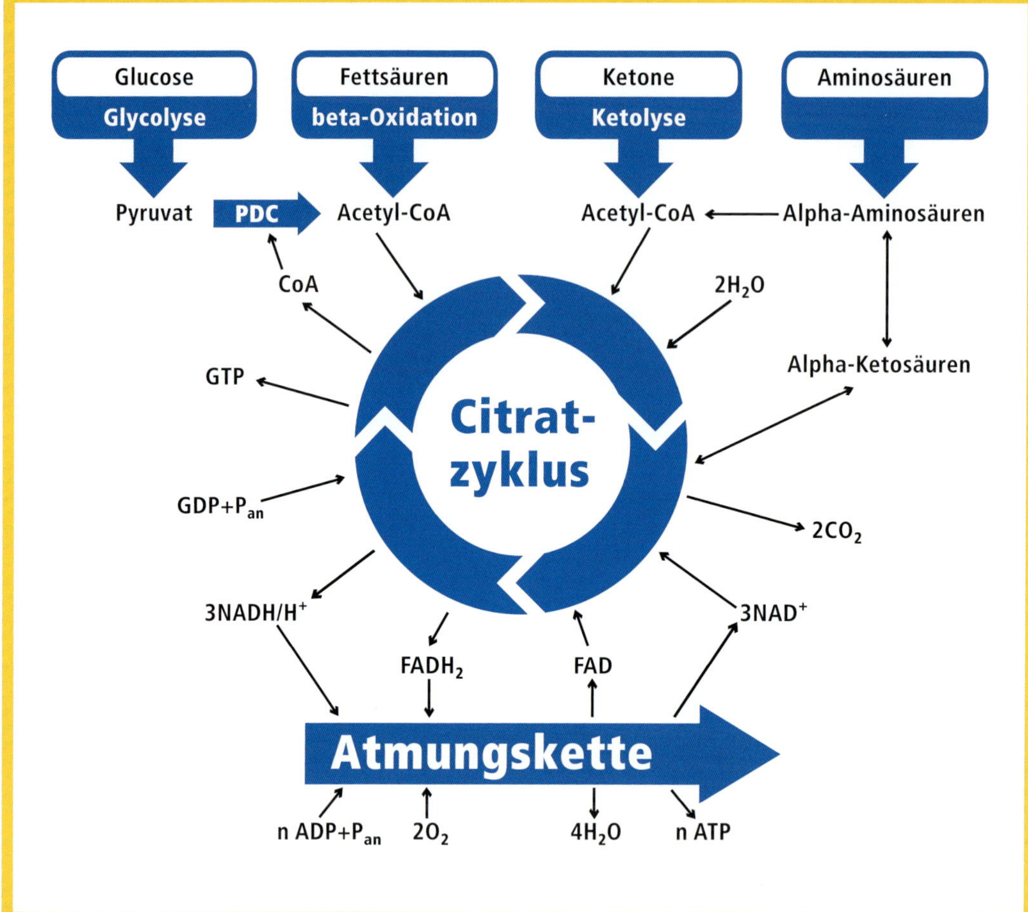

Die Grafik zeigt, stark vereinfacht, den Citratzyklus. [am] In den Mitochondrien aller Körperzellen wird durch den Citratzyklus und die Atmungskette Energie gewonnen. Dafür werden Glucose, Fettsäuren oder Aminosäuren in die Zelle transportiert, wo sie in einem ersten Schritt aufgespalten werden: Die Glucose wird im Wege der Glycolyse zu Pyruvat abgebaut und die Aminosäuren werden zu Alpha-Aminosäuren umgebaut. Aus beiden Vorläufern wird aktivierte Essigsäure (Acetyl-CoA) gebildet, während aus Fettsäuren im Wege der Beta-Oxidation direkt Acetyl-CoA entsteht. Die Ketone werden ebenfalls zu Acetyl-CoA abgebaut.

Dieses Acetyl-CoA fließt in den Citratzyklus ein und wird über mehrere Zwischenschritte zu Kohlendioxid (CO2) und Wasser (H2O) abgebaut. Die dabei freiwerdende Energie wird über die Atmungskette genutzt, um ATP zu bilden. Dieses ATP ist der Energielieferant in allen Zellen des Körpers.

am Grafik erstellt in Anlehnung an: o.V.: Citratzyklus. DocCheck Flexikon. https://flexikon.doccheck.com/de/Citratzyklus

Tab. 55 Energieproduktion aus Glucose in gesunder Zelle und Krebszelle

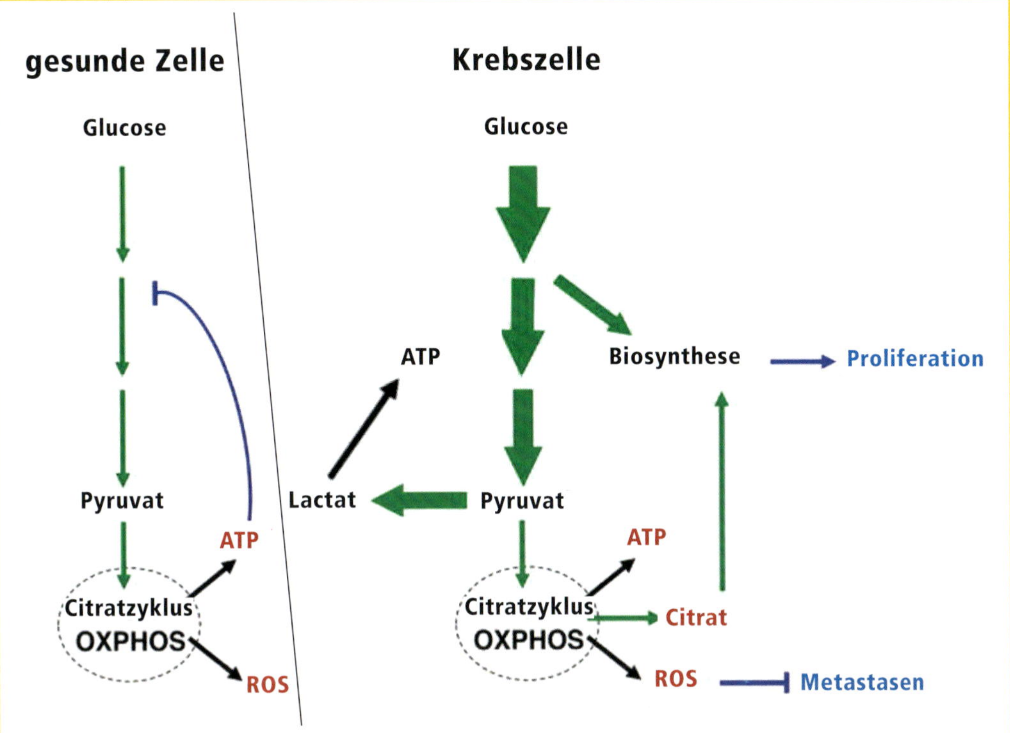

Die Grafik oben zeigt schematisch den Stoffwechsel in der gesunden Zelle und in der Krebszelle bei ausreichender Sauerstoffzufuhr.

In der gesunden Zelle wird die Glucose durch die Glycolyse (Aufspaltung von Glucose) in Pyruvat umgewandelt. Der größte Teil dieses Pyruvats wird in den Mitochondrien (dargestellt durch den gepunkteten Kreis) zur Energieproduktion in Form von ATP verwendet. Dabei fallen im Wege der oxidativen Phosphorylierung (OXPHOS) natürlich Sauerstoffradikale (ROS) an. Hohe Spiegel von ATP führen zur Abschwächung der Glycolyse (siehe die blaue „Sackgasse"-Linie auf der rechten Seite), weil weniger Glucose benötigt wird.

In der Krebszelle ist die Aufnahme von Glucose und die Glycolyse drastisch erhöht – dargestellt in Form der dicken grünen Pfeile. Ein großer Teil des daraus entstehenden Pyruvats wird nicht in den Mitochondrien genutzt, sondern im Zellplasma verarbeitet. Die Gewinnung von ATP (siehe Mitte links) erfolgt vorwiegend durch die Milchsäuregärung, wobei Lactat anfällt, während die Energieerzeugung in den Mitochondrien gegenüber der gesunden Zelle vermindert ist. Denn die Sauerstoffradikale (ROS), die dabei anfallen, stören die Ausbreitung der Krebszelle in Form von Tumoren (Metastasierung, siehe die blaue „Sackgasse"-Linie unten rechts). Die in den Mitochondrien erzeugten Stoffwechselprodukte sind rot dargestellt (ATP, ROS und Citrat). Letzteres dient als Baustein für neue Krebszellen, was das Wachstum des Krebses (Proliferation, blauer Pfeil rechts) unterstützt.

Grafik (modifiziert) entnommen:
an Lu J, Tan M, Cai Q.: The Warburg effect in tumor progression: mitochondrial oxidative metabolism as an anti-metastasis mechanism. Cancer Lett. 2015 Jan 28; 356(2 Pt A): 156-164.

Krebszelle von großem Vorteil: Denn er funktioniert sowohl mit als auch ohne Sauerstoff – während für die OXPHOS zwingend Sauerstoff benötigt wird. Darüber hinaus läuft die Glycolyse mit der Milchsäuregärung im Zellplasma rasend schnell ab – sie stellt ATP 100-mal schneller bereit, als über den Weg der OXPHOS in den Mitochondrien. [173] Deshalb wird soviel Glucose verbraucht! Die so erzeugbaren Energiemengen liegen also sehr hoch – optimal für die sich rasch teilende Krebszelle.

Dieser Stoffwechselweg bietet der Krebszelle noch weitere entscheidende Vorteile. Durch die Umgehung der OXPHOS in den Mitochondrien vermeidet sie einen hohen Anfall von Sauerstoffradikalen, was nicht nur zu Zellschäden und einer gestörten Zellfunktion führen würde. [174] Viele Sauerstoffradikale würden auch die Ausbreitung (Metastasierung, von griech. „Wanderung") des Tumors hemmen! [175] Tatsächlich nutzen einige Krebstherapien diesen Effekt, so z.B. die Bestrahlung mit radioaktivem Material. Auf diese Weise werden Unmengen von freien Radikalen erzeugt, welche die Krebszellen vernichten sollen. Einige Medikamente wirken ebenfalls auf diese Weise.

Bei der Milchsäuregärung, wie von der Krebszelle bevorzugt, fallen überdies viele Nebenprodukte an, die als Bausteine für neue Zellen dienen können. Erst das ermöglicht dem Krebs sein schnelles Wachstum und eine Ausbreitung in Form von Metastasen. [175]

Darüber hinaus gibt es deutliche Hinweise darauf, dass die Energiegewinnung über die OXPHOS in den Mitochondrien für eine rasches Wachstum nicht ausreicht – also nur eine unterstützende Funktion hat. [171] Die Bevorzugung der Milchsäuregärung in der Krebszelle führt aber nicht dazu, dass die OXPHOS in den Mitochondrien ganz abgestellt wird: Krebszellen können Glucose auf beiden Wegen nutzen. [176] Vermutlich geschieht dies sogar in wechselnden Anteilen, abhängig von Wachstumsphase und Sauerstoffzufuhr. Dabei sind die meisten Krebszellen sehr flexibel, was die Energiesubstrate angeht: Fehlt die Glucose, so kann auf Glutamin umgeschaltet werden. Dieses liefert über die Glutaminolyse (den Abbau von Glutamin) dann Vorläufer für den Citrat-Zyklus, um die OXPHOS in den Mitochondrien aufrecht zu erhalten [177] und es dient als Vorläufer für Lactat, das dem Aufbau von Fettsäuren dient. [178]

Allerdings kann Glutamin nicht die großen Mengen Energie liefern, die aus Glucose erzeugt werden können. Die meisten Krebslinien können sich mit Glutamin zwar noch erhalten, aber nicht mehr wachsen. Nur wenige Krebslinien können aus Glutamin noch genug Energie und Baustoffe für ein weiteres Wachstum und sogar eine Ausbreitung gewinnen. Doch beides fällt nicht so stark aus wie bei einer guten Versorgung mit Glucose.

Das in der Krebszelle bei der Glutaminolyse entstehende Lactat wird, ebenso wie das bei der aeroben Glycolyse aus Glucose entstehende Lactat, überwiegend ins Blut abgegeben und kann in der Leber im Wege der Gluconeogenese zu Glucose umgebaut werden, die wieder in das Blut abgegeben wird. Der hohe Lactatanfall in der Krebszelle bei der Fermentation von Glucose oder Glutamin führt einem Tumor auf diesem Wege also wiederum sein bevorzugtes Energiesubstrat Glucose zu. Eine optimierte ketogene Ernährung wirkt auch dem entgegen: Sie schränkt die Glucoseerzeugung aus Lactat in der Leber entscheidend ein, da sie dem Tumor kaum noch Glucose und, über die Proteinbeschränkung, auch weniger Glutamin als Fermentationsprodukt zukommen lässt. Die Hemmung der Lactat-Erzeugung nimmt der Krebszelle die Baustoffe für Wachstum und Ausbreitung. [171]

Da in einigen Studien eine starke OXPHOS in Krebszellen nachgewiesen werden konnte (siehe Tab. 56 auf den folgenden Seiten), wurde eine Zeitlang angenommen, dass Otto Warburg sich geirrt hatte, als er damals zu dem Schluss kam, die Bevorzugung der Milchsäuregärung sei darauf zurückzuführen, dass die Mitochondrien in Krebszellen nicht mehr richtig funktionieren. Doch bei genauer Betrachtung wurde herausgefunden, dass *alle* Arten von Krebs defekte Mitochondrien aufweisen (siehe Tab. 56). Zwar verlieren sie die Fähigkeit nicht, durch OXPHOS Energie zu erzeugen. Doch das gelingt ihnen lange nicht in dem Maße, wie es gesunde Zellen können. [163] Erhält die Krebszelle weniger Glucose, so kann dieser Stoffwechselweg auch wieder aktiviert werden, aber er kann niemals die Energiemengen für ein rasches Wachstum liefern. Das ist der Grund, warum die Milchsäuregärung in Krebszellen bevorzugt wird.

12.2.2 Krebszellen und Glutamin

Glutamin ist die Aminosäure, die im Körper des Menschen in den größten Mengen vorkommt. Sie dient nicht nur dem Proteinaufbau, sondern ist an vielen Stoffwechselvorgängen beteiligt.

Alle Krebszellen nutzen Glucose als Hauptenergiequelle und die Aminosäure Glutamin als untergeordneten Energielieferanten. Wird ihnen die Glucose entzogen, nutzen Krebszellen verstärkt Glutamin. Weniger Glutamin im Körper hemmt nicht nur direkt den Stoffwechsel der Krebszellen, es führt auch zu einer geringeren Aufnahme von anderen Aminosäuren in die Krebszelle, was ihr Wachstum ebenfalls stört. Das liegt daran, dass die meisten Krebszellen Glutamin nicht in genügender Menge herstellen können. [179] Diese Krebszellen sind daher auf die Glutaminzufuhr über die Nahrung, aus dem Aminosäurenpool des Körpers und aus dem Neuaufbau von Glutamin aus anderen Aminosäuren angewiesen.

Glutamin dient aber nicht nur als Vorläufer in der Energieerzeugung und dem Aufbau neuer Strukturen in der Krebszelle. Es spielt auch eine wichtige Rolle in der Herstellung von Kachexie-auslösenden Signalmolekülen wie z.B. Tumor-Nekrose-Faktor alpha und den Interleukinen 1 und 6. [163] Diese Signalmoleküle führen zu Stoffwechselvorgängen, die einen verstärkten Muskel- und Fettabbau anstoßen und die Gluconeogenese hochfahren, womit dem Krebs mehr Energie und weiteres Baumaterial in Form von Glucose zur Verfügung gestellt wird. In der Folge kommt es nicht nur zu einem verstärkten Tumorwachstum, sondern auch zum Gewichtsverlust bis hin zur körperlichen Auszehrung (siehe unter 11.5).

Die wichtige Rolle von Glutamin für das Wachstum von Krebszellen ist unbestritten. Einige Tumoren können ohne Glutaminzufuhr nicht existieren; die gute Wirkung von Glutamin-Hemmern bei akuter lymphatischer Leukämie und Lymphdrüsenkrebs (NK/T-Zellen Lymphom) ist belegt. [179] Andere Krebsarten dagegen können auch mit sehr wenig Glutamin noch wachsen, wie z.B. der sog. luminale Brustkrebs. [179] Neuere Untersuchungen konzentrieren sich darauf, den Krebszellen die Versorgung mit weitere Aminosäuren, wie z.B. Asparagin und Arginin, zu erschweren. Dabei konnten in Einzelfällen gute Ergebnisse erzielt werden, indem etwa die Hemmung von Asparagin einigen Formen von Blutkrebs zu heilen vermag. [180]

Die Beschneidung der Glutaminversorgung einer Krebszelle ist ein wichtiges Ziel in der Krebstherapie, auch in jenen Krebslinien, die vorwiegend auf die Glucose als Energieträger setzen. Dabei darf nicht vergessen werden: Es kommt schon zu Störungen des Glutaminstoffwechsels, wenn den Krebszellen die Glucose entzogen wird (siehe Tab. 57 auf den folgenden Seiten)! Der Glutaminstoffwechsel lässt sich durch die Hemmung bestimmter Schritte im Prozess noch weiter bremsen, so dass es in der Summe zu einer deutlichen Einschränkung der Glutaminverarbeitung in der Krebszelle kommt.

Unter 12.7.1.1 werden wir auf effektive Hemmer des Glutaminstoffwechsels näher eingehen.

Tab. 56 Krebszellen mit und ohne Warburg-Effekt?

Krebszellen weisen einen veränderten Energiestoffwechsel auf: Statt wie gesunde Zellen in den Mitochondrien durch oxidative Phosphorylierung (OXPHOS) Energie zu erzeugen, fahren Krebszellen die OXPHOS herunter und bevorzugen statt dessen die Milchsäuregärung zur Energiegewinnung. Diese Gemeinsamkeit aller Krebszellen wurde schon vor vielen Jahrzehnten nach ihrem Entdecker „Warburg-Effekt" getauft. Seit einigen Jahren wird in manchen wissenschaftlichen Studien [ao] ein „umgekehrter" Warburg-Effekt festgestellt: Das bedeutet nichts anderes, als dass es auch Krebszellen geben soll, die über den normalen Weg der OXPHOS in den Mitochondrien den Hauptanteil der Energie für Wachstum und Ausbreitung gewinnen.

Die Behauptung eines „umgekehrten" Warburg-Effekts zielt auf jene Forscher, die den Krebs für eine Stoffwechselkrankheit halten. Denn es würde bedeuten, dass die Mitochondrien nicht in allen Arten von Krebs geschädigt sind. Daraus folgt, dass keine Standardtherapie möglich ist, sondern jede Krebsart speziell behandelt werden muss.

Tatsächlich wurde festgestellt, dass einige Krebs-Linien bei guter Sauerstoffversorgung die Milchsäuregärung weniger stark nutzen, wie z.B. Gebärmutterhals-Krebs der Hela-Linie (79 % OXPHOS) und Brustkrebs der MCF-Linie (sogar 91 % OXPHOS). [ao] Erst unter Sauerstoffmangel überwiegt bei diesen Krebslinien wieder die Milchsäuregärung, die dann 60 % der Energie liefert. [ao]

Einige Arten von Blutkrebs (z.B. Leukämie der Linie THP-1), nutzen bei Anwesenheit von Sauerstoff die OXPHOS ebenfalls stärker (Suganuma et al [ap]) als die Milchsäuregärung. Bei Abwesenheit von Sauerstoff wird dagegen die Milchsäuregärung bevorzugt, um schneller wachsen zu können.

Eine echte Ausnahme bildet die Leukämie der NB4-Linie: Auch diese Krebszellen setzen bei Anwesenheit von Sauerstoff stärker auf OXPHOS. [ap] Sie gehen aber bei fehlendem Sauerstoff kaum zur Milchsäuregärung über, die ja ohne Sauerstoff funktionieren würde. Statt dessen wird die Verbrennung in den Mitochondrien aufrecht erhalten, was zu einem hohen Anfall von Sauerstoffradikalen führt und das Zellwachstum verlangsamt. Allerdings nicht so stark, wie zu erwarten wäre, weil die Leukämiezellen der NB4-Linie offensichtlich die Produktion von Glutathion steigern können, um die Sauerstoffradikale zu bekämpfen. Das ist wirklich außergewöhnlich, wurde aber bisher nur bei dieser einen Zell-Linie beobachtet. Suganuma et al [ap] erklären das mit der Entstehung von Leukämie aus entarteten Blutstammzellen, die sich im Knochenmark in einem sauerstoffarmen Milieu bilden und daher besser an eine solche Umgebung angepasst sind.

Seyfried et al [aq] haben in einer aktuellen Untersuchung eingehend dargelegt, dass diese Ergebnisse mit Vorsicht betrachtet werden müssen: Die Energiegewinnung in den Mitochondrien ist im Laborversuch nur sehr schwer zu messen. Tumorzellen im Körper haben nicht nur fehlerhafte Mitochondrien, sondern häufig auch viel weniger Mitochondrien als normale Zellen. Im Laborversuch, wo Tumorzellen in der Petrischale kultiviert werden, treten diese Defekte häufig nicht auf; die Krebszellen zeigen dann eine normale Anzahl an Mitochondrien und eine gesteigerte Funktion dieser Zellorganellen. Der hohe Sauerstoffverbrauch in einigen Krebslinien geht deshalb nicht zwingend mit einer hohen ATP-Produktion einher und kann nicht als Grundlage für die Behauptung einer starken OXPHOS dienen. Statt dessen kommt der Energieerzeugung durch Milchsäuregärung, also dem Warburg-Effekt, eine viel stärkere Bedeutung zu als es den Anschein hat.

Darüber hinaus sind in allen bisher untersuchten Krebszell-Linien Defekte beim Cardiolipin festgestellt worden, einem entscheidenden Baustein in der Membran der Mitochondrien. Ohne ausreichend Cardiolipin bzw. mit fehlgebildetem Cardiolipin kann aber keine effektive OXPHOS in den Mitochondrien stattfinden. [aq] Wenn die Mitochondrien nicht ausreichend Energie liefern können, ist die Krebszelle aber zwingend auf die Milchsäuregärung angewiesen. Das bedeutet, der Warburg-Effekt ist auch weiterhin das Kennzeichen aller Krebszellen.

Obendrein bleibt festzuhalten, dass auch die eher „oxidativen" Krebszell-Linien mit zunehmender Ein-

Tab. 56 Krebszellen mit und ohne Warburg-Effekt? (Fortsetzung)

schränkung der Sauerstoffzufuhr die Fähigkeit verlieren, die Mitochondrien zur Energieproduktion zu nutzen. Das entspricht dem Verhalten aller anderen Krebsarten. Denn das Kennzeichen jedes wachsenden Tumors ist eine schlechte Sauerstoffversorgung – trotz verstärkter Bildung von Blutgefäßen. Und selbst bei der einzigen bekannten Ausnahme (Leukämie der NB4-Linie, siehe oben) wird das Wachstum bei Sauerstoffmangel verlangsamt, weil es eine effektive Verbrennung ohne Sauerstoff eben nicht geben kann.

Auch bei einem vermeintlich „umgekehrten" Warburg-Effekt wird die Ketose eine gute Wirkung zeigen. Denn Krebszellen lieben Glucose, und die lässt sich durch eine ketogene Diät oder Fasten ganz einfach entziehen. Egal, ob aus Glucose in der Krebszelle vorwiegend in den Mitochondrien oder über den Umweg der Milchsäuregärung Energie erzeugt wird – weniger Glucose bedeutet immer eine deutliche Schwächung der Krebszelle (siehe dazu auch Tab. 57).

ao Fu Y, et al: The reverse Warburg effect is likely to be an Achilles' heel of cancer that can be exploited for cancer therapy. Oncotarget 2017 Aug 22; 8(34): 57813–57825.
ap Suganuma K, et al: Energy metabolism of leukemia cells: glycolysis versus oxidative phosphorylation. Leuk Lymphoma 2010 Nov; 51(11): 2112-2119.
aq Seyfried TN, et al: Press-pulse: a novel therapeutic strategy for the metabolic management of cancer. Nutr Metab. (London) 2017 Feb 23; 14: 19.

12.2.3 Krebszellen und Fette

Krebszellen können theoretisch auch Fettsäuren zur Energieversorgung nutzen. Bei der Verbrennung von Fettsäuren entsteht in den Mitochondrien doppelt so viel ATP wie beim Einsatz von Glucose zu diesem Zweck. [181] Das macht Fettsäuren eigentlich zu einer sehr ergiebigen Energiequelle. Doch die hohe Rate der Fettsäurenoxidation, die bei manchen Krebsarten festgestellt wurde, scheint nicht der Energieerzeugung zu dienen.

In einer Studie aus dem Jahre 2015 [181] wurde untersucht, wie gut gesunde Prostatazellen und Prostata-Krebszell-Linien jeweils mittel- und langkettige Fettsäuren zur Energieversorgung nutzen können. Es stellte sich heraus, dass gesunde Prostatazellen beide Arten von Fettsäuren in Energie umsetzen können: Die Verstoffwechslung von Fettsäuren stieg um das Doppelte, während die Energiegewinnung aus Glucose abnahm. Bei den Krebszellen wurde bei Gabe von Fettsäuren zwar ebenfalls eine verstärkte Zellatmung (Oxidation) festgestellt. Doch bei genauer Betrachtung stellte sich heraus, dass in den entarteten Prostatazellen nicht mehr Energie aus den Fettsäuren gewonnen wurde, sondern dass die Glycolyse, also die Energiegewinnung aus Glucose gesteigert wurde. Das bedeutet, dass zumindest in den Prostatakrebszellen der Linien LNCaP, ABL und PC3 Fettsäuren nicht in verstärktem Maße zur Energieversorgung beitragen. Diese Erkenntnis wurde auch in vivo, also beim Menschen, bestätigt. [181]

In einer Untersuchung von Blutkrebszellen wurde ebenfalls festgestellt, dass es zu einer hohen Fettsäurenoxidation kommt, ohne dass ATP erzeugt wird. Die Forscher kamen zu dem Schluss, dass der Umsatz von Fettsäuren in den Mitochondrien bei Leukämie von der Energieproduktion „entkoppelt" ist. [182] Dabei werden die Fettsäuren auch nicht über das Blut aufgenommen, [183] sondern sie werden in den Krebszellen aus Glucose neu aufgebaut! [182] Das bedeutet, die Fettsäuren stammen nicht aus der Nahrung oder aus den körpereigenen Fettzellen. Eine ketogene Ernährung mit ihren hohen Fettmengen fördert demnach das Krebswachstum nicht.

Die hohe Fettsäurenoxidation in Krebszellen dient also nicht der Energieproduktion. Grundlage des Energiestoffwechsels in der Krebszelle bleibt weiterhin Glucose, die zu Lactat umgebaut wird und über die Milchsäuregärung das benötigte ATP liefert. Statt dessen dient die hohe Stoffwechselaktivität der Fettsäuren in der Krebszelle einem anderen Zweck: Die sich schnell teilenden Krebszellen müssen laufend neue Zellmembranen bilden; dafür werden viele Fettsäuren gebraucht. Ein Teil der Glucose, die in großen Mengen in die Krebszelle einströmt,

Tab. 57 Ist ohne Glucose auch die Nutzung von Glutamin eingeschränkt?

Bislang haben wir uns vor allem auf die Nutzung von Glucose oder Glutamin als wichtige Energiesubstrate für Krebszellen konzentriert. Fehlt Glucose, können die Krebszellen einfach zur verstärkten Nutzung von Glutamin übergehen, um zu überleben und weiter zu wachsen. Doch so einfach ist es nicht. Wie alle Zellen funktionieren auch Krebszellen am besten im Zustand der sog. Homöostase, wenn ein stabiles Gleichgewicht vorherrscht und Nährstoffe sowie Energiesubstrate reichlich zur Verfügung stehen. Fehlt ein wichtiger Nährstoff, so kommt es zu Ungleichgewichten, die den Stoffwechsel der Krebszellen behindern.

Eine Studie aus dem Jahr 2018 [ar] hat ergeben, dass der Entzug von Glucose bei Zellen der Brustkrebslinie MCF-7 dazu führte, dass auch der Glutaminstoffwechsel beeinträchtigt wurde! Die Forscher stellten fest, dass die Aktivität des wichtigen Enzyms Glutamat-Dehydrogenase (GDH) stark eingeschränkt war. Sie konnten belegen, dass es beim Glucoseentzug zur Hemmung des C-terminal bindenden Proteins (CtBP) kommt, was in Folge dazu führt, dass GDH gehemmt wird! Im Gegenzug konnten sie zeigen, dass eine hohe Glucose-Aufnahme dazu führt, dass CtBP die GDH aktiviert und der Glutaminstoffwechsel heraufgefahren wird.

Dieses Verhalten wurde auch bei der Krebszell-Linie MCF-10A und anderen Krebszellen festgestellt. Die Forscher kamen zu dem Schluss: „Die Aktivität der Glycolyse (d.h., die Aufspaltung von Glucose) beeinflusst die Glutamin-Aufnahme nicht nur in speziellen Zellen..." – sondern generell, so kann man hinzufügen, und sie stellten fest: „Die Blockierung von CtBP und anschließend GDH stellt einen Mechanismus dar, welcher der Krebszelle die Einstellung der meisten Stoffwechselfunktionen erlaubt, um zu überleben." [ar] Die Krebszelle kann sich also noch erhalten, aber ein schnelles Wachstum und die Ausbreitung durch Metastasen ist in diesem Zustand nicht mehr möglich. Dafür wird eine gute Versorgung mit beiden Energiesubstraten – Glucose und Glutamin – benötigt.

Das bestätigt frühere Untersuchungen, denn bereits 2012 hatten Qie et al [as] an Gebärmutterhals-Krebszellen der HeLa-Linie nachgewiesen, dass „...eine niedrige Verfügbarkeit von Glutamin oder Glucose den Zellstoffwechsel einschränkt (im Original „restricts cell cycle progression") ... das Fehlen von Glucose oder Glutamin führt zur Hemmung des Zellstoffwechsels und eventuell zum Zelltod..."

Das würde bedeuten, dass es durch den Entzug von Glucose mittels einer Keto-Diät und/oder Fasten bereits zu einer Hemmung von GDH und damit des Glutaminstoffwechsels kommt. In Kombination mit weiteren GDH-Hemmern wie z.B. grünem Tee oder seinen Extrakten kann diese Wirkung noch verstärkt werden.

ar Wang L, et al: Molecular link beween glucose and glutamine consumption in cancer cells mediated by CtBP and SIRT4. Oncogenesis 2018; 7: Article ID 26.

as Qie S, et al: Glutamine depletion and glucose depletion trigger growth inhibition via distinctive gene expression reprogramming. Cell Cycle 2012 Oct 1; 11(19): 3679-3690.

liefert also Kohlenstoffmoleküle für den Aufbau neuer Fettsäuren.

Glucose kann der Krebszelle aber sehr effektiv über eine ketogene Diät oder Fasten entzogen werden. Damit wird nicht nur die Energieproduktion deutlich eingeschränkt, es fehlt auch ein wichtiger Baustein der Fettsäurensynthese in der Krebszelle, was ihren Stoffwechsel stört und die weitere Ausbreitung des Krebses ebenfalls hemmt.

12.2.4 Krebszellen und Ketone

Mit zunehmender Popularität der ketogenen Ernährung in der Krebstherapie kam die Frage auf, ob die dabei entstehenden Ketone dem Krebs neue Nahrung liefern. Die Studienlage zur Frage, ob Krebszellen Ketone als Energieträger nutzen, ist recht eindeutig: Eine aktuelle amerikanische Übersichtsarbeit [121] kommt zu dem Schluss, dass die meisten Krebsarten Ketone nicht als Energiequelle nutzen können.

Eine Studie [184] fand allerdings ein verstärktes Tumorwachstum bei Mäusen, denen Krebszellen der MDA-MB-231-Linie eingepflanzt wurden, nachdem ihnen das Keton Beta-Hydroxybutyrat (BHB) verabreicht wurde. Das BHB führte auch zu einem gesteigerten Wachstum der Krebszellen, aber nicht zu einer verstärkten Neubildung von Blutgefäßen (Angiogenese). Bemerkenswert an dieser Studie ist der Umstand, dass das Wachstum durch Lacat um den Faktor 10 gesteigert wurde. Die Forscher warnten deshalb vor dem Einsatz von lactathaltigen Infusionen, die den Krebszellen neue Nahrung liefern könnten. Und eine aktuelle Studie [185] fand im Tierversuch an Mäusen mit der MMTV-NEU-NT-Krebslinie ebenfalls ein verstärktes Tumorwachstum, nachdem das Keton BHB verbreicht wurde, aber keine verstärkte Neubildung von Blutgefäßen.

Zu beiden Untersuchungen ist anzumerken, dass die Tiere keine Keto-Diät erhielten, im Gegenteil: Sie waren mit Glucose gut versorgt. Die tumorfördernde Wirkung einer hohen Glucosezufuhr ist aber hinreichend belegt, so dass aus diesen Versuchen keine Schlüsse für die Eignung der Keto-Diät, die ebenfalls zu einem hohen Aufkommen von Ketonen führt, für Krebspatienten herausgelesen werden kann, wie auch der deutsche Krebsforscher Klement [186] bestätigt.

Eine weitere Ausnahme von der Regel scheint der Brustkrebs zu sein; für die MFC7-Linie wurde nachgewiesen, dass die Verabreichung des Ketons BHB dazu führte, dass nicht nur vermehrt ketolytische Enzyme gebildet wurden, sondern auch die Zahl der Mitochondrien zunahm (Martinez-Outschoorn et al, [187]) Das lässt darauf schließen, dass zumindest diese Brustkrebslinie BHB nutzt, um über die OXPHOS in den Mitochondrien Energie daraus zu gewinnen. Allerdings weist die Studie Unzulänglichkeiten auf, so z.B. die Beifügung von Lactat, das von allen Krebszellen für ihr starkes Wachstum genutzt wird. Darüber hinaus wurde ein nicht näher definierter Nährstoffmangel (serum starvation) eingesetzt (siehe zu dieser Problematik auch Tab. 58).

Das macht die Einordnung der Ergebnisse von Martinez-Outschoorn et al [187] schwierig. Obendrein gibt es überzeugende, gegensätzliche Erkenntnisse: Die gute Wirkung der Ketose (erzielt über eine Kalorienreduktion) gegen das Wachstum und die Ausbreitung von Brustkrebs ist im Mausmodell wiederholt nachgewiesen worden. [188,189]

Selbst wenn in manchen Krebsarten spezifische Enzyme aktiviert werden, sobald Ketone verfügbar sind, so wird doch angenommen, dass diese Krebsarten die Fähigkeit zur Nutzung von Ketonen immer mehr verlieren, je weiter sie entarten. Denn das weitgehend saure Milieu des wachsenden Tumors hemmt entscheidende Enzyme, die zur Verstoffwechselung von Ketonen erforderlich sind. [121] Darunter vor allem das

Tab. 58 Energiegewinnung aus Ketonen bei Leberkrebs?

Eine Studie aus 2016 (Huang De et al [at]) stellt die Erkenntnisse vieler anderer Wissenschaftler zur Nutzung von Ketonen durch Krebszellen in Frage. Darin wurde festgestellt, dass einige Leberkrebs-Linien (HepG2, Hep3B und PLC) unter „Nährstoffmangel" („serum starvation" im Original) die Produktion von Ketonen steigern und diese vermutlich auch zur Energieerzeugung nutzen.

Das ist bemerkenswert, denn gesunde Leberzellen produzieren zwar Ketone, nutzen sie aber selbst nicht zur Energieversorgung. Im Laborversuch wurde von Huang De et al [at] entdeckt, dass das Schlüsselenzym SCOT (von der Forschergruppe als OXCT1 bezeichnet), welches die Ketolyse und damit eigentlich die Energieproduktion aus Ketonen einleitet, in diesen Leberkrebszellen bei „Nährstoffmangel" ansteigt. Auch eine gesteigerte Proliferation, also ein verstärktes Wachstum der Krebszellen, wurde festgestellt. Merkwürdigerweise stieg das Enzym SCOT in dieser Studie aber bei einem Mangel an Glucose oder Glutamin nicht an. [at] Das würde bedeuten, eine ketogene Diät und/oder eine Hemmung des Glutaminstoffwechsels führt nicht dazu, dass die Leberkrebszellen auf Ketone zurückgreifen, um Energie zu gewinnen.

Das wird in der gleichen Studie bestätigt: Huang De et al [at] verabreichten dann Mäusen mit Leberkrebs (in der HCC-Variante) eine ketogene Diät, die „überraschenderweise" trotz hoher Ketonspiegel und hohem SCOT das Tumorwachstum nicht steigerte! Wurden den Mäusen aber statt einer Keto-Diät exogene Ketone verabreicht, so kam es zu einem gesteigerten Tumorwachstum. [at] Könnte das nicht auch daran gelegen haben, dass jetzt – ohne ketogene Diät – wieder ausreichend Glucose zur Verfügung stand?

Zuletzt untersuchten Huang und sein Team [at] HCC-Leberkrebs beim Menschen: Sie fanden heraus, dass das Enzym SCOT erst im späten Stadium (III und IV) der Krankheit stark ansteigt, ebenso wie der Spiegel an BHB. Dabei wurde auch festgestellt: Je mehr SCOT gebildet wird, desto schlechter die Überlebensperspektive des Patienten. Allerdings wird nicht erwähnt, ob diese Patienten eine ketogene Diät durchgeführt haben – vermutlich also nicht! Bei normaler, kohlenhydratreicher Ernährung steht aber ausreichend Glucose und Glutamin für das Turmorwachstum zu Verfügung. Die hohen Spiegel von SCOT und BHB wären dann nicht ursächlich für die Verschlechterung des Krankheitsbildes.

Darüber hinaus wird das Schlüsselenzym SCOT beim Vorliegen von Entzündungen gehemmt. Das geschieht derart, dass die ketolytischen Fähigkeiten des SCOT abnehmen, obwohl die Menge an SCOT in der Zelle ansteigt. [au] Ein Kennzeichen aller Krebsarten sind aber vermehrte Entzündungen; deshalb ist anzunehmen, dass in Krebszellen ein hoher Spiegel von SCOT nicht zu einer gesteigerten Nutzung von Ketonen zur Energiegewinnung führt. [av]

In der Studie von Huang De et al [at] wird nicht angegeben, welche Art von „Nährstoffmangel" verwendet wurde. Hier sei auf die Untersuchung von Pirkmajer und Chibalin [aw] verwiesen, in welcher die Unsitte der nicht näher bezeichneten „Serum Starvation" als ungenügende Grundlage für eine wissenschaftliche Studie scharf angegriffen wurde.

Es bleibt festzuhalten: Die Ergebnisse der Studie von Huang De et al [at] stehen gegen eine Reihe von Untersuchungen, die eine ATP-Produktion aus Ketonen in Krebszellen verneinen.

at Huang De, et al: Hepatocellular carcinoma redirects to ketolysis for progression under nutrition deprivation stress. Cell Res. 2016 Oct; 26(10): 1112-1130.

au Marcondes S, Turko IV, Murad F: Nitration of succinyl-CoA:3-oxoacid CoA-transferase in rats after endotoxin administration. Proc Natl Acad Sci USA. 2001 Jun 19; 98(13): 7146-7151.

av Grabacka M, et al: Regulation of Ketone Body Metabolism and the Role of PPARa. Int J Mol Sci. 2016; 17(12): 2093.

aw Pirkmajer S, Chibalin AV: Serum starvation: caveat emptor. Am J Physiol Cell Physiol. 2011 Aug; 301(2): 272-279.

Enzym SCOT, was die Ketolyse, also die Aufspaltung von Ketonkörpern zur weiteren Nutzung, einleitet. [190] Diese Annahme ist bislang nicht widerlegt, auch wenn einzelne, dem entgegenstehende Erkenntnisse vorliegen (siehe Tab. 58).

Eine aktuelle Untersuchung deutscher Wissenschaftler (Bartmann et al [191]) sorgt für Klarheit: Sie hat sieben verschiedene Brustkrebs-Linien mit unterschiedlichen Mutationen untersucht. Zwei davon (BT20 und MDA-MB 231) konnten große Mengen Glucose (im Durchschnitt mehr als 5 mmol) und Lactat (im Durchschnitt mehr als 15 mmol) umsetzen. Die anderen Brustkrebs-Linien (HBL100, MCF-7, MDA-MB 468 und T47D) nahmen dagegen wenig Glucose und Lactat auf (weniger als 3.5 und 10 mmol). Eine Zell-Linie (BT474) zeigte eine sehr geringe Aufnahme von Glucose und Lactat (weniger als 1 und 5 mmol). Alle Zellkulturen wurden mit 5 mmol Glucose versorgt, was den niedrigen Glucosespiegeln bei einer ketogenen Diät entspricht. Auch das Keton BHB wurde den Zellkulturen in solchen Mengen zugesetzt, die bei einer ketogenen Diät auftreten, um zu prüfen, ob die Energieproduktion so gesteigert wird. [191]

Doch bei keiner dieser Krebszell-Linien wurde die Aufnahme von Glucose oder die Produktion von Lactat durch BHB gefördert. Obwohl alle untersuchten Krebszell-Linien große Mengen des Ketons BHB aufnehmen konnten, wurde es nicht in Energie umgesetzt: Die Menge der ketolytischen Enzyme, die für eine Umwandlung des Ketons in Acetyl-CoA und ATP benötigt wird, stieg nicht an. [191] Das bedeutet, BHB steigerte die Energieproduktion dieser Krebszellen nicht.

Weiterhin wurde in dieser Studie geprüft, ob die Proliferation, d.h. das Wachstum und die Teilung der Tumorzellen, durch das Keton BHB gefördert wurde. Bei den Krebszell-Linien BT20, MCF-7, MDA-MB 231, MDA-MB 468 und T47D ergab sich eine Hemmung der Proliferation um 10 %, während die Krebszell-Linien BT474 und HBL100 durch BHB nicht beeinträchtigt wurden. Das ist wiederum eine gute Nachricht, denn ein – wenn auch kleiner – Rückgang des Wachstums bei fünf von sieben der Krebszell-Linien ist als ausgesprochen positiv zu bewerten.

Als nächstes wurde in der deutschen Studie untersucht, ob das Keton BHB die Empfindlichkeit der sieben Krebszell-Linien gegenüber den bei Brustkrebs häufig eingesetzten Chemotherapeutika Epirubicin, Paclitaxel und Carboplatin herabsetzt. Es wurde keine Beeinträchtigung der Wirkung dieser Medikamente festgestellt. Auch die Wirkung der Strahlentherapie wurde durch BHB nicht gemindert. [191]

Diese Erkenntnisse werden gestützt durch eine Dissertation an der Universität Würzburg. [192] Darin wurde untersucht, wie gut Tumorzellen aus verschiedenen Darmkrebs- und einer Magenkrebslinie bei unterschiedlichen Sauerstoffkonzentrationen wachsen und ob sie das Keton Beta-Hydroxybutyrat (BHB) zur Energieversorgung nutzen können. Während normale Zellen zwischen 2-11 % Sauerstoffsättigung aufweisen, wurden die Tumorzellen im Labor nacheinander mit 21 %, 5 % und 1 % Sauerstoff versorgt. Es ergab sich, dass mit abnehmender Sauerstoffversorgung das Wachstum des Tumors gehemmt wurde: Bei 21 % Sauerstoff verdoppelte sich die Zahl der Tumorzellen der verschiedenen Krebslinien in einem Zeitraum von 26-50 Stunden. Bei 5 % Sauerstoff teilten sich die Tumorzellen bedeutend langsamer, sie benötigten für ihre Verdoppelung zwischen 21 % und 172 % länger. Bei nur 1 % Sauerstoff verlängerte sich die Teilungsrate noch einmal deutlich, um bis zu 190 %. [192]

Dabei wurde nur bei der (sehr hohen und beim Menschen nicht vorkommenden) Sauerstoffsättigung von 21 % eine Nutzung des Ketons BHB festgestellt, nicht aber bei einer normalen Sauerstoffmenge von 5 % bzw. 1 %, was einem Sauerstoffmangel entspricht. Auch wenn vereinzelt immer noch Studien publiziert werden, die eine hohe Energiegewinnung in Krebszellen aus Ketonen belegen sollen (siehe Tab 59), lässt sich daraus schließen, dass Tumoren zwar grundsätzlich Ketone in Energie umsetzen können. Doch geht diese Fähigkeit bereits bei normalen Sauerstoff-Konzentrationen, die im Körper des Menschen vorliegen, verloren. Die Mengen von Glucose und Lactat in den Tumorzellen blieben jeweils unverändert, was zeigt, dass Ketone die Glycolyse nicht beeinträchtigen. [192]

12.2.4.1 Energieproduktion aus Ketonen nur mit Sauerstoff möglich

Die Schwachstelle in der Argumentation, Ketone lieferten Energie für die Krebszellen, liegt also in der Sauerstoffversorgung. Tumoren im Anfangsstadium weisen in der Regel eine gute Sauerstoffversorgung auf und können ihren Energiebedarf vermutlich anteilig durch die Oxidation von Ketonkörpern decken. Mit zunehmender Tumorgröße verringert sich die Sauerstoffversorgung aber, so dass größere Tumoren beim Menschen grundsätzlich schlecht mit Sauerstoff versorgt sind – Tumorzellen weisen größtenteils weniger als 2 % Sauerstoff auf. [192] Deshalb können Ketone im fortgeschrittenen Stadium des Tumorwachstums, wenn überhaupt, nur in sehr geringen Teilen zur Energieversorgung von Krebzellen beitragen. Das wurde auch bei Brustkrebs am Menschen nachgewiesen. [193]

Ketone spielen also bei der Energieversorgung eines Tumors keine entscheidende Rolle. Und selbst wenn es auf den ersten Blick so scheint, dass die Ketone keinen großen Nutzen haben bei der Bekämpfung von Krebs – 10 % Rückgang der Proliferation bei fünf von sieben untersuchten Krebszell-Linien [191] sind ja kein durchschlagender Erfolg – wurde in den bislang angeführten Studien nur die Rolle der Ketone auf den Energiestoffwechsel von Krebszellen untersucht.

12.2.5 Fazit zum Energiestoffwechsel der Krebszelle

Heute sind eine Vielzahl unterschiedlicher Krebszell-Linien identifiziert. Eine Art von Krebs kann Glucose besser nutzen, eine andere verfügt über eine größere Vorliebe für Glutamin und kann daher mehr davon aufnehmen. Sie unterscheiden sich also nicht nur in ihren Mutationen voneinander, sondern auch in der energetischen Flexibilität. Doch allen Krebszellen gemein ist die Fähigkeit, beim Fehlen einer Energiequelle auf eine andere umzuschalten – in unterschiedlich starkem Ausmaß.

Ein wichtiger Faktor bei der Einschränkung der Energieversorgung in jeder Krebszelle ist die Sauerstoffversorgung: Wir wissen jetzt, dass in der Krebszelle nur Glucose ohne Sauerstoff Energie liefern kann, da sie auf dem Wege der anaeroben Glycolyse durch die Milchsäuregärung in Lactat umgebaut werden kann; dabei wird ATP frei. Die Umsetzung der anderen Energiesubstrate in den Mitochondrien der Krebszelle – entweder Aminosäuren wie Glutamin, Fettsäuren oder Ketone – erfordert aber Sauerstoff.

Während ein kleiner Tumor noch gut durchblutet wird, ist das bei größeren Tumoren nicht mehr der Fall. Trotz einer gesteigerten Bildung neuer Blutgefäße im Tumor kann über das Blut nicht genügend Sauerstoff für alle Zellen angeliefert werden. Tumorzellen, die keinen Sauerstoff mehr erhalten, können sich nur noch über die Milchsäuregärung aus Glucose mit Energie versorgen. [192] Deshalb bremst der Entzug von Glucose durch eine optimierte ketogene Ernährung das Krebswachstum so nachhaltig!

Die von manchen Krebsforschern angeführte Behauptung, die Energieerzeugung über die Mitochondrien erlaube einem Tumor ebenfalls eine hohe Energieproduktion, ist damit widerlegt. Mit zunehmendem Turmorwachstum und damit laufend schlechterer Sauerstoffversorgung muss die Energiegewinnung in den Mitochondrien immer weiter zurückfallen, denn dafür wird zwingend Sauerstoff benötigt! Das erklärt auch den Widerspruch, dass bei Krebszellen im-

Tab. 59 BRAF V600 Krebslinien – Energiegewinnung aus Ketonen?

Nachdem man sicher war, dass Krebszellen aus Ketonen keine (oder zumindest keine nennenswerte) Energie erzeugen können, erregte im Februar 2017 eine Studie (Xia et al [ax]) einiges Aufsehen unter den Krebsforschern. Heute sind sehr viele verschiedene Krebszell-Linien identifiziert, die jeweils unterschiedliche Mutationen aufweisen. Eine davon ist die BRAF-V600E-Mutation, die recht häufig vorkommt: Sie betrifft 100 % der Haarzell-Leukämien (Blutkrebs), mehr als 50 % der Melanome (Hautkrebs), 10 % der Darmkrebsfälle und 5 % der Fälle des multiplem Myelom (Non-Hodgkin-Lymphom, ebenfalls ein Blutkrebs). [ax]

Besagte Studie hatte ergeben, dass Krebszellen mit der BRAF-V600E-Mutation in der Lage sind, das Keton Acetoacetat zur Energiegewinnung zu nutzen. Eine ketogene Ernährung führte im Tierversuch (Mäuse mit BRAF-V600E-Hautkrebs) zu einem verstärkten Tumorwachstum, da augenscheinlich aus dem Fett in der Nahrung das Keton Acetoacetat gebildet wurde. Auch die Ausbreitung der Tumorzellen wurde gefördert. Die anderen beiden Ketone, BHB und Aceton, beeinflussten das Tumorwachstum dagegen nicht. [ax]

Diese Aussage blieb nicht lange unwidersprochen: Bereits im August 2017 wies der deutsche Wissenschaftler Klement [ay] darauf hin, dass die ketogene Diät in der Studie von Xia et al nur den Spiegel von Acetoacetat im Körper der Mäuse erhöhte, nicht aber die Menge von BHB. Damit unterscheidet sich diese Ernährung von allen anderen ketogenen Diäten im Tierversuch, die stets die Menge beider Ketone steigerten. Auch beim Menschen hebt eine ketogene Diät den Spiegel von BHB viermal stärker an, als den von Acetoacetat. Klement bezeichnete die Übertragung der Ergebnisse aus der Studie von Xia et al auf den Menschen deshalb als „fragwürdig". [ay]

Weitere Untersuchungen, etwa von Bartmann et al [az] und Tan-Shalaby et al [ba] stützen die Ergebnisse von Xia et al ebenfalls nicht. Im ersten Fall wurde bei sieben verschiedenen Krebslinien keine Förderung des Tumorwachstums durch Ketone festgestellt (siehe [az]). Im zweiten Fall wurde sogar von einem Patienten im Stadium IV einer BRAF-V600-Krebserkrankung berichtet, bei dem eine ketogene Diät – die ja hohe Ketonspiegel im Blut erzeugt – den Krebs zum Verschwinden brachte (siehe [ba]).

Es bleibt also festzuhalten: Ketone fördern beim Menschen die Energieproduktion in Krebszellen nicht. Trotzdem kann die Untersuchung von Xia et al [ax] als gutes Beispiel dafür dienen, dass neue Studien, die den bisher ermittelten Ergebnissen widersprechen, schnell dazu führen, den bisherigen Wissensstand in Frage zu stellen. Der eigentlich gute Ruf der ketogenen Ernährung in der Krebstherapie wird so immer wieder in Zweifel gezogen und eine flächendeckende Anwendung verzögert.

ax Xia S, Lin R, Jin L: Prevention of dietary fat-fueled ketogenesis attenuates BRAF V600E tumor growth. Cell Metab. 2017 Feb 7; 25(2): 358–373.

ay Klement RJ: Beneficial effects of ketogenic diets for cancer patients: a realist review with focus on evidence and confirmation. Med Oncol. 2017 Aug; 34(8): 132.

az Bartmann C, et al: Beta-hydroxybutyrate (3-OHB) can influence the energetic phenotype of breast cancer cells, but does not impact their proliferation and the response to chemotherapy or radiation. Cancer Metab. 2018; 6: 8.

ba Tan-Shalaby JL, et al: Modified Atkins diet in advanced malignancies – final results of a safety and feasibility trial within the Veterans Affairs Pittsburgh Healthcare System. Nutr Metab. (London) 2016 Aug 12; 13: 52.

mer wieder eine vergleichsweise hohe Energieerzeugung in den Mitochondrien ermittelt wird: Die kann nur im Laborversuch mit hoher Sauerstoffsättigung bzw. beim Tier oder beim Menschen im Anfangsstadium eines Tumors existieren. [194] Die hohen Mengen an Energie und Baustoffen für ein rasches Wachstum und eine schnelle Ausbreitung können aber nur über die Milchsäuregärung erzeugt werden. [195] Hier gilt es anzusetzen, indem den Krebszellen die Versorgung mit Glucose genommen wird. Darüber hinaus sollte auch der „Ersatzbrennstoff" Glutamin weitgehend entzogen werden.

12.3 Die Ketose ist mehr als nur Glucoseverzicht

Die Betrachtung der Energieversorgung der Krebszellen darf aber nicht den Blick auf das große Ganze verstellen: Die Ketose ist mehr als nur Glucoseverzicht! Weniger Glucose bedeutet auch einen verminderten Aufbau von Fettsäuren aus diesem Vorläufer, was die Bildung neuer Krebszellen einschränkt. Sie liefert nicht nur Ketone, die entzündungsfördernd und direkt krebshemmend wirken (nachgewiesen für das Keton BHB [81]), sondern senkt auch das krebsfördernde Insulin und IGF-1 – beide Hormone sind mitverantwortlich für das schnelle Wachstum von Krebszellen. Sie begünstigen die krebsfördernde „Mikroumgebung" [163], welche in den Geweben in Tumornähe Signalstoffe und Energie bereitstellt (siehe dazu unter 12.6).

Mit der sehr geringen Kohlenhydratzufuhr, wie sie bei einer ketogenen Ernährung vorliegt, kommt es nicht nur zu einem verlangsamten Wachstum des Tumors, sondern auch zu einer Unterbindung des mTOR-Signalweges, was die krebshemmende Wirkung weiter unterstützt. Gleichzeitig wird die Autophagie hochgeregelt, was einen besseren Schutz der gesunden Zellen und einen Nachteil für die Krebszellen mit sich bringt. [196] In der Summe wirkt die Ketose daher über mehrere Stoffwechselwege krebshemmend. Das erklärt, warum eine ketogene Ernährung bzw. Fasten bei Krebs so wichtig ist.

Dem gegenüber steht eine normale, kohlenhydratreiche Ernährung, die eine ungünstige, krebsfördernde Stoffwechsellage erzeugt. Hohes Insulin und IGF-1 haben zur Folge, dass die Selbstzerstörung kranker Zellen durch Autophagie und Apoptose gehemmt wird und dass der Tumor durch die sog. Angiogenese verstärkt neue Blutgefäße bilden kann. So werden sein Wachstum und die Ausbreitung im Körper unterstützt. Gleichzeitig ist mTOR langfristig erhöht, was den Glucose- und den Aufbaustoffwechsel steigert und dem Tumor besonders zugute kommt.

Obendrein führen selbst moderate Mengen an Glucose, die mit einer kohlenhydratreichen Ernährung immer erreicht werden, dazu, dass Vitamin C nicht mehr in die Immunzellen eingeschleust werden kann. Doch Vitamin C ist unverzichtbar für eine gesunde Immunreaktion, die entartete Zellen, wie z.B. den Krebs, ebenfalls bekämpfen könnte. [168] Oxidativer Stress und chronische Entzündungsprozesse, wie sie durch den hohen Anfall von Sauerstoffradikalen bei einer kohlenhydratreichen Ernährung vorkommen, begünstigen die Entstehung und Ausbreitung von Krebs ebenfalls.

12.3.1 Einschränkung der Energieversorgung des Tumors

In der konventionellen Krebstherapie werden im Wesentlichen zwei Ansätze verfolgt: Einerseits die Zerstörung des Tumors, z.B. durch Bestrahlung mit radioaktiven Substanzen oder Laserlicht bzw. die Anbringung von Hitze oder Kälte an den Tumor. Andererseits konzentriert man sich auf die Hemmung der Energieversorgung des Tumors. Für Letzteres werden Chemotherapeutika eingesetzt, die jeweils immer einen bestimmten Schritt in der langen Stoffwechselkette von Glucose oder Glutamin hemmen – oftmals mit gravierenden Nebenwirkungen. Denn auch andere, gesunde Zellen des Körpers benötigen Glucose und Glutamin. Die Chemotherapie schädigt deshalb häufig nicht nur die Krebszellen, sondern weitere Zellen im Körper. Natürlich können diese Therapien auch Erfolge vorweisen, z.T. bieten sie sogar gute Heilungschancen. Doch nicht selten verstirbt der Patient am Ende eher an den Nebenwirkungen dieser Medikamente als am Krebs.

Es bleibt deshalb unverständlich, warum die bekannten anderen Möglichkeiten der Krebsbekämpfung so selten genutzt werden. Eine ketogene Ernährung oder Fasten greift den Tumor auf ähnliche Weise an wie die Chemotherapie: Statt z.B. die Glycolyse als wichtigste Energiequelle des Tumors durch Medikamente zu hemmen, wie ganz aktuell in dieser Studie vorgeschlagen, [197] entzieht die Keto-Diät dem Krebs weitgehend die Vorläufersubstanz Glucose, ohne die keine nennenswerte Energie erzeugt wird bzw. Baustoffe für das Wachstum gewonnen werden können. Der manchmal geäußerte Vorwurf, dass das nicht vollständig geschieht, ist nicht redlich. Denn auch ein Chemotherapeutikum wirkt niemals zu 100 %, sondern es kann immer nur eine teilweise Hemmung erzielt werden.

Außerdem kann eine ketogene Diät durchaus auch mit natürlichen und nebenwirkungsfreien Hemmern des Glucose- und Glutaminstoffwechsels kombiniert werden (siehe unten). Sollte das nicht ausreichen, können schließlich immer noch Chemotherapeutika eingesetzt werden, um die Energieversorgung eines Tumors endgültig zu unterbinden. Vermutlich kommt man dann mit deutlich geringeren Dosen dieser starken Medikamente aus und kann die Nebenwirkungen besser in Grenzen halten. Dieser Weg einer „sanften" Krebstherapie soll im Folgenden beleuchtet werden, doch zuvor soll noch auf weitere Gründe eingegangen werden, die dem Einsatz der ketogenen Ernährung in der Krebsbehandlung im Wege stehen.

12.4 Fett in der Nahrung und Krebsentstehung

Fett, besonders die gesättigten Fettsäuren, gelten als krebsverursachend. Seit vielen Jahrzehnten wird empfohlen, auf eine hohe Fettzufuhr, besonders auf gesättigte Fettsäuren, zu verzichten, wenn man sich vor Krebs schützen will.

Gesättigte Fette sollen auch für eine ungünstige Prognose sorgen, wenn Krebs einmal ausgebrochen ist. Das ist besonders gut untersucht bei Brustkrebs. Zwei große Übersichts-Studien [198,199] widmen sich diesem Problem. Doch ausgewertet wurden nur Studien mit der in den Industrieländern heute üblichen, sog. „Western Diet", mit viel Fett *und* vielen Kohlenhydraten: Die krankmachende und krebsfördernde Wirkung dieser Kombination haben wir in den vorangegangenen Kapiteln schon eingehend erläutert – Metaboles Syndrom, hohe Insulinspiegel, vermehrtes Auftreten von degenerativen Erkrankungen und ein höheres Krebsrisiko. Hat sich ein Tumor erst einmal gebildet, dann ist diese Stoffwechsellage natürlich auch optimal für sein schnelles Wachstum. Doch schuld daran sind die Kohlenhydrate, aus denen Glucose gebildet wird, nicht die Fette!

Eine hohe Versorgung mit Kohlenhydraten führt dazu, dass der Körper die Fette in der Nahrung nicht gleich verwertet, sondern speichert. Die Kohlenhydrate dagegen werden als nur begrenzt speicherbare Energiequelle vorgezogen und verbrannt. Das führt natürlich schneller zum Übergewicht. Außerdem sorgt der durch die Kohlenhydratmast ausgelöste hohe Insulinspiegel dafür, dass sich die Blutfettwerte verschlechtern. Doch das größte Problem einer kohlenhydratreichen Ernährung ist der hohe Anfall von Sauerstoffradikalen in den Mitochondrien aller Zellen, der durch die hohe Verstoffwechselung von Glucose ausgelöst wird. Diese Sauerstoffradikale belasten die antioxidativen Schutzsysteme der Zellen sehr stark. Durch den langfristig erhöhten Blutzucker- und daraus folgend, Insulinspiegel ist die Autophagie weitgehend ausgeschaltet. Doch ohne funktionierende Autophagie können Zellschäden nicht ausreichend repariert werden und, schlimmer noch, entartete Zellen nicht bereits in der Entstehung vernichtet werden. So entsteht Krebs!

Eine aktuelle Meta-Studie von 2018, die 38 frühere Untersuchungen auswertete, fand heraus, dass eine westliche Ernährung („Western Diet") nicht nur die Entstehung von Krebs am effektivsten förderte, sondern – wenn nach dem Auftreten von Krebs fortgeführt – auch zur geringsten Überlebensrate und zur höchsten Sterblichkeit führte. [200] Etwas bessere, aber keine spektakulären Ergebnisse wurden mit anderen Diätformen (Low-Fat und einer „prudent", also „umsichtigen" Diät) erzielt: Es ergaben sich leichte Verbesserungen der Überlebensrate bei Brustkrebs sowie bei der Sterblichkeit aus anderen Gründen. Das ist auch logisch, denn diese Diätformen enthalten weniger Zucker und weniger Fett, also auch weniger Kalorien. Enthält die Nahrung aber weniger Energie, dann kommt es häufiger zu ketogenen Phasen, die ein ungünstiges Umfeld für das Tumorwachstum bieten! Auch die Autophagie kann so häufiger hochgeregelt werden, wodurch sich Vorteile bei der Behandlung von anderen Beschwerden ergeben, wie z.B. Herz-Kreislauferkrankungen.

Eine ketogene Diät oder das Fasten schaffen dagegen ein stark gegensätzliches Stoffwechselumfeld, mit wenig Glucose im Blut, niedrigem Insulin sowie IGF-1 und einer Hemmung von mTOR. Das sind nicht nur die besten Voraussetzungen, um der Entstehung von Krebs vorzubeugen, sondern auch zu seiner Bekämpfung, wenn er erst einmal ausgebrochen ist.

Die bei einer ketogenen Diät stark erhöhte Fettzufuhr stellt also kein Problem dar. Weder fördert Fett die Entstehung von Krebs, noch liefert es den Krebszellen Energie für Wachstum und Ausbreitung.

12.5 Kachexie als Grund für die Vernachlässigung der Keto-Diät?

Der Einsatz einer ketogenen Diät oder Fasten bei der Behandlung von Krebspatienten wird von manchen Ärzten auch aus einem anderen Grund kritisch gesehen. Sie befürchten einen Gewichtsverlust und damit die Verschwendung von Reserven, die dem Kranken helfen könnten, den Krebs zu besiegen.

Denn bei vielen Krebspatienten tritt im Krankheitsverlauf eine starke Auszehrung auf. [201] Diese sog. Tumor-Kachexie führt zu einem beschleunigtem Abbau von Muskel- und Fettgewebe, auch die Gluconeogenese in der Leber ist stark gesteigert. Verantwortlich für die Kachexie sind eine Reihe von entzündungsfördernden Botenstoffen, die der Tumor aussendet, um sich mit Nährstoffen zu versorgen. [202] Dadurch kommt es bei vielen Krebspatienten zu einem dauerhaften Gewichtsverlust, was den Krankheitsverlauf sehr ungünstig beeinflusst. Etwa 30 % der Krebskranken versterben an der starken Auszehrung, nicht am Tumor selbst! [192]

Wir wissen bereits: Krebszellen benötigen große Mengen Glucose und Glutamin, um soviel Energie und Baustoffe wie möglich für ihr rasches Wachstum zu gewinnen. Deshalb führt die Kachexie zu einem „hypermetabolen", also stark beschleunigten, Stoffwechsel mit einer deutlich gesteigerten Gluconeogenese in der Leber, erhöhten Blutzuckerspiegeln, sowie einer gesteigerten Freisetzung von Fettsäuren und Aminosäuren aus der Muskulatur. [192]

Gleichzeitig kommt es bei der Tumorkachexie durch den hohen Blutzuckerspiegel zu einer Insulinerhöhung, auch IGF-1 und mTOR sind erhöht. Dadurch schafft der Tumor sich eine günstige Mikro-Umgebung (siehe unter 12.6), was dazu führt, dass die umliegenden Gewebe das Tumorwachstum maximal unterstützen. Das bedeutet, Nährstoffe und Energie gelangen in großen Mengen in den Tumor, was ein zügiges Wachstum und eine schnelle Ausbreitung begünstigt.

Der Stoffwechsel bei der Tumorkachexie unterscheidet sich damit deutlich vom Stoffwechsel in der Ketose: Hier kommt es zu einer Umstellung der Energieversorgung auf Fettsäuren und Ketone, während die Gluconeogenese und der Abbau von Aminosäuren aus der Muskulatur stark heruntergefahren werden. Fette und Ketone werden vom Tumor aber nicht zur Energieversorgung herangezogen, weil ihre Verstoffwechselung zwingend Sauerstoff erfordert – doch das Tumorgewebe ist mit Sauerstoff schlecht versorgt. Gleichzeitig kann auch Glutamin nicht mehr in vollem Maße als Ersatzenergieträger dienen, denn die Ketose schützt die Muskulatur vor dem Abbau von Aminosäuren. Zu guter Letzt führt der niedrige Blutzuckerspiegel in der Ketose zu einem tiefen Insulinspiegel und einer Hemmung von IGF-1 und mTOR. Damit wird eine für den Tumor ungünstige Mikro-Umgebung geschaffen, was den Einstrom von Nährstoffen aus den umliegenden Geweben unterbindet.

Ein Tumor, dessen Stoffwechsel durch eine ketogene Ernährung geschwächt wird, stößt auch weniger entzündungsfördernde Botenstoffe aus; damit wird die Gefahr einer Kachexie deutlich vermindert. Eine gute Versorgung mit Omega-3 Fettsäuren kann ebenfalls dazu beitragen, eine Kachexie zu unterbinden. [203,204]

Die Ketose wirkt also der Tumor-Kachexie direkt entgegen! Sie kehrt die auszehrende Stoffwechsellage um und nimmt dem Tumor die Glucoseversorgung über die Gluconeogenese und den Proteinabbau. Eine ketogene Diät kann natürlich zum Verlust von Fettgewebe führen. Doch solange die Kalorienzufuhr hoch genug ausfällt, können aus den Fetten in der Nahrung genügend Ketone produziert werden, um einen Gewichtsverlust zu verhindern. Das wurde auch bereits in Studien nachgewiesen, wie nachfolgend erläutert werden soll.

12.5.1 Eine Keto-Diät stoppt den Gewichtsverlust selbst bei fortgeschrittener Kachexie

Bei einer älteren Untersuchung [205] wurde fünf Krebspatienten (ein Eierstockkrebs, zwei Lungen- und zwei Magenkrebsfälle) mit ausgeprägter Kachexie und sehr starkem Gewichtsverlust (die Patienten wogen nur noch zwischen 32 und 50 kg) eine ketogene Diät mit 30-40 g Kohlenhydraten pro Tag verabreicht. Die Studienteilnehmer erhielten eine recht hohe Nahrungsmenge von jeweils 44 kcal. pro kg Körpergewicht, also 2.200 kcal. für eine 50 kg schwere Person. Der Proteinanteil betrug 15 % (330 kcal.), also ca. 82 g Eiweiß, und lag damit ebenfalls sehr hoch; ein Teil davon war Whey-Protein (aus Milch gewonnen). 70 % der Kalorien wurden in Form von MCT-Öl verabreicht, was eine sehr gute Ketonproduktion erlaubte. Obendrein wurde mit Arginin-D-3-hydroxybutyrat (4 mmol pro kg Körpergewicht) ein weiteres, exogenes Keton gegeben. Die gesamte Nahrungsmenge wurde kontinuierlich über 24 Stunden mittels einer Magensonde verabreicht. Ein Einfluss der Keto-Diät auf die Tumoren wurde nicht untersucht; für messbare Wirkungen hätte der kurze Versuchszeitraum auch nicht ausgereicht.

Nach sieben Tagen mit der Keto-Diät erreichten die Patienten im Durchschnitt Ketonwerte von 1,21 mmol. Blutglucose, Lactat und Pyruvat waren gefallen; die Glucose aber nur um 14 % im Vergleich zu den Werten mit normaler, kohlenhydratreicher Ernährung zuvor. [205] Das zeigen auch die Insulinspiegel, die sich nach sechs Tagen Keto-Diät kaum von Werten vorher unterschieden. Am Ende der Keto-Diät wurden etwas höhere Werte beim Stickstoffverlust über den Urin und beim Protein-Umsatz gemessen als mit der kohlenhydratreichen Ernährung zuvor. Doch alle Patienten wiesen eine positive Stickstoffbilanz auf – ein Zeichen dafür, dass der Muskelabbau aufgehalten wurde. Das Ziel, den Gewichtsverlust zu stoppen, wurde ebenfalls erreicht: Alle Patienten hatten zwischen 2 und 3 kg zugenommen! [205] Damit wurde grundsätzlich nachgewiesen, dass eine Keto-Diät selbst bei fortgeschrittener Kachexie noch gute Erfolge erzielt und vermag, den Gewichts- und Muskelverlust umzukehren.

Im Lichte der neuen Erkenntnisse zur Ketose ist aber Folgendes anzumerken: Erstens lag die Kalorienmenge sehr hoch (aus verständlichen Gründen – schließlich sollte dem Gewichtsverlust der Patienten begegnet werden). Doch weniger Kalorien führen zu einer tieferen Ketose und damit zu einer höheren Ketonproduktion. Sollte die Kachexie noch nicht weit fortgeschritten sein, können also durchaus niedrigere Kalorienmengen versucht werden.

Zweitens lag der Proteinanteil zu hoch, dass erlaubt höhere Insulinanstiege und eine zu hohe Glucose-Erzeugung aus Aminosäuren. Das in der Studie verwendete Whey-Protein, gewonnen aus Milch, sorgt obendrein für sehr hohe Anstiege von Insulin, IGF-1 und mTOR; wie alle Milchprodukte ist es bei Krebs keine gute Proteinquelle. Fleisch, Eier oder Fisch sind diesbezüglich deutlich besser. Durch die stark proteinsparende Wirkung der Ketose reichen für nichtsportliche Normalbürger 0,6-0,8 g Protein pro kg Körpergewicht aus, bei 50 kg Körpergewicht also zwischen 30-40 g. Bei Krebs haben sogar noch geringere Proteinmengen gute Ergebnisse gezeigt (siehe unter 12.7.3.2).

Der leicht erhöhte Stickstoffverlust und Proteinumsatz lässt sich durch noch zu hohe Insulinwerte und damit eine eingeschränkte Ketose erklären; das führt auch zu einer höheren Umwandlung von Aminosäuren in Glucose. Die kachexie-auslösenden Botenstoffe des Tumors könnten ebenfalls dazu beigetragen haben. Doch die Mikro-Umgebung für den Tumor wird mit tieferer Ketose und weniger Insulin, IGF-1 und mTOR zunehmend schlechter, so dass die proteinverschwendende Wirkung der Kachexie damit weitgehend ausgeschaltet werden sollte.

Sieben Tage Keto-Diät reichen übrigens nicht aus, um eine vollständige Keto-Adaption zu gewährleisten. Nach drei bis vier Wochen ketogener Ernährung ist der Körper viel besser darauf eingestellt und erzeugt in tiefer Ketose zuverlässig Ketonwerte, die deutlich über den hier gemessenen liegen sollten.

Ein letzter Kritikpunkt ist die Nahrungszufuhr über eine Magensonde, die vermutlich wegen des schlechten körperlichen Zustandes der Patienten gewählt wurde. Damit wird eine effektive Ketose erschwert, denn jede Mahlzeit – auch wenn sie keine Kohlenhydrate enthält – erfordert einen, wenn auch geringeren, Insulinausstoß, der die Ketose stört. Bei der Standardanwendung der Magensonde, d.h. einem kontinuierlichen Einfluss der Nahrung, kommt es zwar zu geringeren Insulinspitzen, doch zu einer andauernden, niedrigen Insulinausschüttung, welche die Ketose langfristig stört. Obendrein kann AMPK nicht ansteigen und die heilende Autophagie auslösen, da sein Gegenspieler mTOR dauernd aktiviert ist. Daher würde sich beim Krebs eine intermittierende Verabreichung der Sondenernährung empfehlen, soweit der Zustand des Patienten das erlaubt.

Bei einer noch nicht weit fortgeschrittenen Kachexie kann eine ketogene Ernährung am besten mit natürlichen Lebensmitteln durchgeführt werden. Denn solange der Patient noch über genügend Fettgewebe verfügt, kann er die benötigten Ketone sehr gut aus dem Fett in der Nahrung und dem eigenen Körperfett herstellen. Eine Zufuhr exogener Ketonvorläufer kann darüber hinaus durch Kokosöl erfolgen, was sehr schnell in Ketone umgebaut wird. Können die Patienten also noch feste Nahrung aufnehmen, so wären Rührei mit Speck, sowie Fleisch oder Fisch, jeweils gebraten in reichlich Kokosöl anzuraten, bei hoher Flüssigkeitszufuhr.

Wird die gesamte Nahrungsmenge obendrein in zwei oder drei Mahlzeiten verabreicht, am besten in einem engen Zeitfenster von 4-8

Stunden, so kann nicht nur der Insulinspiegel zwischen den Mahlzeiten sehr tief fallen – am stärksten in der langen Fastenphase von 16-20 Stunden – sondern IGF-1 und mTOR ebenfalls. Das erlaubt nicht nur eine hohe Ketonproduktion in der Leber, sondern schafft auch eine ungünstige Mikro-Umgebung für den Tumor.

Die hier angestellten Überlegungen zur Wirkung der Keto-Diät auf den Krebspatienten mit Kachexie werden durch eine Studie aus dem Jahr 2014 [206] bestätigt: Sie fand im Laborversuch mit verschiedenen Bauchspeicheldrüsen-Krebslinien einen reduzierten Glucoseeinstrom in die Tumorzellen, eine verringerte Glutaminaufnahme, weniger ATP sowie eine geringere Überlebensrate und eine verstärkte Apoptose von Tumorzellen. Die Autoren kamen zu dem Schluss, dass „...der kachektische Phänotyp [die Auszehrung bei Krebs] zum Teil auf die Stoffwechselveränderungen in Tumorzellen zurückzuführen ist, die durch eine ketogene Diät rückgängig gemacht werden können. Das führt zu einem verminderten Tumorwachstum sowie zu einer Verhinderung von Muskelabbau und Gewichtsverlust." [206]

Die krebsfördernde Wirkung des Gewebes, das den Tumor umgibt, ist schon mehrfach erwähnt worden. Im Anschluss soll darauf näher eingegangen werden.

12.6 Die Mikro-Umgebung

Ein Tumor entsteht aus einer einzelnen Krebszelle, die sich immer weiter teilt. Mehr und mehr Krebszellen formen zunächst einen kleinen Tumor, der immer weiter wächst. Im Laufe dieses Wachstumsprozesses übt der Krebstumor nicht nur einen Einfluss auf die umliegenden Gewebe aus, sondern auf den ganzen Körper. Der Tumor bildet verstärkt Botenstoffe (z.B. Tumor-Nekrose-Faktor alpha, Interleukin 1 und 6) welche die Kachexie, also den verstärkten Abbau von Fett- und Muskelgewebe, fördern. Andere Signalstoffe dienen der Ausbreitung des Tumors in Form von Metastasen: Sie sorgen dafür, dass einzelne Krebszellen sich vom Verband lösen und im Körper umherwandern, um an weiteren Stellen neue Tumoren zu bilden.

Krebszellen beeinflussen aber auch das direkt angrenzende Gewebe: Der Stoffwechsel von Bindegewebszellen außerhalb des Tumors (sog. Fibroblasten, bzw. „Stroma" – das Stützgewebe dieser Zellen) wird regelrecht „umprogrammiert". Sie produzieren jetzt Wachstumsfaktoren wie Lactat, das dem Tumor zugutekommt. [184] Weitere Signalstoffe, die der Tumor aussendet, sorgen für die verstärkte Bildung neuer Blutgefäße (Angiogenese), die ihn mit Sauerstoff und Nährstoffen versorgen.

In den Lymphknoten werden fortlaufend Immunzellen gebildet, die den Tumor angreifen sollen. Diese Immunzellen vernichten entartete Zellen im Bindegewebe, das den Tumor umgibt. Doch der Tumor weiß auch daraus noch einen Vorteil zu ziehen: Die Bruchstücke dieser Zellen werden ebenfalls als Baustoffe für neue Tumorzellen verwendet.

Diese auf vielen Wegen erzeugte Stoffwechsellage in den Geweben, die den Tumor umgeben, wird „Mikro-Umgebung" genannt. Alles, was diese Mikro-Umgebung und ihre tumorfördernde Funktion bremst, bekämpft auch den Krebs. Wie bereits dargelegt, beeinflusst eine ketogene Ernährung die Mikro-Umgebung negativ, indem sie die Spiegel von Insulin und IGF-1 senkt und mTOR hemmt. Gleichzeitig wirkt sie stark entzündungshemmend, was das Tumorwachstum weiter einschränkt. Die konventionelle Krebstherapie dagegen scheint die Mikro-Umgebung und damit das Tumorwachstum sogar zu fördern, wie einige Studien ergeben haben.

12.6.1 Förderung der Mikro-Umgebung durch die konventionelle Krebstherapie?

Seyfried et al [207] hatten bereits 2010 darauf hingewiesen, dass die bei Krebs häufig eingesetzte Bestrahlung und der Einsatz von Chemotherapeutika die Mikro-Umgebung eines Tumors fördert. Beides führt zum Absterben von Gewebe und zu vermehrten Entzündungen, was wiederum zur Folge hat, dass die Glucose- und Glutaminkonzentration in der Umgebung des Tumors ansteigt. Auf diese Weise erhält der Tumor mehr Energie für sein Wachstum – beide Substrate können über die Milchsäuregärung direkt (Glucose) oder indirekt über Alpha-Ketoglutarat (Glutamin) ATP liefern.

Glucose und Glutamin liefern darüber hinaus Bausteine für die Bildung neuer Tumorzellen, ein weiterer Grund, warum die Standardtherapie das Fortschreiten einer Krebserkrankung beschleunigen könnte, statt es zu hemmen. „Alle Tumoren, egal wo im Körper sie angesiedelt sind, benötigen zwei Substrate für ihr Überleben: Glucose und Glutamin...", so Seyfried. „Solange Tumorzellen auf diese Energie-Moleküle zurückgreifen können, werden sie überleben. Wenn man ihnen viele dieser Moleküle gibt, werden sie noch besser überleben." [208]

Das bedeutet, auch wenn Chemotherapie und Bestrahlung das Tumorwachstum kurzfristig verringern, können sie trotzdem zu einem verstärkten Wiederauftreten von Tumoren führen. [208] „Die konventionelle Behandlung von Krebs kann daher nicht nur kontraproduktiv sein, sie wirkt auch der positiven Wirkung einer kohlenhydratreduzierten Ernährung entgegen", halten Tóth et al [209] fest.

Ein weiteres Problem stellen die sog. tumorassoziierten Makrophagen und Monozyten (TAM) dar, die sich im Gewebe, das den Tumor umgibt, zuhauf finden. Dabei handelt es sich um Immunzellen, welche vom Körper produziert werden, um den Entzündungen entgegenzuwirken. Diese TAMs können dem Tumor weitere Wachstumsfaktoren zur Verfügung stellen, wie z.B. die Bildung neuer Blutgefäße anregen und, paradoxerweise, zu vermehrten Entzündungen führen. [208] „Was sich dann entwickelt, ist eine eskalierende Situation des biologischen Chaos, wo die wundheilenden Eigenschaften der TAMs die Fähigkeit des Tumors, sich auszubreiten und in andere Gewebe einzudringen, sowie seine Selbst-Erneuerung steigern," schreiben Seyfried et al. [208] Durch Bestrahlung oder Chemotherapie ausgelöste, verstärkte Entzündungen können zur gesteigerten Bildung von TAMs führen, die das Tumorwachstum fördern.

Immer mehr Krebsforscher stehen daher der konventionellen Krebstherapie kritisch gegenüber. Sie sprechen sich für eine „sanfte" Krebsbekämpfung aus, die auf natürliche und gut verträgliche Hemmer des Energiestoffwechsels der Krebszellen setzt. Dazu zählt zuerst eine ketogene Ernährung, die dem Krebs das wichtige Energiesubstrat Glucose entzieht. Unterstützende und synergistische Wirkungen üben Apigenin und verwandte Flavonoide zur Blockierung der GLUT1-Rezeptoren aus (was den Glucosetransport in die Krebszelle erschwert), sowie grüner Tee zur Blockierung der Glutamat-Dehydrogenase (was in der Krebszelle den Stoffwechsel von Glutamin behindert). Darauf soll im Folgenden näher eingegangen werden.

12.7 Ein neuer Ansatz in der Krebstherapie: Energieentzug und natürliche Stoffwechselhemmer

Seyfried et al [210] haben 2017 in einer großen Übersichtsstudie das Konzept einer kombinierten und übergreifenden Krebstherapie vorgestellt. Diese Forschungsgruppe sieht den Krebs als eine Stoffwechselerkrankung, die auf eine einzige Ursache zurückgeführt werden kann – einen veränderten Energiestoffwechsel! Das steht der konventionellen Krebstherapie

Tab. 60 Keine Corticosteroide verordnen bei Krebs!

Kennzeichen einer Krebserkrankung sind stark erhöhte Entzündungswerte, die z.T. auf Botenstoffe zurückzuführen sind, die der Tumor selbst ausstößt. Die bei Krebs häufig verabreichten Corticosteroide wirken zwar entzündungshemmend und damit auf den ersten Blick dem Tumorwachstum entgegen.

Doch sie schaffen auf anderem Wege ein günstiges Umfeld für das Tumorwachstum, da sie die Gluconeogenese, also die Herstellung von Glucose, im Körper steigern. Das hemmt nicht nur die Produktion von Ketonen, sondern liefert dem Tumor sein wichtigstes Energiesubstrat! Auf Corticosteroide sollte bei der Behandlung von Krebserkrankungen daher unbedingt verzichtet werden.

entgegen, die den Krebs als multi-dimensionale Erkrankung, also mit vielen verschiedenen Ursachen (d.h. unterschiedliche genetische Defekte) begreift. Deshalb werden die verschiedenen Arten von Krebs in der Regel jeweils mit speziellen Therapien behandelt.

Die Argumente gegen diese konventionelle Sicht sind oben schon angeführt worden. Es ergibt viel mehr Sinn, sich bei der Krebsbehandlung zunächst auf die Gemeinsamkeiten aller Krebsarten zu konzentrieren – mit nur einer Standardtherapie! Und dann, falls nötig, die spezifischen Ausprägungen der jeweiligen Krebserkrankung zusätzlich mit einer gezielten Behandlung zu bekämpfen. Auf diese Weise kann der Einsatz von nebenwirkungsträchtigen Medikamenten bzw. Bestrahlung vermutlich in manchen Fällen vermieden werden. Und falls er doch erwogen wird, dann können die Dosierungen bzw. Strahlungsmengen – und damit die Nebenwirkungen – geringer ausfallen. Ganz einfach, weil die Krebszellen durch die ketogene Ernährung, kombiniert mit natürlichen Stoffwechselhemmern, bereits stark angegriffen sind. Die gute unterstützende Wirkung einer ketogenen Ernährung bzw. Grüntee als natürlicher Hemmer der Glutamat-Dehydrogenase (GDH) und Apigenin als Hemmer des GLUT-1-Transporters für Glucose sind heute hinreichend belegt, mehr dazu später.

Seyfried et al [210] haben ihr Konzept einer neuen Standardtherapie gegen den Krebs „Press-Pulse" getauft. „Press", also „Druck", wird auf den Krebs ausgeübt, indem ihm sein Haupt-Energiesubstrat Glucose durch eine kalorienreduzierte, ketogene Ernährung weitgehend entzogen wird. Damit wird in sehr vielen Fällen die weitere Ausbreitung des Tumors bereits gestoppt, manchmal bildet er sich sogar zurück. Das wird unterstützt durch die Gabe von Ketonvorläufern, indem als Vorläufer Kokosöl bzw. MCT-Öl verzehrt wird und/oder handelsübliche Ketonsalze eingenommen werden.

Dieser Wechsel der Energiesubstrate setzt die Krebszellen bereits einem großen Druck aus und hemmt ihren Stoffwechsel auf vielen Wegen, wie oben dargelegt. Auf die gesunden Zellen des Körpers wirkt die ketogene Ernährung mit ihren hohen Ketonspiegeln aber wie ein Vitalprogramm: Der oxidative Stress wird deutlich gesenkt, die Zellatmung enorm verbessert und die Widerstandsfähigkeit gegen Zellgifte (Chemotherapeutika oder Bestrahlung) wird erhöht.

Die ketogene Ernährung wird unterstützt durch ein effektives Stress-Management. Denn Stress erzeugt im Körper eine ähnliche Stoffwechsellage wie eine kohlenhydratreiche Ernährung! Der Anstieg des Stresshormons Cortisol führt zu einer Steigerung der Gluconeogenese – damit wird dem Krebs wiederum mehr Glucose zugeführt. Aus dem gleichen Grund sind auch die häufig verordneten Corticosteroide als Entzündungshemmer abzulehnen – sie haben dieselbe Wirkung (siehe Tab. 60). Zur Stressbekämpfung sollten erprobte Methoden angewendet werden, wie z.B. eine entspannende Umgebung, Yoga, autogenes Training usw. (siehe Tab. 61).

Ein „Pulse", also ein „Impuls" wird erzielt durch die Verabreichung von spezifischen Hemmern des Glucose- und Glutaminstoffwechsels. [210] Das beginnt mit grünem Tee bzw. seinem Hauptcatechin EGCG um die Glutamat-Dehydrogenase (GDH) zu hemmen und Apigenin als Hemmer des Glucose-Transporters GLUT-1. Falls erforderlich, können auch Chemothera-

Tab. 61 Vorsicht – Stress wirkt wie eine kohlenhydratreiche Ernährung

Unser Leben wird heute von der Uhr bestimmt. Wenn der Wecker klingelt, beginnt für die meisten Erwachsenen die Hetze des Tages. Aufstehen, frisch machen, ein – wenn überhaupt – eiliges Frühstück, und los geht es zur Arbeit. Die Fahrt zur Arbeitsstelle erfolgt häufig gegen die Uhr, denn viele andere Menschen sind ebenfalls unterwegs und erhöhen das Verkehrsaufkommen. Der Berufsalltag ist heute eng getaktet, das Arbeitspensum liegt viel höher als früher. Mehrarbeit und Überstunden sind an der Tagesordnung. Ist der Job geschafft, muss noch eingekauft werden, die Wäsche gemacht, die Familie versorgt – vielleicht bleibt noch etwas Zeit für Sport oder ein anderes Hobby. Das moderne Leben ist alles andere als entspannend, es ist der pure Stress.

Die Anzeichen für diesen Stress können wir an uns selbst leicht feststellen: Der Körper befindet sich ständig im „Kämpfen-oder-Flüchten-Modus", was im Kapitel über die Hormone bereits erklärt wurde. Das führt zum Anstieg des Stresshormons Cortisol, mit allen bekannten Folgen: Nicht nur der Blutdruck erhöht sich, sondern auch die Gluconeogenese wird angeregt. In der Folge steigt der Blutzucker- und der Insulinspiegel – beides Zustände, die sich bei einer bestehenden Krebserkrankung ausgesprochen negativ auswirken. Seyfried et al [aq] haben es auf den Punkt gebracht: Stress und seine körperlichen Auswirkungen haben dieselben Folgen wie eine Ernährung mit vielen Kohlenhydraten!

Bei der Behandlung einer Krebserkrankung sollten daher alle Stressoren so weit wie möglich ausgeschaltet werden. Nicht jeder kann zur Behandlung in eine Klinik in den Bergen fahren, wo man in einer urlaubsähnlichen Atmosphäre zur Ruhe kommen kann. Deshalb sollten unbedingt zur Stressbekämpfung erprobte Methoden angewendet werden, wie z.B. Yoga oder autogenes Training. Ausgedehnte Spaziergänge in der Natur sind zu empfehlen, vor allem im Wald. Hier werden durch Nadelbäume sog. Phytonzide (Terpene) freigesetzt, dabei handelt es sich um essentielle Holzöle wie z.B. a-Pinen und Limonen, die in Bäumen antimikrobielle Funktionen ausüben. Beim Menschen lösen diese Öle eine spannungslösende und das Immunsystem stärkende Wirkung aus.

In Japan ist die therapeutische Wirkung eines Waldspaziergangs – im Sinne einer natürlichen Aromatherapie – sogar wissenschaftlich untersucht worden. Der Begriff „Shinrinyoku" kann mit „Waldbaden" übersetzt werden. Mehrere kurze Waldspaziergänge von jeweils zwei Stunden Dauer führten zu einem deutlichen Anstieg von Immunzellen im Blut; der Effekt hielt bis zu 7 Tage danach an! [bb] Vor allem der deutliche Anstieg von sog. NK-Zellen ist dabei von Bedeutung, denn diese attackieren nicht nur Viren, sondern können auch Krebszellen vernichten. [bc]

aq Seyfried TN, et al: Press-pulse: a novel therapeutic strategy for the metabolic management of cancer. Nutr Metab. (London) 2017; 14: 19.

bb Li Q, et al: A forest bathing trip increases human natural killer activity and expression of anti-cancer proteins in female subjects. J Biol Regul Homeost Agents. 2008 Jan-Mar; 22(1): 45-55.

bc Li Q: Effect of forest bathing trips on human immune function. Environ Health Prev Med. 2010 Jan; 15(1): 9–17.

peutika oder Bestrahlung eingesetzt werden, um den Tumor endgültig zu vernichten. Diese konventionellen Therapieformen sprechen jetzt deutlich besser an, weil die Krebszellen durch die „Druck-/Impulstherapie“ (Keto-Diät und natürliche Stoffwechselhemmer) bereits geschwächt sind. Die durch die Ketose gestärkten, gesunden Zellen leiden aber viel weniger unter der konventionellen Therapie und ihre Nebenwirkungen fallen deshalb viel geringer aus.

Als weiterer „Impuls“ können unterstützende Maßnahmen wie die Hyperbare Sauerstofftherapie (siehe Tab. 62) eingesetzt werden, die das Umfeld für den Krebs weiter verschlechtern.

Eines ist aber zu beachten: Die ketogene Ernährung muss auf jeden Fall langfristig angewendet werden. Selbst wenn sich bereits nach kurzer Zeit Erfolge damit zeigen und der Tumor schrumpft oder gar verschwindet, muss die Keto-Diät fortgeführt werden. Denn eines zeigen die mit dieser Ernährung durchgeführten Studien an Krebspatienten (siehe unter 12.8)

Tab. 62 Hyperbare Sauerstofftherapie in der Krebsbehandlung

Seyfried et al [aq] führen eine Ergänzung ins Feld, welche einen weiteren „Impuls" auf den Krebs ausüben kann: Die Sauerstoff-Überdruck-Therapie, auch als Hyperbare Sauerstoff-Therapie (HST) bezeichnet. Diese Methode wird schon lange bei Tauchern angewendet, die aus großen Tiefen kommend, zunächst in einer Druckkammer mit Sauerstoff und Überdruck behandelt werden; dabei kommt es zu einer Übersättigung aller Gewebe des Körpers mit Sauerstoff. Heute wird diese Behandlung auch medizinisch genutzt z.B. bei akuten Schädigungen des Innenohrs (Hörsturz) oder dem diabetischen Fuß-Syndrom (nicht heilende Wunden an den unteren Extremitäten).

In einem bemerkenswerten Versuch gelang es Poff et al [bd], in Kombination mit HST und einer ketogenen Diät die Überlebenszeit von Mäusen mit metastasierenden Tumoren der VM-M3-Linie (einem experimentellen Krebs bei Nagern) deutlich zu verlängern. Während die ketogene Ernährung allein im Durchschnitt zu einer Verlängerung der Lebensspanne um 57 % führte, ergab die Kombination von Keto-Diät und HST eine Verlängerung der Lebensspanne von 78 %! Durch die bessere Sauerstoffsättigung kommt es zu einem höheren Anfall an Sauerstoffradikalen, was die Krebszellen stark schädigt. Das betrifft vor allem jene Regionen im Tumor, die sonst schlecht mit Sauerstoff versorgt sind und die sich gegen konventionelle Krebstherapien (Bestrahlung und Chemotherapeutika) als bis zu dreimal widerstandsfähiger erweisen. [bd] Die gesunden Zellen, die durch die kohlenhydratarme Ernährung jetzt hauptsächlich Ketone verbrennen, können die Sauerstoffradikale dagegen gut abwehren und werden nicht geschädigt.

Dabei war die HST-Therapie allein nicht wirksam, sondern nur in Kombination mit einer Keto-Diät. [bd] Das beweist wieder einmal, dass durch Glucose-Entzug geschwächte Krebszellen sich deutlich besser mit zusätzlichen Therapien bekämpfen lassen. Der regelmäßige Aufenthalt in einer Druckkammer ist natürlich mit Aufwand verbunden (es stehen in Deutschland nur wenige zur Verfügung), doch die HST zeigt keine Nebenwirkungen und passt daher hervorragend zu einer sanften Krebstherapie.

aq Seyfried TN, et al: Press-pulse: a novel therapeutic strategy for the metabolic management of cancer. Nutr Metab. (London) 2017; 14: 19.

bd Poff AM, et al: The ketogenic diet and hyperbaric oxygen therapy prolong survival in mice with systemic metastatic cancer. PLoS One. 2013 Jun 5; 8(6): e65522.

ganz deutlich: Wird die Keto-Diät zu früh abgesetzt, kehrt der Krebs zurück! Selbst wenn keine Krebsmarker mehr festgestellt werden, ist also anzuraten, die streng ketogene Ernährung mindestens ein Jahr durchzuhalten. Und auch danach sollte nicht einfach wieder zur Kohlenhydratmast zurückgekehrt werden, sondern eine weniger strenge Keto-Diät beibehalten werden.

„Weniger streng" würde bedeuten, nicht einfach die tägliche Kohlenhydratmenge zu erhöhen, sondern sich regelmäßig „Ausnahmen" zu genehmigen in Form von wenigen Mahlzeiten mit etwas mehr Kohlenhydraten. Bewährt hat sich die Regel, sich am Wochenende eine oder mehrere solcher Mahlzeiten zu erlauben und bei Einladungen oder Festen auch einmal eine Ausnahme in der Woche zu machen (siehe dazu im Abschnitt 13.6). Damit bleiben immer noch die meisten Wochentage „ketogene" Tage, die eine verstärkte Autophagie und damit eine regelmäßige Zellreparatur erlauben. Auf keinen Fall sollte aber zu einer zucker- und kohlenhydratreichen Kost zurückgekehrt werden. Das Risiko für eine erneute Krebserkrankung liegt dann deutlich höher.

12.7.1 Der Einsatz natürlicher Stoffwechselhemmer

Im Folgenden sollen die Vorteile einer natürlichen, nebenwirkungsfreien Hemmung des Glutamin- und Glucosestofffwechsels aufgezeigt werden. Grüner Tee zur Hemmung der Glutamat-Dehydrogenase (GDH) und Apigenin aus Petersilie und anderen Kräutern zur Hemmung des Glucosetransporters GLUT-1 eignen sich hervorragend dafür, die optimierte Keto-Diät in der Krebstherapie zu unterstützen. Keiner dieser beiden Hemmstoffe allein ist geeignet, den Krebs aufzuhalten. Doch in Kombination mit einer tiefen Ketose bilden sie ein stabiles Grundgerüst für die Ernährungstherapie bei einer Krebserkrankung. Dabei kommt es zu einem Synergieeffekt, bei dem die Gesamtwirkung größer ausfällt als die Summe aller Teile.

12.7.1.1 Grüner Tee als Glutamin-Hemmer

Das Wachstum aller Krebsarten kann gehemmt werden, wenn die Versorgung mit Glutamin erschwert wird. Dazu zählt zunächst einmal die Begrenzung der Proteinzufuhr durch eine proteinarme Ernährung. Doch Glutamin kommt im Körper nicht nur in hohen Anteilen im körpereigenen Aminosäurenpool vor. In diesem Zwischenspeicher werden Aminosäuren für die unterschiedlichsten Stoffwechselvorgänge bereit gehalten. Glutamin macht in diesem Zwischenspeicher bis zu 20 % der Aminosäuren aus. Glutamin kann im Körper aber auch auf vielen Wegen hergestellt werden, etwa durch Umbau anderer Aminosäuren. Daher können manche Krebslinien auch bei einer proteinarmen Ernährung noch Energie aus Glutamin gewinnen, um weiter wachsen zu können.

Dagegen können Glutamin-Hemmer eingesetzt werden, die in den Stoffwechselweg dieser Aminosäure eingreifen. Durch die Blockierung einzelner Umwandlungsschritte wird den Krebszellen die Nutzung von Glutamin effektiv entzogen. Viele der in der Krebstherapie eingesetzten Glutamin-Hemmer schädigen allerdings auch die gesunden Zellen und können so als Gift wirken. In einer großen Übersichtsarbeit von Seyfried et al [163] wurde daher der Einsatz von Polyphenolen aus grünem Tee, besonders das Epigallocatechin-3-Gallat (EGCG) vorgeschlagen, welches ein wichtiges Enzym im Glutaminstoffwechsel (Glutamat-Dehydrogenase, GDH) hemmt – auch bei einer Unterversorgung mit Glucose. Das ist bei bei Glioblastom-Zellen (Hirntumor) im Laborversuch bereits nachgewiesen worden. [211]

Das ist deshalb so wichtig, weil es durch die Hemmung der GDH gelingt, die sehr flexiblen Krebszellen wieder „umzuprogrammieren“ [211] auf Glucose als Haupt-Energieträger. Doch die kann den Krebszellen effektiv durch eine Keto-Diät bzw. Fasten entzogen werden. Am bedeutendsten ist aber die Tatsache, dass die starke Hemmung der Glutamat-Dehydrogenase durch das Grüntee-Polyphenol EGCG ohne Nebenwirkungen geschieht! Schließlich wird EGCG täglich von Aber-Millionen Menschen in

Tab. 63 Grüner Tee als vorbeugende Maßnahme gegen Krebs

Die gute Wirkung von Grüntee-Polyphenolen bei verschiedenen Krebsarten wurde in vielen Studien nachgewiesen. So konnte das Auftreten von Prostatakrebs bei Männern, die bereits unter Vorstufen dieser Krebserkrankung (gutartige Prostatavergrößerung) litten, stark vermindert werden – durch die Einnahme von dreimal 200 mg Grüntee-Phenolen in Kapselform pro Tag. Nach einem Jahr entwickelte sich bei nur einem von 30 Männern ein Prostatakrebs, während es in der unbehandelten Kontrollgruppe neun von 30 Männern waren! Dabei traten keinerlei Nebenwirkungen auf. [be]

Eine chinesische Studie [bf] untersuchte die Schutzwirkung von grünem Tee vor Brustkrebs. Bei den 1009 Frauen der Studiengruppe hing das Auftreten von Brustkrebs mit der Menge des konsumierten Grüntees zusammen: Je mehr Tee getrunken wurde, desto geringer die Wahrscheinlichkeit, dass sich Brustkrebs entwickelte. Beim jährlichen Verbrauch von bis zu 249 g getrockneter Blätter des grünen Tees (für die Zubereitung des Getränks) sank die Wahrscheinlichkeit, Krebs zu entwickeln, um 13 %. Bei einem jährlichen Verbrauch von 250-499 g waren es 32 % und bei einem jährlichen Verbrauch von 500-749 g Teeblättern sogar 41 %. [bf]

In Japan wurde ebenfalls nachgewiesen, dass weniger Krebs auftritt, wenn viel grüner Tee konsumiert wird. [bg] 8.522 Personen nahmen an der Studie teil, aufgeteilt in eine Gruppe, die weniger als 3 Tassen Tee pro Tag verzehrte und eine weitere, die mehr als 10 Tassen pro Tag zu sich nahm. Es ergab sich, dass die Schutzwirkung in der Gruppe mit hohem Grüntee-Konsum deutlich besser ausfiel: 46 % weniger Krebs bei Männern und 43 % weniger bei Frauen. [bg]

Eine weitere japanische Untersuchung berichtet von einem verzögerten Auftreten von Krebs, wenn mindestens 10 Tassen Grüntee pro Tag getrunken werden, sowie von einem verzögerten Wiederauftreten und einer längeren Überlebensspanne bei Patientinnen in den Brustkrebs-Stadien I und II. [bh]

Bei der Bewertung der Ergebnisse der vorgenannten Studien muss bedacht werden, dass chinesische und japanische Tee-„Tassen" kleine Schalen sind, die vielleicht die Hälfte einer europäischen Tasse fassen. Bei einem zu hohen Konsum von Grüntee können sich natürlich auch Unverträglichkeits-Erscheinungen wie Schlaflosigkeit, Durchfall und Übelkeit einstellen. Die individuelle Verträglichkeit für größere Mengen Grüntee kann aber durch Ausprobieren leicht herausgefunden werden.

be Bettuzzi S, et al: Chemoprevention of human prostate cancer by oral administration of green tea catechins in volunteers with high-grade prostate intraepithelial neoplasia: a preliminary report from a one-year proof-of-principle study. Cancer Res. 2006 Jan 15; 66(2): 1234-1240.

bf Zhang M, et al: Green tea and the prevention of breast cancer: a case-control study in Southeast China. Carcinogenesis 2007 May; 28(5): 1074-1078.

bg Nakachi K, et al: Preventive effects of drinking green tea on cancer and cardiovascular disease: epidemiological evidence for multiple targeting prevention. Biofactors 2000; 13(1-4): 49-54.

bh Fujiki H.: Two stages of cancer prevention with green tea. J Cancer Res Clin Oncol. 1999 Nov; 125(11): 589-597.

Form von grünem Tee konsumiert, ohne dass bei normalen Dosierungen Unverträglichkeiten bekannt geworden sind.

EGCG zählt zur Gruppe der Catechine; 10-50 % der Catechine in grünem Tee liegen in Form von EGCG vor. Es ist das am stärksten wirksame Catechin mit einer antioxidativen Kapazität, die 25-100 mal höher liegt als die der Vitamine C und E. [212] Deshalb können Grüntee-Phenole als starke Antioxidantien bereits der Krebsentstehung entgegenwirken. Denn die Schädigung der Zellen, besonders der Mitochondrien, durch oxidativen Stress ist ein wichtiger Faktor bei der Krebsentstehung. Durch oxidativen Stress ausgelöste Entzündungen können das Wachstum von Krebszellen auch durch eine für sie günstige Mikro-Umgebung weiter fördern. Eine weitere wichtige Rolle dabei spielt die starke Hemmung von IGF-1 durch Grüntee-Phenole, was dem Tumor das Wachstum ebenfalls erschwert. [212] Darüber hinaus fördern Grüntee-Phenole die Apoptose, also den programmierten Zelltod als wichtiges körpereigenes Schutzsystem, bei verschiedenen Krebsarten – darunter Lungen-, Darm-, Bauchspeicheldrüsen-, Haut- und Prostatakrebs [212] – ohne gesunde Zellen zu schädigen.

Es bleibt aber anzumerken, dass die Gabe von anderen Antioxidantien bei Krebserkrankungen stets vorsichtig abgewogen werden sollte. Denn die Bekämpfung von freien Radikalen kommt auch den Krebszellen zugute, wie mittlerweile nachgewiesen wurde [213]: In diesem Fall sorgten N-Acetylcystein und Vitamin E für eine rasche Ausbreitung des Tumors und eine verringerte Überlebenszeit im Tierversuch an Mäusen, die an Lungenkrebs mit den Zell-Linien B-RAF und K-RAF erkrankt waren. Die gleiche negative Wirkung wird auch für Lungenkrebs beim Menschen vermutet. [213] Da bei Krebs die Verabreichung von Grüntee aber nachgewiesen positive Wirkungen hat, ist anzunehmen, dass hier andere als seine antioxidativen Funktionen im Vordergrund stehen, wie z.B. die Hemmung der Glutamat-Dehydrogenase [214] und IGF-1 [212] (siehe dazu Tab. 63 auf der vorangegangenen Seite und Tab. 64).

12.7.1.1.1 Catechine hemmen die Glutamat-Dehydrogenase

Die wichtige Rolle der Aminosäure Glutamin für die Krebszelle wurde bereits angesprochen. Bei einer Hemmung des Hauptenergiesubstrats Glucose wird Glutamin zur führenden Energiequelle für den Tumor. In der Vergangenheit wurden daher bereits dem Glutamin ähnliche Substanzen entwickelt, die in die Stoffwechselwege des Glutamins eingebunden werden, ohne seine Wirkungen auszuüben. Doch trotz ihrer guten, tumorhemmenden Wirkung im Labor zeigen diese Substanzen (z.B. 6-Diazo-5-oxo-L-Norleucin, Acivicin und Azaserin) beim Menschen eine starke Giftigkeit. Das liegt daran, dass sie auch in gesunden Zellen den Glutaminstoffwechsel hemmen. [179] Deshalb begann die Forschung, sich eher auf die Hemmung bestimmter Enzyme im Glutaminstoffwechsel zu konzentrieren. Eines davon ist die Glutamat-Dehydrogenase (GDH), für die bereits sog. selektive Hemmer gefunden wurden, also solche, welche nur die Krebszellen schädigen und die gesunden Zellen nicht beeinträchtigen.

Grüner Tee als effektiver Hemmer des Enzyms GDH wurde bereits genannt. Dieses Enzym steuert auf zwei Wegen den Stoffwechsel von Glutamin in jeder Zelle. Es ist verantwortlich für die Umwandlung von Glutamat in Alpha-Ketoglutarat, einem Vorläufer des Citrat-Zyklus, mit der die Zelle auf dem Wege der OXPHOS Energie in den Mitochondrien gewinnt. Gleichzeitig sorgt GDH dafür, dass Alpha-Ketoglutarat wieder in Glutamat umgebaut werden kann, wenn im Citrat-Zyklus genügend Vorläufer vorhanden sind. Darüber hinaus kommt es durch GDH zu einer sehr effektiven Gewinnung

Tab. 64 Phenolgehalte in grünem, weißen und Instant-Tee, Aufgusszeit

Gesamtpolyphenolgehalt in Prozent der Trockenmasse [bi]	Grüner Tee		Weißer Tee		
	Blatt	Instant	Blatt	Instant	
• Mittelwert	18,7	34,8	22,8	35,1	Werte ermittelt aus 87 Teeproben (30 weiße und 34 grüne Tees, 9 weiße und 14 grüne Instant-Tees).
• Minimalwert	10,6	25,8	14,5	20,5	
• Maximalwert	23,9	40,7	31,7	43,3	

Grüner Tee kommt vor allem aus den Anbaugebieten in Indien, China und Japan. Blätter und Knospen des Teestrauchs werden nicht fermentiert, sondern schnell getrocknet. Es gibt sehr hochwertige Sorten, die entsprechend teuer sind, ebenso wie günstigere Sorten, die sich eher für den Alltagsgebrauch eignen. Bei der Auswahl einer geeigneten Sorte muss bedacht werden, dass der Gehalt an Phenolen, darunter auch der Catechine EGCG und ECG, stets schwankend ausfällt. Selbst innerhalb einer Sorte kann es zu deutlichen Abweichungen kommen, je nach Anbaulage. Der Catechingehalt hängt nicht nur mit der ausgesäten Sorte und der Qualität der Ernte zusammen, sondern ist auch auf das Klima, den Boden, die Zusammensetzung der Pflanzenteile im Tee und ihr Alter zurückzuführen.

Wie in einer Untersuchung aus dem Jahre 2010 [bi] festgestellt wurde, schwankt der Gesamtgehalt an Phenolen im grünen Tee zwischen 10,6 % und 23,9 %. Einen höheren Gehalt an Phenolen (zwischen 14,5 % und 31,7 %) weist der sog. weiße Tee auf. Bei dieser Variante des Grüntees handelt es sich um die ungeöffneten Knospen des Teestrauchs, die einen weißen, seidigen Flaum aufweisen. Die höchsten Phenolwerte wurden für grüne und weiße Instant-Tees ermittelt (siehe Tabelle oben). [bi]

Es ist daher zu empfehlen, die Teesorte häufiger einmal zu wechseln bzw. gleich mehrere Sorten über den Tag verteilt einzusetzen. Damit steigt zumindest die Wahrscheinlichkeit, hohe Phenolgehalte zuzuführen. Darüber hinaus ist anzuraten, einen Tee zu wählen, der aus jungen Blättern und Trieben besteht, welche die höchsten Catechingehalte liefern. [bi]

Bei allen Vorzügen enthält grüner Tee aber auch schädliche Substanzen wie Fluor und Oxalsäure in höheren Anteilen (zu Oxalat siehe Tab. 87). Ihre Aufnahme lässt sich begrenzen, wenn der Aufguss mit nicht zu heißem Wasser erfolgt (60-70 Grad Celsius) und nur kurz dauert: 1. Aufguss eine bis höchstens zwei Minuten, der 2. Aufguss nur halb so lange; von weiteren Aufgüssen sollte abgesehen werden. Häufig wird die optimale Aufgusszeit auf der Verpackung des Tees angegeben. Falls Teebeutel benutzt werden, sollten diese – wegen der Belastung mit Fluor und Oxalsäure – besser nicht ausgedrückt werden.

Für die Krebsvorbeugung ist die wiederholte Nutzung von Teeblättern ein Weg, um Kosten einzusparen. Doch für die Behandlung von Krebs sollte der Tee stets frisch zubereitet werden. Extrakte aus grünem Tee mit einem hohen Gehalt an Phenolen gibt es auch in Form von Tabletten und Kapseln. Diese Nahrungsergänzungen besitzen den Vorteil der erleichterten Einnahme; allerdings kann man auch hier nie sicher sein, wieviel EGCG und andere Catechine wirklich enthalten sind. Darüber hinaus ist auch die Lagerzeit des Präparats zu berücksichtigen. Wer sichergehen will, greift besser zu standardisierten Präparaten, die einen bestimmten Gehalt an Phenolen bzw. Catechinen garantieren.

bi Hilal Y: Untersuchungen über Phenole in weißen und grünen Tees. Dissertation, vorgelegt an der tech. Universität Braunschweig 2010.

von neu aufgebauten Aminosäuren (Prolin und Aspartat) aus Ammoniak. Glutamat, das aus Glutamin entsteht, liefert obendrein das Grundgerüst für den Aufbau weiterer Aminosäuren wie Alanin, Serin, Glycin und wiederum Aspartat, die nicht nur als Bausteine für neue Zellen dienen. Aus diesen Aminosäuren können über die Milchsäuregärung ebenfalls Energie und Baustoffe wie z.B. Lactat gewonnen werden. Deshalb ist in Krebszellen die GDH besonders aktiv und bildet eine der Grundlagen für ihre rasche Vermehrung und Ausbreitung. [215]

Gesunde Zellen verstoffwechseln nur wenig Glutamin, Krebszellen dagegen sehr viel. Ein weiterer wichtiger Faktor, über den Glutamin das Wachstum und die Ausbreitung der Krebszelle fördert, ist die wichtige Rolle dieser Aminosäure bei der Gewinnung von Glutathion: [216] Ebenso wie gesunde Zellen kann die entartete Zelle dieses starke Antioxidans nutzen, um sich vor Sauerstoffradikalen zu schützen. Durch die stark gesteigerte Umsetzung von Glutamin in der Krebszelle kann vermutlich deutlich mehr Glutathion produziert werden als in gesunden Zellen. Das führt dann dazu, dass die Krebszelle sich der zerstörenden Wirkung von Krebstherapien – Bestrahlung und Chemotherapeutika, beides wirkt durch eine gesteigerte Radikalproduktion – gut erwehren kann.

Wie wichtig GDH bei Glucose-Entzug für die Krebszelle ist, zeigt sich daran, dass ihre Hemmung durch EGCG aus Grüntee im Laborversuch zu einem achtfach gesteigerten Absterben von Krebszellen führte. [217] Dabei ist nicht die antioxidative Wirkung der Catechine für die Hemmung von GDH verantwortlich, sondern die Hemmung geschieht über andere Mechanismen. Das wurde deutlich, als man herausfand, dass von den vier Catechinen im grünen Tee EGCG und ECG, aber nicht EC oder EGC als GDH-Hemmer wirksam waren. [214] Im Laborversuch mit Zellen vom Rind fiel die Wirkung von EGCG und ECG gegen GDH ebenso stark aus wie die Wirkung von Guanosintriphosphat (GTP), dem zelleigenen Hemmstoff von GDH [214] (siehe Tab. 65).

Darüber hinaus übt auch das im grünen Tee enthaltene Theanin starke Wirkungen gegen Krebszellen aus: Es führt zum programmierten Zelltod (Apoptose) von entarteten Zellen, ohne die gesunden Zellen zu schädigen. Die Autoren einer Studie kamen zu dem Schluss, dass „...Theanin starke zytotoxische (zellgiftige) Wirkungen auf Tumorzellen ausübt, wenn die Glutaminzufuhr beschränkt wird." [218] Diese Wirkung von Theanin fiel bei Abwesenheit von Glutamin deutlich stärker aus [218]; ein Argument für den kombinierten Einsatz von EGCG und Theanin, bzw. grünem Tee, der beide Substanzen enthält.

Wenn Krebszellen die Glucose entzogen wird, setzen sie verstärkt auf Glutamin als Energiesubstrat. Der Glutaminstoffwechsel kann aber effektiv gehemmt werden, wenn GDH durch EGCG aus grünem Tee blockiert wird. So wurden z.B. Glioblastom-Zellen (Hirntumor) gezwungen, wieder auf Glucose als Energiesubstrat zurückzugreifen. [211] Doch die kann effektiv durch eine Keto-Diät entzogen werden. Die Ausschaltung von GDH durch EGCG in Neuroblastom- (eine häufige Krebserkrankung bei Kindern) und Lymphom-Zellen (Lymphdrüsenkrebs) im Laborversuch führte zur Apoptose und damit zu einem verstärkten Absterben von Krebszellen; auch beim Menschen kann die Ausbreitung des Krebses so gehemmt werden. [219]

Darüber hinaus hemmen die Inhaltsstoffe des grünen Tees den Stoffwechsel der Krebszellen auch auf weiteren Wegen (siehe Tab. 66 auf der übernächsten Seite), so dass sein Konsum beim Vorliegen einer Krebserkrankung vorbehaltlos empfohlen werden kann.

Tab. 65 Die wichtigsten Catechine in grünem Tee

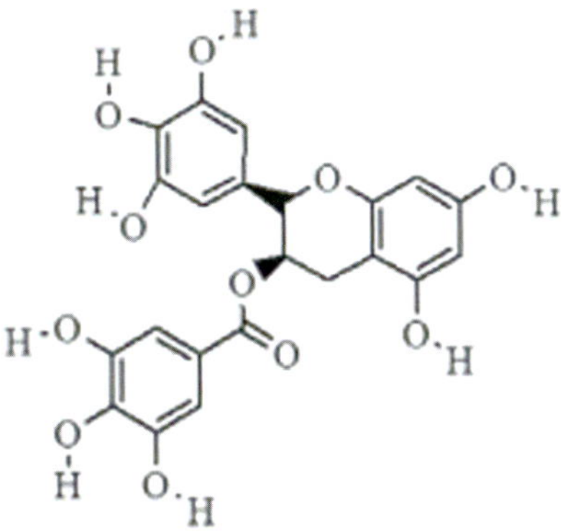

Epigallocatechingallat (EGCG)

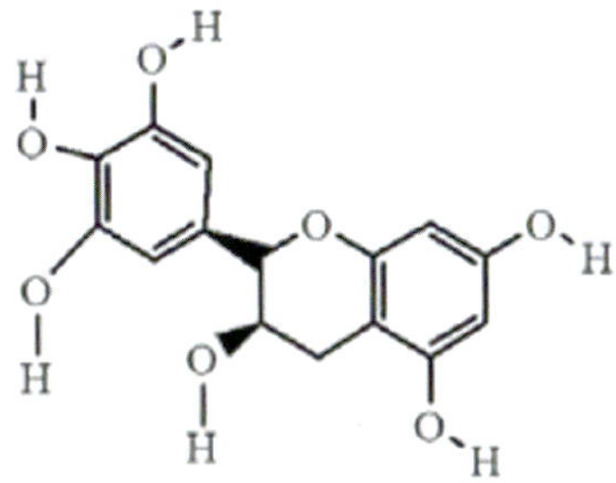

Epigallocatechin (EGC)

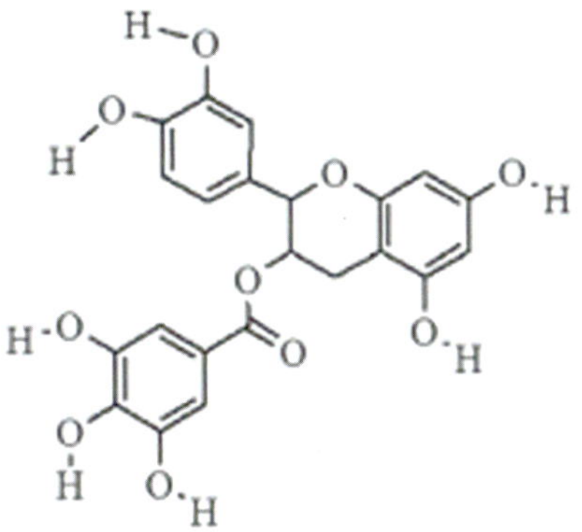

Epicatechingallat (ECG)

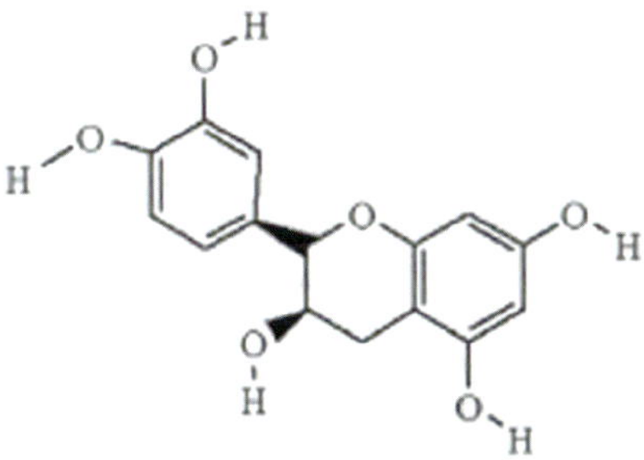

Epicatechin (EC)

Molekülgrafiken aus [RfC]

Sekundäre Pflanzenstoffe aus der Gruppe der Polyphenole machen bis zu 30 % des Trockengewichts von Grüntee aus, in Instant-Tees können die Gehalte noch höher ausfallen. Darunter sind die sog. Catechine besonders stark vertreten: [bj,bk]

- Epigallocatechin-3-Gallat (EGCG) 10-15 %
- Epigallocatechin (EGC) 6-10 %
- Epicatechin-3-Gallat (ECG) 2-3 %
- Epicatechin (EC) 2 %

bj Min K, Kwon TK: Anticancer effects and molecular mechanisms of epigallocatechin-3-gallate. Integrative Medicine Research 2014 March; 3(1): 16-24.

bk Cao J, et al: Effect of Tea Polyphenol Compounds on Anticancer Drugs in Terms of Anti-Tumor Activity, Toxicology, and Pharmacokinetics. Nutrients 2016 Dec; 8(12): 762.

12.7.1.1.2 Sicherheit und Dosierung von Grüntee-Catechinen

Wie sicher ist die Verabreichung von Catechinen aus Grüntee, welche Dosierungen sind möglich und welche Nebenwirkungen sind zu erwarten? Da sich beim gesteigerten Konsum von grünem Tee die verträgliche Dosis sehr schnell herausstellt – Nebenwirkungen wie Magenbeschwerden, Unwohlsein und Schlaflosigkeit begrenzen die Menge – ist grüner Tee als sicher einzustufen, wenn auch die Oxalsäureproblematik bedacht wird (Tab. 64, 87). Zur Gesundheitsvorsorge und Krebsvorbeugung ist daher dem Getränk der Vorzug vor Supplementen zu geben. Hier kann das hocheffektive EGCG in Verbindung mit vielen anderen Substanzen

Tab. 66 Weitere Anti-Krebs-Wirkungen des grünen Tees

Neben der effektiven Hemmung der Glutamat-Dehydrogenase (GDH) zeigen die Catechine im grünen Tee auch weitere Anti-Krebs-Wirkungen: [bl]

- Sie üben auf mehreren Wegen eine starke Hemmwirkung auf das IGF-1 aus.
- Der entzündungs- und kachexiefördernde Signalweg von Nuclear Factor-kappa B (NF-kB) wird durch Grüntee-Phenole gehemmt.
- Darüber hinaus greifen Grüntee-Phenole in den sog. MAP-Kinase (mitogen-activated protein, MAP) Stoffwechselweg ein, was die Ausbreitung des Tumors erschwert.
- EGCG und ECG vermögen das sog. Proteasom zu hemmen, ein wichtiges Enzym, welches viele für den Tumor bedeutende Stoffwechselreaktionen anstößt.
- EGCG hemmt obendrein den Urokinase-Plasminogen Aktivator (uPA), eine zelleigene Substanz, welche die Metastasierung des Tumors unterstützt.
- Grüntee-Catechine führen zu einer gesteigerten Apoptose (programmierter Zelltod) in Krebzellen.
- Eine Hemmung der Neubildung von Blutgefäßen im Tumor durch Grüntee-Phenole wurde ebenfalls bereits festgestellt. (Studienlage jeweils ausführlich beschrieben in [bl]).
- Obwohl es starke antioxidative Wirkungen aufweist, die der Krebszelle theoretisch zugute kommen, wirkt EGCG gegen Krebs auch über freie Radikale. Denn EGCG selbst ist unstabil und bei seiner Selbst-Oxidation sorgt es für einen gesteigerten Anfall von Sauerstoffradikalen, die für die Krebszelle giftig sind (Übersicht in [bj]).
- EGCG hat bedeutenden Einfluss auf die Epigenetik in den Zellen. Bei der Epigenetik kommt es zu einer veränderten Ablesung der Erbinformation, die in der DNS gespeichert ist (die Erbinformation selbst wird dabei nicht verändert, das wäre eine Mutation). EGCG löst einerseits eine Reihe von Prozessen aus, die eine falsche, zellentartende Ablesung verhindern, und fördert andererseits zelleigene Schutzprozesse, die vor einer falschen Ablesung schützen. [bj]

Alle diese Wirkungen sind hilfreich bei der Vermeidung von Krebs. Sie behindern aber auch Wachstum und Ausbreitung des Tumors, wenn ein Krebs sich erst einmal entwickelt hat.

Eine gute Übersicht über weitere Pflanzeninhaltsstoffe, die in den Stoffwechsel der Krebszelle eingreifen, bietet die Übersichtsstudie von Cerelle et al [bm].

bl Khan N, Mukhtar H: Multi-targeted Therapy of Cancer by Green Tea Polyphenols. Cancer Lett. 2008 Oct 8; 269(2): 269–280.

bj Min K, Kwon TK: Anticancer effects and molecular mechanisms of epigallocatechin-3-gallate. Integrative Medicine Research 2014 March; 3(1): 16-24.

bm Cerella C, et al: Natural Compounds as Regulators of the Cancer Cell Metabolism. International Journal of Cell Biology 2013; Article ID 639401.

wirken, darunter befinden sich auch weitere Hemmer der Glutamat-Dehydrogenase (GSH) wie ECG und Apoptose-Förderer wie Theanin.

Über Nahrungsergänzungsmittel können natürlich höhere Dosen von EGCG zugeführt werden, in Reinform oder als Bestandteil eines Grüntee-Konzentrats. Nach Empfehlungen der Europäischen Lebensmittelbehörde EFSA sollten bei langfristiger Anwendung aber nicht mehr als 800 mg EGCG in Form von Nahrungsergänzungsmitteln eingenommen werden, einige Quellen empfehlen sogar nur 300 mg. [220]

Eine Studie aus dem Jahre 2003 [221] hat die Verträglichkeit von EGCG untersucht. Dabei erhielten die Versuchspersonen im Zeitraum von vier Wochen entweder einmal täglich 800 mg EGCG oder zweimal täglich 400 mg EGCG. Alternativ wurden auch 800 mg EGCG als Bestandteil einer Catechinmischung (Polyphenon E) einmal täglich oder 400 mg zweimal täglich verabreicht. Die Menge von 800 mg EGCG täglich entspricht 8 europäischen Tassen bzw. 16 asiatischen Schalen grünen Tees. Eine Kontrollgruppe, die einmal täglich ein Placebo erhielt, wurde ebenfalls eingerichtet.

Die Gabe von 800 mg EGCG führte zu einer 60 %igen Erhöhung der Konzentration im Blutplasma. In einer früheren Untersuchung derselben Forscher wurden die Blutwerte bei dieser täglichen Zufuhr von EGCG mit 200-400 ng pro Milliliter (bzw. 0,4-0,8 µmol) ermittelt. [221] Bemerkenswert war, dass sowohl der Anstieg von EGCG im Blut, als auch die Dauer des Anstiegs über acht Stunden, bei der Einzeldosis von 800 mg EGCG deutlich stärker ausfiel als bei der Verabreichung von zweimal 400 mg. Mit einer Einzelgabe von 800 mg EGCG sind demnach die höchsten Konzentrationen und die längste Verweildauer im Blut zu erzielen. [221]

An Nebenwirkungen wurden Blähungen beobachtet, Übelkeit und Sodbrennen, Magenschmerzen, Benommenheit, Kopfschmerzen und Muskelschmerzen. Allerdings traten diese Nebenwirkungen sowohl in der Kontrollgruppe auf, die ja nur ein Placebo erhalten hatte, als auch in den Versuchsgruppen. Doch die aufgeführten Nebenwirkungen wurden von den Versuchsteilnehmern als „mild“ eingestuft, waren also von geringer Ausprägung. Die ebenfalls erhobenen Blutwerte waren unverdächtig; sie zeigten keine negativen Veränderungen an. [221]

12.7.1.1.3 Höhere Dosierungen von EGCG in der Krebstherapie

In der Krebstherapie kann aber durchaus zu höheren Dosierungen gegriffen werden als in der Vorbeugung gegen den Krebs. Denn selbst höhere Dosierungen von EGCG werden kurzfristig gut vertragen. In einem Versuch zur Behandlung der chronischen lymphatischen Leukämie wurden 42 Patienten zweimal pro Tag jeweils 2000 mg EGCG verabreicht (gegeben als Polyphenon E). [222] Es kam zu deutlichen Rückgängen der Lymphknotenschwellung, was eine gute Wirkung der Therapie anzeigte. Im Verlauf von sechs Monaten musste allerdings bei einem Drittel der Patienten die Dosis reduziert werden, weil sich Nebenwirkungen einstellten. Die meisten davon fielen zwar vergleichsweise mild aus, doch sechs Patienten mussten die Behandlung abbrechen, weil es bei ihnen zu Leberproblemen (Anstieg der Transaminasen) kam. Das zeigt, dass selbst höhere Dosierungen von EGCG in der Regel gut vertragen werden, in Einzelfällen aber geringere Mengen oder die Kombination mit anderen, synergistischen Medikamenten mehr Sinn ergeben (z.B. Vardenafil, siehe Tab. 67 auf der folgenden Seite).

EGCG liegt auch in Reinform vor, die als Injektion verabreicht werden kann. Ohne die Passage durch Magen und Darm lassen sich durch eine Injektion deutlich höhere Spiegel im Gewebe erzielen. Die Anwendung von EGCG-Injektionen sollte aber einem damit erfahrenen Arzt überlassen werden, der nicht nur die Spritze fachmännisch anbringen kann, sondern auch die Wirkung bzw. Nebenwirkungen der Injektion einschätzen kann. Auch über eine weitere experimentelle Anwendung von EGCG wird berichtet. Hier wurde im Tierversuch an Mäusen das EGCG in Form von „Transport"-Vesikeln von Tumorzellen direkt und in so hoher Konzentration aufgenommen, dass sich eine sehr gute wachstumshemmende Wirkung ergab. [223]

Natürlich ist es wichtig, gerade bei einer bestehenden Krebserkrankung eine effektive Verabreichungsform zu wählen. Wer sich für den Einsatz der ganzen Pflanze entscheidet, d.h. den grünen Tee als Getränk konsumiert, führt sich natürlich weniger EGCG zu als mit hochdosierten Supplementen oder Injektionen direkt in das Tumorgewebe. Doch der Grüntee wird ja nicht allein gegen den Krebs eingesetzt, sondern in

Tab. 67 Catechine verstärken die Wirkung von Medikamenten gegen Krebs

In der Krebstherapie gegen das Tumorwachstum eingesetzte Medikamente und die Polyphenole in grünem Tee sind zwar sehr verschieden in Struktur und Funktion, doch die Grüntee-Polyphenole wirken synergistisch und können so die Wirkung der Medikamente enorm verbessern. In der Summe ergeben sich 10-15 mal stärkere Wirkungen als bei der Monotherapie! [bn] Dabei kommt es häufig zu einer deutlichen Abschwächung der nicht selten gravierenden Nebenwirkungen der Medikamente. Eine gute Übersicht über die synergistischen Effekte von Grüntee-Catechinen und tumorhemmenden Medikamenten findet sich in der Übersichtsstudie von Cao et al. [bk]

Eine besonders wirksame Kombination mit vergleichsweise geringen Nebenwirkungen ist die Gabe von Vardenafil (Handelsname „Levitra" bzw. „Vivanza"), eines Medikaments gegen Erektionsstörungen und EGCG. [bo] Viele Krebszellen zeigen eine gesteigerte Produktion von 67LR, einem Laminin-bindenden Protein. 67LR ermöglicht der Krebszelle verstärktes Wachstum und Ausbreitung. Es verhilft der Krebszelle auch zu einer erhöhten Widerstandsfähigkeit gegen die Chemotherapie. EGCG kann 67LR hemmen, wodurch der programmierte Zelltod (Apoptose) ausgelöst wird. [bp] Viele Krebszellen wehren sich dagegen, indem sie den Spiegel des Enzyms Phosphodiesterase 5 (PDE5) erhöhen, was dem entgegenwirkt.

Wird jetzt zusätzlich die PDE5 durch Vardenafil gehemmt, kommt es zu einer starken synergistischen Wirkung, was zu einem verstärkten Absterben der Krebszellen führt. Im Tierversuch an Mäusen mit Multiplem Myelom (Knochenmark-Krebs) konnte die Dosis beider Substanzen, Vardenafil und EGCG, im normalen Rahmen gehalten werden, was die Verträglichkeit stark verbessert. Dafür wurden 5 mg/kg Vardenafil und 15 mg/kg EGCG in einer physiologischen Salzlösung (0.9 %) jeden zweiten Tag als Injektion verabreicht. [bp] Die Forscher kamen zu dem Schluss, dass die Kombination von EGCG und Vardenafil eine ausgeprägte Apoptose („pronounced induction of apoptosis" im Original) in den Myelomzellen auslöste.

bn Suganuma M, Saha A, Fujiki H: New cancer treatment strategy using combination of green tea catechins and anticancer drugs. Cancer Sci. 2011 Feb; 102(2): 317-323.

bk Cao J, et al: Effect of Tea Polyphenol Compounds on Anticancer Drugs in Terms of Anti-Tumor Activity, Toxicology, and Pharmacokinetics. Nutrients 2016 Dec; 8(12): 762.

bo Yang CS und Wang H: Cancer therapy combination: green tea and a phosphodiesterase 5 inhibitor? January 25, 2013, https://www.jci.org/articles/view/67589

bp Kumazoe M, et al: 67-kDa laminin receptor increases cGMP to induce cancer-selective apoptosis. January 25, 2013, https://www.jci.org/articles/view/64768

Verbindung mit einer Keto-Diät und weiteren Substanzen, welche die Energieversorgung des Tumors erschweren. In der Summe ergibt sich daraus eine synergistische Wirkung, d.h. die Gesamtwirkung ist deutlich größer als die addierten Einzelwirkungen.

Es bleibt festzuhalten, dass Grüntee oder seine Inhaltsstoffe zwar eine gute Krebshemmung aufweisen, doch allein den Krebs nicht stoppen können. Seine guten Wirkungen entfaltet der Grüntee vor allem in Verbindung mit anderen Maßnahmen, wie der optimierten Keto-Diät sowie weiteren Hemmern (z.B. Flavonoide, siehe unten), die den Stoffwechsel der Krebszelle stören.

12.7.1.1.4 Vorsicht: Grüner Tee macht einige Krebsmedikamente unwirksam

Grüner Tee, bzw. seine Inhaltsstoffe, verstärkt die Wirkung einiger Medikamente gegen den Krebs (siehe Tab. 67). Es ist aber nachgewiesen, dass Grüntee die Wirkung des Krebsmedikaments Bortezomib aufhebt. Das gilt auch für weitere Proteasom-Hemmer, wie MG-262 und PS-IX, aber nicht für solche Proteasom-Hemmer, die nicht auf Borsäuren basieren, wie MG-132, PS-I, und Nelfinavir. Wenn Bortezomib (bzw. MG-262 und PS-IX) unbedingt eingesetzt werden muss, sich also keine Alternativen ergeben, dann wäre der Einsatz von Grünem Tee oder seinen Extrakten, auch EGCG in Reinform, kontraproduktiv. [224]

12.7.1.1.5 Medikamente als Hemmer des Glutaminstoffwechsels

Nachdem wir die weitgehend nebenwirkungsfreie Wirkung von Grüntee-Polyphenolen auf die Hemmung des Glutaminstoffwechsels erörtert haben, soll auch kurz auf die Perspektiven einer medikamentösen Hemmung hingewiesen werden. Nachdem frühere Medikamente (Benzylserin und L-gamma-glutamyl-p-nitroanilide, GPNA) eine starke Giftwirkung ausgeübt haben, sind heute neue Entwicklungen in der Erprobung (z.B. CB839 und CB968), die weniger starke Nebenwirkungen aufweisen. [225] In Verbindung mit der optimierten Keto-Diät und anderen krebshemmenden Substanzen, wie z.B. Grüntee-Phenolen oder Apigenin (siehe unten) können diese Medikamente vermutlich in geringeren Dosierungen eingesetzt werden, um die Nebenwirkungen weitgehend zu unterbinden. So wurde die gute synergistische Wirkung der Kombination von Apigenin und dem Glutaminase-Hemmer CB968 bereits im Laborversuch bei Lungenkrebszellen nachgewiesen. [226] Die Autoren der Studie kamen zu dem Schluss: „Diese Ergebnisse können eine neue therapeutische Strategie in der Krebsbehandlung darstellen.“ [226]

Im Folgenden soll auf einen weiteren natürlichen Hemmer des Energiestoffwechsels in der Krebszelle eingegangen werden, das Apigenin.

12.7.1.2 Das Flavonoid Apigenin als GLUT1-Hemmer

Die Flavonoide stellen eine große Gruppe innerhalb der sekundären Pflanzenstoffe. Sie bilden häufig die Blütenfarbstoffe, spielen aber eine weitaus wichtigere Rolle beim Schutz vor den UV-Strahlen der Sonne sowie bei der Abwehr von Pilzen und anderen Krankheitserregern. Flavonoide üben auch beim Menschen antimikrobielle Wirkungen aus (also gegen Bakterien, Viren, Pilze und Parasiten), sie schützen das Herz-Kreislaufsystem und beschleunigen die Wundheilung. Sie sind starke Antioxidantien und wirken darüber hinaus der Entstehung und dem Wachstum von Krebszellen entgegen.

Wir nehmen Flavonoide über die Nahrung aus Früchten und Gemüsen auf, wobei sich der höchste Flavonoidgehalt in den äußeren Schichten und der Schale befindet. Wer einen Apfel vor dem Verzehr schält, der entfernt den größten Teil der Flavonoide. Flavonoide gelten als gut verträglich und sind auch in erhöhten Dosierungen nicht giftig.

Bereits 1999 hatte Jae Park [227] die Hemmung der Glucose-Aufnahme in Krebszellen der experimentellen U937-Variante durch Flavonoide untersucht. Er kam zu dem Ergebnis, dass bei Flavonoid-Konzentrationen zwischen 8-50 µmol die Glucosezufuhr auf die Hälfte reduziert wurde. Die stärkste Hemmung geschah durch Fisetin, gefolgt (in absteigender Reihenfolge der Hemmwirkung) von Myricitin, Quercetin, Apigenin, Genistein, Cyanidin, Daidzein, Hesperidin, Naringin und Catechin.

Im Folgenden wollen wir uns auf das gut untersuchte Apigenin konzentrieren, ein weit ver-

Tab. 68 Vorkommen von Apigenin in Kräutern und Gemüse

Apigenin-Gehalte in Kräutern [bq]

Kraut	lat. Bezeichnung	Gehalt in 1 g
• Petersilie	Petroselinum crispum	[a] 137,7 mg
		[b] 126,0 mg
• Oregano	Origanum vulgare	14,0 mg
	Origanum majorana L.	2,5 mg
• Liebstöckl	Levisticum	1,4 mg
• Salbei	Salvia officinalis L.	1,1 mg
• Thymian	Thymus vulgaris L.	0,7 mg
• Rosmarin	Rosmarinus L.	0,5 mg

a = Petersilie aus dem Supermarkt, frische Blätter
b = Petersilie aus einem Laden vor Ort

Apigenin-Gehalte in Gemüse [br]

Gemüse	Gehalt in 100 g
• Sellerie	33,8 mg
• Paprika	27,2 mg
• Knoblauch	21,7 mg
• Chinakohl	18,7 mg

Die linke Tabelle zeigt den Apigenin-Gehalt in Kräutern: Der Gehalt ist in Milligramm (mg) pro Gramm (g) angegeben. Die rechte Tabelle zeigt den Apigenin-Gehalt in Gemüse; hier sind die Werte in mg pro 100 g angegeben. Selbst der Rosmarin weist mit 0,5 mg pro g einen höheren Apigenin-Gehalt aus, als Sellerie mit 0,338 mg pro g.

Die Kräuter enthalten deutlich mehr Apigenin, Spitzenreiter ist Petersilie. Der Vergleich von Petersilie aus zwei unterschiedlichen Quellen zeigt nur geringe Abweichungen beim Apigenin-Gehalt. Beim Oregano dagegen sind die Unterschiede zwischen den verschiedenen Sorten dagegen beachtlich. Petersilie, Knoblauch und die anderen Kräuter enthalten viel Oxalsäure (siehe Tab. 87); beim Einsatz im Bereich von wenigen Gramm pro Tag ist das aber kein Problem. Auch Sellerie hat viel Oxalsäure; das sollte bei Nutzung mehrer Apigenin-Quellen bedacht werden.

bq Glowacki R, et al: Determination of Total Apigenin in Herbs by Micellar Electrokinetic Chromatography with UV Detection. J Anal Methods Chem. 2016 June; (6): 1-8.

br Miean KH, Mohamed S: Flavonoid (myricetin, quercetin, kaempferol, luteolin, and apigenin) content of edible tropical plants. J Agric Food Chem. 2001 Jun; 49(6): 3106-3112.

breitetes Flavonoid. Es kommt in größten Mengen vor in der Petersilie; in geringeren Konzentrationen auch in Zwiebeln, Thymian, Kamille, Artischocken, Teeblättern, Salbei und Basilikum ebenso, wie in Sellerie, Paprika und Knoblauch (siehe Tab. 68). Apigenin hemmt das Krebswachstum und die Ausbreitung des Krebses auf mehreren Wegen.

Es blockiert den wichtigen Glucose-Transporter GLUT-1, der Glucose in die Zellen befördert. In vielen Krebszellen ist GLUT-1 übermäßig aktiv und hauptverantwortlich für ihre stark gesteigerte Glucose-Aufnahme. Wird der GLUT-1-Transporter gehemmt, gelangt deutlich weniger Glucose in die Krebszelle. Das verringert nicht nur ihre Energieproduktion, sondern behindert auch ihr schnelles Wachstum, ebenso wie die Ausbreitung der Krebszelle.

In einer Studie wurde festgestellt, dass Apigenin die Glucose-Aufnahme von Bauchspeicheldrüsenkrebs der Zell-Linien CD18 und S2-013 vermindert. [228] Eine weitere Studie fand heraus, dass Apigenin in Brustkrebszellen der Linie T47D und MDA-MB-231 selektiv und sehr deutlich die Apoptose steigert, also den programmierten Zelltod auslöst; „selektiv" bedeutet, dass nur die Krebszellen und nicht die gesunden Zellen geschädigt werden. Darüber hinaus vermochte Apigenin, die Autophagie in den Krebszellen stark zu erhöhen. [229] Die gleichen Ergebnisse zeigte eine Studie, [230] in welcher der Einsatz von Apigenin gegen Speicheldrüsentumoren (adenoid-zystisches Karzinom) untersucht wurde; auch hier wurde GLUT-1 und damit das Krebswachstum effektiv gehemmt.

Das vor allem durch Asbest ausgelöste Mesotheliom, ein Tumor, der sich in verschiedenen Geweben bilden kann, wird durch Apigenin ebenfalls bekämpft. Im Laborversuch [231] ergab sich eine effektive Krebshemmung durch die vermehrte Bildung von Sauerstoffradikalen und, dadurch bedingt, Schäden an der DNS der Tumorzellen. Das führte zur verstärkten Apoptose und einem Absterben der Krebszellen. Eine verstärkte Autophagie wurde aber nicht festgestellt. Im Tierversuch ergab sich durch Apigenin eine starke Wachstumshemmung des Tumors und die Überlebenszeit wurde verlängert (siehe Tab. 69 auf der folgenden Seite). [231]

Eine krebshemmende Wirkung durch Apigenin wurde in vielen weiteren Studien bestätigt, so z.B. für Prostata-, [232] Schilddrüsen-, [233] Brust-, [229] Bauchspeicheldrüsen-, [228] Eierstock-, [234] Darm-, [232] und Hautkrebs. [236] Eine gute Übersicht über die Studienlage und die vielfältigen Wege, auf denen Apigenin den Krebs bekämpft, liefert die Review-Studie von Masuelli et al. [231]

Die vorliegenden Ergebnisse lassen den Schluss zu, dass Apigenin in Krebszellen nicht nur den GLUT-1-Transporter und damit die Glucoseaufnahme effektiv hemmt, sondern auch den Zelltod durch Apoptose einleitet und die Angiogenese (die Bildung neuer Blutgefäße durch den Tumor) einschränkt. Darüber hinaus wurde eine Hemmung weiterer Signalwege in Tumorzellen durch Apigenin festgestellt, z.B. der mitogen aktivierten Protein (MAP) Kinase und NF-kappaB, was dem Tumor die Ausbreitung erschwert. Krebszellen werden durch Apigenin also auf mehreren Wegen effektiv bekämpft. Das Flavonoid wird deshalb heute als vielversprechende Therapie-Möglichkeit bei Krebserkrankungen eingeschätzt.

Trotz all der positiven Studienergebnisse ist die alleinige Wirkung von Apigenin in der Krebstherapie aber lediglich als moderat einzustufen. [237] Seine Stärken entfaltet Apigenin vor allem in der Kombination mit herkömmlichen Krebsmedikamenten, wo es die Wirkungen der Medikamente z.T. deutlich steigert (eine gute Übersicht zur Studienlage bietet die Review-Studie von Yan et al [237]). Die gute ergänzende Wirkung von Apigenin kann aber auch in Verbindung mit der optimierten Keto-Diät genutzt werden, die dem Tumor die energieliefernde Glucose entzieht. Werden zusätzlich weitere Methoden eingesetzt, um dem Tumor die Energieversorgung zu erschweren, wie z.B. die Hemmung der Glutamat-Dehydrogenase oder anderer Schlüsselenzyme des Glutaminstoffwechsels, ergeben sich ebenfalls deutliche Synergie-Effekte.

12.7.1.2.1 Die Verabreichung von Apigenin

Apigenin kann auf mehreren Wegen verabreicht werden. Versuche mit Apigenin, gebunden an Nanopartikel (eine Polymer-Trägersubstanz, die sich im Körper auflöst) haben eine deutlich verbesserte Löslichkeit und Bioverfügbarkeit ergeben. [238] Im Laborversuch lag die Aufnahme von Apigenin in Form von Nanopartikeln um den Faktor 6 höher als bei der natürlichen Aufnahme von Apigenin aus dem Magen- oder Verdauungssekret. Wurden die Apigenin-Nanopartikel oral, also durch den Mund, verabreicht, lag die Bioverfügbarkeit 5-mal höher als die von isoliertem Apigenin. Im Tierversuch an Ratten ergaben sich keine toxischen Wirkungen der Apigenin-Nanopartikel und ihre Hemmwirkung auf Leberkrebszellen der HepG2-Linie fiel bei einer geringeren Dosis bereits höher aus als die von isoliertem Apigenin. [239]

Doch auch das Apigenin aus Kräutern und Gemüse wird vom Körper gut aufgenommen.

Tab. 69 Wirksamkeit von Apigenin gegen das maligne Mesotheliom

MM Zell-Linie	Apigenin-Behandlung in Stunden	erforderliche Apigenin-Konzentration (µmol) für eine 50 % Wachstumshemmung
• MM-B1	48	64,23
	72	49,16
• MM-F1	48	56,31
	72	46,95
• H-Meso-1	48	46,44
	72	34,31
• #40a	48	60,39
	72	56,82

Daten aus [bs]

In einer Untersuchung aus 2017 [bs] wurde die Wirkung von Apigenin auf Krebszellen des malignen Mesothelioms (MM) getestet. Im Laborversuch konnte Apigenin das Wachstum von menschlichen MM-Linien (MM-B1, MM-F1 und H-Meso-1) und einer Mausvariante (#40a) deutlich hemmen, wie obenstehende Tabelle zeigt. Die Forscher stellten fest, dass Apigenin seine Wirkung durch eine verstärkte Produktion von Sauerstoffradikalen ausübte, was zu Schäden an der DNS der Krebszellen führte. Darüber hinaus wurde durch Apigenin die Apoptose (der geplante Zelltod) verstärkt.

Als nächstes wurde die Wirkung von Apigenin am lebenden Tier erprobt. Zwei Gruppen von Mäusen erhielten Krebszellen der Linie #40a in die Bauchhöhle eingepflanzt. Eine Gruppe blieb unbehandelt, die andere erhielt einmal pro Woche 20 mg Apigenin pro kg Körpergewicht. Das Tumorwachstum fiel bei den Mäusen mit Apigenin-Behandlung geringer aus und die Überlebenszeit der Tiere wurde mehr als verdoppelt: Sie waren nach 12 Wochen noch am Leben, während die Mäuse in der unbehandelten Kontrollgruppe nach 5,5 Wochen alle gestorben waren.

bs Masuelli L, et al: In Vitro and In Vivo Anti-tumoral Effects of the Flavonoid Apigenin in Malignant Mesothelioma. Front Pharmacol. 2017; 8: 373.

In einer Studie erhielten die Versuchsteilnehmer eine einmalige Dosis von 2 g blanchierter Petersilienblätter (das heißt, kurz mit kochendem Wasser überbrüht und dann in Eiswasser abgekühlt). Die Apigenin-Konzentration im Blutplasma stieg innerhalb von sieben Stunden im Mittelwert auf 127 nmol und fiel innerhalb von 28 Stunden wieder unter die Nachweisgrenze. Das bedeutet, auch geringe Dosen von Apigenin aus der Nahrung werden vom Körper gut resorbiert. [240]

Abschließend muss festgehalten werden, dass auch Kombinationen von anderen gut verträglichen, natürlichen Substanzen sowie bekannte Medikamente mit im Vergleich zu Chemotherapeutika geringeren Nebenwirkungen, starke krebshemmende Wirkungen entfalten. Auch damit könnte eine „sanfte" Krebstherapie theoretisch unterstützt werden (siehe Tab 70).

Tab. 70 Alpha-Liponsäure und Hydroxycitrat als Enzymhemmer bei Krebs

Der Einsatz ungiftiger Substanzen zur Hemmung bestimmter Enzyme im Stoffwechsel von Krebszellen ist auch in anderen Fällen untersucht worden, mit überraschenden Ergebnissen. In Kombination mit der optimierten Keto-Diät bei Krebs, wie in diesem Buch vorgeschlagen, dürften sich noch einmal bessere Wirkungen zeigen.

Bereits 2010 hatten Schwartz et al [bt] im Tierversuch an Mäusen nachgewiesen, dass Alpha-Liponsäure und Hydroxycitrat Krebszellen der Linien MBT-2 (Blasenkrebs), B16-F10 (Hautkrebs) und LL/2 Lewis (Lungenkrebs) abtöten. Beide Substanzen wirken synergistisch, indem sie die in Krebszellen unterdrückte Pyruvat-Dehydrogenase (PDH) hochregulieren und die überaktive ATP-Citrat-Lyase bremsen. Alpha-Liponsäure (in einer Dosis von 8 µmol) unterstützte dabei die Bildung von PDH, während Hydroxycitrat (in einer Dosis von 300 µmol) die ATP-Citrat-Lyase hemmte. Diese Dosierungen sind üblich bei anderen Anwendungen und zeigten keine Nebenwirkungen.

Die synergistische Kombination beider Substanzen übte eine starke Giftwirkung („major cytotoxic effect" im Original) auf die Krebszellen aus, sie starben komplett ab. Die Wirkung der Kombination von Alpha-Liponsäure und Hydroxycitrat war dabei ebenso effektiv, wie die konventionelle Chemotherapie (Cisplatin oder 5-Fluorouracil)!

2019 prüfte Schwartz mit einer anderen Forschungsgruppe (da Veiga Moreira et al [bu]) die Wirkung von Alpha-Liponsäure und Hydroxycitrat (verabreicht als Supplement „Metabloc") in Kombination mit Metformin und Diclofenac auf Krebszellen. Metformin ist ein gut verträgliches Diabetes-Medikament. Diclofenac ist ein gängiges Schmerzmittel, das entzündungshemmend wirkt; es kann bei längerer Anwendung allerdings Magen- und Darmblutungen auslösen. Beide Medikamente sind bekannt dafür, das Tumorwachstum abzuschwächen.

Im Tierversuch wurden Mäusen Lungenkrebszellen der LL/2-Lewis-Linie in die Bauchhöhle verpflanzt. [bu] Beim Einsatz von „Metabloc" und Metformin plus Diclofenac (beide Medikamente hochdosiert) ergab sich eine deutliche Rückbildung des Tumors nach 45 Tagen. Dabei zeigte sich diese Kombination gegen das Krebswachstum doppelt so effektiv wie das klassische Chemotherapeutikum Cisplatin!

bt Schwartz L, et al: A combination of alpha lipoic acid and calcium hydroxycitrate is efficient against mouse cancer models: preliminary results. Oncol Rep. 2010 May; 23(5): 1407-1416.
bu da Veiga Moreira J, et al: Metabolic therapies inhibit tumor growth in vivo and in silico. Sci Rep. 2019; 9: 3153.

12.7.2 Sind die Empfehlungen zur Ernährung bei Krebs noch zeitgemäß?

Die 2017 publizierten ESPEN-Richtlinien für die Ernährung von Krebspatienten [241] sprechen sich für eine „prudent diet" aus, also eine besonnene, wohlüberlegte Ernährung. In der Medizin steht diese „Prudent Diet" für eine fett- und cholesterinarme Kost – die deshalb zwangsläufig reich an Kohlenhydraten ausfallen muss und zuviel Protein liefert. Die Nachteile für den Krebspatienten wurden oben bereits aufgeführt.

Die ESPEN-Autoren sprechen sich im Detail aber für einen erhöhten Fettanteil in der Ernährung aus. Nicht nur, weil Fett viele Kalorien liefert, sondern weil es beim Krebspatienten auch sehr gut verstoffwechselt wird, selbst im fortgeschrittenen Stadium der Erkrankung. Obendrein führt eine fettreiche Ernährung zwangsläufig zu einem geringeren Kohlenhydratanteil in der Ernährung, was sich durch geringere Glucosespiegel beim Patienten bemerkbar macht.

Es soll aber, besonders bei der Ernährung über eine Magensonde, darauf geachtet werden, nicht zu viele entzündungsfördernde Omega-6-Fettsäuren zuzuführen (zu finden bei Ölmischungen auf Basis von Soja- oder Sonnenblumenöl). Besser geeignet sind Ölmischungen auf Basis von Olivenöl, die nur bis zu 25% Omega-6-Fettsäuren enthalten, sowie eine hohe Zufuhr von Omega-3-Fettsäuren. [241] Letztere wirken entzündungshemmend und üben gerade beim Krebs viele positive Wirkungen aus.

Die Proteinmenge soll bei 1,2-2 g Protein pro kg Körpergewicht liegen und bleibt damit im üblichen Rahmen einer als „gesund" angesehenen Ernährung. Mikronährstoffe wie Vitamine und Spurenelemente sollen nach Bedarf als Nahrungsergänzung zugeführt werden. Doch die ESPEN-Studie rät dabei Vorsicht an, weil bestimmte Antioxidantien wie Beta-Carotin und die Vitamine A und E die Sterblichkeit bei Krebspatienten fördern. Das Gleiche gilt für Multi-Vitaminpräparate, bei denen eine erhöhte Sterblichkeit bei Darm- und Prostatakrebs nachgewiesen wurde. Hohe Dosen Vitamin C oder Selen führten zu ähnlichen negativen Wirkungen. [241]

Aufgrund einer möglichen Mangelversorgung mit Nährstoffen und wegen unzureichender Belege für die Wirkung auf das Tumorwachstum rät die ESPEN-Studie von einer ketogenen Ernährung bei Krebs ab. Und obwohl das Intervallfasten beim Einsatz von Chemotherapeutika bereits ermutigende Ergebnisse gezeigt hat, wird empfohlen, auch hier weitere Studien abzuwarten, bevor eine Empfehlung ausgesprochen werden kann. [241]

Dazu ist anzumerken, dass es auch weiterhin nur spärliche Belege für die Effektivität der Keto-Diät bei Krebs geben wird, wenn nicht endlich große Vergleichsstudien damit durchgeführt werden. Doch die Bereitschaft dazu ist weiterhin gering, vermutlich deswegen, weil zuwenig Mittel bereitgestellt werden. Im Sinne vieler kritischer Forscher wie Seyfried, Kämmerer, Klement und anderer, die seit Jahren die theoretischen Grundlagen für eine ketogene Ernährung bei Krebs untermauert haben, kann diese Empfehlung der ESPEN-Studie nicht der Weisheit letzter Schluss sein.

Vor allem im Hinblick auf die mageren Ergebnisse, welche die konventionellen Krebstherapien seit Jahrzehnten zeigen – der Krebs überholt gerade die Herzkrankheiten als führende Todesursache – müssen endlich neue Wege eingeschlagen werden. Dabei liegt die Crux ja nicht im Entweder-Oder, sondern in einer sinnvollen Kombination von konventioneller Therapie und Keto-Diät bzw. Fasten. Die Gewichtung sollte nach medizinischen Grundsätzen so erfolgen, dass die erfolgreichsten und am wenigsten nebenwirkungsträchtigen Behandlungsmethoden die Überhand haben. Weniger erfolgreiche bzw. Therapiewege mit starken Nebenwirkungen mögen in ansonsten aussichtslosen Fällen weiterhin eingesetzt werden – einfach deshalb, weil keine bessere Alternative zur Verfügung steht.

12.7.3 Die kombinierte Ernährungstherapie gegen den Krebs

Die Ernährungsempfehlungen der ESPEN-Studie sind – obwohl aus dem Jahr 2017 – nicht mehr zeitgemäß. Eine optimierte ketogene Ernährung mit ihren geringen Kohlenhydratmengen und hohen Ketonwerten wirkt gegen den Krebs deutlich effektiver.

Eine Kohlenhydratzufuhr von weniger als 50 g pro Tag ist bei der optimierten Keto-Diät nicht zwingend erforderlich. Statt dessen werden ja ketose-störende Lebensmittel und ein zu hoher Proteinanteil vermieden sowie Intervallfasten eingesetzt, so dass im Ergebnis trotzdem hohe Ketonwerte erzielt werden. Die Höchstmenge von 50 g Kohlenhydraten pro Tag erlaubt auch eine weitaus größere Lebensmittelauswahl, was die Akzeptanz der ketogenen Ernährung beim Patienten erhöht. Trotzdem kann bei einem hartnäckigen Tumor natürlich die Kohlenhydratmenge weiter reduziert werden. Bereits 1925 hat Peterman eine ketogene Diät vorgestellt, die sich in den Folgejahren in der Behandlung von Epilepsie bei Kindern bewährt hat: 10-15 g Kohlenhydrate und nur 1 g Protein pro kg KG am Tag; die restlichen Kalorien werden in Form von Fett gegeben. [242] Auch eine solche, sehr strenge Keto-Diät kann mit Intervallfasten kombiniert werden, um die Wirkung weiter zu steigern.

12.7.3.1 Kohlenhydrate und Ketonvorläufer/-salze

Beim Krebs haben sich höhere Spiegel von Ketonkörpern im Organismus als ausgesprochen vorteilhaft erwiesen. Ketone, vor allem das Beta-Hydroxybutyrat (BHB), können von den Krebszellen nicht in Energie umgesetzt werden. Sie hemmen das Tumorwachstum auf mehreren Wegen und stärken andererseits die gesunden Zellen. Die optimierte Keto-Diät sollte beim Krebskranken daher durch die Zufuhr von Ketonvorläufern ergänzt werden. Bewährt haben sich Kokosöl, dessen Hauptbestandteil, die mittelkettige Laurinsäure, im Körper sehr schnell in Ketone umgewandelt wird, sowie MCT-Öl. Mit beiden Ölen kann ein guter Teil der Fettzufuhr bestritten werden. Seit kurzem stehen auch Ketonsalze zur Verfügung, die den Ketonspiegel im Körper ebenfalls erhöhen (siehe dazu Kap. 6). Ihr Einsatz empfiehlt sich vor allem bei Patienten, bei denen die vorgenannten Maßnahmen keine zufriedenstellenden Ketonwerte erbringen.

12.7.3.2 Proteinzufuhr beim Krebskranken

Protein gilt ja eigentlich als „guter“ Nährstoff, der auf den ersten Blick dem von Kachexie bedrohten Krebspatienten nur von Nutzen sein kann. Doch es muss die wichtige Rolle der Aminosäure Glutamin bedacht werden, durch die der Tumor Energie und Baustoffe gewinnen kann. Darüber hinaus können viele Aminosäuren problemlos zu Glucose umgebaut werden und würden so dem Tumor sein Hauptenergiesubstrat liefern. Diese Tatsachen sprechen für eine Begrenzung der Proteinmenge in der Ernährung von Krebspatienten.

Die optimierte Keto-Diät mit Intervallfasten, wie im vorliegenden Buch beschrieben, führt schnell zu einer tiefen Ketose. In der Ketose kommt es zu einer deutlichen Ökonomisierung des Proteinhaushalts. Der Körper nutzt das Nahrungsprotein vor allem dazu, die Muskeln bestmöglich zu erhalten. Deshalb wird der Einsatz von Aminosäuren für die Energiegewinnung (d.h. der Umbau zu Glucose) sowie die Nutzung von Aminosäuren für andere Zwecke stark zurückgefahren. Beim echten Fasten, also ohne Nahrungszufuhr, ebenso wie bei der optimierten Keto-Diät, werden nach einigen Tagen der Umstellung nur noch wenige Gramm Aminosäuren aus der Muskulatur dafür eingesetzt. Dieser Zustand kann recht lange gehalten werden: Erst nach vielen Wochen ohne Nahrungszufuhr, wenn die Fettreserven des Körpers erschöpft sind, wird beim Normalgewichtigen das Muskelprotein abgebaut.

Diese Proteineinsparungen im Stoffwechsel des ketogen ernährten Menschen erlauben eine deutliche Beschränkung der Proteinzufuhr. Unsportliche Normalbürger kommen bei der optimierten Keto-Diät mit 0,6-0,8 g pro kg Körpergewicht (KG) aus; diese Eiweißmengen führen in der Ketose zu einem guten Erhalt der Muskulatur. 1,0 g Protein pro kg KG sind selbst bei mittlerer sportlicher Aktivität als ausreichend zu betrachten. Mit einer ketogenen Ernährung sollte auch beim Krebspatienten nicht mehr Protein zugeführt werden, um die Umwandlung von Aminosäuren in Glucose und die Nutzung von Aminosäuren als Baumaterial für den Tumor weitgehend zu unterbinden.

Bei der Bekämpfung des Krebses haben sogar noch geringere Proteinmengen vielversprechende Ergebnisse gezeigt. T. Colin Campbell, der sich seit Jahrzehnten mit der Rolle von Nahrungsprotein bei der Krebsentstehung beschäftigt, wies bereits im Jahr 2007 darauf hin, dass die Begrenzung der Proteinmenge auf weniger als 10 % der täglich verzehrten Kalorien krebsverhindernd wirken kann. [243]

Im Tierversuch an Ratten hatte er beobachtet, dass das Tumorwachstum bei einer Proteinmenge von mehr als 10 % tierischem Protein (verabreicht als Casein) gefördert wurde, während eine Proteinmenge von 5 % der Kalorien in Form von Casein das Tumorwachstum zum Erliegen brachte. Interessanterweise ergab sich dabei, dass das Tumorwachstum selbst durch eine größere Menge pflanzlichen Proteins (20 % der Kalorien) nicht gefördert wurde. Campbell führte die schädliche Wirkung des tierischen Proteins auf eine gesteigerte Bildung von IGF-2, nicht aber IGF-1 zurück. [243] Dazu muss aber angemerkt werden, dass die krebsfördernde Wirkung von Milchprotein erst in den letzten Jahren bekannt geworden ist. Der Schuldige ist daher wohl nicht das „tierische" Protein, sondern die Milch – Casein ist der Hauptproteinbestandteil darin (siehe dazu auch im Abschnitt 13.7.3.4).

Eine jüngere Untersuchung bestätigt Campbells Ergebnisse: Im Jahr 2013 fanden Fontana et al [244] heraus, dass es bei einer Begrenzung der Proteinzufuhr auf 7 % der Kalorien zu einer 70 %-igen Hemmung des Tumorwachstums im Modell des LuCaP23.1-Prostatakrebses kam und zu einer 56 %-igen Hemmung beim WHIM16-Brustkrebsmodell, verglichen mit einer isokalorischen, also gewichtserhaltenden Ernährung mit 21 % Protein. Auch diese Forschungsgruppe fand heraus, dass eine Ernährung mit 20 % pflanzlichem Protein das Gewicht des Tumors um 37 % verminderte, verglichen mit einer Ernährung mit 20 % Protein aus Milchprodukten! Fontana et al kamen zu dem Schluss, dass eine Reduzierung des Nahrungsproteins eine hocheffektive Möglichkeit darstellt, das Tumorwachstum beim Menschen zu hemmen. [244]

Im Mausmodell wurde von Levine et al [17] ermittelt, dass das Tumorwachstum bei einem hohen Proteinverzehr deutlich zunahm, während es bei einer niedrigen Proteinmenge geringer ausfiel.

Eine weitere Studie an Mäusen, [245] denen menschliche Hautkrebszellen der WHIM16ER+PR-HER2-Linie implantiert wurden, ergab ein stärkeres Krebswachstum bei 21 % Protein in der Nahrung, verglichen mit einer Gruppe Mäuse, die nur 7 % der täglichen Kalorien in Form von Protein erhielt. Die Forscher führten die krebsfördernde Wirkung der hohen Proteinmenge auf die Aktivierung von Wachstumsfaktoren wie mTOR und IGF-1, sowie Insulin durch Aminosäuren zurück. Interessanter-

Tab. 71 Proteinmenge 7-10 % der Gesamtkalorien

Gesamt kcal. pro Tag	Proteinanteil in Gramm (g) 7 %	10 %
600	10,5 g	15,0 g
650	11,4 g	16,3 g
700	12,3 g	17,5 g
750	13,1 g	18,8 g
800	14,0 g	20,0 g
850	14,9 g	21,3 g
900	15,8 g	22,5 g
950	16,6 g	23,8 g
1.000	17,5 g	25,0 g
1.050	18,4 g	26,3 g
1.100	19,3 g	27,5 g
1.150	20,1 g	28,8 g
1.200	21,0 g	30,0 g
1.250	21,9 g	31,3 g
1.300	22,8 g	32,5 g
1.350	23,6 g	33,8 g
1.400	24,5 g	35,0 g
1.450	25,4 g	36,3 g
1.500	26,3 g	37,5 g
1.550	27,1 g	38,8 g
1.600	28,0 g	40,0 g
1.650	28,9 g	41,3 g
1.700	29,8 g	42,5 g
1.750	30,6 g	43,8 g
1.800	31,5 g	45,0 g
1.850	32,4 g	46,3 g
1.900	33,3 g	47,5 g
1.950	34,1 g	48,8 g
2.000	35,0 g	50,0 g
2.050	35,9 g	51,3 g
2.100	36,8 g	52,5 g
2.150	37,6 g	53,8 g
2.200	38,5 g	55,0 g
2.250	39,4 g	56,3 g
2.300	40,3 g	57,5 g
2.350	41,1 g	58,8 g
2.400	42,0 g	60,0 g
2.450	42,9 g	61,3 g
2.500	43,8 g	62,5 g

weise fiel die Krebshemmung durch Intervallfasten mit hoher Proteinzufuhr (im 24/0-Modell, es wurde jeden zweiten Tag Futter verabreicht) noch stärker aus, als bei der Kontrollgruppe mit nur 7 % Protein und täglicher Fütterung. Auch dies ist schlüssig, denn die starke Hemmung der o.g. Wachstumsfaktoren durch Fasten ist bekannt, ebenso wie die verstärkte Autophagie, die eine gesteigerte Reparatur von Zellschäden erlaubt. In der Summe kann sich daraus eine stärkere Krebshemmung, selbst bei hohem Proteinverzehr, ergeben. Intervallfasten mit geringerem Proteinverzehr, oder besser noch, die optimierte Keto-Diät mit sehr wenig Protein und Intervallfasten kombiniert, dürften den Krebs aber noch wirksamer hemmen.

Das wird wiederum bestätigt durch weitere Ergebnisse dieser Studie, [245] als sich herausstellte, dass die geringe Proteinmenge den mTORC1-Signalweg hemmen konnte, nicht aber mTORC2. Beim Intervallfasten kam es dagegen zu einer effektiven Hemmung beider mTORC-Signalwege, was bei bestimmten Krebsarten, die stärker auf mTORC2 angewiesen sind, von Vorteil sein kann. Damit erwies sich das Intervallfasten als besser geeignet als das bei Krebs häufig verordnete Rapamycin, das ebenfalls nur mTORC1 hemmt; während der ungebremste mTORC2-Signalweg für die Nebenwirkungen des Medikaments verantwortlich ist.

Eine weitere aktuelle Untersuchung [246] empfiehlt ebenfalls, die Vorteile eines niedrigen Proteinverzehrs (Hemmung von mTOR und IGF-1, sowie der Aminosäurenwirkungen und eine gesteigerte Autophagie) in der Krebsbehandlung zu nutzen.

All diese Studienergebnisse werden gestützt durch Hosios et al. [247] Seine Forschungsgruppe fand 2016 heraus, dass die Kohlenstoffstrukturen in den vom Tumor neu gebildeten Zellen nicht aus Glucose oder Glutamin stammen, die ja in großen Mengen in die Krebszellen gelangen, sondern aus Aminosäuren, die von der

Krebszelle in deutlich geringerem Maße aufgenommen werden. Die Hauptbausteine für die Tumormasse stellen also Aminosäuren – ein weiteres, gewichtiges Argument für eine Beschränkung des Nahrungsproteins in der Ernährung des Krebskranken.

Eine Beschränkung der Proteinzufuhr auf nur 7 % (Fontana et al [244] und Lamming et al [245]) bzw. 10 % (Campbell et al [243]) der Gesamtkalorien ist sehr niedrig. Die Proteinmenge fällt damit noch etwas geringer aus als für die optimierte Keto-Diät empfohlen (die Untergrenze liegt eigentlich bei 0,6 g pro kg Körpergewicht; siehe Tab. 71 auf der vorangegangenen Seite). Im Sinne des Konzepts, dem Tumor die Nährstoffe soweit wie möglich zu entziehen, ist diese Vorgabe schlüssig. Allerdings sind diese Empfehlungen nicht in Kombination mit einer Keto-Diät oder Fasten ermittelt worden, die ja ohnehin schon ein für den Tumor sehr ungünstiges Stoffwechselumfeld liefern.

Wird aber die sehr niedrige Proteinmenge von 7-10 % der Gesamtkalorien als Therapieoption gewählt, wäre anzuraten, die Stickstoffausscheidung regelmäßig zu messen und den körperlichen Zustand des Patienten zu beobachten: Ein Muskelverlust beim Patienten, der in guter körperlicher Verfassung ist, kann bestimmt eine zeitlang toleriert werden. Sollte aber beim ausgezehrten Patienten trotz gut laufender Ketose ein Muskelabbau auftreten, dann kann die Proteinzufuhr ggf. in kleinen Schritten erhöht werden, um den Muskelverlust zu unterbinden.

Auch wenn es einfach ist: Das tägliche Protein sollte nicht in Form von Supplements gegeben werden, sondern wird am besten verabreicht in Form von hochwertigen Lebensmitteln wie Fleisch, Eier (beides am besten in Bioqualität bzw. Weidehaltung) und Fisch (Zuchtfisch ist wegen der getreidereichen Fütterung zu vermeiden). Diese Lebensmittel enthalten keine Kohlenhydrate und liefern nicht nur Protein, sondern auch viele weitere wichtige Nährstoffe wie Vitamine (darunter das bei Krebs so wichtige Vitamin D) und wertvolle Fettsäuren (darunter viele einfach ungesättigte und die mehrfach ungesättigten Omega-3-Fettsäuren). Keine Nahrungsergänzung weist diese Fülle von Mikronährstoffen auf!

Weitere bei Krebs unbedingt anzuratende Optimierungen der Keto-Diät, wie der Verzicht auf Insulin, IGF1 und mTOR erhöhende Lebensmittel (z.B. Milchprodukte wie Trinkmilch, Kakao, Joghurt und Frischkäse) und Supplemente (z.B. Molken- bzw. Whey-Protein und Casein, alle aus Milcheiweiß gewonnen), sowie die besten Fettsäuren für die Ernährung bei Krebs entnehmen Sie bitte dem Kapitel 13 im vorliegenden Buch.

12.7.3.3 Vitamine und Mineralstoffe

Vitamin- und Mineralstoff-Supplemente sind bei der optimierten Keto-Diät mit natürlichen Lebensmitteln nicht erforderlich. Dafür sorgen die stark erhaltenden Effekte der Ketose, bei der es zu einer deutlich verringerten Ausscheidung von Mikronährstoffen kommt. Darüber hinaus kann bei guter Lebensmittelauswahl eine große Menge pflanzlicher Lebensmittel verzehrt werden, die eine gute Versorgung mit Mikronährstoffen, sekundären Pflanzeninhalts- und Ballaststoffen garantiert, ohne zuviele Kohlenhydrate zu liefern (siehe dazu im Kapitel 13).

12.7.3.4 Die optimierte Keto-Diät und Kalorienreduktion

Wie die große Übersichtsstudie von Seyfried et al festhält [163]: Es gibt bis heute keine Medikamente, die so viele Signalwege des Krebstumors hemmen, wie eine Kalorienreduktion! Hursting et al [248] schließen sich an: „[Eine] Kalorienreduktion ist wohl die stärkste, breit wirksame Ernährungsform zur Unterdrückung der Tumorentwicklung."

Tab. 72 Die kombinierte Ernährungstherapie gegen den Krebs

Die Bestandteile der kombinierten Ernährungstherapie:

- Optimierte Keto-Diät mit Intervallfasten
- Ketonvorläufer, exogene Ketone
- Glutaminhemmer wie grüner Tee und/oder EGCG
- GLUT-1-Hemmer wie Apigenin aus natürlichen Lebensmitteln
- evtl. Verabreichung von EGCG und Apigenin mittels Katheter oder Injektion in Tumornähe

Die optimierte Keto-Diät mit natürlichen Nahrungsmitteln, wie in diesem Buch beschrieben, bildet die Grundlage der Ernährungstherapie. Im Konzept der Diät enthalten ist der Verzicht auf entzündungsfördernde Omega-6-Fettsäuren, ein geringer Proteinanteil, der Verzicht auf entzündungs- und krebsfördernde Milchprodukte sowie eine gute Versorgung mit Mikronährstoffen (Näheres dazu im Kapitel 13).

Die optimierte Keto-Diät sollte unbedingt mit Intervallfasten kombiniert werden, am besten so, dass die Nahrungsaufnahme in einem Zeitfenster von nur 4-8 Stunden erfolgt. Das erlaubt eine gute Ketose zwischen den Mahlzeiten und eine recht tiefe Ketose nach der letzten Mahlzeit. Dabei muss bedacht werden, dass die Anpassung des Körpers an den ketogenen Stoffwechsel einige Zeit in Anspruch nehmen kann. Bei den meisten Menschen werden sich zwar schon nach einigen Tagen akzeptable Ketonspiegel ergeben, doch mit zunehmender Dauer der ketogenen Ernährung wird sich die Ketose nach einer Mahlzeit schneller und tiefer einstellen.

Ergänzend sollten die Ketonproduktion fördernde Lebensmittel wie Kokosöl oder MCT-Öl verzehrt werden. Die Gewöhnung an diese reinen Fette geschieht bei der optimierten Keto-Diät sehr schnell, da der Körper sich rasch an die gesteigerte Verstoffwechselung von Nahrungsfetten anpasst. Beide Öle können in Form von mehreren Esslöffeln (1 EL = ca. 10 g) pro Tag pur eingenommen werden. Alternativ kann Kokosfett problemlos zum Kochen oder Braten eingesetzt werden. Das weniger hitzeresistente MCT-Öl sollte den Speisen besser kurz vor dem Verzehr zugesetzt werden. Mengen von bis zu 100 g täglich sind möglich, vermutlich aber nicht erforderlich.

Die Ketonwerte im Blut sollten regelmäßig gemessen werden. Wenn sich, wider Erwarten, keine akzeptablen Ketonspiegel einstellen (ideal sind Blutglucosewerte von 55-65 mg/dl und Ketonwerte von 4-7 mmol), sollte die Verabreichung von Ketonsalzen erwogen werden. Überdies können regelmäßige Messungen des Blutzuckers, auch des Langzeitzuckerwertes, aufzeigen, ob sich der Patient an die ketogene Ernährung hält.

Grüner Tee sollte in Mengen von 8-10 Tassen pro Tag getrunken werden; dabei sollte der Patient sich langsam an die tolerierbare Dosis herantasten. Ergänzend kann EGCG in Kapselform zusätzlich eingenommen werden, bis zu 800 mg täglich sind sicher möglich. In diesem Fall sollten aber die Leberwerte regelmäßig kontrolliert werden.

Apigenin sollte in Form von Petersilie, Sellerie, Zwiebeln, Knoblauch und weiteren Kräutern und Gemüsen täglich aufgenommen werden. Am besten geschieht dies mit Mahlzeiten, welche die Gemüse und Kräuter enthalten. Bei langfristiger Anwendung sollte die Oxalsäureproblematik bedacht werden (Tab. 87).

Zusätzlich sollte erwogen werden, EGCG und Apigenin in Form von Injektionen in Tumornähe zu verabreichen. In diesem Fall sollte die Einnahme von EGCG als Supplement aber nicht weiter verfolgt werden, evtl. auch die Tee-Menge pro Tag reduziert werden, um Nebenwirkungen zu vermeiden.

Beim Einsatz von Chemotherapeutika bzw. Bestrahlung sollte die gute unterstützende Wirkung der Ernährungsintervention, wie oben geschildert, bedacht werden. Einerseits zeigen konventionelle Therapien dadurch deutlich geringere Nebenwirkungen, andererseits kann vermutlich die Dosierung bei den konventionellen Therapien geringer ausfallen. Zu empfehlen wäre auch die Beachtung der Übersichtsstudie von Seyfried et al [aq], in der jeweils erprobte synergistische Kombinationen von Keto-Diät, natürlichen Stoffwechsel-Hemmern und konventionellen Therapien aufgeführt werden.

aq Seyfried TN, et al: Press-pulse: a novel therapeutic strategy for the metabolic management of cancer. Nutr Metab. (London) 2017 Feb 23; 14: 19.

Die Forderung, den Krebskranken mit weniger Kalorien zu ernähren, ist nicht neu. Wie Untersuchungen an Tieren, ebenso wie bei Menschen, wiederholt ergeben haben, führt eine Kalorienreduktion nicht nur zu einem verminderten Auftreten von Krebs, [248] sondern auch zu verbesserten Ergebnissen in der Therapie des Krebses. Die guten Wirkungen einer Kalorienreduktion liegen dabei nicht nur in einer verringerten Nährstoffzufuhr, sondern vor allem in häufigeren, ketogenen Phasen im Tagesverlauf – mit allen positiven Auswirkungen.

Davon abweichend hatten Weber et al [249] hinsichtlich der ketogenen Ernährung bei Krebs vorgeschlagen, wegen der Gefahr einer Kachexie die Kalorien besser nicht zu reduzieren. Sie weisen auf eine Studie von Morscher et al [250] hin, die ermittelt hatte, dass Mäusen verpflanzte Zellen des menschlichen Neuroblastoms im Wachstum deutlich gehemmt wurden, wenn eine Keto-Diät im Verhältnis von 2 Teilen Fett zu 1 Teil Kohlenhydrate und Protein zum Einsatz kam, kombiniert mit einer Kalorienreduktion. (Beim Neuroblastom handelt es sich um einen bei Kindern häufig vorkommenden Krebs, der verschiedene Gewebe befällt.) Aminzadeh-Gohari et al [251] hatten allerdings festgestellt, dass eine Keto-Diät ohne Kalorienbeschränkung, mit einer Nährstoffverteilung von 8 Teilen Fett auf 1 Teil Protein + Kohlenhydrate, wobei 25 % der Fette als mittelkettige und 75 % als langkettige Fettsäuren verabreicht wurden, das Wachstum des Neuroblastoms besser hemmt, als eine 8:1 Nährstoffverteilung mit langkettigen Fettsäuren als alleiniger Fettquelle. Und 8:1 mit 25 % mittelkettigen Fettsäuren, ohne Kalorienbeschränkung, erwies sich als ebenso effektiv wie eine Nährstoffverteilung von 2 Teilen Fett und 1 Teil Protein + Kohlenhydrate, kombiniert mit einer Kalorienreduktion.

Das steht im Einklang mit den bisher ausgesprochenen Empfehlungen für die optimierte Keto-Diät bei Krebskranken. Bei einer Nährstoffverteilung von 8:1 ergibt sich eine deutlich geringere Zufuhr von Kohlenhydraten und Protein als bei 2:1. Die Kalorienreduktion bei 2:1 gleicht diesen Nachteil wieder aus. Die mittelkettigen Fettsäuren werden zudem beschleunigt in Ketone umgebaut und erzeugen einen höheren Ketonspiegel im Blut, ebenso wie eine Kalorienreduktion, bei der die fehlenden Kalorien durch eine verstärkte Ketose mit höherer Ketonproduktion ersetzt werden müssen. Entsprechend fiel die krebshemmende Wirkung beider Nährstoffverteilungen gleich aus.

Dazu muss aber angemerkt werden, dass der Vorteil der Kalorienreduktion nicht vergeben werden sollte, wenn sich beim Patienten noch keine ernsthafte Kachexie eingestellt hat. Denn wie bereits im Abschnitt über die Kachexie angeführt, kommt es durch die ketogene Stoffwechsellage zu einer „Umkehrung" der Tumorkachexie. [206]

Die optimierte Keto-Diät eignet sich ohnehin sehr gut dazu, ohne vorgegebene Beschränkung eine Kalorienreduktion zu erreichen. Durch die Umstellungen im ketogenen Organismus kommt es sehr schnell zu einem Minderverzehr an Kalorien, ohne dass die vermeintliche Unterversorgung als Mangel empfunden wird und ohne dass die fettfreie Körpermasse angegriffen wird. Wie sich wiederholt ergeben hat, verzehren ketogen ernährte Menschen häufig automatisch weniger, so dass sich bereits nach wenigen Wochen ein deutlicher Minderverzehr einstellt – bis zu 30 % der zuvor verzehrten Kalorienmenge (eigene Beobachtung, aber auch belegt bei [252]). Natürlich kann bei einem hartnäckigen Tumor auch mit der optimierten Keto-Diät eine geplante Kalorienreduktion stattfinden, wenn der körperliche Zustand des Patienten das erlaubt. Die Entscheidung sollte aber einem kompetenten Arzt überlassen bleiben.

12.7.3.5 Die Akzeptanz der ketogenen Ernährung beim Patienten

Trotz der guten Ergebnisse, die sich mit der ketogenen Ernährung bei Krebs einstellen, wird sie in der Krebstherapie nur selten eingesetzt. Das liegt wohl an den behandelnden Ärzten, die dieser Ernährungsform immer noch misstrauen. Diesen Medizinern kann gesagt werden: Sie haben nichts zu verlieren, aber viel zu gewinnen.

Doch ein weiterer Faktor spielt eine gewichtige Rolle: Die mangelnde Akzeptanz beim Patienten! Eine aktuelle Übersichtsstudie von 2017, [242] die insgesamt 15 Fallberichte und klinische Studien zur ketogenen Ernährung bei Krebs ausgewertet hat, kommt zu dem Ergebnis, dass von den insgesamt 330 beteiligten Patienten nicht mehr als 20 % die Keto-Diät über die Dauer der jeweiligen Studie durchgehalten haben.

Wer sich sein Leben lang immer mit vielen Kohlenhydraten – und häufig auch viel Zucker – ernährte, der hat natürlich erst einmal Schwierigkeiten, eine zuckerfreie Ernährung mit wenig Kohlenhydraten anzunehmen. Die Probleme bei der Stoffwechselumstellung wurden ja bereits beschrieben. Dazu kommt vermutlich auch die verbreitete Einstellung, sich bei der schweren Erkrankung für das Ertragen der Umstände „belohnen" zu wollen – nicht selten in Form von Zucker! Das einer Genesung nicht besonders zuträgliche Nahrungsangebot im Krankenhaus (wie beim Besuch von Verwandten selbst erlebt: Der Höhepunkt des Tages ist stets die Auswahl eines süßen Desserts und des Kuchens zum Kaffee) trägt mit Sicherheit auch nicht dazu bei, den Willen zur Ernährungsumstellung zu festigen.

Hier müssen der behandelnde Arzt und das Pflegepersonal im Krankenhaus umfassende Aufklärung leisten. Wenn der Krebskranke erst einmal verstanden hat, dass seine Erkrankung größtenteils auf eine solche Ernährung zurückzuführen ist und die Heilung in entscheidender Weise von der Höhe seines Blutzucker- und Insulinspiegels abhängt, dann wird der Patient hoffentlich zur Einsicht kommen. Eine wichtige Rolle bei der Akzeptanz der neuen Ernährung spielen auch schmackhafte Keto-Mahlzeiten. Hier können erfahrene Diätberater und -köche Wunder bewirken.

Ermutigen Sie den Patienten, loben Sie seine durch die Keto-Diät verbesserten Blutfettwerte, den gesenkten Blutdruck und beim Übergewichtigen den Gewichtsverlust und betonen Sie die dadurch verbesserten Heilungsaussichten. Halten Sie den Patienten an, seine Ketonwerte mehrmals täglich zu messen und zu protokollieren. Damit hat er die Möglichkeit, die Wirkung der Keto-Diät ebenso wie die Folgen von Entgleisungen jederzeit selbst zu überprüfen. So helfen Sie dem Patienten am besten, die ketogene Ernährung schneller zu akzeptieren.

Dabei kann in einem frühen Stadium der Erkrankung die Krebsbehandlung vermutlich allein mit einer ketogenen Diät versucht werden, wenn die Wirkung auf das Tumorwachstum dabei genau kontrolliert wird. Das kann z.B. durch bildgebende Verfahren wie Ultraschall oder Magnetresonanz (MRT) geschehen. Doch auch in einem fortgeschrittenen Stadium der Erkrankung, wenn Chemotherapie zum Einsatz kommt, sollte auf eine unterstützende Keto-Diät nicht verzichtet werden, wie eine aktuelle Übersichtsarbeit empfiehlt. [253] Denn neue Untersuchungen haben gezeigt, dass die Chemotherapie beim Vorliegen einer Ketose nicht nur besser wirkt, sondern dass auch die Nebenwirkungen dieser starken Zellgifte deutlich geringer ausfallen. Das ist einerseits darauf zurückzuführen, dass die Krebszellen durch den Entzug des Hauptenergiesubstrats Glucose bereits geschwächt sind. [254] Andererseits ist es wohl auch auf die erhöhte Widerstandskraft gegen Gifte und Entzündungen zurückzuführen, die sich in der Ketose einstellt.

Es gibt verschiedene Ansätze, um eine ketogene Ernährung bzw. Intervallfasten in der Krebstherapie einzusetzen. An einigen deutschen Einrichtungen werden dazu wissenschaftliche Studien unternommen, so z.B. an der Berliner Charite und an der Frauenklinik in Würzburg. Und obwohl es hinreichende Belege für die gute Wirksamkeit gibt und auch immer wieder Spontanheilungen durch eine ketogene Ernährung erzielt werden (eine besonders spektakuläre siehe unter [255]) rät die deutsche Krebsgesellschaft von ketogenen Ernährungsformen oder gar Fasten in der Krebsbehandlung ab. [256] Das erscheint umso unverständlicher, als bei einigen der zur Begründung der Ablehnung zitierten Studien zumindest eine Verlangsamung des Fortschreitens der Krebserkrankung festgestellt wurde. So bleibt für den an Krebs Erkrankten nur der Rat, sich in Sachen Keto-Diät an einen Arzt zu wenden, der dieser Ernährungsform positiv gegenüber steht.

12.8 Studien mit der Keto-Diät bei Krebs: Fallbeispiele mit Kritik

Bis hierher sind eine Reihe von Studien angeführt worden, die den Nutzen einer ketogenen Ernährung gegen den Krebs untermauern. Viele davon sind allerdings im Labor an Zellkulturen bzw. am Tiermodell vorgenommen worden. Die Zahl der wissenschaftlichen Studien, welche den Einsatz einer ketogenen Ernährung bei Krebserkrankungen am Menschen untersucht haben, ist deutlich geringer. Sie sind alle nur mit wenigen Patienten durchgeführt worden, was ihre Aussagekraft weiter einschränkt. Da sie der Keto-Diät in den meisten Fällen aber eine gute Wirkung gegen den Krebs bescheinigen und in Einzelfällen sogar spektakuläre Ergebnisse erzielt wurden, lohnt eine genauere Betrachtung der wichtigsten Studien.

12.8.1 Nebeling et al: Zwei Mädchen mit Hirntumor

Im Jahr 1995 wurde in den USA von Nebeling et al [257] zwei Mädchen eine Keto-Diät verordnet, die an fortgeschrittenen Hirntumoren (Astrozytomen) litten. Dabei wurden 60 % der Kalorien in Form von MCT-Öl verabreicht, um hohe Ketonwerte zu erzielen. Innerhalb von sieben Tagen fielen die Glucosewerte im Blut der Kinder auf niedrige Werte, während die Ketone um das 20-30-fache anstiegen – was eine funktionierende Ketose anzeigt. Wie ein PET-Scan ergab, führte die Keto-Diät bei beiden zu einer um 21,8 % verminderten Glucose-Aufnahme der Tumoren. Das Tumorwachstum bei einem der beiden Mädchen konnte so gestoppt werden; es behielt diese Keto-Diät für insgesamt ein Jahr bei und war 10 Jahre später noch am Leben. [258]

12.8.2 Zuccoli et al: Eine Frau mit Hirntumor

Die Untersuchung von Zuccoli et al [259] aus dem Jahre 2010 beschreibt den Fall einer 65-jährigen Frau, die an einem unheilbaren Hirntumor (Glioblastom in der MGMT-Variante) litt. Der Tumor konnte operativ nicht vollständig entfernt werden, so dass man sich entschloss, es neben der Standardbehandlung (Bestrahlung und Chemotherapie mit Temozolomide) mit einer strengen Keto-Diät zu versuchen. Die Frau erhielt nur 600 kcal. pro Tag, bei einer Nährstoffverteilung in Form von 4 Teilen Fett (480 kcal.) und 1 Teil Protein und Kohlenhydrate (zusammen 120 kcal.); als Getränk war nur Wasser erlaubt, doch wurden zusätzliche Vitamine und Mineralien verabreicht. Im Verlauf der Behandlung wurde das Steroid Dexamethason abgesetzt. Nach zwei Monaten mit der Keto-Diät konnte kein Turmorgewebe mehr nachgewiesen werden! Als danach die Keto-Diät für 10 Wochen ausgesetzt worden war, kehrte der Gehirntumor allerdings zurück. [259]

Zu dieser Studie ist anzumerken, dass durch die strenge Kalorienbeschränkung höchstwahrscheinlich eine tiefe Ketose mit einer hohen Ketonkörperproduktion erzielt worden ist. Das hinderliche Steroid (diese Substanzen können den Glucosespiegel im Blut erhöhen und die Ketose stören) wurde richtigerweise im Laufe der Behandlung abgesetzt. Der Tumor konnte so zum Verschwinden gebracht werden, doch ist eine so strenge Variante der Keto-Diät nicht lange durchzuhalten. Trotzdem hätte es sich angeboten, nach der Rückbildung des Tumors auf eine weniger eingeschränkte Keto-Diät mit mehr Kalorien überzugehen. Damit wäre vielleicht, wie bei der vorhergehenden Studie mit den an Hirntumoren erkrankten Mädchen, der Krebs über eine längere Zeit gestoppt bzw. ein Neuauftreten des Tumors verhindert worden.

12.8.3 Fine et al: 10 Patienten mit verschiedenen Arten von Krebs

An der Studie von Fine et al [252] aus dem Jahre 2012 nahmen 10 Patienten mit unheilbarem Krebs im fortgeschrittenen Stadium teil. Drei davon litten unter Darmkrebs, zwei an Lungenkrebs, zwei an Brustkrebs sowie je einer an Eierstock-, Eileiter- und Speiseröhrenkrebs. Keiner der Patienten litt unter Diabetes, keiner war ausgezehrt und die Organe waren voll funktionstüchtig. Die Keto-Diät beschränkte die Kohlenhydratzufuhr auf unter 5 % der Kalorien, empfahl aber einen hohen Proteinverzehr. Die reale Kohlenhydrat-Aufnahme pro Tag lag am niedrigsten bei 11,4 g pro Tag bei einem sehr ehrgeizigen Patienten und 48,6 g pro Tag bei einem Patienten, der weniger streng vorging. Der Proteinverzehr lag sehr hoch, zwischen 65,9 g pro Tag beim Patienten mit dem niedrigsten Proteinverzehr und 162,6 g pro Tag beim Patienten mit der höchsten Proteinzufuhr.

Nach 26 bzw. 28 Tagen mit einer Keto-Diät war die Kalorienaufnahme im Durchschnitt um ein Drittel gesunken. Von neun Patienten mit zuvor schnellem Krebswachstum konnte bei fünf Personen das Krebswachstum gestoppt bzw. der Krebs teilweise zurückgebildet werden. Bei den erfolgreichen Patienten stieg das Keton BHB auf dreimal höhere Werte als bei jenen Studienteilnehmern, bei denen die Keto-Diät das Krebswachstum nicht aufhalten konnte. Entsprechend wiesen die Patienten mit den höchsten Ketonwerten auch den stärksten Insulinabfall auf. [252] Das ist ebenfalls schlüssig, denn erst bei einem sehr tiefen Insulinspiegel kommt die Ketose und damit die Produktion von Ketonen voll zum Tragen. Leider wurde bei dieser Studie nicht publiziert, welche Krebsarten auf die Keto-Diät ansprachen; das wäre ein weiteres, wichtiges Detail gewesen.

12.8.4 Tóth et al: Eine Frau mit Mundhöhlenkrebs

Eine aktuelle Publikation aus Ungarn 2016 (Tóth et al, [209]) schildert den außergewöhnlichen Fall einer 60-jährigen Frau, die an Mundhöhlenkrebs litt. Betroffen war das Gaumensegel; der Tumor befand sich im Stadium II. Diese Erkrankung ist gekennzeichnet von einem raschen Fortschreiten und einer schlechten Überlebensprognose. Die Patientin hatte übrigens nie geraucht und trank auch keinen Alkohol; diese bekannten Risikofaktoren für eine Krebserkrankung der Mundhöhle konnten ausgeschlossen werden. Die Standard-Therapie umfasst in diesem Fall die operative Entfernung des Tumors sowie Chemotherapie und/oder Bestrahlung.

Doch die Patientin verweigerte die Behandlung und begann – unter ärztlicher Beobachtung – mit einer ketogenen Steinzeit-Ernährung. Die ersten sechs Monate ihrer Diät verzichtete sie auf pflanzliche Fette und aß ausschließlich rotes Fleisch mit erhöhtem Fettgehalt und tierisches Fett, angelehnt an die berühmte Bellevue-Studie aus den 1920er Jahren (siehe Tab. 73 auf der folgenden Seite). Danach kam höchstens zweimal

Tab. 73 Das Bellevue-Experiment: Ein Jahr nur Fleisch & Fett

Vilhjalmur Stefansson, der kanadische Entdecker und Anthropologe, war davon überzeugt, dass eine Ernährung mit Fleisch und Fett allein den Menschen gesund erhält. Bei seinen Aufenthalten in der Arktis hatte er viele Jahre mit traditionell lebenden Eskimos zugebracht. Diese lebten fast ausschließlich von Fleisch, Fisch, Innereien und Fett. Die als besonders nahrhaft angesehenen Fischköpfe und Schwänze waren den Kindern vorbehalten. [bv]

Auch nach seinen Expeditionen ließ Stefansson die Erfahrung mit der Eskimo-Ernährung nicht mehr los, er veröffentlichte viele Artikel und Bücher zu diesem Thema. Dabei wurden ihm bereits damals jene Argumente entgegen gehalten, die auch heute noch ins Feld geführt werden: „Je weniger Fleisch Sie essen, desto besser. Wer davon zuviel verzehrt, bekommt Rheuma, verhärtete Arterien, hohen Blutdruck und die Gefahr des Nierenversagens steigt – kurz gesagt, es droht vorzeitige Alterung." [bv] Obendrein könne wegen drohender Vitaminmängel auf Gemüse und Früchte nicht verzichtet werden.

1926 wurde Stefansson von Dr. Lieb, einem befreundeten New Yorker Arzt, gründlich untersucht. Dieser veröffentlichte die Ergebnisse im Juli desselben Jahres unter dem Titel „The Effects of an Exclusive Long-Continued Meat Diet" („Die Auswirkungen einer ausschließlichen, lange durchgeführten Fleischernährung") im angesehenen „Journal of the American Medical Association". Die damit gewonnene Publicity ermöglichte es, mit Geldern aus der US-Fleischindustrie eine umfangreiche Untersuchung zu starten. Im Januar 1928 begann ein Langzeitversuch, der als „Bellevue-Experiment" in die Geschichte eingehen sollte. [bv]

Dr. Dubois, Chefarzt des New York Hospital, saß einem Gremium vor, dem unter anderem Vertreter der Universitäten von Harvard, Cornell, Johns Hopkins und Chicago angehörten. Unter der strengen Aufsicht von Wissenschaftlern der besten medizinischen Hochschulen der USA begaben sich Stefansson und ein junger Däne namens Anderson, der ihn zuvor auf einer seiner Arktisexpeditionen begleitet hatte, in das Bellevue Hospital, um ein Jahr lang von Fleisch zu leben. Dabei verzehrten sie ihre Rationen keineswegs roh, wie zunächst in der Presse kolportiert wurde. Anderson bevorzugte seine Mahlzeiten „medium", Stefansson dagegen „well done", also durchgebraten. Auf Eier, Milch und Milchprodukte wurde verzichtet; doch bestand ihre tägliche Ernährung ausschließlich aus tierischen Produkten: Rindersteaks, Koteletts vom Schwein, sowie Hirn, das in zerlassenem Schinkenfett gebraten wurde. Darüber hinaus wurden gekochte Rippchen verzehrt, Hühnerfleisch, Fisch, Leber und Schinken. [bw]

Beide Männer pendelten sich schnell bei einer Nährstoffverteilung von 75 % Fett und 25 % Fleisch ein. Im Durchschnitt verzehrten sie „ein Pfund und ein Drittel [Pfund] Mageres am Tag, sowie ein halbes Pfund Fett." [bw] Dabei muss bedacht werden, dass auch mageres Fleisch Fett enthält. 1 US-Pfund entspricht 454 g; die tägliche Bilanz belief sich also auf 605 g mageres Fleisch und 227 g Fett. Je nach Art kann für mageres Fleisch 100-200 kcal. pro 100g angesetzt werden, für das Fett 700-900 kcal. pro 100g; im Durchschnitt verzehrten Stefansson und Anderson damit 2.723 kcal. pro Tag. Stefansson betonte, dass man bei einer Ernährung, die allein aus Fleisch besteht, „...unbedingt Fett mit Magerem [Fleisch] verzehren muss, sonst wird man krank und stirbt." [bw]

Nach etwa sechs Wochen verließ Stefansson tagsüber das Hospital, um seinen Geschäften nachzugehen. Auch Anderson blieb nicht die gesamte Zeit im Krankenhaus. Bei ihren Ausflügen waren sie aber ständig in Begleitung eines wissenschaftlichen Mitarbeiters; zu den Mahlzeiten und den täglichen Untersuchungen kehrten beide stets in das Bellevue Hospital zurück.

Nach einem Jahr, im Januar 1929, wurde das Experiment beendet. Die zu Beginn zahlreich auf den Plan getretenen Kritiker waren verstummt: Weder waren die Probanden nach einigen Wochen ohne Obst und Gemüse an Vitaminmangel verstorben, noch befanden sie sich nach einem Jahr Fleischernährung in einem beklagenswerten Zustand – das Gegenteil war der Fall; beide erfreuten sich guter Gesundheit. Stefansson, der

Tab. 73 Das Bellevue-Experiment: Ein Jahr nur Fleisch & Fett (Fortsetzung)

zu Anfang etwas übergewichtig war, hatte insgesamt 10 Pfund abgenommen. Seine Ausdauer, getestet mittels regelmäßiger Läufe um das Wasserreservoir im Central Park, hatte sich gesteigert, je länger die Fleischphase dauerte. Anderson, der zuvor häufig mit Erkältungen zu kämpfen hatte, war im Verlaufe des Jahres zwar noch einige Male erkrankt, doch nahmen die Erkältungen einen leichten und kurzen Verlauf. Seine Magen-Darm-Beschwerden traten während der Fleischernährung nicht mehr auf. Kurz vor Ablauf des Experimentes zog sich Anderson eine gefährliche Lungenentzündung zu, die damals in New York grassierte; doch zum Erstaunen der Ärzte genas er viel schneller als erwartet. [bw]

bv Stefansson, V.: Adventures in Diet, Part 1. Harper's Monthly Magazine, November, New York 1935. http://www.biblelife.org/stefansson1.htm

bw Stefansson, V.: Adventures in Diet, Part 2. Harper's Monthly Magazine, Dezember, New York 1935. http://www.biblelife.org/stefansson2.htm

pro Woche eine kleine Portionen Gemüse hinzu. Kaffee und etwas Honig zur Süßung desselben wurden ebenfalls wieder erlaubt. Die Patientin war keiner Kalorienbeschränkung unterworfen. Sie verzehrte zwei Mahlzeiten am Tag und ermittelte ihre Ketonwerte mittels Keto-Stix über den Urin.

Zum Zeitpunkt der Publikation 2016 [209] hatte die Patientin ihre ketogene Diät 20 Monate lang durchgehalten. Ihre Mundhöhle wurde dreimal mittels der Magnetresonanztherapie (MRI) untersucht; die entstandenen Bilder (in der Publikation enthalten) zeigen, dass ab der zweiten MRI-Untersuchung ein leichter Rückgang des Tumors verzeichnet werden konnte, von 36x33x27 auf 33x27x24 Millimeter. Das Tumorwachstum wurde also effektiv gestoppt und eine Ausbreitung des Krebses auf die Lymphknoten wurde ebenfalls nicht beobachtet.

Die Patientin war „hochmotiviert" und befolgte die Keto-Diät „mit Leichtigkeit", wie die Forscher festhielten; sie „...fühlte, dass der Tumor sich verkleinert hatte." [209] Es traten bei der ketogenen Ernährung keinerlei Nebenwirkungen auf. Zu Beginn hatte die Patientin bei einer Größe von 1,65 m 68 kg gewogen. Zum Zeitpunkt der Publikation wog sie 63 kg.

Auch dies ist wieder ein bemerkenswerter Therapieerfolg einer strikten und lange durchgeführten ketogenen Diät bei einer Krebserkrankung mit schlechter Prognose. Einzigartig macht diesen Fall, dass die Frau vor der Keto-Diät keine Standardbehandlung wie z.B. Bestrahlung oder Chemotherapie erfahren hat, es wurden auch keine Medikamente wie z.B. entzündungshemmende Corticosteroide verabreicht. Zwar konnte der Tumor nicht vernichtet werden, doch der Krebs befand sich nach 20 Monaten Keto-Diät – davon die ersten sechs sehr strikt durchgeführt, gefolgt von einer etwas weniger strengen Variante – in einem stabilen Stadium.

Die Forscher führten den Erfolg auch auf die Tatsache zurück, dass neben der Erzielung einer langfristigen Ketose die Patientin keine Pflanzenöle zu sich nahm (d.h. die Zufuhr von entzündungsfördernden Omega-6-Fettsäuren fiel sehr gering aus) und streng auf Milch und alle Milchprodukte verzichtete (die mTOR, Insulin und IGF-1 stark ansteigen lassen und damit dem Tumor eine günstige Mikro-Umgebung schaffen). Die Makro-Nährstoffversorgung dieser Patientin entspricht damit weitgehend der optimierten Keto-Diät, wie im vorliegenden Buch empfohlen.

Es muss aber angemerkt werden, dass bei einer Ernährung, die allein auf Fleisch und tierisches Fett setzt, am besten Fleisch und Fett von Tieren aus Grasfütterung verwendet werden sollte – entweder von Tieren aus Weidehaltung oder Wild. Konventionell gehaltene Nutztiere werden auch mit Getreide (sog. Kraftfutter) gefüttert, was dazu führt, dass sich die darin enthaltenen Omega-6-Fettsäuren in größerem Maße im Fleisch und Fett der Tiere wiederfinden. Auch andere Fettsäuren sind bei konventioneller Tierhaltung verändert, so z.B. die wichtige konjugierte Linolsäure (CLA). Durch Weidehaltung lässt sich der CLA-Gehalt im Rinderfett um 466 % steigern. [260] Auch das Fett von Schafen enthält CLA; die höchsten Gehalte findet man in der Leber von Lämmern, wenn diese mit Milch aufgezogen werden. Das Fleisch von Rindern aus Weidehaltung liefert auch deutlich mehr fettlösliche Vitamine wie Beta-Carotin, Vitamin A und Vitamin E.

12.8.5 Schmidt et al: 16 Patienten mit verschiedenen Krebserkrankungen

Bei der Untersuchung von Schmidt et al [258] aus dem Jahre 2011 wurde bei 16 Patienten mit fortgeschrittenem Krebs über 12 Wochen eine ketogene Diät mit 70 g Kohlenhydraten pro Tag angewandt. Es wurden zusätzlich Omega-3-Fettsäuren verabreicht, die Kalorienaufnahme war nicht beschränkt. 12 Frauen und vier Männer nahmen an der Studie teil, im Durchschnitt waren sie 50 Jahre alt. Alle hatten bereits mehrere Krebstherapien hinter sich und galten als nicht weiter behandelbar. Darunter waren drei Fälle von Eierstockkrebs, je zwei Fälle von Bauchspeicheldrüsen- und Schilddrüsenkrebs sowie je ein Fall von Brust-, Speiseröhren-, Darm-, Lungen-, Magen-, Granulosazell- (eine weitere Form des Eierstockkrebses), Speicheldrüsen-, Kiefer- (Osteosarkom) und Gebärmutterkrebs. Nur fünf Patienten beendeten die Studie, alle anderen schieden vorzeitig aus: Zwei verstarben, die anderen litten wegen des fortgeschrittenen Krankheitsbildes an Schwäche oder konnten die Diät aus anderen Gründen nicht fortführen. [258]

Bei den fünf Patienten, die durchgehalten hatten, konnte das Fortschreiten der Krebserkrankung allerdings gestoppt werden. Darunter befanden sich der Fall mit Granulosazelltumor sowie je zwei Fälle von Eierstock- und Schilddrüsenkrebs. Interessanterweise fiel die Ketose bei ihnen unterschiedlich stark aus; bei je einem Fall von Eierstock- und Schilddrüsenkrebs wurden nur an einem Viertel der Tage der Keto-Diät eine milde Ketose gemessen (über 0,5 mmol/l). Bei den anderen drei Patienten war das an 61 %, 78 % und 100 % der Tage der Fall. [258]

Auch diese Studie weist einige Nachteile auf: Die Kohlenhydratzufuhr war zu hoch angesetzt und die Kalorien nicht beschränkt, die Ketose wird damit erschwert. Wenig hilfreich war auch die Gabe von 250 ml eines fermentierten Joghurtdrinks zweimal täglich, der nicht nur bei Krebs schädliche Milchproteine zuführt, sondern auch die Spiegel von Insulin, IGF-1 und mTOR ansteigen lässt und die Ketose stört. Entsprechend wurden nach sechs Wochen auch noch relativ hohe Glucosespiegel gemessen, die im Bereich von 80-130mg/dl lagen. Ein Wert von 80mg/dl ist natürlich recht niedrig und spricht für eine gute Ketose, aber ein Wert von 130mg/dl ist für eine ketogene Diät viel zu hoch.

Es ging bei dieser Untersuchung vor allem darum, ob sich die Lebensqualität halten und die Aussteigerquote senken lässt, wenn die Keto-Diät nicht zu streng praktiziert wird. Das gute Ergebnis bei den fünf Patienten, die durchgehalten haben, zeigt ja auch, dass das Konzept zumindest teilweise funktioniert hat. Mit einer strikteren Variante der Keto-Diät (weniger Kohlenhydrate, beschränkte Proteinmenge und Verzicht auf Milchprodukte), kombiniert mit Intervallfasten, lassen sich aber bessere Ergebnisse erzielen.

12.8.6 Tan-Shalaby et al: 11 Patienten mit verschiedenen Krebserkrankungen

Die Studie von Tan-Shalaby et al [261] aus dem Jahr 2016 ist sehr aufschlussreich. Elf Patienten mit verschiedenen Krebserkrankungen im fortgeschrittenen Stadium begannen eine ketogene Diät, die nur 20-40 g Kohlenhydrate pro Tag erlaubte. Es waren nur kohlenhydratarme Gemüse erlaubt und unpaniertes Fleisch (die Panade enthält zu viele Kohlenhydrate) sowie fettreicher Käse und Sahne. Verarbeitete Milchprodukte sowie Milch und Joghurt waren nicht erlaubt. Das entspricht weitestgehend der optimierten Keto-Diät, wie im vorliegenden Buch empfohlen, bei allerdings reduziertem Kohlenhydratanteil.

Die Patienten wurden nicht mit Chemotherapeutika behandelt und sie vertrugen die Diät gut. Alle Patienten waren übergewichtig; es stellte sich im Durchschnitt ein Gewichtsverlust von 10 % ein, was aber im Gegensatz zur bei späten Krebserkrankungen einsetzenden Auszehrung (Kachexie) als positiv empfunden wurde: Alle Versuchsteilnehmer berichteten von mehr Energie. Die bei den Patienten erzielten Ketonwerte fielen unterschiedlich aus: Bei sieben von ihnen ergaben sich Werte von 0,28-0,96 mmol, vier Patienten erreichten Werte zwischen 0,96-4,13 mmol. [261] Von den insgesamt elf Patienten hielten zwar nur vier die ketogene Diät bis zur 16. Woche durch – doch mit bemerkenswerten Ergebnissen.

Der erste von den Vieren, ein 87 Jahre alter Mann mit bösartigem Hautkrebs im IV. Stadium, hatte bereits Metastasen in verschiedenen Organen entwickelt. Er hielt die Keto-Diät über 16 Wochen durch – sein Krebs blieb stabil, d.h. er wuchs nicht weiter! Danach hielt er sich – mit gelegentlichen Ausnahmen – weiter an die Keto-Diät. Er entwickelte aber in der 36. Woche Metastasen im Gehirn. Trotz Behandlung mit Steroiden und Bestrahlung verstarb er in der 80. Woche daran. [261]

Der Zweite war ein 62-jähriger Mann, ebenfalls mit bösartigem Hautkrebs im IV. Stadium. Auch sein Krebs blieb bis zum Studienende in der 16. Woche stabil. Danach hielt er sich nicht mehr so streng an die ketogene Diät; auftretende Gehirnmetastasen wurden mit verschiedenen Chemotherapeutika behandelt. Später wurden bei ihm auch Bestrahlung und (Cortico-)Steroide eingesetzt. Durch die Steroide (welche den Glucosespiegel im Blut erhöhen) wurde es allerdings unmöglich, eine stabile Ketose zu erzielen. Er verstarb nach 116 Wochen, beinahe drei Jahre nach seiner Diagnose Hautkrebs in Stadium IV. [261]

Der dritte Mann war 42 Jahre alt. Er litt ebenfalls an bösartigem Hautkrebs im IV. Stadium, in der BRAF-V600 Variante. Er hielt sich über 16 Wochen an die Keto-Diät und sein Krebs blieb ebenfalls stabil; allerdings hatte er sich zuvor bereits in die Lymphknoten ausgebreitet. Nach der Studie wurden ihm die befallenen Lymphknoten komplett entfernt, ohne begleitende Therapie mit Chemotherapeutika oder Bestrahlung. Für ein Jahr nach der Operation hielt er sich noch an die Keto-Diät, dann kehrte er in der 80. Woche zu seiner normalen Ernährung zurück. Bei ihm konnte kein Krebs mehr festgestellt werden; auch in der 131. Woche war er noch frei von Beschwerden. [261]

Interessant ist die Tatsache, dass bei diesen drei Patienten jeweils hohe Ketonwerte im Blut erzielt wurden, die höchsten in der 16. Woche bei dem schließlich geheilten Patienten.

Beim letzten Patienten handelt es sich um einen 84 Jahre alten Mann mit Lungenkrebs im Stadium IV. Auch bei ihm konnte der Krebs allein durch die Keto-Diät bis zur 16. Woche stabil gehalten werden. Dann entschied er sich, zu seiner alten Ernährung zurückzukehren. Er verstarb in der 40. Woche. Bei ihm wurden, verglichen mit den anderen drei Patienten, welche die Studie durchgestanden hatten, die niedrigsten Ketonwerte gemessen. [261]

Die Ergebnisse dieser Untersuchung sind als ausgesprochen positiv einzuschätzen. Bei allen vier Patienten, welche die Keto-Diät über 16 Wochen durchgehalten hatten, wurden das Wachstum und die weitere Ausbreitung der Krebserkrankung verhindert – jeweils im weit fortgeschrittenen Stadium IV der Erkrankung, in dem die Überlebenszeit im Durchschnitt nur noch drei Monate beträgt! Ein Patient, der nach der 16. Woche wieder seine alte Ernährung aufnahm – ohne Kohlenhydratbeschränkung – starb am schnellsten, bereits in der 40. Woche nach Versuchsbeginn. Zwei Patienten erhielten später Steroide zur Behandlung, die einen höheren Blutzuckerspiegel und damit eine eingeschränkte Ketose nach sich ziehen. Daher konnte die Keto-Diät bei diesen Patienten nicht mehr optimal wirken. Sie verstarben in der 80. und 116. Woche nach Versuchsbeginn. Doch ein Patient konnte nach der Entfernung der vom Krebs befallenen Lymphknoten, ohne dass Medikamente eingesetzt wurden, nach 80 Wochen Keto-Diät als geheilt betrachtet werden.

Vier Patienten sind natürlich eine viel zu kleine Versuchsgruppe, um endgültige Schlüsse daraus zu ziehen. Doch es fällt auf, dass das Überleben offensichtlich vom erreichten Ketonwert im Blut bestimmt wurde: Je höher dieser ausfiel, desto länger die Lebensspanne bei Krebs! Es ist nicht auszuschließen, dass ohne Steroide, bei Beibehaltung der ketogenen Ernährung, sich durch eine gut funktionierende Ketose vielleicht noch bessere Ergebnisse gezeigt hätten. Die Ketonwerte im Blut hätten sich durch Intervallfasten höchstwahrscheinlich noch weiter steigern lassen, was noch bessere Heilungschancen ergeben hätte.

12.8.7 Schwalb et al: 5 Patienten mit verschiedenen Krebserkrankungen

In einer jüngeren Untersuchung aus Deutschland (Schwalb et al 2016 [262]) wurden fünf Krebspatienten eine ketogene Diät und verschiedene immunstimulierende Supplemente verabreicht. Die Kohlenhydrate wurden streng reduziert und ein großer Teil des Fetts in Form von Oliven- und Kokosöl zugeführt. Das geschah in Form einer Emulsion, die mit dem immunstimulierenden Chondroitinsulfat – ein häufig für Knorpel- und Gelenkschäden eingesetztes Supplement – angereichert war, hergestellt von „Dr. Reinwald Healthcare“ in Deutschland.

Darüber hinaus erhielten die Patienten den Proteinanteil in Form eines speziellen Aminosäurengemisches, das mit nur wenig Anfall von Ammoniak (1 %) verstoffwechselt wurde und aus dem keine Glucose erzeugt werden konnte (ebenfalls von „Dr. Reinwald Healthcare“). Darüber hinaus wurde ein Supplement aus fermentierter Milch und Colostrum (eine sehr nährstoffreiche und immunstimulierende Vormilch bei Säugetieren) der Schweizer Firma „Silver Spring“ als Einlauf gegeben. Als weitere Nahrungsergänzungen wurden Vitamin D3 in Mengen von 10.000-20.000 int. Einheiten pro Tag verabreicht, sowie Kurkumin (der aktive Bestandteil von Kurkuma), Ubiquinol (Co-Enzym Q10), die Aminosäure Arginin, ein Multivitaminpräparat und ein Pektinpräparat mit niedrigem Molekulargewicht, hergestellt von „Dr. Reinwald Healthcare“. Der Ballaststoff Pektin kann Wachstum und Vermehrung von Magenkrebszellen hemmen sowie Gifte effektiv binden und aus dem Körper ausleiten.

Der erste Patient war eine 70-jährige Frau, die an Eierstockkrebs litt und Metastasen in Leber und Bauchfell aufwies. [262] Sie hatte bereits mehrere Zyklen der konventionellen Therapie durchlaufen, die zwar die Metastasen im Bauchfell reduziert hatten, doch gegen die Tumoren in der Leber wirkungslos geblieben waren. Durch die Chemotherapie hatte sie schwere Nervenschäden davongetragen und konnte nicht mehr als 10 Meter laufen; die Ärzte hatten sie aufgegeben.

Nach fünf Wochen Behandlung mit der ketogenen Ernährung und den oben angeführten Supplementen [262] waren bei der 70-Jährigen mit der Positronen-Emissions-Tomographie (PET) keine Lebermetastasen mehr nachweisbar und verschiedene Marker des Immunsystems entwickelten sich positiv: Die Monozyten (Immunzellen im Blut) stiegen auf 8,1 % (normal sind 3-10 %). Die metastasen-fördernde Transketolase-Like 1 (TKTL1) fiel auf 125 – einen fast normalen Wert, was für eine abnehmende Aggressivität des Krebses sprach. Auch Apo10, ein Marker, der eine gestörte Apoptose und eine gesteigerte Vermehrung der Krebszellen anzeigt, war deutlich gefallen: Nach der Behandlung betrug der Apo10-Wert nur noch 149 (normal sind Werte bis 130).

Der zweite Patient, ein 63-jähriger Mann, litt unter Prostatakrebs. [262] Er hatte eine Strahlentherapie hinter sich, die aber noch Tumorgewebe zurückgelassen hatte. Nach vier Wochen Behandlung mit der ketogenen Ernährung und den oben angeführten Supplementen war das prostata-spezifische Antigen (PSA) von 95 auf 0,8 ng pro ml gefallen. Der Patient hatte zusätzlich dreimal Anti-Androgene (den männlichen Hormonen entgegenwirkende Substanzen) unter die Haut gespritzt bekommen; der PSA-Wert war bereits nach der ersten Verabreichung der Anti-Androgene so stark abgefallen. Die Monozyten stiegen auf 9,2 % und TKTL1 (115) und Apo10 (112) waren deutlich abgefallen. Sein Prostatatumor war stark geschrumpft und zeigte keine Stoffwechselaktivität mehr.

Der dritte Patient, eine 66-jährige Frau, litt unter Brustkrebs, der Tumor wies eine Größe von 0,4 Kubikzentimeter auf. [262] Nach drei Wochen Behandlung mit der ketogenen Ernährung und den oben angeführten Supplementen hatte ihr Tumor auf 0,1 Kubikzentimeter abgenommen, was anhand einer Ultraschall-Untersuchung festgestellt wurde. Der Apo10-Wert der Frau war auf 123 gefallen.

Der vierte Patient, ein 55-jähriger Mann, litt unter Speiseröhrenkrebs mit Lungenmetastasen. [262] Er war von den Ärzten aufgegeben worden. Nach acht Monaten Behandlung mit der ketogenen Ernährung und den oben angeführten Supplementen wurde festgestellt, dass sich der Krebs in der Speiseröhre stabil verhielt und eingekapselt erschien. Der Brustraum wurde mittels Computer-Tomographie (CT) untersucht und es wurden keine Metastasen mehr gefunden. Der Zustand des Patienten hatte sich so stark verbessert, dass die Magensonde entfernt werden konnte.

Bei dem fünften Patienten handelte es sich um einen 59-jährigen Mann, bei dem ein Jahr zuvor ein Knoten in der Lunge festgestellt worden war. [262] Er hatte eine Operation abgelehnt und sich mit verschiedenen natürlichen Mitteln selbst therapiert. Die Werte der üblichen Tumormarker CEA, PSA, CA 19-9, CA 27-29 und CA 15-3 waren unverdächtig, doch der Wert für das Enzym Nagalase (3,10 Einheiten; normal sind Werte im Bereich von 0,32-0,95) im Blut war stark erhöht, als er die Behandlung mit der ketogenen Ernährung und den oben angeführten Supplementen begann. Ein erhöhter Nagalase-Wert deutet auf ein Plattenepithelkarzinom („Stachelzellkrebs", ein Haut- oder Schleimhautkrebs) hin. Nach sechs Monaten ergab sich bei diesem Patienten ein stark gefallener Nagalase-Wert von 1,34 Einheiten.

Die Studie von Schwalb et al [262] hat nicht nur eine ketogene Ernährung, sondern auch eine begleitende immunstimulierende Therapie in Form diverser Supplemente, wie oben angeführt, angewendet. Deshalb kann sie nicht einfach mit den vorangegangenen Studien zur Keto-Diät bei Krebs verglichen werden. Es bleibt aber festzuhalten, dass sich die ketogene Ernährung zumindest nicht negativ auf die Entwicklung der jeweiligen Krebserkrankung ausgewirkt hat. Leider wurde über das weitere Schicksal der Patienten nichts berichtet.

Da der Schwerpunkt dieser Studie auf den immunstimulierenden Wirkungen der Supplement-Kombination, vereint mit einer Keto-Diät, gelegen hat, ist es zu begrüßen, dass sie erfolgreich durchgeführt wurde. Doch gegen den Ein-

Tab. 74 Vit. D und Ölsäure gegen Krebs

Branca et al [bx] berichten von einer Patientin, die unter wiederkehrendem Brustkrebs litt. Im Alter von 37 Jahren trat bei der Frau erstmals Krebs in der rechten Brust auf. Das befallenene Brustgewebe wurde entfernt, ebenso die Lymphknoten, gefolgt von einer Bestrahlung. Mit 51 Jahren wurde erneut Krebs festgestellt, dieses Mal in der linken Brust. Wieder wurde das befallene Gewebe entfernt. Es folgte eine Strahlentherapie und über sechs Jahre die Behandlung mit Anti-Östrogenen, um ein Wiederauftreten der Erkrankung zu verhindern.

Mit 66 Jahren wurde wiederum Krebs im verbliebenen Gewebe der rechten Brust festgestellt; in einer aggressiven Variante, d.h. HER2-positiv. [bx] Beim HER2 handelt es sich um einen Rezeptor auf der Oberfläche der Zelle, der Wachstumssignale aus dem Zellkern vermittelt. Einige Brustkrebsvarianten verfügen über viel mehr HER2-Rezeptoren, was ihnen ein schnelles Wachstum und eine rasche Ausbreitung ermöglicht.

In den drei Wochen bis zur geplanten Operation handelte die Patientin eigenständig: [bx] Sie wich ab von ihrer gewohnten Ernährung mit vielen Kohlenhydraten und ging zu einer strengen Keto-Diät über. Die Frau verzehrte viel Olivenöl sowie fermentierte Milchprodukte und nahm jeden zweiten Tag 10.000 int. Einheiten Vitamin D als Supplement ein. Olivenöl enthält zu 80-90 % einfach ungesättigte Fettsäuren, der Rest sind mehrfach ungesättigte Fettsäuren. Ein hoher Blutspiegel von einfach- und mehrfach ungesättigten Fettsäuren erhöht die Verfügbarkeit von Vitamin D, weil es zu einer verminderten Anlagerung an sein Bindungsprotein kommt. So wird der Blutspiegel von Vitamin D deutlich erhöht.

Bei der Operation [bx] wurden ein kleiner Tumor mit 13 mm Durchmesser und das umliegende Gewebe entfernt. Der Krebs hatte sich jedoch nicht weiter ausgebreitet: Blut und Lymphgefäße waren nicht beeinträchtigt. Diagnostische Tests ergaben, dass auch der HER2-Rezeptor nicht verstärkt aktiviert war. Die Forscher erklärten das Ergebnis mit der Wirkung, die Vitamin D3 und Olivenöl auf den HER2-Rezeptor ausüben: Vitamin D3 beeinflusst in Brustkrebszellen mindestens 35 verschiedene Gene, darunter auch jene, die für den HER2-Rezeptor zuständig sind. Olivenöl regelt ebenfalls die Aktivität des HER2-Rezeptors herunter.

Der Glucoseentzug durch die ketogene Ernährung wirkt sich zusätzlich hemmend auf die Aktivität des HER2-Rezeptors aus, wie die Forscher festhielten: [bx] Ohne Glucose kann die Krebszelle nicht genügend Diaglycerol und in der Folge Protein-Kinase-C bilden, was eine verstärkte Aktivität des HER2-Rezeptors ebenfalls verhindert. Branca et al [bx] weisen darauf hin, dass auch beim dreifach negativen Brustkrebs (d.h. ohne verstärkte Aktivität von HER2, Progesteron und Östrogen-Rezeptoren) die Protein-Kinase-C überaktiviert ist, so dass sich auch bei diesen Erkrankungen ein Glucose-Entzug positiv auswirken dürfte.

Eines bleibt anzumerken: Auch wenn sich hier in der Summe sehr positive Wirkungen ergeben haben, sollte vom Einsatz von Milchprodukten in der Ernährung des Krebskranken abgesehen werden (siehe dazu unter 13.7.3.4)

bx Branca JJV, Pacini S, Ruggiero M: Effects of Pre-surgical vitamin D supplementation and Ketogenic Diet in a patient with recurrent breast cancer. Anticancer Res. 2015; 35: 5525–5532.

satz von Milchprodukten (Colostrum und fermentiertes Milchprodukt) in der Ernährung des Krebskranken sprechen gewichtige Gründe, wie schon mehrfach angeführt.

Ein anderer erfolgversprechender Ansatz, der eine sanfte Krebstherapie ebenfalls unterstützen könnte, wird in Tab. 74 geschildert.

12.8.8 Fazit der Studien am Menschen

Es fällt beim Krebspatienten offensichtlich nicht leicht, trotz geringer Kohlenhydratzufuhr eine tiefe Ketose und damit stabile und hohe Ketonwerte im Blut zu erzielen. Daher sollten alle Möglichkeiten zur Senkung des Blutglucosespiegels in Betracht gezogen werden, um die Ketose bestmöglich zu fördern. Das beinhaltet in der Ernährung einen geringen Kohlenhydrat- (unter 50 g pro Tag, wenn die optimierte Keto-Diät mit Intervallfasten eingesetzt wird, ansonsten weniger) und einen geringen Proteinanteil (höchstens 1 g pro kg Körpergewicht; 0,6-0,8 g sind ohne große körperliche Aktivität völlig ausreichend; am besten aber nur 7-10 % der Kalorienmenge), sowie die Zufuhr von Ketonvorläufern (in Form von Kokos- oder MCT-Öl) und evtl. exogener Ketone (Ketonsalze). Eine Kalorienreduktion zur weiteren Steigerung der Ketose wäre auch möglich, wenn der Zustand des Patienten es erlaubt. Besonderes Augenmerk ist dem Intervallfasten mit einer Fastenphase von mindestens 16 Stunden zu schenken – das erzwingt hohe Ketonwerte!

Die hier angeführten Studien mit der Keto-Diät beim Krebspatienten zeigen, dass sie recht problemlos durchzuführen ist. Überdies sind in Einzelfällen sehr gute Ergebnisse erzielt worden. Dabei fällt auf, dass in diesen Einzelfällen fast immer ein hoher Ketonspiegel im Blut erzielt worden ist. Der Kontrolle der Ketonwerte bei Anwendung der Keto-Diät beim Krebspatienten ist daher höchste Aufmerksamkeit zu schenken.

12.9 Die optimierte Keto-Diät in der Krebstherapie

Nach den ermutigenden Ergebnisse der Studien, die mit der Keto-Diät an krebskranken Menschen durchgeführt wurden, soll im Folgenden die Einschätzung der Wissenschaft zur ketogenen Ernährung bei Krebs dargestellt werden.

Zwei Übersichtsstudien aus 2017 und 2018, welche die bis heute vorliegenden Untersuchungen zum Thema zusammengefasst haben, kommen zu einem positiven Urteil: Die Vorteile der Keto-Diät bei Krebs überwiegen mögliche Nachteile, doch in den weitergehenden Empfehlungen unterscheiden sie sich.

Weber et al [249] kommen zu dem Schluss, „...die Ergebnisse der vorklinischen Studien, obwohl manchmal widersprüchlich, scheinen eher eine Anti-Tumor- als eine Pro-Tumor-Wirkung der Keto-Diät auf die meisten Krebstumoren zu unterstützen.“ (siehe Tab. 75 und 76 auf den folgenden Seiten). Doch sie plädieren dafür, vor dem Einsatz der Keto-Diät bei Krebs erst die jeweilige Krebszell-Linie festzustellen und zu prüfen, ob die Keto-Diät dagegen auch wirkt. Das würde bedeuten, die wissenschaftliche Literatur zu sichten, um in Studien Belege dafür zu finden – wenn überhaupt Studien für den speziellen Fall vorliegen. Dann würde „...die Keto-Diät eine vielversprechende und mächtige Option für die begleitende Krebstherapie darstellen.“ [249] Damit geben sich die Autoren dieser Studie als Vertreter der Forschungsrichtung zu erkennen, welche die genetischen Unterschiede der vielen Krebsarten und Krebszell-Linien betont und für jede eine maßgeschneiderte Therapie fordert.

Die überzeugenden Argumente gegen diesen Ansatz wurden oben schon angeführt. Es dauert einfach viel zu lange und es würde völlig ausufern. Erst einmal gibt es sehr viele Krebszell-Linien und zweitens sind diese Krebszell-Linien genetisch nicht unbedingt stabil. Im Verlauf der Tumorentwicklung kommt es häufig zu weiteren Mutationen, die immer neue Unterarten hervorbringen können. Einer solchen „Hexenjagd“ (siehe oben, [172]) wird kein großer, vor allem aber kein schneller Erfolg beschieden sein.

Es ergibt viel mehr Sinn, sich auf die Gemeinsamkeiten aller Krebsarten und Krebszell-Linien zu konzentrieren, um schnell eine überzeugende und wirksame Ernährungstherapie zur Verfügung zu haben! Und das ist eben gar nicht kompliziert, sondern ganz einfach, wie Oronsky et al („Beim Krebs handelt es sich immer um die gleiche Krankheit und nicht um viele verschiedene!“) [172] und Seyfried et al („...die Einschränkung der Energiezufuhr durch Ernährungsumstellung nimmt das Wesen der Krankheit ins Visier.“) [163] schon überzeugend ausgeführt haben: Eine ketogene Ernährung rückt allen Krebsarten zu Leibe und ist daher die beste Option für eine Standard-Therapie.

Tab. 75 Ergebnisse von Studien mit der Keto-Diät bei Krebspatienten

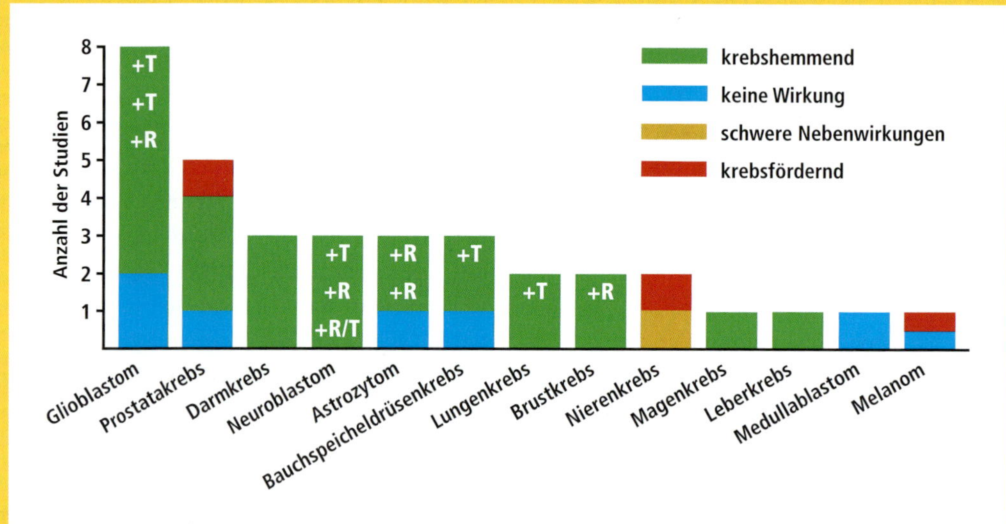

Die Höhe der Säule zeigt jeweils die Anzahl der Studien, die pro Krebsart mit der Keto-Diät durchgeführt wurden. Die Farbe zeigt an, welche Wirkung die Keto-Diät auf den Krebs gezeigt hat. Ein „+R“ weist auf eine Studie mit einer kalorienreduzierten Keto-Diät hin, ein „+T“ dagegen auf den Einsatz der Keto-Diät als Unterstützung einer konventionellen Krebstherapie. Die hier von Weber et al [by] ausgewerteten Studien wurden durch eine Literatur-Recherche gefunden, die den Zeitraum bis zum Jahresende 2017 umfasst.

Auffällig ist die Säule des Nierenkrebses, die einmal in orange „schwere Nebenwirkungen“ ausweist und einmal in rot eine „krebsfördernde Wirkung“. Weber et al [by] beziehen sich hier auf zwei aktuelle Untersuchungen an Nagetieren mit transplantiertem Tumorgewebe. Die Ergebnisse dieser beiden Studien (Vidali et al [bz] und Liskiewicz et al [ca]) sind allerdings nicht so schlüssig, wie es auf den ersten Blick scheint (siehe dazu Tab. 76).

Grafik modifiziert nach:

by Weber DD, et al: Ketogenic diet in cancer therapy. Aging (Albany NY) 2018 Feb; 10(2): 164–165.

Tab. 76 Keto-Diät kontrainduziert bei Nierenkrebs?

Darf die Keto-Diät bei Nierenkrebs nicht angewendet werden? Weber et al [by] haben in ihrer Übersichtsarbeit zwei Studien präsentiert, die das nahelegen. Die erste Studie am Nierenzellkarzinom (Vidali et al [bz]) ergab bei Anwendung der Keto-Diät zwar eine moderate Anti-Tumor-Wirkung, doch die Mäuse zeigten einen starken Gewichtsverlust. Die Forscher erklärten dies mit hohen Spiegeln von entzündungsfördernden Botenstoffen (Tumor-Nekrose-Faktor alpha, Interleukin 6 und C-reaktives Protein), die zu einer Leberentzündung mit starkem Gewichtsverlust geführt hätten. Sie weisen aber darauf hin, dass dieses Ergebnis statistisch nicht signifikant ist, d.h. es kann nicht gewertet werden, weil nur drei Mäuse bis zum Versuchsende überlebt haben.

Da auch beim Menschen mit Nierenzellkarzinom häufig Leberentzündungen und das sog. Stauffer-Syndrom auftreten (eine nicht durch Metastasen bedingte Einschränkung der Leberfunktion), sei die Keto-Diät in diesen Fällen abzulehnen. Die Auswirkungen auf die Leber scheinen tatsächlich von diesem speziellen Tumor (RCC 786-0) ausgelöst zu werden, da die Entzündungen nach Entfernen des Tumors abklingen.

Dazu ist anzumerken, dass eine strenge Keto-Diät die Spiegel dieser entzündungsfördernden Botenstoffe eigentlich zuverlässig senkt. Eventuell ist der Grund dafür tatsächlich das Stauffer-Syndrom. Hier sind weitere Untersuchungen nötig, um Gewissheit zu erlangen, ob die Keto-Diät beim Nierenzellkrebs tatsächlich die Krankheit verschlimmert.

Liskiewicz et al [ca] berichten bei Anwendung der Keto-Diät von einem verstärkten Wachstum von Nierentumoren im Tiermodell bei sog. Eker-Ratten, einer Züchtung, die durch Genfehler diesen Krebs schnell entwickeln. Bis zum Ende des ersten Lebenjahres treten bei allen Eker-Ratten Nierenzelltumoren auf, die sich bösartig entwickeln können. Die Forscher fanden heraus, dass sich mit einer Keto-Diät über vier und sechs Monate keine Auswirkungen auf die Tumoren bei den Ratten ergaben, doch bei achtmonatiger Anwendung ein verstärktes Wachstum des Tumors mit Metastasierung in umliegende Gewebe eintrat. Eine schlüssige Erklärung dafür wurde nicht gefunden.

Vor allem die ermittelten Hormonwerte der Ratten geben Rätsel auf: Die Mittelwerte des Insulins fielen erst ab dem 6. Monat mit der Keto-Diät auf die Hälfte ab – das spricht gegen eine gut funktionierende Ketose in den ersten Monaten und ist sehr ungewöhnlich. Es kam im Mittelwert in den ersten vier Monaten zu einem Abfall von IGF-1 und einem Anstieg von Wachstumshormon – das entspricht den üblichen Auswirkungen einer Keto-Diät. Ab dem sechsten Monat stieg allerdings das IGF-1 im Mittelwert wieder an, obwohl das Wachstumshormon ebenfalls erhöht war – das ist außergewöhnlich. Bei genauer Betrachtung stellt man aber fest, dass die Blutspiegel des IGF-1 stark differierten: Bis zum 4. Monat mit der Keto-Diät um den Faktor 7 (von 36 bis 243 ng/ml) und ab dem 6. Monat noch um den Faktor 3 (von 150 bis 435 ng/ml).

Diese Blutwerte sprechen nicht für eine normale Reaktion auf eine strikte ketogene Ernährung, sondern eher dafür, dass einige Tiere sehr gut darauf ansprachen und andere gar nicht. Das tumorfördernde Enyzm mTOR war ebenfalls stark erhöht, was bei einer gut laufenden Ketose eigentlich nicht vorkommen kann. Ein weiterer Kritikpunkt ist der Einsatz von Casein als alleinige Proteinquelle bei diesem Versuch. Auf die Problematik der Milchproteine bei einer Krebserkrankung (unter anderem der dadurch ausgelöste Anstieg von Insulin, IGF-1 und mTOR) wurde schon hingewiesen. Die Ergebnisse von Liskiewicz et al [ca] bleiben fraglich. Es ist zu vermuten, dass entweder das gewählte Tiermodell (Eker-Ratten) bzw. die Ernährung (Milchprotein) unpassend zur Erzielung eindeutiger Ergebnisse gewesen sind.

bz Vidali S, et al: The ketogenic diet is not feasible as a therapy in a CD-1 nu/nu mouse model of renal cell carcinoma with features of Stauffer's syndrome. Oncotarget 2017 Jul 17; 8(34): 57201-57215.

ca Liskiewicz AD, et al: Long-term High Fat Ketogenic Diet Promotes Renal Tumor Growth in a Rat Model of Tuberous Sclerosis. Sci Rep. 2016 Feb 19; 6(): 21807.

Dr. Rainer Klement [263] hat in diesem Lichte 29 Tierversuche und 24 Humanstudien zur ketogenen Ernährung in der Krebsbehandlung ausgewertet. Er kommt zu dem Schluss, dass eine den Tumor fördernde Wirkung in keinem Fall festzustellen ist. Die gute Wirkung der Keto-Diät gegen Krebs ist am überzeugendsten in Tierversuchen (in 72 % der Fälle) ermittelt worden, während beim Menschen die Beweislage eher schwach ausfällt und auf Einzelfälle beschränkt ist. Doch das liegt vor allem an den wenigen Studien, die dazu am Menschen durchgeführt worden sind und an der geringen Zahl der Versuchsteilnehmer.

Klement weist darauf hin, dass die Datenlage zwar einen „Fundamentalisten" nicht zufriedenstellen wird (man erkennt an diesem Ausdruck, wie tief die Gräben zwischen beiden Seiten verlaufen). Doch angesichts der Ergebnisse aus den Tierversuchen und den z.T. bemerkenswert guten Ergebnissen beim Menschen sei eine hohe Wahrscheinlichkeit für eine gute Wirkung der Keto-Diät bei Krebs gegeben. Die vorliegenden Daten würden die Einschätzung erlauben, dass die Anwendung der Keto-Diät bei Krebspatienten „...generell als sicher gelten" kann („...are generally safe..." im Original). [263] Die Formulierung kommt aus dem US-Englisch; bewährte Medikamente und Therapieempfehlungen erhalten von der US-Arzneimittelbehörde (FDA) das Siegel „GRAS" – generally recognized as safe", wenn ihrer Anwendung nichts entgegensteht.

Klement führt weiter aus, „...die Datenlage erlaubt die logische Behauptung, dass ketogene Diäten, die Patienten angeboten werden, als sicher gelten können, da die Wahrscheinlichkeit für einen Nutzen viel größer erscheint als die Wahrscheinlichkeit ernster Nebenwirkungen." Die Anwendung der Keto-Diät setze aber voraus, dass der Patient selbst motiviert ist und er angeleitet und überwacht wird. Die Anforderungen an eine ausreichende Versorgung mit Protein und Mikronährstoffen müssen ebenfalls gegeben sein. [263]

12.10 Kurzzeit-Fasten in Kombination mit Chemotherapie

Zum Abschluss dieses langen Kapitels soll noch einmal auf die ermutigenden Ergebnisse der Kombination von Kurzzeit-Fasten und Chemotherapie eingegangen werden. Das Kurzzeit-Fasten kann problemlos im Rahmen einer Keto-Diät eingesetzt werden. Dadurch ergeben sich wiederum Vorteile, denn die Ketose setzt nicht erst ein, wenn, wie bei einer kohlenhydratreichen Ernährung, die Glycogenspeicher nach vielen Stunden geleert sind. Sondern der Patient startet die Fastenphase bereits in der Ketose, die damit sehr schnell noch tiefer ausfällt und für hohe Ketonwerte im Blut sorgt (siehe Tab. 77).

Lee et al haben 2012 [264] eine bahnbrechende Studie vorgelegt, in der die Wirkung des Kurzzeit-Fastens auf verschiedene Krebslinien untersucht wurde. Im Einzelnen wurden Mäusen jeweils Mauskrebszellen (Brustkrebs der Linie 4T1, Hautkrebs B16, Hirntumor GL26 sowie Neuroblastome NXS2 und Neuro-2a) unter die Haut verpflanzt. Eine andere Gruppe von Mäusen erhielt menschliche Krebslinien eingepflanzt (Neuroblastom ACN, Brustkrebs MDA-MB-231 und Eierstockkrebs OVCAR3). Es wurden 48- bis 60-stündige Fastenphasen eingesetzt, nur Wasser war erlaubt.

Beim Mäuse-Brustkrebs (4T1) waren zwei Fastenzyklen von je 48 Stunden ebenso effektiv für die Krebshemmung wie zwei Zyklen mit dem Chemotherapeutikum Cisplatin. Die Mäuse hatten nach fünf Tagen mit normaler Ernährung ihr altes Gewicht wieder erreicht. Ähnliche Wirkungen wurden mit Fasten beim Mäuse-Melanom (B16) und beim Mäuse-Hirnkrebs (GL26) erreicht, verglichen mit zwei Zyklen mit dem Chemotherapeutikum Doxorubicin. Allerdings beinflusste die zweite Fastenphase das

Wachstum des Hirnkrebses nicht mehr. [264]

Menschliche Brustkrebs- (MDA-MB-231) und Eierstockkrebs-Tumoren (OVCAR3) bildeten sich im Mausmodell durch das Fasten deutlich zurück, doch wuchsen sie bei normaler (d.h. kohlenhydratreicher!) Ernährung danach schnell wieder auf die alte Größe an. Die Kombination von Fasten und Doxorubicin führte allerdings zu einer stärkeren Rückbildung der Tumoren, die auch danach nicht weiter wuchsen. Bemerkenswert war die durch das Fasten gesteigerte Widerstandskraft der Mäuse gegen die Giftwirkung des Chemotherapeutikums: Die Mäuse hielten mehrere Verabreichungen des Medikaments aus, während die Mäuse der nicht fastenden Kontrollgruppe nach 14 Tagen sämtlich an den Nebenwirkungen gestorben waren. [264]

Die Wirkung des 48-Stunden-Fastens ohne begleitende Chemotherapie wurde an Mäusen mit dem schnell metastasierenden menschlichem ACN-Neuroblastom getestet, mit guten Ergebnissen: Nach 34 Tagen und 5 Fastenzyklen waren die Tumoren nur halb so groß wie die in der nicht fastenden Kontrollgruppe. [264]

Diese Ergebnisse wurden von Lee et al [264] in weiteren Langzeitversuchen mit Mäusen und Mäuse-Neuroblastom (NXS2) bestätigt: Fasten und Doxorubicin führten zu einer 42 %igen Überlebensrate nach 180 Tagen, während in der Kontrollgruppe mit durchgehender Ernährung und Doxorubicin alle Mäuse nach dieser Zeit gestorben waren. Die Kombination von zwei Chemotherapeutika (Doxorubicin und Cisplatin, einmal gegeben) und Fasten führte nach 75 Tagen zu einer Überlebensrate von 25 %, diese Mäuse waren aber auch nach 300 Tagen noch frei von Krebs! Die Mäuse der Kontrollgruppe, welche die Medikamentenkombination ebenfalls einmal erhalten hatten, aber nicht gefastet hatten, waren dagegen alle nach 75 Tagen gestorben.

Tab. 77 Nachteile des Intervallfastens mit kohlenhydratreicher Ernährung

In der Ernährung des Krebskranken weist die optimierte Keto-Diät einen weiteren Vorteil auf. Beim Intervallfasten mit kohlenhydratreicher Ernährung, wie z.B. ein oder zwei Fastentagen, gefolgt von mehren Tagen mit normaler Ernährung, kommt es bei letzteren häufig zu einer erhöhten Kalorienaufnahme, mit welcher unwillkürlich das Defizit der Fastentage ausgeglichen wird. Während sich die Fastentage mit ihrer tiefen Ketose krebshemmend auswirken, kommen an den Refeed-Tagen vermehrt Wachstumsfaktoren (mehr Kalorien, mehr Kohlenhydrate, überschießendes Insulin und IGF-1, sowie mTOR) ins Spiel, die das Krebswachstum begünstigen. [a] In der Summe fällt daher die Krebshemmung nicht so stark aus, wie die tiefere und längere Ketose der vollen Fastentage zunächst verspricht.

Die optimierte Keto-Diät bietet dagegen sehr niedrige Spiegel an Insulin, IGF-1 und mTOR und damit einen optimalen Start in das Fastenfenster von 16-20 Stunden pro Tag, bei einer konstanten Nahrungszufuhr. Auch wenn IF-Modelle mit mehreren Fastentagen am Stück eingesetzt werden, wird die krebshemmende Wirkung stärker ausfallen. Denn an den Folgetagen mit ketogener Ernährung werden selbst bei einem Kalorienüberschuss deutlich weniger Wachstumsfaktoren gebildet als bei einer kohlenhydratreichen Kost. Werden zusätzlich Ketonvorläufer wie MCT- oder Kokosöl, bzw. exogene Ketone verabreicht, so können die krebshemmenden Wirkungen einer tiefen Ketose noch besser ausgenutzt werden.

a Longo VD, Mattson MP: Fasting: Molecular Mechanisms and Clinical Applications. Cell Metab. 2014 Feb 4; 19(2): 181–192.

Vor dem Hintergrund der anderen bis hierher angeführten Studien zu Keto-Diät bzw. Intervallfasten bei Krebserkrankungen erscheinen diese Ergebnisse schlüssig. Lee et al [264] erklären die gute Wirkung damit, dass gesunde Zellen sich problemlos auf den Stress des Nahrungsentzuges einstellen können und vom Aufbaustoffwechsel auf den Erhaltungsstoffwechsel umschalten. Die Krebszellen können das allerdings nicht, ihnen ist diese Anpassungsreaktion verloren gegangen.

Wir können anhand der Ergebnisse anderer Studien ergänzen: Die Krebszellen werden nicht nur durch den Nahrungsentzug stark geschwächt, sondern auch durch die tiefe Ketose beim Fasten, welche die für sie wichtigen Wachstumsfaktoren Insulin, IGF-1 und mTOR senkt. Das steigert ihre Empfindlichkeit für die Chemotherapeutika, die jetzt eine deutlich bessere Krebshemmung zeigen, bei gesteigerter Verträglichkeit dieser starken Zellgifte für die gesunden Zellen. Lee et al [264] betonen die Bedeutung des Fastens für die starke Senkung des IGF-1: Wurde den Zellkulturen beim Fasten IGF-1 wieder zugefügt, waren die krebshemmenden Wirkungen verloren!

Lee et al [264] verweisen auf ähnliche Ergebnisse bei Krebspatienten und betonen, dass am besten nicht nur 48-72 Stunden vor Anwendung von Chemotherapeutika gefastet werden sollte, sondern am besten auch noch mindestens 24 Stunden danach. Denn die Medikamente führen zu Schäden an der DNS aller Zellen, die ein Wiederauftreten von Krebs vor allem in der Leber, im Darm und im Enddarm möglich machen. Wird das Fasten aber noch einige Zeit fortgesetzt, so können diese Schäden durch verminderte Wachstumfaktoren und eine gesteigerte Autophagie besser behoben werden.

Eine ketogene Ernährung, Intervall- oder echtes Fasten passen wunderbar zusammen. Wer an Krebs erkrankt ist, sollte diese Therapieoption unbedingt in Erwägung ziehen. Im folgenden Kapitel wird ausführlich auf die Ernährung bei der optimierten Keto-Diät eingegangen, auf die Kalorienmenge ebenso wie auf dafür gut geeignete und weniger empfehlenswerte Lebensmittel.

*

13. Die Ernährung bei der optimierten Keto-Diät

13.1 Die Kalorienmenge

Wie soll man mit der optimierten Keto-Diät beginnen? Wieviele Kalorien sind nötig? Manche Leute nutzen einen der vielen Ernährungsrechner im Internet, um die tägliche Kalorienmenge anhand des Körpergewichts auszurechnen. Wer es noch genauer mag, errechnet den Grundumsatz (für den Körper in Ruhe) und addiert den Leistungsumsatz (für die täglichen Belange, die Arbeit und vielleicht den Sport) hinzu. Dafür eignet sich die bekannte Berechnung nach Harris-Benedict.

Der Grundumsatz, d.h. der Kalorienbedarf in Ruhe, wird dabei multipliziert mit einem Aktivitätsfaktor. Das ergibt dann die Kalorienmenge pro Tag, mit der die optimierte Keto-Diät begonnen wird. Eine einfachere Methode der Ermittlung des Kalorienbedarfs ist die Aufteilung der Protein- und Kohlenhydratmenge auf drei Mahlzeiten pro Tag, ergänzt jeweils mit einer festgelegten Menge Fett, die durch Ausprobieren solange verändert wird, bis Sie satt werden.

Beide Methoden werden in den Tabellen auf den folgenden Seiten erklärt. Allerdings muss man sich darüber klar sein, dass beide nur dem Einstieg in die optimierte Keto-Diät dienen können. Denn schon im Verlauf einiger Wochen wird sich ein Minderbedarf ergeben. So werden Sie sehr wahrscheinlich gezwungen sein, die Kalorienmenge in der ersten Zeit immer wieder anzupassen, solange, bis Sie die für Sie passende herausgefunden haben.

Das hat mehrere Gründe. Jeder verfügt über einen anderen Stoffwechsel und ein anderes Aktivitätsmuster, so dass sich im Laufe der ersten Wochen schon deshalb kleinere Anpassungen der Kalorienmenge ergeben werden. Auch die spezielle Nährstoffverteilung der ketogenen Ernährung spielt eine Rolle. Mehr Fett in den Mahlzeiten sättigt besser. Der hohe Gemüseanteil liefert nicht nur gut verdauliche Ballaststoffe, sondern sorgt trotz seines niedrigen Energiegehalts dafür, dass eine bessere Sättigung eintritt. Denn der Magen ist damit gut gefüllt, auch wenn das Gemüse durch die wenigen Makronährstoffe und den hohen Wasseranteil kaum Kalorien enthält.

Darüber hinaus gilt es, die besonderen Umstände des ketogenen Stoffwechsels zu berücksichtigen. Wir wissen bereits, dass bei der ketogenen Ernährung, vor allem, wenn sie mit Intervallfasten kombiniert wird, häufig automatisch weniger Kalorien verzehrt werden als geplant. Trotzdem kommt es nicht zu einem Abbau der Muskulatur oder einer verminderten körperlichen Leistungsfähigkeit. Auch wenn die genaue Ursache dafür noch unklar ist – vermutlich liegt sie in der Kombination aus anderen Nahrungsmitteln, besserer Sättigung, appetithemmender Wirkung der Ketone und der überwundenen Abhängigkeit von Zucker, welche falsche Appetitanreize setzt – können wir davon profitieren. Denn ein bedeutender Grund für Übergewicht und einen zu hohen Körperfettanteil liegt ja darin, dass zu viele Kalorien aufgenommen werden. Dem setzt der ketogene Stoffwechsel eine natürliche Grenze, einfach weil der Körper nicht mehr soviel Nahrung verlangt.

Die nach Harris-Benedict (Tab. 79, 80 und 81) oder nach der einfachen Methode (Tab. 82) ermittelten Kalorienmengen sind deshalb als Anhalt zu betrachten, die den Einstieg in

Tab. 78 Ermittlung der Kalorien und Makronährstoffe

Die Kalorienmenge pro Tag und die Verteilung der Makronährstoffe Protein, Kohlenhydrate und Fett kann auf zwei Wegen festgelegt werden: Entweder berechnet nach einer in der Diätetik üblichen Methode und den Protein- und Kohlenhydratwerten für die optimierte Keto-Diät. Oder durch eine einfache Schätzung, kombiniert mit diesen Werten.

In beiden Fällen dient das aber allein dem Einstieg in die optimierte Keto-Diät. Im Laufe einiger Wochen werden sich bei den meisten Menschen Anpassungen der Gesamt-Kalorienmenge ergeben – nach oben oder unten – je nach Aktivität und individueller Veranlagung. Trotzdem werden beide Methoden nach einigen Wochen höchstwahrscheinlich zu einer ähnlichen Kalorienmenge führen.

Das liegt daran, dass für die ketogene Ernährung andere Bedingungen gelten als bei einer herkömmlichen, kohlenhydratreichen Kost. Der hohe Fettanteil sättigt viel besser, die Ketone üben eine appetithemmende Wirkung aus und ein niedriger Blutzuckerspiegel löst kein Hungergefühl mehr aus. Statt dessen liefern die Körperfettreserven jederzeit reichlich Fettsäuren und Ketone, welche die nötige Energie bereitstellen.

1) Die wissenschaftliche Methode

- Kalorienermittlung nach Harris-Benedict (siehe Tab. 79, Beispielrechnungen in Tab. 80)
- Die Kohlenhydratmenge ist vorgegeben (bis 50 g = 200 kcal.). Festlegung der Proteinmenge pro Tag nach Tab. 91 und der Fettmenge nach Tab. 81

2) Die einfache Methode

- Die Vorgehensweise ist beschrieben in Tab. 82
- Die Kohlenhydratmenge ist vorgegeben (bis 50 g = 200 kcal.). Bestimmung der Proteinmenge pro Tag anhand der Werte in Tab. 91
- Schätzung der Fettmenge pro Mahlzeit nach den Vorgaben in Tab. 81

die optimierte Keto-Diät erleichtern sollen. Sie müssen sich mit der Nahrungsmenge wohl fühlen, eine gute Sättigung erreichen und trotzdem Körperfett abbauen bzw. den niedrigen Körperfettanteil halten können. Scheuen Sie sich deshalb nicht, Anpassungen nach unten oder nach oben, falls erforderlich, vorzunehmen.

Vergessen Sie nicht: Die optimierte Keto-Diät funktioniert anders als eine herkömmliche, kalorienreduzierte Diät. Deshalb müssen Sie nicht hungern, sondern können sich täglich satt essen.

13.2 Die ersten Wochen bis zur Keto-Adaption

In den ersten vier Wochen kommt es darauf an, die Keto-Adaption zu erreichen. In dieser Zeit stellt sich der gesamte Stoffwechsel auf die neue Ernährung ein. Kommt es in den ersten Tagen zu einem leichten Unwohlsein, so ist das auf die Umstellung von der Zucker- auf die Fettverbrennung zurückzuführen (siehe dazu die Abschnitte 1.3 und 1.4). Es ist ungemein wichtig, dass Sie dann nicht aufgeben und die optimierte Keto-Diät abbrechen, bevor sie richtig begonnen hat. Denn diese Probleme sind schnell überwunden und mit jedem Tag ist der Körper besser auf die ketogene Ernährung eingestellt.

Es spielt keine Rolle, ob Sie die Nahrungsmenge für den Einstieg nach Harris-Benedict oder nach der einfachen Methode festelegen, doch die Obergrenze von 50 g Kohlenhydraten pro Tag darf nicht übeschritten werden. Die Kohlenhydrat-, Fett- und Proteinmenge pro Tag sollte auf drei Hauptmahlzeiten verteilt werden. Es ist wichtig, dass jede Mahlzeit alle drei Makronährstoffe enthält, also stets Protein und Fett – doch den größten Gewichtsanteil sollten pflanzliche Lebensmittel mit einem geringen Kohlenhydratgehalt ausmachen.

Dem Anfänger, der noch niemals eine ketogene Diät durchgeführt hat, ist ein anderer Ein-

Tab. 79 Die Harris-Benedict-Formel mit Aktivitätsfaktor

Berechnung des Grundumsatzes nach Harris-Benedict für Frauen:
Grundumsatz = 655 + (9.6 x **Gewicht in kg**) + (1.7 x **Körpergröße in cm**) - (4.7 x **Lebensalter**)

Berechnung des Grundumsatzes nach Harris-Benedict für Männer:
Grundumsatz = 66,5 + (13.7 x **Gewicht in kg**) + (5 x **Körpergröße in cm**) - (6.8 x **Lebensalter**)

Das Ergebnis wird mit dem Aktivitätsfaktor multipliziert, um den Kalorienbedarf pro Tag zu errechnen.

Aktivitätsfaktor [cb,cc]

1,0	keine Aktivität	wie Grundumsatz; z.B. schlafen oder dämmern
1,2	sehr leichte Aktivität	Bettlägerigkeit, Schreibtischarbeit, keine körperliche Aktivität in der Freizeit.
1,4	leichte Aktivität	Schreibtischarbeit, geringe körperliche Aktivität in der Freizeit.
1,6	moderate Aktivität	wenig fordernde, körperliche Arbeit, z.B. Studierende, Fließbandarbeiter, Laboranten, Kraftfahrer
1,8	hohe Aktivität	fordernde körperliche Arbeit; überwiegend gehende oder stehende Tätigkeit, z.B. Verkäufer, Kellner, Handwerker, Mechaniker, Hausfrauen
2,0-2,5	extreme Aktivität	sehr fordernde körperliche Arbeit, z.B. Bauarbeiter, Gärtner, Paketfahrer

Die Berechnung der Kalorienzufuhr nach Harris und Benedict stammt zwar aus dem Jahre 1918, ist aber sehr präzise und gilt auch heute noch als Standard.

Allerdings ist sie für eine gemischte Kost berechnet, die einen recht hohen Kohlenhydratanteil aufweist. Bei der optimierten Keto-Diät sind aber die Kohlenhydrate auf nur 50 g pro Tag reduziert, dafür wird deutlich mehr Fett verzehrt. Diese ketogene Ernährung führt zu gravierenden Umstellungen im Organismus, die eine deutliche Kalorieneinsparung nach sich ziehen. Entsprechend wurde in wissenschaftlichen Studien ein Minderverzehr von bis zu 30 % der normalen Kalorienmenge gefunden [cd], ohne dass es zu Hungergefühlen oder einer Gewichtsabnahme kam.

Es wird also zunächst der Grundumsatz – für Männer und Frauen unterschiedlich (s.o.) – berechnet. Dieser Wert wird mit dem Aktivitätsfaktor multipliziert. Höchstwahrscheinlich werden sich im Verlauf von einigen Wochen Anpassungen nach oben oder unten ergeben; je nach individueller Veranlagung oder Aktivität. Grundsätzlich gilt: Sie müssen nicht die errechnete Kalorienmenge verzehren, sondern nur soviel, dass Sie sich gesättigt fühlen.

Nach erfolgter Keto-Adaption, also nach vier Wochen mit der optimierten Keto-Diät, kann versucht werden, die Kalorienmenge noch etwas weiter zu verringern. Dafür werden versuchsweise bei jeder Mahlzeit 10 g Fett weniger verzehrt. Kommen Sie ohne Hunger über den Tag, bleiben Sie bei dieser Kalorienmenge.

Interpretation der Aktivitätsfaktoren angelehnt an [cb] und [cc]:

cb Langer D: Kalorienverbrauch richtig berechnen. Gymondo.de, 24. November 2015. https://www.gymondo.de/magazin/gesund-abnehmen/kalorienverbrauch-berechnen-harris-benedict-formel

cc Thibaudeau C: Wie man optimal Muskeln aufbaut und Fett verliert! Publiziert von bulkolly am 14.06.2010, http://www.team-andro.com/wie-man-opimal-muskeln-aufbaut-und-fett-verliert.html

cd Fine EJ, et al: Targeting insulin inhibition as a metabolic therapy in advanced cancer: a pilot safety and feasibility dietary trial in 10 patients. Nutrition 2012 Oct; 28(10): 1028-1035.

stieg in die optimierte Keto-Diät zu empfehlen, als dem Erfahrenen, dem die ketogene Lebensweise schon vertraut ist. Wenden wir uns zunächst dem Anfänger zu.

13.2.1 Der Einstieg für Anfänger

Für den Anfänger gilt: Essen Sie zu Beginn der Keto-Diät immer, wenn Sie hungrig sind. Und machen Sie sich erst einmal keine Gedanken um eine mögliche Überschreitung der Kalorienmenge: Nach einer kurzen Zeit der Gewöhnung an die neue Ernährung werden Sie Ihre Kalorienzufuhr vermutlich ohnehin wieder anpassen müssen.

In den ersten beiden Wochen der optimierten Keto-Diät sollten Sie dafür sorgen, immer eine Tüte mit Nüssen greifbar zu haben, um auch zwischen den Mahlzeiten etwas „Keto-Food" verzehren zu können. Die Grundregel lautet: Wenn sich der Hunger einstellt, nehmen Sie einen Snack in Form von einigen Nüssen zu sich! Es kann auch etwas Käse sein oder ein Stück Fleisch; aber eine Tüte Para- oder Walnüsse, bzw. Macadamias hat sich dafür bewährt. Man macht sich nicht die Finger schmutzig, braucht keinen Teller und kein Besteck und Nüsse können auch im Sommer immer mitgeführt werden.

Zwischenmahlzeiten verhindern natürlich, dass der Insulinspiegel zwischen den Mahlzeiten tief abfallen kann. Als Anfänger würde ich Ihnen zu Beginn der Keto-Diät trotzdem dazu raten. In den ersten Wochen kommt es nämlich nicht darauf an, viel Gewicht zu verlieren. Zunächst gilt es, die Keto-Adaption zu erreichen. Dazu muss der Stoffwechsel von Kohlenhydrat- auf Fettverbrennung umgestellt werden. Wer das noch nie hinter sich gebracht hat, für den kann das durchaus schon eine erste Hürde darstellen.

In dieser Startphase ist es weder nötig, unter einem Kaloriendefizit zu leiden wie bei einer herkömmlichen Diät, noch muss man sich vollstopfen, um die festgelegte Nahrungsmenge zu erreichen. Natürlich müssen auch bei der optimierten Keto-Diät bei manchen Menschen die Kalorien etwas stärker reduziert werden, um merklich Fett zu verbrennen. Doch das ist später, wenn der Körper umgestellt ist, gar kein Problem. Zu Beginn ist allein von Bedeutung, dass Sie die Anpassungsphase überstehen und nicht vorzeitig aufgeben!

Die meisten Menschen kommen mit der ketogenen Ernährung auf Anhieb zurecht, nur wenigen fällt es schwerer. Das sind häufig jene, die stark auf Süßes geprägt sind. Ihnen fehlt jetzt der Zucker, der den Blutzuckerspiegel hochtreibt. Auch deshalb ist es vorteilhafter, bei einem aufkommenden Hungergefühl zwischen den Mahlzeiten in der Anfangsphase der optimierten Keto-Diät immer etwas zu essen. Ganz gleich, ob es einige Nüsse, ein Stück Käse oder etwas Fleisch ist; Sie erleichtern sich damit die Anpassung, da dem Gehirn zumindest vermittelt wird, dass etwas Nahrung aufgenommen wurde. Gleichzeitig wird ein wenig Insulin ausgeschüttet (das geschieht immer, wenn Nahrungsbestandteile das Blut erreichen, selbst wenn keine Kohlenhydrate verzehrt werden) und vermutlich auch ein kleiner Teil Blutzucker ins Gehirn eingeschleust. Das Verlangen nach Nahrung und das dabei entstehende Unwohlsein hört mit dem Verzehr des Snacks sofort auf und man fühlt sich deutlich besser.

Auch wenn Ihnen dieser Einstieg in die optimierte Keto-Diät nicht radikal genug erscheint, gehen Sie besser so vor. Keiner weiß, wie sein Körper auf den Kohlenhydratentzug reagiert. Der Eine braucht zunächst noch seine Zwischenmahlzeiten, der Andere kommt vielleicht ohne aus. Doch in den ersten Wochen der Keto-Diät sollte es erst einmal um die Gewöhnung an die neue Ernährung gehen, nicht um den schnellsten Fettverlust.

In der Regel kommen jüngere Menschen besser damit zurecht; die Älteren, die häufig

Tab. 80 Die Kalorienberechnung für die optimierte Keto-Diät

Berechnung der Kalorienmenge pro Tag nach Harris-Benedict und Aktivitätsfaktor, dargestellt an jeweils drei Beispielen für Männer und Frauen.

Frau

1) **20 Jahre, 60 kg Körpergewicht, 170 Zentimeter groß, Studentin, 3x pro Woche 1 Stunde Sport**
   - Grundumsatz = 655 + (9,6 x 60 kg = 576) + (1,8 x 170 cm = 306) – (4,7 x 20 Jahre = 94) = 1.443 kcal.
   - Aktivitätsfaktor = 1,6 für moderate Aktivität: 1.443 x 1,6 = **2.309 kcal. Tagesbedarf**

2) **40 Jahre, 75 kg Körpergewicht, 162 Zentimeter groß, Hausfrau, kein Sport**
   - Grundumsatz = 655 + (9,6 x 75 kg = 720) + (1,8 x 162 cm = 292) – (4,7 x 40 Jahre = 188) = 1.479 kcal.
   - Aktivitätsfaktor = 1,8 für hohe Aktivität: 1.479 x 1,8 = **2.662 kcal. Tagesbedarf**

3) **65 Jahre, 58 kg Körpergewicht, 1,58 Zentimeter groß, erkrankt, bettlägerig**
   - Grundumsatz = 665 + (9,6 x 58 kg = 557) + (1,8 x 158 cm = 284) – (4,7 x 65 Jahre = 306) = 1.191 kcal.
   - Aktivitätsfaktor = 1,2 für sehr leichte Aktivität: 1.191 x 1,2 = **1.429 kcal. Tagesbedarf**

   Nach Genesung und Wiederaufnahme der üblichen Tätigkeiten ist ggf. ein höherer Aktivitätsfaktor anzusetzen.

Mann

1) **22 Jahre, 78 kg Körpergewicht, 183 Zentimeter groß, Student, 3x pro Woche 1 Stunde Sport**
   - Grundumsatz = 66,5 + (13,7 x 78 kg = 1069) + (5 x 183 cm = 915) – (6,8 x 22 Jahre = 150) = 1.901 kcal.
   - Aktivitätsfaktor = 1,6 für moderate Aktivität: 1.901 x 1,6 = **3.041 kcal. Tagesbedarf**

2) **38 Jahre, 96 kg Körpergewicht, 175 Zentimeter groß, Handwerker, kein Sport**
   - Grundumsatz = 66,5 + (13,7 x 96 kg = 1315) + (5 x 175 cm = 875) – (6,8 x 38 Jahre = 258) = 1.998 kcal.
   - Aktivitätsfaktor = 1,8 für hohe Aktivität: 1.998 x 1,8 = **3.596 kcal. Tagesbedarf**

3) **72 Jahre, 73 kg Körpergewicht, 188 Zentimeter groß, erkrankt, bettlägerig**
   - Grundumsatz = 66,5 + (13,7 x 73 kg = 1000) + (5 x 188 cm = 940) – (6,8 x 72 Jahre = 490) = 1.517 kcal.
   - Aktivitätsfaktor = 1,2 für sehr leichte Aktivität: 1.517 x 1,2 = **1.820 kcal. Tagesbedarf**

Die Ergebnisse in kcal. werden jeweils auf- bzw. abgerundet. Der errechnete Tagesbedarf muss nicht zwingend erreicht werden. Fühlen Sie sich gut gesättigt, kann auch weniger verzehrt werden.

Falls sich Ihr Aktivitätsmuster ändert, wenn Sie z.B. ein sportliches Training aufnehmen, dann muss der Tagesbedarf neu errechnet werden, um den gestiegenen Kalorienbedarf zu berücksichtigen.

Die Kalorienmengen für bettlägerige Personen werden durch Appetitmangel vermutlich nicht immer erreicht. Doch ist zu bedenken, dass die ketogenen Mahlzeiten mit viel mehr Fett deutlich besser sättigen und es durch die Ketone zu einer Appetithemmung kommt. Obendrein erlaubt eine geringere Kalorienmenge eine tiefere Ketose und damit gesteigerte Heilwirkungen, auch durch die hochgeregelte Autophagie. Sollte sich ein unerwünschter Gewichtsverlust oder gar ein Muskelverlust einstellen, kann die Kalorienmenge problemlos erhöht werden, um dem zu begegnen. In diesem Fall steht ja die Genesung im Vordergrund, nicht der schnelle Abbau von Körperfett.

Tab. 81 Der Fettbedarf bei der optimierten Keto-Diät

Man nimmt die Gesamt-Kalorienmenge pro Tag nach Harris-Benedict und Aktivitätsfaktor, wie in Tab. 79 und 80 beschrieben. Davon werden dann 200 kcal. für die täglich erlaubten 50 g Kohlenhydrate abgezogen, und die Kalorien für die Proteinmenge nach Körpergewicht (gewählt aus Tab. 91). Übrig bleiben die Kalorien für die tägliche Fettzufuhr. Diese Zahl teilt man durch 9 (1 g Fett hat 9 kcal.) und erhält so die tägliche Fettmenge in Gramm. Nachfolgend sind die Fett- und Proteinmengen pro Tag für die Beispielpersonen aus Tab. 80 berechnet. Beim Protein wird der dem Gewicht am nächsten kommende Wert aus Tab. 91 ausgewählt. Das Ergebnis beim Fett wird auf volle Gramm auf- oder abgerundet.

Die sportlichen jungen Leute erhalten die höchste Proteinzufuhr, Hausfrau und Handwerker die mittlere und die Kranken die geringste. Im Falle einer Krebserkrankung kann auch die noch kleinere Proteinmenge aus Tab. 71 gewählt werden, doch dann muss regelmäßig kontrolliert werden, ob kein Muskelabbau eintritt.

Formel: **Tagesbedarf in kcal. – 200 kcal. Kohlenhydrate – Proteinanteil in kcal. = Fettmenge in kcal.**

Frau

1) **20 Jahre, 60 kg Körpergewicht, 170 Zentimeter groß, Studentin, 3x pro Woche 1 Stunde Sport**
   - **Tagesbedarf 2.309 kcal.** Proteinmenge 1,0 g pro kg Körpergewicht = 240 kcal. = **60 g Protein/Tag**
   - Berechnung der Fettmenge (2.309 – 200) = 2.109 – 240 = 1.869 kcal. : 9 = **208 g Fett/Tag**

2) **40 Jahre, 75 kg Körpergewicht, 162 Zentimeter groß, Hausfrau, kein Sport**
   - **Tagesbedarf 2.661 kcal.** Proteinmenge 0,8 g pro kg Körpergewicht = 240 kcal. = **60 g Protein/Tag**
   - Berechnung der Fettmenge (2.661 – 200) = 2.461 – 240 = 2.221 kcal. : 9 = **247 g Fett/Tag**

3) **65 Jahre, 58 kg Körpergewicht, 1,58 Zentimeter groß, erkrankt, bettlägerig**
   - **Tagesbedarf 1.429 kcal.** Proteinmenge 0,6 g pro kg Körpergewicht = 144 kcal. = **36 g Protein/Tag**
   - Berechnung der Fettmenge (1.429 – 200) = 1.229 – 144 = 1.085 kcal. : 9 = **121 g Fett/Tag**

Mann

1) **22 Jahre, 78 kg Körpergewicht, 183 Zentimeter groß, Student, 3x pro Woche 1 Stunde Sport**
   - **Tagesbedarf 3.041 kcal.** Proteinmenge 1,0 g pro kg Körpergewicht = 312 kcal. = **78 g Protein/Tag**
   - Berechnung der Fettmenge (3.041 – 200) = 2.841 – 312 = 2.529 kcal. : 9 = **281 g Fett/Tag**

2) **38 Jahre, 96 kg Körpergewicht, 175 Zentimeter groß, Handwerker, kein Sport**
   - **Tagesbedarf 3.597 kcal.** Proteinmenge 0,8 g pro kg Körpergewicht = 304 kcal. = **76 g Protein/Tag**
   - Berechnung der Fettmenge (3.597 – 200) = 3.397 – 304 = 3.093 kcal. : 9 = **344 g Fett/Tag**

3) **72 Jahre, 73 kg Körpergewicht, 188 Zentimeter groß, erkrankt, bettlägerig**
   - **Tagesbedarf 1.820 kcal.** Proteinmenge 0,6 g pro kg Körpergewicht = 180 kcal. = **45 g Protein/Tag**
   - Berechnung der Fettmenge (1.820 – 200) = 1.620 – 180 = 1.440 kcal. : 9 = **160 g Fett/Tag**

schon länger zucker-konditioniert waren, brauchen manchmal etwas länger.

Trotzdem wird sich bei den meisten Menschen bereits in den ersten Wochen ein merklicher Gewichtsverlust einstellen. Das hängt einerseits damit zusammen, dass durch den Abbau der Glycogenspeicher in den Muskeln vermehrt Flüssigkeit ausgeschieden wird. Andererseits führt der durch weitgehenden Kohlenhydratverzicht abgesunkene Insulinspiegel zu einer gesteigerten Verbrennung von Körperfett. Und selbst wenn vielleicht das Körpergewicht zunächst nicht abnimmt, so verändert sich doch die Figur beträchtlich: Die Taille wird schlanker und die Muskeln treten deutlicher hervor.

Nach etwa zwei Wochen mit der neuen Ernährung sollten Sie herausgefunden haben, wie groß die Mahlzeiten ausfallen müssen, um zu sättigen. Das Optimum wäre, wenn Sie es dann ohne zu großen Hunger schaffen, von einer Mahlzeit zur nächsten ohne Zwischenmahlzeiten auszukommen. Klappt das nicht, dann kann entweder die Menge an Gemüse oder der Fettanteil der Mahlzeiten erhöht werden. Der einfachste Weg wäre, jeder Mahlzeit einen Löffel Olivenöl oder Kokosfett beizugeben.

In den folgenden beiden Wochen der Keto-Adaption sollten Sie dann versuchen, auf Zwischenmahlzeiten zu verzichten. Wenn es gar nicht anders geht, dann essen Sie natürlich einige Nüsse oder einen anderen kohlenhydratarmen Snack. Doch das Ziel sollte sein, zum Abschluss der vier Wochen dauernden Keto-Adaption soweit zu sein, dass auch eine leichte Verzögerung der nächsten Mahlzeit ausgehalten werden kann.

Wer als Anfänger nach zwei Wochen gut zurecht kommt, dem kann bereits empfohlen werden, das 12/12-Modell oder das 14/10-Modell des Intervallfastens „zuzuschalten". Im Abschnitt 2.6 wurden die verschiedenen Modelle des Intervallfastens ja bereits erklärt. „12/12" bedeutet, in 12 Stunden werden alle drei Mahlzeiten verzehrt und 12 Stunden wird gefastet. Man frühstückt z.B. um 7:00 Uhr, nimmt um 13:00 Uhr das Mittagessen ein und verzehrt das Abendessen um 19:00 Uhr. Im Fastenfenster sind nur noch kalorienfreie Flüssigkeiten erlaubt wie Wasser oder ungesüßter Kaffee bzw. Tee. Die Zeiten für die Mahlzeiten können Sie natürlich nach Belieben festlegen, doch das Fastenfenster muss am Stück eingehalten werden.

„14/10" bedeutet ein Essensfenster von 10 Stunden und ein Fastenfenster von 14 Stunden. Auch damit kommt der Anfänger, besonders der junge Mensch, schon gut zurecht. Das kann so aussehen, dass wieder um 7:00 Uhr gefrühstückt wird, um 13:00 Uhr zu Mittag gegessen wird und das Abendessen spätestens um 17:00 Uhr eingenommen wird. Daran schließt sich das Fastenfenster an, das bis zum nächsten Morgen um 7:00 Uhr dauert.

Die Tage mit Intervallfasten können über die ganze Woche ausgedehnt werden oder man beginnt mit zwei oder drei Tagen Intervallfasten pro Woche und steigert nach Bedarf. An den anderen Tagen kann ohne Zeitbeschränkung gegessen werden, doch Sie sollten allein die drei Hauptmahlzeiten verzehren, keine Snacks zwischendurch. Abwechslung bringen einige andere Mahlzeiten mit mehr Kohlenhydraten, auch „Refeed" genannt, welche die Routine im Wochenrhythmus unterbrechen. Wie das gestaltet werden kann, erfahren Sie unter 13.6.2.

Nach vier Wochen sollte die Keto-Adaption weitestgehend abgeschlossen sein. Danach kann auch der Anfänger zu strengeren IF-Modellen übergehen oder die Ernährung mit dem Ziel des stärkeren Fettabbaus verändern; mehr dazu folgt später.

13.2.2 Der Einstieg für Erfahrene

Wer schon einmal eine ketogene Diät durchgeführt hat oder sich bereits schon länger Low-Carb ernährt, der kann natürlich schneller vor-

Tab. 82 Einfache Bestimmung der Kalorienmenge und Makronährstoffe

Die Kalorienberechnung nach Harris-Benedict, sowie die weitergehende Berechnung der Fettzufuhr, wie in den Tab. 79 und 81 beschrieben, ist die wissenschaftliche Methode. Dabei muss aber bedacht werden, dass – bei Bedarf, d.h wenn sich zwischen den Mahlzeiten Hunger einstellt – in der Umstellungsphase bis zur Keto-Adaption durchaus mehr Kalorien erlaubt sind, die bevorzugt als Fett zu verzehren sind. Nach einigen Wochen, spätestens nach einigen Monaten, wird sich die verzehrte Kalorienmenge aber höchstwahrscheinlich unter den berechneten Werten einpendeln.

Wem die Berechnungen zu umständlich sind, der kann auch einfacher vorgehen. Dafür nimmt man die erlaubten Kohlenhydrate (bis zu 50 g) und wählt die Proteinmenge nach Körpergewicht aus Tab. 91. Dabei muss bedacht werden, dass Proteinüberschüsse die Ketose und damit den Fettabbau und die Heilwirkungen beinträchtigen können. Daher sollte für wenig aktive Personen (z.B. die Kranken und Bettlägerigen) die Proteinmenge von 0,6 g gewählt werden. Wer täglich lange arbeiten muss, dem ist der Wert von 0,8 g zu empfehlen, und wer regelmäßig Sport treibt, der kann auf 1 g pro kg Körpergewicht gehen. Die Fettzufuhr wird bei der einfachen Methode nicht berechnet, sondern durch Ausprobieren herausgefunden. Dafür nehmen wir eines der Beispiele von zuvor:

Frau

1) 20 Jahre, 60 kg Körpergewicht, 170 Zentimeter groß, 3x pro Woche 1 Stunde Sport

- Proteinmenge 1,0 g pro kg Körpergewicht: = **60 g Protein/Tag, Kohlenhydrate bis zu 50 g/Tag**

Unsere Frau aus dem Beispiel würde die Protein- und Kohlenhydratmenge auf drei Mahlzeiten verteilen, das ergibt ca. 20 g Protein und bis zu 17 g Kohlenhydrate pro Mahlzeit. Mit jeder Mahlzeit werden darüber hinaus mindestens 40 g Fett verzehrt. Reicht das nicht aus – wenn sich bis zur nächsten Mahlzeit der Hunger vernehmlich einstellt – wird er mit einigen Nüssen gestillt. Ab der nächsten Mahlzeit wird dann 10 g Fett mehr hinzugefügt, so dass die Mahlzeiten jetzt jeweils 50 g Fett enthalten. Wenn sich erneut Hunger zwischen den Mahlzeiten einstellt, wird das Ganze wiederholt. Auf diese Weise sollte jeder nach einigen Tagen herausgefunden haben, wieviel Fett er täglich benötigt, um sich satt zu fühlen.

Ein 90 kg schwerer Mann wird besser mit 60 g Fett pro Mahlzeit beginnen und ggf. weiter steigern. Es kommt in den ersten Wochen bis zur Keto-Adaption nicht so sehr darauf an, weniger zu essen als zuvor – ein merklicher Fettabbau wird sich trotzdem einstellen – sondern vielmehr, sich in die neue Ernährung „hineintasten". Essen Sie ruhig soviel, dass Sie sich gut gesättigt fühlen. Wenn Sie die benötigte Nahrungs- und Fettmenge nach einigen Tagen herausgefunden haben, dann können Sie versuchen, die Fettzufuhr auf die gleiche Weise etwas einzuschränken, indem Sie bei einer Mahlzeit wieder 10 g Fett streichen. Wichtig ist aber, dass Sie nach einigen Wochen ohne Zwischenmahlzeiten auskommen, d.h. nur drei oder vielleicht nur zwei Hauptmahlzeiten verzehren. Das erlaubt eine gute Ketose zwischen den Mahlzeiten und eine tiefe Ketose in der Fastenphase.

Die Nährwerttabellen mit empfehlenswerten Lebensmitteln in diesem Kapitel und die Rezepte im letzten Kapitel liefern genügend Beispiele, was alles gegessen werden kann.

Im Falle einer ernsten Erkrankung, z.B. bei Krebs, wäre allerdings zu empfehlen, die etwas aufwendigere Berechnung der Kalorienzufuhr anzuwenden; eine sehr niedrige Proteinzufuhr (siehe Tab. 71) unterstützt die Ketose ebenfalls.

anschreiten. Er weiß nicht nur, wie die Mahlzeiten zu gestalten sind, sondern auch, wie sein Körper auf den Kohlenhydratentzug reagiert. Ein vorzeitiger Abbruch der optimierten Keto-Diät ist dann weniger wahrscheinlich.

Ich würde trotzdem für die erste Woche empfehlen, erst einmal zu versuchen, mit drei Mahlzeiten pro Tag auszukommen und auf Snacks zu verzichten. Wenn das funktioniert, kann auch schon ein IF-Modell nach Wahl „zugeschaltet" werden. Vielleicht beginnt man zunächst mit einigen Tagen 14/10 oder 16/8 pro Woche, um die Reaktion des Körpers auf die längeren Fastenfenster herauszufinden. Wenn man sich daran gewöhnt hat, können nach Belieben mehr Fastentage oder andere IF-Modelle gewählt werden. Orientieren Sie sich für die Effektivität der verschiedenen IF-Modelle an den Angaben, die im Abschnitt 2.6 gemacht wurden. Die Refeeds werden später erklärt.

13.3 Die Steuerung der optimierten Keto-Diät

Nach erfolgter Keto-Adaption – in der Regel innerhalb von vier Wochen – kann die optimierte Keto-Diät nach eigenen Vorgaben gestaltet werden. Sie haben dann gelernt, wie die Mahlzeiten am besten zusammengestellt werden, Sie kommen mit drei Hauptmahlzeiten pro Tag aus und können jetzt auf Zwischenmahlzeiten verzichten. Es bereitet keine Probleme mehr, die Fastenfenster auszuhalten, und Sie wissen, was für die Woche eingekauft werden muss sowie welche Gerichte sich für die Arbeit und für den Feierabend am besten eignen.

Wenn es mit dem Fettabbau gut vorangeht, dann bleiben Sie bei dem Schema, was bis jetzt gut funktioniert hat. Kommt der Gewichtsverlust nach einiger Zeit zum Stillstand (man spricht dann von einem „Plateau") und Sie möchten noch mehr Fett abbauen, dann ist das ganz einfach möglich. Das lässt sich über die Fettmenge steuern, die jeden Tag verzehrt wird. Denn die Menge der Kohlenhydrate und des Proteins steht ja weitgehend fest.

In der Regel reicht es aus, für das Ziel eines weiteren Fettabbaus 250-500 kcal. Fett pro Tag *einzusparen*, das sind zwischen 28-55 g Öl, Butter oder ein anderes Fett. Für das Ziel der Gewichtszunahme wird die gleiche Menge Fett *zusätzlich verzehrt*, es wird den Mahlzeiten also insgesamt 28-55 g Fett pro Tag zugesetzt.

13.3.1 Fettabbau

Der ketogene Stoffwechsel reagiert sofort auf die veränderte Fettmenge. Bekommt er weniger Fett, weil das Ziel „Gewichtsverlust" erreicht werden soll, dann greift er verstärkt auf die Körperfettreserven zurück, um das Energieniveau zu halten. Damit wird mehr Körperfett abgebaut. Diese Vorgehensweise entspricht weitgehend dem alten Kalorienmodell mit einer kohlenhydratorientierten Ernährung, funktioniert aber auch mit der optimierten Keto-Diät. Trotzdem ist es für den Fettabbau nur die zweite Wahl.

Ein ebenso guter, häufig sogar besserer Fettabbau stellt sich ein, wenn das Intervallfasten „verschärft" wird. Dafür müssen die Kalorien erst einmal nicht reduziert werden; bei den strengeren Formen wie 20/4 oder 24/0 wird sich vermutlich automatisch ein Minderverzehr einstellen. Für erste gute Fortschritte eignet sich aber das moderate 16/8-Modell. Schon das unwesentlich verkürzte Essensfenster von 8 Stunden führt über die tiefere und längere Ketose im Fastenfenster zu einem gesteigerten Fettabbau. Wenn sich der Fettabbau nach einigen Wochen erneut verlangsamt, kann auf 20/4 oder zusätzlich ein oder zwei echte Fastentage pro Woche (24/0) gesteigert werden. Die damit wiederum verlängerte Phase der tiefen Ketose wird zuverlässig zu weiterem Fettabbau führen.

Sie werden feststellen, dass eine geplante Kalorienreduktion für den Fettabbau nur in den seltensten Fällen vorgenommen werden muss. Denn bereits bei einem 4-stündigen Essensfenster ist es kaum noch möglich, mit einer ketogenen Ernährung „zu viele" Kalorien zu verzehren. Und wer ein oder zwei echte Fastentage pro Woche einlegt, der wird die durch das lange Fastenfenster eingesparten Kalorien am Folgetag nicht ganz ersetzen können. So kommt es automatisch zu einem Minderverzehr, was bedeutet, dass die fehlende Energie aus den Fettdepots des Körpers kommen muss, die so weiter schrumpfen.

Tab. 83 Fettabbau mit der optimierten Keto-Diät

Die traditionelle Vorgehensweise für einen verstärkten Fettabbau ist die Einsparung von Kalorien. Bei der optimierten Keto-Diät ergibt es aber mehr Sinn, zunächst Intervallfasten dazu zu nehmen – ohne eine Kalorienbeschränkung. Schon das 16/8-Modell erlaubt einen guten Fettabbau, mehr als das, was die ketogene Ernährung allein bringen würde. Durch das längere Fastenfenster und den damit länger abgesenkten Insulinspiegel kommt es sehr schnell zu deutlichen Erfolgen. Durch die Protein- und Kalorieneinsparung im ketogenen Stoffwechsel wird ein Muskelabbau zuverlässig verhindert.

Weitere Erfolge stellen sich mit strengeren Formen des Intervallfastens ein. So kann man durchaus drei Tage das 16/8-Modell fahren und drei Tage 20/4. Als nächste Steigerung würde vielleicht das 20/4-Modell die ganze Woche über eingesetzt. Eine weitere Verschärfung wäre das Auslassen des Refeeds. Ein Muskelabbau ist erst mit den sehr strengen Ausgestaltungen des Intervallfastens zu befürchten, wenn z.B. volle Fastentage (24/0) dazu kommen.

Erst wenn man soweit gekommen ist und noch mehr Körperfett abgebaut werden muss, sollte über eine Reduzierung der Kalorien nachgedacht werden. Dafür reicht es aus, 250-500 kcal. Fett pro Tag einzusparen, das sind zwischen 28-55 g Öl, Butter oder ein anderes Fett.

Wenn allerdings zeitlich festgelegte Zielvorgaben erreicht werden müssen, wie z.B. ein bestimmtes Gewicht an einem festgelegten Tag, würde es sich anbieten, zusätzlich zum Intervallfasten auch die Kalorien über die Einsparung von Fett zu reduzieren. Für die generelle Gewichtsabnahme, selbst bei stark übergewichtigen Personen, ist das meiner Ansicht aber nach nicht nötig. Hier sollte der Übergang zu einem strengeren IF-Modell ausreichen, um ein Plateau bei der Gewichtsabnahme zu überwinden. Eine Kalorienreduktion über die Reduzierung der Fettzufuhr kann natürlich immer eingesetzt werden, vor allem, wenn ein strengeres IF-Modell nicht gewünscht wird.

Wichtig ist: Wenn jemand die Kalorienzahl für den Tag wirklich einschränken möchte, dann sollte allein der Fettanteil in der Nahrung etwas geringer ausfallen. 250-500 kcal. weniger Fett pro Tag reichen für einen guten Fettabbau allemal aus. Die Proteinmenge sollte aber auf keinen Fall reduziert werden. Erst wenn man mehrere Kilo an Gewicht verloren hat, kann darüber nachgedacht werden.

Dem bisher nicht sportlich Aktiven ist obendrein eine regelmäßige körperliche Betätigung zu empfehlen. Dabei steht aber nicht der Kalorienmehrverbrauch während des Sports im Vordergrund. Eine gut entwickelte Muskulatur verbrennt auch in Ruhe mehr Kalorien, die bei der optimierten Keto-Diät überwiegend aus dem Körperfett stammen.

Beide Maßnahmen, die Verringerung der Fettmenge pro Tag ebenso wie das Intervallfasten, werden übrigens problemlos vertragen, wenn der Körper bereits keto-adaptiert ist. Es mag in Einzelfällen in den ersten Tagen zu einem vermehrten Hungergefühl kommen, doch der Körper stellt sich sehr schnell auf die verringerte Nahrungsmenge bzw. die kürzeren Essensfenster ein. Er hat ja ausreichend „Brennstoff" in Form von Körperfett zu Verfügung, deshalb leidet er keinen echten Mangel. Und die Konzentration leidet auch nicht, da das Gehirn stets mit ausreichend Ketonen versorgt wird. Verglichen mit den Qualen bei herkömmlichen Diäten ist das Abnehmen in der Ketose für den daran Gewöhnten ein Kinderspiel!

Wer möchte, kann den Taillenumfang im Wochenabstand messen, um die Fortschritte zu kontrollieren. Alternativ kann die Dicke der Hautfalte am Bauch mit einem Fettcaliper ermittelt werden. Auf diese Weise kann man zuverlässig feststellen, ob wirklich Fett abgebaut wird. Der Zeitpunkt der wöchentlichen Messung wird am besten auf morgens vor der ersten Mahlzeit und Flüssigkeitszufuhr nach dem letzten ketogenen Tag, also vor dem Refeed, festgelegt.

Der Grundgedanke sollte jetzt klar geworden sein. Statt sklavisch auf die Kalorien zu starren, kann nach erfolgter Keto-Adaption der Fettabbau viel besser über die Länge der Fastenfenster gesteuert werden. Ein maßvoller Refeed mit nicht zu vielen Kohlenhydraten trägt ebenfalls dazu bei, Körperfett sehr schnell abzubauen.

13.3.2 Gewichtszunahme

Ebenso einfach ist die Steuerung der Kalorienmenge für eine Gewichtszunahme. Der höhere Energiebedarf kann durch etwas mehr Fett in der Ernährung problemlos ausgeglichen werden. Man braucht dafür auch nicht mehr Protein, denn selbst ein Zuwachs an Muskulatur erfordert nur wenige Gramm Muskeleiweiß pro Tag – die können aus den vorgegebenen Proteinmengen in Tab. 91 ohne Schwierigkeiten aufgebaut werden.

Es empfiehlt sich aber, die Reaktion des Körpers auf die gesteigerte Fettmenge über einige Wochen zu beobachten: Kommt es zu einem verstärkten Fettaufbau am Bauch, dann kann die Fettzufuhr auch wieder etwas reduziert werden. Beginnen Sie mit 250 kcal. Fett zusätzlich pro Tag – das sind z.B. zweieinhalb Löffel Olivenöl mehr, die den Mahlzeiten zugefügt werden. Steigen Sie einmal pro Woche auf die Waage, um zu prüfen, ob sich das Körpergewicht langsam erhöht. Messen Sie dabei auch das Fett in der Bauchregion, am besten mit einem Fettcaliper. Die „Rolle" am Bauch sollte nicht oder nur unwesentlich zunehmen. Alternativ kann der Fettzuwachs auch mit einem Maßband kontrolliert werden, indem der Taillenumfang gemessen wird. Zu empfehlen ist die wöchentliche Messung wiederum morgens vor der ersten Mahlzeit nach dem letzten ketogenen Tag, vor dem Refeed.

Bei einer Gewichtszunahme muss aber bedacht werden, dass der Körper in der Ketose vom Aufbau- auf den Erhaltungsstoffwechsel umstellt. Das bedeutet, er fährt den Kalorienbedarf herunter, was die Gewichtszunahme grundsätzlich erschwert. Ein Ausweg aus dieser Situation wäre, dem Körper zu vermitteln, dass die zusätzliche Körpermasse gebraucht wird. Das geschieht am besten, indem durch ein regelmäßiges Krafttraining Muskulatur aufgebaut wird. Das in der Ketose deutlich erhöhte Wachstumshormon unterstützt den Muskelaufbau.

13.4 Die optimierte Keto-Diät bei Krankheit

In der Ketose kommt es zu einer enormen Stärkung der Abwehrkräfte des Körpers. Das ist auf einen verringerten Anfall von Sauerstoffradikalen in allen Zellen des Körper zurückzuführen, sowie auf eine hochgeregelte Autophagie, deren Unterprozess der Xenophagie Krankheitserreger viel besser bekämpfen kann.

Entsprechend kommt es nur noch selten zu Erkältungen oder Infektionen. Und selbst wenn diese nicht gleich abgewehrt werden können, so stellt sich in der Regel ein nur kurzer und deutlich milder ausfallender Krankheitsverlauf ein. Aus eigener Erfahrung von mehr als zwei Jahrzehnten mit der ketogenen Ernährung kann ich beisteuern, dass sich eine gesundheitliche Krise eigentlich immer in Form von übergroßer

Müdigkeit ankündigt. Wenn man dieser Empfindung nachgibt, sich etwas schont und für mehr Schlaf sorgt, dann erhält der Körper die Möglichkeit, die Keime schnell zu besiegen, ohne dass man tagelang an das Bett gefesselt wird.

Wer unter chronischen Erkrankungen leidet, für den ist die optimierte Keto-Diät ebenfalls die beste Ernährungsoption. Ihre positiven Auswirkungen bei vielen Krankheiten sind an anderer Stelle im Buch ja bereits ausführlich beschrieben worden.

13.5 Die Nährstoffverteilung

Dem Ernährungsplan für die optimierte Keto-Diät, der nachfolgend vorgestellt wird, liegen die Erkenntnisse aus den Untersuchungen an primitiven Völkern zugrunde.

Die traditionelle Ernährung dieser Völker besteht aus tierischen Lebensmitteln, die sie in ihrem Habitat vorfinden. Diese werden ergänzt mit einer Vielzahl von volumenreichen, aber recht kalorienarmen pflanzlichen Lebensmitteln. Die große „Füllmenge“ dieser Lebensmittel und das notwendige Kauen sorgt bereits für eine gute Sättigung. Das erlaubt, den Fettanteil der Mahlzeiten vergleichsweise moderat zu halten. Es muss nicht jede Mahlzeit „im Fett schwimmen“! So ist der Körper gezwungen, die eigenen Fettreserven anzugreifen und es kommt deutlich schneller zu einem sehr niedrigen Körperfettanteil.

Im Folgenden werden empfehlenswerte Lebensmittel aus den Makronährstoffgruppen Protein, Fette und Kohlenhydrate vorgestellt. Darüber hinaus wird aufgezeigt, welche Lebensmittel für eine optimale Gesundheit und Leistungsfähigkeit besser gemieden werden.

13.6 Kohlenhydrate

Die Planung für die Kohlenhydrate fällt ganz einfach aus. Die Kohlenhydrate werden gezählt und mehr als 50 g pro Tag werden nicht verzehrt (siehe Tab. 84). Zu Beginn der optimierten Keto-Diät werden Sie vermutlich häufiger in eine Nährwert-Tabelle schauen müssen, um die Kohlenhydratmengen der Lebensmittel zu bestimmen. Doch die Tabellen in diesem Buch liefern bereits genügend Daten für einen guten Start.

13.6.1 Warum Low-Carb und nicht No-Carb

Warum noch 50 g Kohlenhydrate pro Tag? Wenn schon eine ketogene Ernährung eingesetzt werden soll, warum dann nicht „richtig“, mit sowenig Kohlenhydraten wie möglich? Dagegen gibt es gute Argumente. Wir wissen bereits, dass der Vorteil des Verzichts auf die wenigen Gramm Kohlenhydrate pro Mahlzeit vergleichsweise klein ausfällt. Der Körper braucht eine gewisse Menge Kohlenhydrate für einige Gewebe. Bekommt er sie nicht über die Nahrung, dann stellt er sie im Wege der Gluconeogenese selbst her. Also kann man sie auch gleich verzehren.

Diese Menge Kohlenhydrate ist nicht nur für den Fettabbau zu empfehlen. Auch zur Unterstützung der Behandlung der meisten Krankheiten sind bis zu 50 g Kohlenhydrate pro Tag nicht zu viel, ausgenommen vielleicht bei Krebserkrankungen, wie in Kapitel 12 bereits erörtert. Statt die Kohlenhydrate und damit die Nahrungsmittelauswahl zu stark einzuschränken, sollte lieber ins Auge gefasst werden, die Ketose durch Intervallfasten zu fördern. Mit kürzeren Essensfenstern und, daraus folgend, längeren Fastenfenstern lassen sich tiefere Insulinwerte erreichen, als wenn man jedes nur mögliche Gramm Kohlenhydrate streicht. Entsprechend gut fällt auch die Wirkung hinsichtlich körperlicher Leistungssteigerung, Fettabbau und Gesundheitsförderung aus. Alternativ können statt kürzeren Essensfenstern natürlich auch ein oder zwei echte Fastentage pro Woche eingelegt werden; die Wirkung fällt ähnlich gut aus.

Tab. 84 Kohlenhydratzufuhr pro Tag

Für die optimierte Keto-Diät ist eine Obergrenze von 50 g Kohlenhydraten pro Tag festgelegt. Damit ist sichergestellt, dass jeder zuverlässig die Ketose erreicht. Es ist nicht sinnvoll, viel weniger zu verzehren, denn dadurch wird die Gemüse- und Obstauswahl zu stark eingeschränkt. Obendrein wird diese Menge Kohlenhydrate im Wege der Gluconeogenese im Körper ohnehin hergestellt, in den meisten Fällen sogar noch etwas mehr.

Nun ist aber offensichtlich, dass diese Menge Kohlenhydrate für eine 50 kg schwere Frau etwas anderes bedeutet als für einen 100 kg schweren Mann. Dieser wird selbst in der Ketose im Wege der Gluconeogenese mehr Glucose erzeugen als die nur halb so schwere Frau. Natürlich könnte ihm deshalb auch eine etwas höhere Kohlenhydratmenge pro Tag gestattet werden, ohne seine Ketose zu gefährden. Das ist die Crux mit den Vereinfachungen: Sie passen für die meisten Fälle, aber eben nicht für alle.

Nach erfolgter Keto-Adaption, wenn man mit seinem Körpergewicht zufrieden ist, kann durchaus versucht werden, die Kohlenhydrat-Obergrenze pro Tag vorsichtig zu erhöhen. Das Problem dabei ist, dass man nicht einfach das Körpergewicht als Maßstab nehmen kann, wieviel Kohlenhydrate pro Tag man verträgt, ohne die Ketose zu verlassen. Die individuellen Stoffwechselunterschiede sind enorm: Manche Menschen dürfen zu Anfang der Keto-Ernährung nicht mehr als 20 g Kohlenhydrate pro Tag zuführen, um in die Ketose zu gelangen. Bei anderen läuft mit 80 g Kohlenhydraten pro Tag die Ketose noch weitgehend störungsfrei.

Als Faustregel kann gelten, dass sich mit zunehmender Anpassung an die ketogene Ernährung der Stoffwechsel immer weiter umstellt. Nach mehreren Wochen werden erfahrungsgemäß von allen Leuten 50 g Kohlenhydrate pro Tag toleriert, ohne die Ketose zu gefährden. Die meisten Menschen vertragen dann auch etwas höhere Zufuhren. Wenn allerdings Körperfett abgebaut werden soll oder wenn es auf hohe Ketonwerte ankommt, z.B. bei einer schweren Erkrankung, dann sollten 50 g die Obergrenze sein.

13.6.2 Refeeds und andere Abwechslungen

Es hat sich herausgestellt, dass eine regelmäßige Abwechslung von der Routine die Durchführung der ketogenen Ernährung sehr vereinfacht. Natürlich steht auch bei kohlenhydratarmer Kost eine große Auswahl an Lebensmitteln zur Verfügung, so dass sich bei guter Planung der Mahlzeiten eigentlich keine Monotonie einstellen muss. Doch es ist vor allem psychologisch wichtig, auf kurzfristige Ziele hinzuarbeiten, und da sind Ausnahmen ein gutes Werkzeug. Das bedeutet, wenn man sich nur einige Tage lang streng regelkonform ernährt und dann kurzfristig davon abweicht, dann kann man eine ketogene Ernährung sehr lange betreiben. Die meisten Leute werden diese Ausnahmetage mit mehr Kohlenhydraten, in der Low-Carb-Szene „Refeed" genannt, vermutlich auf das Wochenende legen, weil an den arbeitsfreien Tagen ohnehin eine Änderung des Tagesablaufes ansteht.

Die „Anabole Diät" (als Buch von Stephan Korte und mir unter diesem Titel bereits 1997 erschienen) mit ihrem Wechsel von fünf streng ketogenen Tagen und zwei Tagen, an denen deutlich mehr Kohlenhydrate zugeführt werden, erfreut sich wahrscheinlich gerade wegen dieses regelmäßigen Wechsels der Ernährung so großer Beliebtheit. Doch wir dürfen nicht vergessen, dass die optimierte Keto-Diät, wie in diesem Buch vorgestellt, eine Weiterentwicklung darstellt. Der US-Sportarzt Mauro Di Pasquale, Erfinder der Anabolen Diät, empfahl für die Refeeds damals hohe Kohlenhydratmengen, auch Einfachzucker, um die anabolen Wirkungen des Insulins bestmöglich auszunutzen. Seine Überlegung ging davon aus, dass die Kohlenhydrate durch den vorangegangenen Verzicht darauf vor allem die Glycogenspeicher in Muskeln und Leber wieder auffüllen. Eine erneute Fettspeicherung sollte so theoretisch in Grenzen gehalten werden.

Doch die anabolen, also muskelaufbauenden Wirkungen des Insulins werden überschätzt. Es hat eher antikatabole, also den Proteinabbau hemmende Eigenschaften. Bei der ketogenen Diät fällt aber selbst diese Wirkung des Insulins nicht ins Gewicht, denn in der Ketose läuft der Proteinstoffwechsel bereits sehr ökonomisch und hoch effizient. Durch die vielen Ketone im Blut besteht auch kein Bedarf an Aminosäuren, die zu Glucose umgebaut werden müssen. So kann festgestellt werden: Das Insulin wirkt bei kohlenhydratreicher Ernährung tatsächlich antikatabol, nicht aber bei einer ketogenen Diät!

Darüber hinaus ist längst bewiesen, dass Insulin eben nicht nötig ist, um Glucose beim Refeed in die Muskelzellen zu schleusen. Das gelingt den Muskelzellen ganz allein, mithilfe eigener Transportsysteme in der Zellmembran. Wenn man vom Insulin bei einer ketogenen Ernährung aber nicht profitieren kann, dann sind exzessive Kohlenhydrat-Refeeds auch nicht nötig. Sie stören vielmehr die Ketose und damit den optimal eingestellten Stoffwechsel des Diäthaltenden.

Gegen diese Erkenntnis spricht auch nicht, dass die Anabole Diät zunächst gut funktioniert und sich der Fettaufbau durch die exzessiven Ladetage in Grenzen hält. Doch das ist nicht von Dauer: Je länger man die Anabole Diät durchführt, desto schlechter läuft es bei den meisten Leuten – der Fettaufbau durch die Refeeds fällt zunehmend stärker aus. Das beste Zeichen dafür ist das Bauchfett: Wer nach dem Refeed eine größere „Rolle" aufweist als zuvor, der braucht keinen Fettcaliper, um den Zuwachs zu erkennen. Es hilft auch nicht, statt Einfachzuckern beim Refeed vor allem komplexe, also langkettige Kohlenhydrate zu verzehren. Das Insulin wird zwar nicht so hoch ansteigen, aber die Gesamtmenge an Insulin, die zur Verstoffwechslung der Kohlenhydrate gebraucht wird, fällt kaum geringer aus.

Dem immer stärkeren Fettaufbau durch exzessive Refeeds liegt eine bei der Anabolen Diät übersehene Nebenwirkung der ketogenen Ernährung zugrunde: eine wachsende Insulinresistenz (siehe dazu unter 8.1). Mit zunehmender Dauer der Keto-Diät werden die Kohlenhydrate bei Refeed eben nicht mehr vorrangig in die Muskeln geleitet, sondern in die Fettzellen. Natürlich wird das Leberglycogen noch aufgefüllt und auch in den Muskeln wird Glycogen eingelagert. Doch eben nicht mehr in dem Maße wie zu Anfang.

Eine weitere, ungewollte Begleiterscheinung eines hohen Kohlenhydratverzehrs beim Refeed liegt darin, dass die Prägung auf Kohlenhydrate als Energieträger schlechter überwunden wird. Wir haben am Anfang dieses Buches bereits erfahren, wie sehr die Gewöhnung an Kohlenhydrate unser Leben bestimmt und wie vorteilhaft es ist, sie zu überwinden. Mit wieder gefüllten Glycogenspeichern durch einen exzessiven Refeed entspricht der Stoffwechsel in den ersten Tagen danach aber eher dem eines kohlenhydraternährten Menschen. Tatsächlich berichten viele Anwender der Anabolen Diät davon, wie gut sie sich fühlen und dass sie das Wochenende mit einem erneuten Kohlenhydratschub oft kaum noch erwarten können. Die Ursache für das Wohlgefühl ist aber vorrangig in der Wiederherstellung des „alten" Zustandes, im erfüllten Verlangen nach Kohlenhydraten zu suchen!

Wir wissen bereits, welche wichtigen Umstellungen im keto-adaptierten Organismus geschehen. Exzessive Refeeds, wie sie z.B. bei der Anabolen Diät vorkommen, stören die Ketose aber beträchtlich. Die optimierte Keto-Diät, wie im vorliegenden Buch empfohlen, behebt diesen Mangel und erlaubt nicht nur eine zügige Keto-Adaption, sondern sie führt auch viel schneller zum erwünschten Fettabbau und zu den vielfältigen leistungssteigernden und gesundheitlichen Vorteilen. Deshalb ist zu empfehlen, zwar das Grundmodell der Anabolen Diät, d.h. regelmäßige Ausnahmen, zu übernehmen, doch die Kohlenhydratmenge beim Refeed sollte deutlich geringer gehalten werden.

Deshalb ist für den Refeed zu empfehlen: Zu der täglichen Kohlenhydratmenge von bis zu 50 g an den ketogenen Tagen kommt ein Refeed-Tag, an dem pro Woche einmalig bis zu 150 g Kohlenhydrate verzehrt werden. Bei dieser mäßigen Überschreitung der Kohlenhydratmenge spielt es auch keine Rolle mehr, ob vorwiegend Einfachzucker oder komplexe Kohlenhydrate gewählt werden. Mit zunehmender Dauer der optimierten Keto-Diät werden Sie sich mit Sicherheit für letztere entscheiden.

Wenn Sie sich jetzt fragen, ob man statt des echten Refeeds nicht einfach die zusätzlichen 100 g Kohlenhydrate auf die anderen ketogenen Tage verteilen kann, dann würde ich Ihnen davon abraten. Nach abgeschlossener Keto-Adaption werden die meisten Menschen auch mit etwas mehr als 60 g Kohlenhydraten am Tag in die Ketose kommen, doch schon nicht mehr alle. Schwerwiegender ist aber der Umstand, dass es dann keinen Wechsel in der Ernährung mehr gibt, der das Beibehalten der ketogenen Diät erleichtern würde. Diesen Vorteil würde ich nicht für wenige Gramm mehr Kohlenhydrate an jedem einzelnen Tag vergeben.

Tab. 85 Beispiele für einen echten und unechten Refeed

Bei einem echten Refeed werden an einem Tag pro Woche bis zu 100 g Kohlenhydrate mehr verzehrt – also insgesamt 150 g. Das ist nicht soviel, dass die Ketose lange gestört wird, aber genug, um einige die Woche über entbehrte Lebensmittel essen zu können.

Ein unechter Refeed dagegen erfordert nicht mehr Kohlenhydrate, die Höchstmenge von 50 g pro Tag wird nicht überschritten. Statt dessen werden ein oder zwei Gerichte mit anderen Kohlenhydratträgern gewählt, welche die Abwechslung von der Wochenroutine erlauben.

Echter Refeed

Frühstück mit Brötchen, dick bestrichen mit Butter und gut belegt mit Käse und Wurst: Ein Weizenbrötchen enthält 55 g Kohlenhydrate auf 100 g. Ein Standardbrötchen mit 30-50 g Gewicht liefert dann 17-28 g Kohlenhydrate. Zwei Brötchen (am besten wiegt man sie vor dem Verzehr) ergeben dann höchstens 60 g Kohlenhydrate für das Frühstück. Dunkle Brotsorten weisen weniger Kohlenhydrate auf, Pumpernickel enthält 37 g pro 100 g, Roggenbrot 47 g pro 100 g.

Eine kohlenhydratarme Mittagsmahlzeit kann aus ein oder zwei hartgekochten Eiern, einigen Scheiben Wurst und einem kleinen Apfel bestehen, das ergibt 10 g Kohlenhydrate.

Die Abendmahlzeit mit tierischem Protein kann mit einem Kohlenhydratträger wie Reis (78 g Kohlenhydrate pro 100 g) oder Hartweizennudeln (70 g Kohlenhydrate pro 100 g) ergänzt werden. Am besten wiegt man die erlaubten Portionen (gekocht) einmal zu Hause ab, dann kann man die Menge im Restaurant besser einschätzen, wenn man auswärts Essen geht.

Unechter Refeed

Dafür kann man z.B. ein Weizenbrötchen, gut belegt, zum Frühstück verzehren (17-28 g Kohlenhydrate), kombiniert mit Spiegeleiern. Die Mittagsmahlzeit fällt kohlenhydratfrei aus und zum Abendessen gibt es 150-200 g Kartoffeln (22-30 g Kohlenhydrate) zu Fleisch oder Fisch. Mit einem großen Salat fällt die Gemüsebeilage dann zwar etwas mager aus, aber die enthaltenen Kohlenhydrate (1 g pro 100 g) sind vernachlässigbar gering.

y Werte entnommen: Souci SW, Fachmann W, Kraut H: Die Zusammensetzung der Lebensmittel, Nährwert-Tabellen. 7. Auflage, Medpharm Scientific Publishers, Stuttgart 2008.

Die Abwechslung von der Routine muss aber nicht zwangsläufig in einem Refeed mit mehr Kohlenhydraten bestehen. Manchmal reicht es auch schon, wenn nur die Kohlenhydratträger bei ein oder zwei Mahlzeiten gewechselt werden. Das könnte man einen „unechten“ Refeed nennen. Man wählt dann statt der Beerenfrüchte und Rohkost zum Frühstück ein Brötchen, dick mit Butter bestrichen und gut belegt mit Wurst oder Käse, dazu zwei oder drei Spiegeleier. Schon diese kleine Ausnahme von der Regel erleichtert die Langzeitanwendung der optimierten Keto-Diät beträchtlich.

Ein solcher, unechter Refeed eignet sich besonders für jene Situationen, in denen ein schneller Fettabbau gewünscht ist. Oder beim Vorliegen ernster Erkrankungen, wo zur Genesung eine tiefe, ununterbrochene Ketose hilfreich ist. Zu viele unechte Refeeds sollte es aber nicht geben, da der hohe Gemüseanteil an den ketogenen Tagen nicht nur der Sättigung, sondern auch der Versorgung mit Vitaminen und Mineralstoffen dient. Diese Faktoren sind bei den unechten Refeeds häufig nicht gegeben, da man bevorzugt wohl solche Lebensmittel wählt, auf die man zuvor verzichtet hat (siehe Tab. 85).

Für beide Arten des Refeeds, der echte mit etwas mehr Kohlenhydraten und der unechte mit lediglich ausgetauschten Kohlenhydratlieferanten gilt aber, dass nach Möglichkeit nicht mehr Kalorien verzehrt werden sollten. Begrenzen Sie die Fettmenge ein wenig, um die zusätzlichen Kohlenhydrat-Kalorien auszugleichen. Achten Sie darauf, auch an den Refeed-Tagen nicht weniger Protein zuzuführen und verzehren Sie auch nicht zuwenig Fett.

Die Refeed-Menge von bis 100 g Kohlenhydrate extra pro Woche muss nicht sklavisch eingehalten werden, sollte aber die Norm darstellen, an der man sich orientiert. Wenn es an den Refeed-Tagen unbedingt einmal ein Stück Kuchen zusätzlich sein muss, dann gönnen Sie sich das. Und gelegentlich vorkommende, höhere Überschreitungen der Refeed-Menge, wie z.B. Junk Food und erhöhter Alkoholgenuss auf einem Volksfest oder bei einer privaten Feier sind von Zeit zu Zeit ebenfalls möglich. Trotzdem sollte so etwas die Ausnahme bleiben; schließlich unterbricht es den Fettabbau für längere Zeit.

13.6.3 Kohlenhydrathaltige Lebensmittel für die optimierte Keto-Diät

Es gibt essentielle, also für den Körper unverzichtbare Fette und Aminosäuren, die mit der Nahrung zugeführt werden müssen, aber keine essentiellen Kohlenhydrate. Unser Organismus kann die benötigte Glucose problemlos selbst herstellen, wenn er muss. Deshalb darf man die strenge Reduktion der Kohlenhydrate in der Ernährung, wie bei der optimierten Keto-Diät gefordert, auch ohne Bedenken angehen. Nach einer individuell verschieden langen Anpassungszeit, in der Regel aber nicht mehr als vier Wochen, hat man die Keto-Adaption hinter sich und die neue, kohlenhydratarme Ernährung wird problemlos vertragen. Eine schon erwähnte Ausnahme bilden die Diabetiker, welche die niedrigeren Kohlenhydratmengen mit ihrem behandelnden Arzt abstimmen sollten, um evtl. die Medikamentendosis anpassen zu können.

Wer sich bisher „normal“ ernährt hat, der muss allerdings gewohnte Nahrungsmittel vom Speiseplan streichen. Dazu zählen nicht nur Süßigkeiten und Gebäck, sondern alle Arten von Zucker, die bisher zum Süßen von Kaffee oder Tee sowie zum Backen benutzt wurden. Zucker findet sich auch in großen Mengen in gesüßten Getränken (in sog. Softdrinks, wie Cola, Sprudel, Limonade, Sirup, aber auch in Eistee und Eiskaffee). Auch viele beliebte Nahrungsergänzungen fallen damit weg, nicht wenige enthalten ebenfalls Zucker. Allein ein gutes Proteinpulver mit sehr wenigen oder noch besser, gar keinen Kohlenhydraten kann bei der ketogenen Ernährung noch eingesetzt werden. Das hat aber auch

Tab. 86 Schädliche Substanzen in Getreide, Nüssen und Hülsenfrüchten

Alle Getreide sowie Reis, Bohnen und Nüsse enthalten Phytinsäure. Dabei handelt es sich um einen sekundären Pflanzenstoff, der vornehmlich in den äußeren Randschichten des Getreidekorns, in Hülsenfrüchten und vielen anderen Samen vorkommt. Im menschlichen Darm bildet die Phytinsäure mit wichtigen Mineralien wie Zink, Eisen, Calcium und Magnesium unlösliche Phytate. So kann es bei einem hohen Verzehr dieser Lebensmittel zu einer Unterversorgung mit diesen Mineralien kommen.

Protease-Hemmer sind Proteine, die menschliche Enzyme wie Trypsin im Magen an der Spaltung von Eiweißen hindern. Im Reich der Pflanzen sind sie weit verbreitet, besonders unter den Hülsenfrüchten und im Getreide. Die Trypsin-Blockierung fällt bei Sojabohnen mit Abstand am stärksten aus, Getreide wie z.B. der Weizen sind in dieser Hinsicht weniger stark wirksam. [ce]

Alpha-Amylase-Hemmer im Getreide blockieren das Enzym Amylase im menschlichen Speichel und im Darm. Bei den niedrigen Kohlenhydratmengen der optimierten Keto-Diät spielt das nur eine untergeordnete Rolle, doch die stark allergene Wirkung der Alpha-Amylase-Hemmer darf nicht unterschätzt werden. So führt das langjährige Einatmen von Getreidemehl zum sog. Bäckerasthma, einer häufigen Berufskrankheit in diesem Gewerbe. [ce]

Bei der optimierten Keto-Diät sollten diese Lebensmittel weitgehend gemieden werden. Kleine Mengen Getreideprodukte beim Refeed sind bestimmt vernachlässigbar. Doch auch Sojaprodukte und die beliebten Nüsse, die mancher an den ketogenen Tagen gern verwendet, sollten nicht in großen Mengen verzehrt werden.

ce Cordain L: Das Getreide – zweischneidiges Schwert der Menschheit. Novagenics-Verlag, Arnsberg 2004, S. 42-45.

einen Vorteil: Man spart eine gute Summe Geld ein, die jetzt in hochwertige Lebensmittel investiert werden kann.

Darüber hinaus sind alle Getreideprodukte vom Speiseplan zu streichen. Dazu zählen Brot, Brötchen, Pizzateig, Dönertaschen, Kuchen und Gebäck sowie Reis und Nudeln aller Art. Mit den Getreideprodukten fallen aber nicht nur große Kohlenhydratmengen weg, sondern auch andere unerwünschte Inhaltsstoffe, die den Körper belasten. Darunter vor allem Phytinsäure, die im Körper die Aufnahme wichtiger Mineralien blockiert (siehe Tab. 86), aber auch schädliche Lektine (siehe Tab. 87 auf der folgenden Seite). Auch Kartoffeln, Süßkartoffeln und andere Sättigungsbeilagen fallen weg.

Auf süße Früchte muss ebenfalls verzichtet werden. Die beliebten Weintrauben sind zwar auf den ersten Blick „gesundes Obst", aber durch den hohen Kohlenhydratgehalt (16-19 g pro 100 g) eine echte Zuckerbombe. Das gilt auch für Bananen oder Ananas, ganz besonders aber für Trockenfrüchte. Bei diesen Erzeugnissen fällt durch den stark reduzierten Wasseranteil der Gehalt an Kohlenhydraten noch höher aus.

Bei verarbeiteten Lebensmitteln müssen Sie jetzt genau hinschauen, denn fast alle enthalten zugesetzte Kohlenhydrate und fast immer auch sehr viel Salz. Das liegt daran, dass die Kombination von Zucker und Salz, wie jeder gute Koch weiß, den Geschmack hervorhebt. Die Etiketten auf Konserven, Fertiggerichten und Tiefkühlkost müssen also sorgfältig geprüft und die Kohlenhydrate darin gezählt werden. Das trifft ebenfalls zu auf verarbeitete Würzmittel wie Ketchup und andere Saucen, Senf, Meerrettich-Zubereitungen im Glas und ähnliche Produkte – die allermeisten scheiden wegen zu vieler Kohlenhydrate aus. Auch unverdächtig erscheinende Produkte, wie z.B. Rot- oder Grünkohl im Glas, müssen untersucht werden, denn manche davon enthalten z.T. mehr als 20 g Zucker!

Man kann sich das Studium der Etiketten im Supermarkt ersparen, wenn auf verarbeitete Lebensmittel weitgehend verzichtet wird und statt dessen naturbelassene gewählt werden. „Naturbelassen“ ist ein Lebensmittel nur dann, wenn es gekauft wird, wie es vom Feld oder Baum geerntet wurde. Am besten frisch, doch auch unverarbeitete Tiefkühlware kann empfohlen werden.

Mancher wird sich jetzt vielleicht fragen: Was kann man denn an pflanzlichen Lebensmitteln noch essen? Keine Sorge, es bleiben viele Nahrungsmittel übrig, die wenig Kohlen-

Tab. 87 Lektine und Oxalate als schädliche Inhaltsstoffe von Pflanzen

Lektine sind Proteine, die im Reich der Pflanzen weit verbreitet sind. Sie haben die spezielle Eigenschaft, sich an Moleküle zu binden, die Kohlenhydrate enthalten. Diese Eigenschaft erlaubt den Lektinen, sich auch an eine Vielzahl anderer Zellen zu binden; das macht sie zu den wichtigsten Antinährstoffen in der Nahrung.

Das WGA im Weizen schädigt die Darmzellen und stört die Nährstoffaufnahme. Es verändert die Bakterienflora sowie den Immunstatus des Darms. Auch beim Getreideprotein Gluten und seinem Bestandteil Gliadin handelt es sich um Lektine. Gliadin löst bei vielen Menschen Darmentzündungen aus, welche die Nahrungsverdauung und die Nährstoffaufnahme behindern. Der Glutenanteil moderner Weizensorten hat sich durch gezielte Züchtung mittlerweile vervielfacht, was zu einem vermehrten Auftreten von Unverträglichkeiten führt. Darüber hinaus führen Lektine zu weitreichenden anderen Immunreaktionen, da sie den Darm „aufschließen" können und so anderen intakten Proteinen den Übertritt in das Blut ermöglichen. So kommt es zu weitreichenden Entzündungen im Körper, die Multiple Sklerose, Rheuma und Gelenkprobleme auslösen können.

Lektine sind sehr hitzestabil und werden durch Kochen nicht vollständig zerstört, daher sollten Lebensmittel mit bekannt hohen Lektingehalten nicht zu häufig zu verzehrt werden. Dazu zählen alle Getreidearten (außer Sorghum und Hirse), besonders die Vollkornvarianten. Darüber hinaus vor allem Hülsenfrüchte wie Soja (es hat mit Abstand die höchsten Lektingehalte) und andere Bohnen (und Erdnüsse). Gekochte Erbsen und Linsen scheinen dagegen weniger schädlich zu sein. Kartoffeln, Auberginen, Tomaten, aber auch Gurken und Paprika enthalten große Mengen Lektine und sollten nicht täglich verzehrt werden.

Oxalsäure entsteht im Stoffwechsel der Pflanzen und im menschlichen Organismus. Die Blätter und Früchte der Pflanzen (auch Nüsse und Getreidekörner) weisen die höchsten Gehalte auf. Oxalsäure bildet mit Calcium, Eisen und Magnesium unlösliche Komplexe, die sog. Oxalate. Dabei werden nicht nur große Teile dieser Mineralien der pflanzlichen Lebensmittel unverfügbar für den Körper; Mineralien aus gleichzeitig verzehrten tierischen Produkten können ebenfalls z.T. gebunden werden. Oxalate sind scharfkantige Kristalle, die über die Nieren ausgeschieden werden. Langfristig hohe Oxalatwerte führen zu Verletzungen und Verstopfungen, sowie Entzündungen in den Nierengängen, die sogar ein Nierenversagen zur Folge haben können!

Oxalate entstehen beim Menschen durch Abbau von Aminosäuren und Ascorbinsäure (Vit. C). Die Oxalat-Zufuhr über pflanzliche Lebensmittel ist eine zusätzliche Belastung und sollte gering gehalten werden. Die höchsten Oxalat-Gehalte der ketogenen Lebensmittel weisen auf: Kakao (und Schokolade), Spinat und andere grüne Blattgemüse, Mandeln, Cashews und Haselnuss, sowie Schnittlauch und Petersilie.

Rösten und Dünsten von pflanzlichen Lebensmitteln verringert den Oxalsäuregehalt nicht wesentlich, lediglich durch Kochen (und Abschütten des Kochwassers) lässt sich der Gehalt deutlich reduzieren. Bei einem Mineralienmangel sollte zuerst die Ernährung überprüft werden, ob vielleicht zu viel Oxal- bzw. Phytinsäure (siehe Tab. 86) zugeführt wird, ehe eine Nahrungsergänzung erwogen wird.

hydrate enthalten (siehe Tab. 88 auf der folgenden Seite). So ist z.B. Gemüse aller Art, am besten gekocht, in geringeren Teilen auch als Rohkost bzw. gedünstet, zu empfehlen. Spinat und Mangold sollten wegen der Oxalsäureproblematik (siehe Tab. 87) nicht häufig verzehrt werden. Obwohl auch Walnuss, Pecan und Pinienkerne viel Oxalsäure aufweisen (am wenigsten Macadamias und Pistazien) können diese Nüsse in geringen Mengen – insgesamt bis zu 50 g pro Tag – verzehrt werden (siehe dazu Tab. 95). Nur Erdnüsse (die zu den Bohnen zählen), Cashews, Mandeln und Haselnuss sind wegen des sehr hohen Oxalsäuregehaltes nicht zu empfehlen. Beerenfrüchte wie Himbeeren, Brombeeren, Heidelbeeren, Johannisbeeren, Stachelbeeren, Erdbeeren, aber auch Steinobst wie Sauerkirschen enthalten mittlere Mengen Oxalsäure, sie sind insgesamt bis zu 50 g pro Tag zu empfehlen, in geringerem Maße auch Süßkirschen und andere kohlenhydratarme Früchte (siehe Tab. 89).

Sie sollten sich angewöhnen, zu jeder Mahlzeit etwas Gemüse zu verzehren. Möhren, Radieschen, Rettich und Kohlrabi können in kleinen Mengen auch als Rohkost verzehrt werden; wer die Oxalsäure in diesen Gemüsen verringern möchte, kocht sie und schüttet das Kochwasser weg. Das abgekühlte Gemüse ergibt zusammen mit einigen hartgekochten Eiern schon eine gute Keto-Mahlzeit, die zur Arbeit, zur Schule oder Uni mitgenommen werden kann.

Gemüse wie Weiß- oder Spitzkohl, Wirsing, Blumenkohl oder Brokkoli sollten in Wssser gegart werden. Die vorgenannten Kohlsorten sind in 10-15 Minuten gar; das Kochwasser wegen der enthaltenen Oxal- und Phytinsäure (obwohl nur geringe Mengen) nicht verzehren. Den abgetropften, gegarten Kohl kann man mit Butter, Kokos- oder Olivenöl versetzen und würzen.

Man kann auch traditionelle Kohlgerichte mit Fleisch zubereiten, wie Grünkohl mit Kasseler bzw. Mettwurst oder Weißkohl mit Bratwurst. Grünkohl und vor allem der Rotkohl weisen nur geringe Oxalsäuregehalte auf, sie erfordern aber schon deutlich längere Garzeiten. Alle Kohlgerichte können gut wieder aufgewärmt werden. Zucchini (viel Phytinsäure) und Artischocken sind seltener zu empfehlen; die fettreiche Avocado (wenig Oxalsäure) dagegen sehr.

Die grünen Blattgemüse wie Spinat, Mangold und Portulak wegen der hohen Oxalsäurewerte nicht oder nur selten verzehren. Auf Hülsenfrüchte wie Bohnen, Erbsen und Linsen sollte, zumindest an den streng ketogenen Tagen, verzichtet werden. Denn diese enthalten (neben Oxal- und Phytinsäure) zu viele Kohlenhydrate.

Die pflanzlichen Lebensmittel sollten möglichst vielfältig eingesetzt werden. Statt immer nur Karotten mit Fleisch oder Fisch zu verzehren, wählen Sie besser eine Karotte, einige Radieschen und einen Löffel Beerenfrüchte sowie einige Nüsse als Beilage. Bei den Kombinationen sind Ihrer Fantasie keine Grenzen gesetzt. Das erfordert nicht mehr Arbeit für die Zubereitung, sieht aber auf dem Teller viel ansprechender aus. Zusätzlich versorgt es den Körper mit vielen unterschiedlichen Vitaminen, Mineralien und sekundären Pflanzenstoffen in einer Mahlzeit.

Kräuter aller Art liefern nicht nur Würze, sondern wichtige Antioxidantien und sekundäre Pflanzenstoffe, aber oft auch viel Oxalsäure (größte Mengen in Schnittlauch, Minze, Petersilie). Sie sollten nur in geringen Mengen eingesetzt werden bei gekochten oder gebratenen Gerichten. Kräuter muss man aber nicht immer frisch kaufen. Wer über keinen eigenen Garten verfügt, der kann Kräutertöpfchen mit Petersilie, Schnittlauch, Melisse, Thymian, Rosmarin und anderen Gewürzpflanzen auf die Fensterbank stellen. Bei Bedarf kann dann „geerntet“ werden und die Halme wachsen wieder nach.

13.6.4 Vorteile des Gemüseverzehrs

Die pflanzlichen Lebensmittel dienen bei der optimierten Keto-Diät nicht nur als guter Ersatz

Tab. 88 Lebensmittel für die optimierte Keto-Diät (Werte pro 100 g)

Gemüse [cg]	kcal.	Fett/g	Prot/g	Kh/g	Ox/mg
• Artischockenherzen	22	0,1	2,4	2,6	8,8 [x]
• Aubergine [x]	17	0,2	1,2	2,5	9,5 [x]–190 [cp]
• Blumenkohl	22	0,3	2,5	2,3	150 [cp]
• Brokkoli	28	0,2	3,5	2,7	190 [cp]
• Champignons, gezüchtet	16	0,3	4,1	0,6	59–104 [Internet]
• Chicoree [x]	16	0,2	1,2	2,4	27 [x]–210 [cp]
• Chilischote/Pfefferschote	38	0,3	1,6	7,0	103–150 [cq]
• Feldsalat	14	0,4	1,8	0,8	0 [x]
• Fenchel [x]	24	0,3	2,4	2,8	5 [x]
• Gurke/Salatgurke	12	0,2	0,6	1,8	0 [x]
• Grünkohl [x]	37	0,9	4,3	2,5	7,5–20 [cp]
• Karotten	26	0,2	1,0	4,8	6,1 [x]–500 [cp]
• Kopfsalat [x]	11	0,2	1,2	1,0	330 [cp]
• Mangold [x]	14	0,3	2,1	0,7	650 [x]
• Meerrettich	48	0,3	2,8	11,7	13 [cq]
• Paprikaschoten	19	0,2	1,1	2,9	40 [cp]
• Porree	24	0,3	2,2	3,3	0 [x]
• Rettich	15	0,2	1,1	2,4	480 [cp]
• Rosenkohl	36	0,3	4,5	3,3	6,1 [x]–360 [cp]
• Rotkohl	22	0,2	1,5	3,5	7,4 [x]
• Sauerkraut, abgetropft	17	0,3	1,5	0,8	–
• Knollensellerie	18	0,3	1,6	2,3	6,8 [x]–190 [cp]
• Stangenspargel	18	0,2	1,9	2,0	0 [x]–130 [cp]
• Spinat gefroren	12	0,3	2,3	0,1	441 [x]–970 [cp]
• Tomaten	17	0,2	1,0	2,6	0 [x]–50 [cp]
• Weißkohl	25	0,2	1,4	4,2	0 [x]–130 [x]
• Wirsing	26	0,3	2,8	2,9	4,9 [x]
• Zucchini	19	0,3	1,9	2,3	–
• Zwiebeln (weiß/rot)	27	0,3	1,2	4,9	5,5 [x]–50 [cp]

Die Werte für Oxalsäure (Ox) schwanken stark, je nach Pflanzensorte und Anbaugebiet; ein Strich (–) bedeutet, dass keine Werte verfügbar sind. Werte für Phytinsäure sind für Gemüse nicht verfügbar, aber deutlich geringer als bei Hülsenfrüchten und Nüssen. Werte für die vielen verschiedenen Lektine sind nur in Ausnahmefällen verfügbar; für Gemüse so gut wie gar nicht.

cg Werte entnommen: Souci SW, Fachmann W, Kraut H: Die Zusammensetzung der Lebensmittel, Nährwert-Tabellen. 6. Auflage, Medpharm Scientific Publishers, Stuttgart 2000.

x Werte entnommen: Souci SW, Fachmann W, Kraut H: Die Zusammensetzung der Lebensmittel, Nährwert-Tabellen. 7. Auflage, Medpharm Scientific Publishers, Stuttgart 2008.

cp Han H, Segal AM, Seifter JL, et al: Nutritional Management of Kidney Stones (Nephrolithiasis). Clin Nutr Res. 2015 Jul;4(3):137-152.

cq Oxalosis and Hyperoxaluria Foundation. 579 Albany Post Road, New Paltz, NY 12561, USA. Online Datenbank, https://ohf.org/oxalate-food-content-database/

für die weggefallenen, kohlenhydratreichen Sättigungsbeilagen, sondern sie weisen weitere, entscheidende Vorteile auf. So müssen sie, vor allem in Form von Salat oder Rohkost, besser und länger gekaut werden. Diese Beschäftigung kostet zwar etwas Zeit, sorgt aber für eine bessere Sättigung, da diese auch von der Dauer einer Mahlzeit beeinflusst wird.

Das verhältnismäßig große Volumen, bedingt durch den hohen Wassergehalt, dient ebenfalls einer besseren Sättigung – der Magen wird gut gefüllt.

Darüber hinaus können pflanzliche Lebensmittel einer Übersäuerung des Körpers entgegenwirken. Die tierischen Eiweißträger wie Fleisch, Eier, Milch, Käse und Fisch sollen eher „sauer" sein, während Pflanzenkost „basisch" wirken soll, um den pH-Wert im Körper auszugleichen. Diese verbreitete Überzeugung ist allerdings nicht ganz zutreffend, denn gerade Getreideprodukte, mit denen viele Menschen den Hauptteil Ihrer Ernährung bestreiten, sind ausgesprochen säurebildend und Zucker, ebenfalls aus Pflanzen gewonnen, sogar noch mehr. Auch die andere

Tab. 89 Lebensmittel für die optimierte Keto-Diät (Werte pro 100 g)

Früchte und Beeren [x]	kcal.	Fett/g	Prot/g	Kh/g	Ox/mg
• Apfel	54	0,6	0,3	11,0	0,5
• Aprikose	43	0,1	0,9	8,5	6,8
• Avocado	221	23,5	1,9	0,4	–
• Brombeere	44	1,0	1,2	6,2	12–29 [cv]
• Erdbeere	32	0,4	0,8	5,5	16
• Grapefruit	38	0,2	0,6	7,4	–
• Heidelbeere	36	0,6	0,6	6,0	0
• Himbeere	34	0,3	1,3	4,8	16
• Holunderbeere	54	1,7	2,5	6,5	–
• Johannisbeere, rot	33	0,2	1,2	6,1	9,9
• Johannisbeere, schwarz	39	0,2	1,1	4,8	–
• Kiwi	51	0,6	1,0	9,1	23 [cv]
• Mandarine	46	0,3	0,7	10,1	–
• Pfirsich	41	0,1	0,8	8,9	0
• Orange	42	0,2	1,0	8,3	–
• Sauerkirsche	53	0,5	0,9	9,8	4,7
• Stachelbeere	37	0,2	0,8	7,0	19
• Wassermelone	37	0,2	0,6	8,3	–
• Zitrone	35	0,6	0,7	3,2	–

Die Werte für Oxalsäure (Ox) schwanken stark, je nach Pflanzensorte und Anbaugebiet; ein Strich (–) bedeutet, dass keine Werte verfügbar sind. Werte für Phytinsäure sind für Früchte nicht verfügbar, aber deutlich geringer als bei Hülsenfrüchten und Nüssen. Werte für die vielen verschiedenen Lektine sind nur in Ausnahmefällen verfügbar; für Früchte so gut wie gar nicht.

x Werte entnommen: Souci SW, Fachmann W, Kraut H: Die Zusammensetzung der Lebensmittel, Nährwert-Tabellen. 7. Auflage, Medpharm Scientific Publishers, Stuttgart 2008.

cv Siener R; Nutrition and Kidney Stone Disease. Nutrients 2021, 13(6), 1917.

Seite der Gleichung kann nicht stimmen, denn wenn eine Ernährung mit rein tierischer Kost tatsächlich stark säurebildend wirken würde, dann hätten die Eiszeitjäger in unseren Breiten wohl nicht überlebt. Und auch beim Bellevue-Experiment (siehe Tab. 73) hätten sich innerhalb eines Jahres Auffälligkeiten im Stoffwechsel der beiden Probanden zeigen müssen – doch beide erfreuten sich nach einem Jahr reiner Fleisch- und Fetternährung bester Gesundheit.

Der Stoffwechsel des Menschen kann eine höhere Säurelast sehr effektiv abpuffern, so dass keine gesundheitlichen Probleme entstehen. Wenn allerdings Vorerkrankungen wie eine Nierenschwäche oder Zuckerkrankheit vorliegen, kann es schon eher zu Problemen kommen. Beim weit verbreiteten Knochenschwund (Osteoporose) spielt die Übersäuerung des Körpers eine Rolle; doch auch hier sollte die Aufmerksamkeit vielleicht eher den pflanzlichen Lebensmitteln gelten, den Getreideprodukten und anderen sehr oxal- und phytinsäuerhaltigen Produkten, die große Calciumräuber sind. Dem steht nicht entgegen, dass der Entstehung von Osteoporose gut vorgebeugt wird, indem anderes basenbildendes Gemüse verzehrt wird [265].

Ein weiterer Vorteil einer abwechslungsreichen Versorgung mit pflanzlichen und tierischen Lebensmitteln wird häufig übersehen. Sie ermöglicht, einen breiten Mix von Mikronährstoffen aufzunehmen. Vitamin- und Mineralstofftabletten weisen dagegen den Nachteil auf, dass sie immer nur Einzelsubstanzen kombinieren können. Nicht selten weichen die chemisch hergestellten Vitamine in ihrer Struktur von den natürlichen Varianten ab oder sie liefern nur eine Variante eines Vitamins, das in der Natur aber in mehreren Bauformen vorkommt, die alle ihre Bedeutung haben. Beides schränkt die Nutzbarkeit von Vitamin- und Mineralstoffpräparaten für den Körper ein. Dieses Manko können auch höhere Dosierungen einzelner Vitamine nicht ausgleichen.

Aus Lebensmitteln dagegen werden diese Stoffe in ihrer natürlichen Form und in allen Varianten aufgenommen. Zudem liefern Pflanzen eine Vielzahl weiterer Substanzen aus der großen Gruppe der sekundären Pflanzenstoffe, deren vielfältige Funktionen im Körper häufig noch gar nicht erforscht sind. Nicht ein einzelnes Vitamin oder ein sekundärer Pflanzenstoff ist besonders wichtig, sondern vielmehr eine ganze Reihe weiterer Substanzen, die in ihrem Stoffwechselweg vom Körper nach Bedarf kombiniert werden, um Mängel auszugleichen oder Aufbauprozesse anzustoßen. So kommt es, dass die Ernährung mit Vitaminen, Mineralien und sekundären Pflanzenstoffen durch naturbelassene Lebensmittel, obwohl nach absoluten Gehalten vielleicht geringer als durch Tabletten, in dieser natürlichen Form Synergieeffekte zeigt, die Tabletten niemals bieten können.

Wilfried Dubbels hat das in seinem Buch „Die Anti-Aging-Formel" am Beispiel des Apfels anschaulich beschrieben: „Wie einige Studien belegen, vermindern Äpfel besonders das Krebsrisiko ... zu den schützenden Bestandteilen zählen Procyanidine, Catechin, Epicatechin, Phlorezidin und Quercetin-Verbindungen ... obwohl ein mittelgroßer Apfel nur 5,7 mg Vitamin C enthält, weist er die gleiche Antioxidations-Aktivität auf wie 1.500 mg Vitamin C! Das ist für die gute Schutzwirkung gegen Tumorwachstum und die effektive Vorbeugung gegen Herz-Kreislauf-Erkrankungen verantwortlich." [266]

13.7 Protein

Wir wissen bereits, dass der Proteinbedarf bei einer ketogenen Kost niedriger liegt als bei einer kohlenhydratreichen. Das liegt einerseits an der proteinsparenden Wirkung dieser Ernährungsform. Andererseits sind Protein-Überschüsse nicht erwünscht. Denn der Organismus nutzt immer erst die nur begrenzt speicherbaren Energieträger, wie Glucose und Aminosäuren, bevor er auf Fett zurückgreift. Überschüssiges Nahrungsprotein, das nicht für den Ersatz und den Aufbau neuer Gewebe gebraucht wird, kann auch im ketogenen Stoffwechsel in Form von Glucose verarbeitet werden. Das führt aber zwangsläufig dazu, dass die Ketose unterbrochen wird. Und wenn mit den Mahlzeiten jeweils sehr viel Protein zugeführt wird, dann kann eine Ketose im Tagesverlauf sogar unterbunden werden – auch wenn so gut wie keine Kohlenhydrate verzehrt werden (siehe auch das Beispiel der Eskimos im Abschnitt 2.7). Das würde dann dazu führen, dass der Fettabbau und die gesundheitlich positiven Wirkungen gebremst werden.

Darüber hinaus wurde ja bereits darauf hingewiesen, dass eine hohe Proteinzufuhr auch zu gesundheitlichen Nachteilen führt, vor allem durch die übermäßige Aktivierung von mTOR und IGF-1. Eine niedrige bis moderate Proteinzufuhr, wie für die optimierte Keto-Diät empfohlen, ist nicht nur besser für die Gesundheit, sondern bietet zudem einen Kostenvorteil. Protein ist ein teurer Nährstoff und wer Geld für den Einkauf von eiweißreichen Lebensmitteln bzw. von Nahrungsergänzungen wie Proteinpulver einsparen kann, der hat mehr Geld für andere Dinge zur Verfügung.

13.7.1 Erhöhter Proteinbedarf bei einer Kalorienreduzierung?

Für eine kalorienreduzierte Diät – auch bei der optimierten Keto-Diät kommt es häufig zu einem Minderverzehr – wird in der Regel eine erhöhte Proteinzufuhr empfohlen. Grundlage dafür sind Überlegungen, die bei einer normalen, kohlenhydratbetonten Ernährung ihre Berechtigung haben. Das wären eine mögliche Unterversorgung des Immunsystems mit Protein sowie, bedingt durch das eingeschränkte Nahrungsangebot, eine Unterversorgung mit Protein für den Energiestoffwechsel. Beim Sportler kommt hinzu, dass die Muskulatur, die durch die reduzierte Nahrungsmenge ebenfalls gefährdet ist, durch eine erhöhte Proteinzufuhr vor dem Abbau geschützt werden soll.

Bei der optimierten Keto-Diät treffen diese Gründe für eine erhöhte Proteinzufuhr aber nicht mehr zu. Das Immunsystem läuft bereits durch den niedrigen Insulinspiegel und die weitgehende Hemmung von IGF-1 und mTOR sehr effektiv. Im Energiestoffwechsel werden fast nur noch Fettsäuren und Ketone eingesetzt; selbst beim Sportler werden nur noch wenige Gramm Aminosäuren pro Tag in Glucose umgewandelt. Und der ökonomisierte Proteinstoffwechsel sorgt über den besseren Schutz der Zweigketten-Aminosäuren (BCAA) dafür, dass auch auf diesem Wege kein Eiweiß verbraucht wird. Denn die Ketone liefern das gleiche Grundgerüst zur Glucoseherstellung wie die Aminosäuren, die im mit Kohlenhydraten ernährten Organismus zur Energiebereitstellung herangezogen werden. Wenn Energie aus der Nahrung fehlt, können Fettsäuren aus dem Körperfett diesen Mangel problemlos ausgleichen. Deswegen ist bei der optimierten Keto-Diät auch bei einer verringerten Kalorienzufuhr keine erhöhte Proteinmenge erforderlich.

13.7.2 Der reale Proteinbedarf

Der Proteinbedarf des Menschen wird berechnet als die Menge, die notwendig ist, um die täglich anfallenden Verluste zu decken und ein Stickstoffgleichgewicht zu garantieren. Der normale Stickstoffbedarf wird auf 50-60 mg pro kg Körpergewicht täglich geschätzt. [267,268] Daher braucht ein 100 kg schwerer Mann etwa 5-6 g Stickstoff täglich, selbst wenn er sich nicht bewegt, sprich inaktiv ist. Da Eiweiß in der Nahrung ungefähr zu 16 % aus Stickstoff besteht, entspricht dies 0,33 g Protein pro kg Körpergewicht oder bei einer 100 kg schweren Person 33 g Eiweiß pro Tag, allein um anfallende Verluste abzudecken.

Um eine möglicherweise unvollständige Verdauung der Nahrungseiweiße, die Verwendung von Muskelprotein für den Energiebedarf sowie individuelle Stoffwechselunterschiede zu berücksichtigen, wurde ein großer Sicherheitszuschlag hinzugefügt. Das ergab dann die Standardempfehlung der Deutschen Gesellschaft für Ernährung (DGE) von 0,8 g Eiweiß pro kg Körpergewicht täglich, mit der genügend Protein für den überwiegenden Teil der Bevölkerung zugeführt werden soll. Das bedeutet, für den Normalbürger wird bereits mehr als doppelt soviel Protein am Tag empfohlen, als streng genommen notwendig wäre.

Sowohl in Deutschland (nach Angaben der DGE) als auch in den USA [268] führen die Menschen aber bereits deutlich mehr als diese Menge zu, da in beiden Ländern viel tierische Kost verzehrt wird. Die reale Proteinzufuhr der Bevölkerung – bei gemischter, kohlenhydratreicher Kost – wird sogar auf 1,2-1,4 g Protein pro kg Körpergewicht geschätzt.

Ich würde für den nicht sportlich aktiven Normalbürger bei der optimierten Keto-Diät einen Proteinbedarf zwischen 0,6-0,8 g pro kg Körpergewicht ansetzen. Der obere Wert entspricht der Zufuhr, welche die DGE für eine gemischte, kohlenhydratreiche Kost empfiehlt. Der untere Wert entspricht den angenommenen Proteineinsparungen im ketogenen Stoffwechsel. Eine 80 kg schwere Person, die keinen Sport betreibt, braucht bei der optimierten Keto-Diät demnach 48-64 g Protein pro Tag. Wer sich dagegen regelmäßig sportlich betätigt, der kann den Proteinanteil bis auf 1,0 g pro kg Körpergewicht steigern. Für eine 80 kg schwere Person wären das 80 g Protein am Tag (siehe Tab. 90).

Wem das für den Sportler zu wenig erscheint, der muss wissen, dass sich in der bereits erwähnten Studie von Tinsley et al zum Intervallfasten [25] ähnlich niedrige Proteinzufuhren ergeben haben. Die Fastengruppe in dieser Studie konnte essen, soviel sie wollte, musste aber an vier Tagen pro Woche die gesamte Nahrungsmenge in vier Stunden aufnehmen – es wurde also das 20/4-Modell angewandt. Dabei ergab sich an den Fastentagen nicht nur ein Minderverzehr von jeweils 650 kcal. Es wurde am Ende der Studie auch festgestellt, dass die Proteinaufnahme *im Durchschnitt* – also Fasten- und normale Tage auf Wochensicht berechnet – bei nur 1,0 g pro kg Körpergewicht und Tag gelegen hatte.

Trotzdem hatten die Kraftsportler nach acht Wochen noch Muskelmasse zugelegt, bei einem gleichzeitig sehr guten Fettabbau! Das belegt die enorme Wirkung der Ketose auf die Optimierung des Proteinhaushalts und stellt alle bisherigen Annahmen der Ernährungswissenschaft auf den Kopf. Denn gerade für den Kraftsportler mit seiner im Vergleich zum Normalbürger deutlich erhöhten Muskelmasse war man immer von einem viel höheren Proteinbedarf ausgegangen. Die Proteinaufnahme in der Vergleichsgruppe, die kein Intervallfasten durchgeführt hatte und ohne Beschränkungen essen durfte, lag bei 1,4 g pro Kilo Körpergewicht und Tag. Trotzdem erzielte diese Gruppe keinen stärkeren Muskelaufbau.

Tab. 90 Proteinzufuhr pro Tag

Aktivität	Protein in g pro kg KG
• Sportler	1,0 g
• Normalbürger, ohne Sport	0,6-0,8 g
• Kranker	0,6 g

Bei Krebserkrankungen kann auch die noch niedrigere Proteinmenge von 7-10 % der Gesamtkalorien gewählt werden (siehe Abschnitt 12.7.3.2 und Tab. 71). Falls sich aber ein Muskelabbau einstellt, muss die Proteinmenge wieder erhöht werden, um dem zu begegnen.

Tab. 91 Protein pro Tag in g pro kg Körpergewicht

Körpergewicht Kilogramm (kg)	Proteinanteil in Gramm (g) 0,6 g	0,8 g	1,0 g
30 kg	18 g	24 g	30 g
35 kg	21 g	28 g	35 g
40 kg	24 g	32 g	40 g
45 kg	27 g	36 g	45 g
50 kg	30 g	40 g	50 g
55 kg	33 g	44 g	55 g
60 kg	36 g	48 g	60 g
65 kg	39 g	52 g	65 g
70 kg	42 g	56 g	70 g
75 kg	45 g	60 g	75 g
80 kg	48 g	64 g	80 g
85 kg	51 g	68 g	85 g
90 kg	54 g	72 g	90 g
95 kg	57 g	76 g	95 g
100 kg	60 g	80 g	100 g
105 kg	63 g	84 g	105 g
110 kg	66 g	88 g	110 g
115 kg	69 g	92 g	115 g
120 kg	72 g	96 g	120 g
125 kg	75 g	100 g	125 g
130 kg	78 g	104 g	130 g
135 kg	81 g	108 g	135 g
140 kg	84 g	112 g	140 g
145 kg	87 g	116 g	145 g
150 kg	90 g	120 g	150 g
155 kg	93 g	124 g	155 g
160 kg	96 g	128 g	160 g
165 kg	99 g	132 g	165 g
170 kg	102 g	136 g	170 g
175 kg	105 g	140 g	175 g
180 kg	108 g	144 g	180 g

Wer mit der optimierten Keto-Diät Gewicht abnehmen bzw. die Genesung von einer Erkrankung unterstützen möchte und keinen Sport treibt, wählt pro Tag eine Proteinmenge zwischen 0,6 g und 0,8 g pro kg Körpergewicht (KG). Wer regelmäßig Sport treibt, wählt die Proteinmenge von 1,0 g pro kg KG.

Wer bei der optimierten Keto-Diät regelmäßig Sport treibt, muss also auch bei einer relativ niedrigen Proteinzufuhr nicht um seine Muskulatur oder seine Leistungsfähigkeit bangen.

Ich selbst trainiere zweimal pro Woche im Fitness-Studio. Während ich zu Beginn der ketogenen Ernährung, noch mit der Anabolen Diät, etwa 1,6-1,8 g Protein pro kg Körpergewicht und Tag verzehrt habe, wurde diese Proteinmenge im Laufe der Jahre immer weiter gesenkt. Im ersten Jahr mit der optimierten Keto-Diät war ich bei 1,0-1,35 g Protein pro Tag angekommen. Damit hielt ich mein Körpergewicht – bei einer Größe von 1,83 m – eine zeitlang zwischen 87 und 89 kg.

Während ich diese Zeilen schreibe, kann ich auf drei Jahre mit der optimierten Keto-Diät zurückblicken. Mein Proteinverzehr ist noch weiter gesunken, nur an wenigen Tagen verzehre ich noch 1,0 g Protein pro Tag. Interessanterweise konnte ich feststellen, dass das Körpergewicht absinkt, wenn ich weniger trainiere. In Zeiten mit hoher Arbeitsbelastung, wenn man es einfach nicht schafft, regelmäßig ins Fitness-Studio zu kommen, ist mein Gewicht schon bis auf 80 kg gefallen. Dabei hatte ich auch die Kalorienmenge um etwa 500 kcal. abgesenkt. Ich habe in dieser Zeit natürlich auch Muskulatur abgebaut, doch an Kraft nur wenig verloren. Bei Wiederaufnahme des regelmäßigen Trainings und etwas mehr Kalorien pro Tag erhöhte sich mein Gewicht wieder und die verlorene Muskulatur war ebenfalls schnell wieder aufgebaut. Heute liegt mein Gewicht zwischen 80 und 82 kg, bei einem recht geringen Körperfettanteil.

Der Körper reagiert also sehr flexibel, innerhalb weniger Wochen, auf veränderte Anforderungen. Dabei scheint das Körpergewicht bei der optimierten Keto-Diät eher von der Beanspruchung abhängig zu sein als von der Kalorienmenge.

In der Praxis wird sich die Proteinzufuhr auf Wochensicht so darstellen, dass an einem

Tag etwas mehr als die geforderte Menge, an einem anderen dagegen etwas weniger verzehrt wird. Wichtig ist allein, dass die Proteinmenge auf Wochensicht, also die Summe der Proteinaufnahme über sieben Tage, im Durchschnitt erreicht wird. Während für den Sportler nicht mehr als 1,0 g Protein pro kg Körpergewicht (KG) nötig ist, sollte der unsportliche Normalbürger zwischen 0,6-0,8 g Protein pro kg KG und Tag zuführen (siehe Tab. 91 auf der vorangegangenen Seite).

Der bettlägerige Kranke, der sich nur wenig bewegt, kommt dagegen mit 0,6 g Protein pro kg KG und Tag aus. Er profitiert dabei von noch geringeren Anstiegen von mTOR und IGF-1 – beides wird ja maßgeblich durch die Proteinzufuhr gesteuert. So kommt es zu einer verstärkten Autophagie mit noch positiveren Auswirkungen auf die Genesung.

Wird die optimierte Keto-Diät bei Krebserkrankungen eingesetzt, kann sogar die noch niedrigere Proteinmenge von 7-10 % der Gesamtkalorien zur Anwendung kommen (siehe Tab. 71), mit noch einmal gesteigerten Heilwirkungen. Allerdings muss in diesem Fall regelmäßig kontrolliert werden, ob sich wirklich kein Muskelabbau einstellt. Falls doch, so muss die Proteinmenge wieder erhöht werden.

13.7.3 Proteinreiche Lebensmittel

Die Proteinzufuhr wird am besten mit Fleisch, Fisch und Eiern bestritten. Auch pflanzliche Nahrungsmittel wie z.B. Nüsse oder Tofu liefern viel Protein, doch pro 100 g stets weniger, als tierische. Im Abschnitt 13.9 soll trotzdem kurz auf die Möglichkeit einer vegetarischen bzw. veganen Keto-Diät eingegangen werden.

13.7.3.1 Fleisch und Eier

Die meisten Mitteleuropäer verzehren traditionell viel Geflügel: Puten- oder Hähnchenbrust sind ausgesprochen beliebte Lebensmittel. Das liegt einerseits wohl am günstigen Preis, andererseits sind diese Geflügelprodukte ausgesprochen fettarm. Bei der ketogenen Ernährung muss aber kein Fett eingespart werden und nur die Massentierhaltung, die ohne den Einsatz von Medikamenten nicht möglich wäre, macht dieses Fleisch so günstig. Man muss nicht auf Geflügel verzichten, aber man sollte sich nicht aus-

Tab. 92 Lebensmittel für die optimierte Keto-Diät (Werte pro 100 g)

Wild [x]	kcal.	Fett/g	Prot/g	Kh/g
• Hase, Durchschnitt	113	3,0	21,6	0,0
• Hirsch, Durchschnitt	112	3,3	20,6	0,0
• Reh, Keule	97	1,3	21,4	0,0
• Reh, Rücken	122	3,6	22,4	0,0
• Wildschwein, Durchschnitt	162	9,3	19,5	0,0

x Werte entnommen: Souci SW, Fachmann W, Kraut H: Die Zusammensetzung der Lebensmittel, Nährwert-Tabellen. 7. Auflage, Medpharm Scientific Publishers, Stuttgart 2008.

Tab. 93 Lebensmittel für die optimierte Keto-Diät (Werte pro 100 g)

Fleisch, Geflügel & Eier [cg]	kcal.	Fett/g	Prot/g	Kh/g
• Lamm – Filet	194	13,2	18,7	0,0
• Lamm – Keule	234	18,0	18,0	0,0
• Rind – Kalbfleisch	92	0,8	21,3	0,0
• Rind – Kalbsleber	130	4,1	19,2	4,1
• Rind – Bündnerfleisch	242	9,5	39,0	0,0
• Rind – Filet	121	4,0	21,2	0,0
• Rind – Roastbeef	130	4,5	22,5	0,0
• Rind – Hüfte	107	2,4	21,5	0,0
• Rind – Tartar	115	3,0	22,0	0,0
• Schwein – Schinken, gekocht	113	3,9	18,4	1,0
• Schwein – Schinken, geräuchert	116	4,4	18,3	0,9
• Schwein – Bauchspeck	261	21,1	17,8	0,0
• Schwein – Filet	106	2,0	22,0	0,0
• Schwein – Schnitzel	106	1,9	22,2	0,0
• Schwein – Leber	131	4,9	20,7	4,0
• Schwein – Kasseler	151	7,5	20,9	0,0
• Schwein – Bratwurst [x]	291	25,6	15,2	0,0
• Schwein – Mettwurst [x]	296	24,3	19,3	0,0
• Schwein – Mortadella [x]	272	25,0	11,8	0,0
• Schwein – Frankfurter Würstchen [x]	269	24,4	12,4	0,0
• Schwein – Leberwurst, grob [x]	354	33,2	13,9	0,0
• Ente [ad]	227	17,2	18,1	0,0
• Huhn – Brust [ch]	99	0,9	22,8	0,0
• Huhn – Keule [ch]	110	3,1	20,6	0,0
• Huhn – Vollei	155	11,3	12,8	0,7
• Huhn – Eigelb	353	31,9	16,1	0,3
• Huhn – Eiklar	49	0,2	11,1	0,7
• Pute – Brust	105	1,0	24,1	0,0
• Pute – Keule	114	3,6	20,5	0,0

cg Werte entnommen: Souci SW, Fachmann W, Kraut H: Die Zusammensetzung der Lebensmittel, Nährwert-Tabellen. 6. Auflage, Medpharm Scientific Publishers, Stuttgart 2000.

x Werte entnommen: Souci SW, Fachmann W, Kraut H: Die Zusammensetzung der Lebensmittel, Nährwert-Tabellen. 7. Auflage, Medpharm Scientific Publishers, Stuttgart 2008.

ch Werte entnommen: Aign W, Elmadfa I, Fritzsche W, Muskat E: Die große GU-Nährwert-Tabelle. Gräfe & Unzer, München 2007.

schließlich davon ernähren. Biologisch erzeugtes Geflügelfleisch wäre eine gute Alternative. Durch den hohen Preis wird es aber eher selten auf dem Speiseplan stehen. Doch es gibt ja gute Alternativen.

Der Einkauf von Bio-Eiern belastet das Haushalts-Budget nur unwesentlich. Eier enthalten neben hohen Anteilen der wichtigen schwefelhaltigen Aminosäuren auch viel gut resorbierbares Vitamin D. Fleisch wird ebenfalls immer öfter in besseren Qualitäten angeboten, ohne gleich sehr teuer zu sein. Biofleisch wäre die bessere Alternative, am besten ist aber das Fleisch von grasgefütterten Tieren. Denn diese traditionelle Fütterungsmethode sorgt für einen deutlich höheren Gehalt an konjugierter Linolsäure (CLA) und Omega-3-Fettsäuren. Immer mehr Bauern setzen daher auf Weidehaltung bzw. Heufütterung bei Rindern statt auf die Mast mit Mais und Soja. Schafe und Ziegen werden in der Regel auf der Weide gehalten bzw. mit Heu gefüttert, so dass auch deren Fleisch mehr wertvolle Inhaltsstoffe enthält.

Eine weitere Alternative wäre einheimisches Wild – auch Reh, Rotwild und Wildschwein liefern Biofleisch (siehe Tab. 92 auf der vorangegangenen Seite) Die Tiere führen ein weitgehend stressfreies Leben und verzehren viele frische Kräuter. Dieses natürliche Futter sorgt nicht nur für einen hohen Proteingehalt, es reichert auch mehr Omega-3-Fettsäuren, Vitamine und Mineralien im Muskel an. Dabei muss Wildfleisch nicht unbedingt beim Metzger gekauft werden. Viele Jäger vermarkten ihr Wild selbst und verkaufen zu akzeptablen Preisen. Hackfleisch und Gulasch sind dabei am preiswertesten, die Edelstücke wie Rücken, Keulen und Filets sind teurer. Wenn Sie in ihrer Bekanntschaft nachfragen, kennt bestimmt jemand einen Jäger, den Sie darauf ansprechen können. Und falls dieser nicht selbst verkauft, dann kennt er mit Sicherheit befreundete Jäger, die es tun.

Der Proteingehalt von frischem Fleisch und Fisch liegt immer bei etwa 20 g pro 100 g – egal, welches Stück vom Tier gewählt wird. Fettes Fleisch enthält etwas weniger Protein (die meisten Stücke vom Lamm nicht mehr als 18 g pro 100 g), sehr mageres wie Hähnchenbrust dagegen bis zu 22 g Eiweiß pro 100 g (siehe Tab. 93 auf der vorangegangenen Seite und Tab. 94).

Es muss natürlich nicht immer das hochwertigste Fleisch sein. Doch auch wer auf Standardprodukte vom Rind oder Schwein setzt, kann ja ein- oder zweimal pro Woche bessere Fleischprodukte verzehren. Viel Geld lässt sich sparen, wenn man auf die teuren Filets oder Rückenstücke verzichtet und statt dessen Gehacktes, Gulasch oder Bratenfleisch kauft. Hackfleisch kann in vielen Varianten schnell zubereitet werden, Gulasch oder Braten erfordern längeres Garen bzw. Schmoren. Dafür kann aber eine größere Menge vorgekocht werden, die portionsweise schnell wieder aufgewärmt ist. Der Zeitaufwand pro Mahlzeit fällt damit selbst bei den vermeintlich aufwendigeren Gerichten niedriger aus, als man denkt.

Viele Menschen setzen bei der ketogenen Ernährung auf Wurst in allen Formen. Natürlich enthalten Fleisch- und Leberwurst, Schinken und Salami sowie all die anderen traditionell haltbar gemachten Fleischprodukte hochwertiges Protein. Aber die Konservierung und die Optik – sonst wird die Wurst schnell unappetitlich grau – erfordern Nitritpökelsalz (auf den Verpackungen gekennzeichnet als Natrium- oder Kaliumnitrit). Das findet sich in kleineren Mengen auch in Lebensmitteln, die Wurst enthalten, also Wurstbrötchen oder Suppen mit Wursteinlage. Im Körper können sich aus diesem Konservierungsstoff krebserregende Nitrosamine bilden. Deshalb ist Wurst nur in Maßen zu empfehlen. Wer sich gesundheitsbewusst ernährt, sollte sich den Verzehr als Ausnahme genehmigen, aber Wurst sollte kein Grundnahrungsmittel sein. Bei Bio-Wurstprodukten wird häufig

Tab. 94 Lebensmittel für die optimierte Keto-Diät (Werte pro 100 g)

Fisch & Meeresfrüchte [x]	kcal.	Fett/g	Prot/g	Kh/g	EPA/g	DHA/g
• Brathering	204	15,2	16,8	0,0	–	–
• Bückling	224	15,5	21,2	0,0	0,96	0,97
• Dorade	138	6,8	19,3	0,0	0,33	1,00
• Forelle	103	2,7	19,5	0,0	0,14	0,47
• Garnelen, geschält	87	1,4	18,6	0,0	0,20	0,16
• Heilbutt	95	1,6	20,1	0,0	0,14	0,37
• Hering, Atlantik	233	17,8	18,2	0,0	2,04	0,68
• Hering, Ostsee	155	9,2	18,1	0,0	0,74	1,17
• Hering, Bismarckhering	210	16,0	16,5	0,0	1,83	0,61
• Heringsrogen	131	3,1	26,0	0,0	–	–
• Hering, Matjes	267	22,6	16,0	0,0	–	–
• Hering, Salzhering	218	15,4	19,8	0,0	1,77	0,59
• Kabeljau	77	0,6	17,7	0,0	0,07	0,19
• Krabbe, Nordsee, geschält	87	1,4	18,6	0,0	0,21	0,16
• Krebsfleisch, Dose	87	1,7	18,0	0,0	–	–
• Lachs	202	13,6	19,9	0,0	0,75	1,86
• Makrele	182	11,9	18,7	0,0	0,64	1,14
• Makrele, geräuchert	222	11,9	18,7	0,0	1,02	1,90
• Miesmuschel	69	1,9	10,5	2,4	0,13	0,11
• Rotbarsch	105	3,6	18,2	0,0	0,26	0,16
• Sardelle	101	2,3	20,1	0,0	0,21	0,29
• Sardine	118	4,5	19,4	0,0	0,58	0,81
• Sardine in Öl	222	13,9	24,1	0,0	1,20	1,24
• Schillerlocken	302	24,1	21,3	0,0	1,53	3,31
• Seelachs, Alaska	74	0,8	16,7	0,0	–	–
• Sprotte	216	16,6	16,7	0,0	1,37	1,98
• Sprotte, geräuchert	243	18,4	19,4	0,0	1,47	2,10
• Thunfisch	226	15,5	21,5	0,0	1,39	2,08
• Thunfisch in Öl	283	20,9	23,8	0,0	–	–
• Tintenfisch	73	0,9	16,1	0,0	–	–
• Zander	83	0,7	19,2	0,0	0,08	0,10

– = keine Angaben in Quelle

Man beachte die deutlich höheren Gehalte der Omega-3-Fettsäuren Eicosapentaensäure (EPA) und Docosahexaensäure (DHA) in Salzwasserfischen, vor allem denen, die in kälteren Regionen gefangen werden.

x Werte entnommen: Souci SW, Fachmann W, Kraut H: Die Zusammensetzung der Lebensmittel, Nährwert-Tabellen. 7. Auflage, Medpharm Scientific Publishers, Stuttgart 2008.

auf Nitritpökelsalz verzichtet. Diese sind aber recht teuer, so dass aufgrund des hohen Preises ein Verzehr wohl nicht so oft in Frage kommt.

Nüsse sind als pflanzliche Eiweißspender eine gute Ergänzung zum tierischen Protein. Eine hohe Zufuhr – mehr als 50 g pro Tag – sollte aber nur in Ausnahmefällen zur Anwendung kommen. Der hohe Gehalt an Oxal- und Phytinsäure, das Lektinproblem und das häufig ungünstige Verhältnis der Omega-6- zu den Omega-3-Fettsäuren dürfen nicht außer Acht gelassen werden (siehe dazu Tab. 95).

13.7.3.2 Fisch

Fisch ist nicht nur als hochwertige Proteinquelle von Nutzen. Besonders der fette Kaltwasserfisch wie Hering, Makrele, Sprotte oder Lachs enthält große Mengen Vitamin D und die gesundheitsfördernden Omega-3-Fettsäuren; Fische

Tab. 95 Lebensmittel für die optimierte Keto-Diät (Werte pro 100 g)

Nüsse [x]	kcal.	Fett/g	Prot/g	Kh/g	Mg/mg	O-6/g	O-3/g	Ox/mg [cp]	Phy/mg [cs]
• Macadamia	703	73,0	8,8	4,0	[ci] 110	1,7	–	42	290–340
• Kokosnuss	363	36,5	4,6	4,8	39	0,6	–	0	[ct] 357
• Pistazie	581	51,6	20,8	11,6	158	7,4	0,2	49	940
• Haselnuss	644	61,6	14,1	10,5	156	8,5	0,1	222	[ct] 648–1000
• Cashew	572	42,2	20,6	30,5	267	7,4	0,2	262	937–1229
• Paranuss	670	66,8	16,0	3,6	160	29,8	–	[cr] 557	[ct] 1719
• Walnuss	663	62,5	17,0	10,6	129	34,3	7,8	74	580–1977
• Erdnuss	564	48,1	29,8	7,5	160	13,9	0,5	142	680–2008
• Mandel	583	54,1	22,1	5,4	170	12,8	0,3	469	970–2111
• Pecannuss	703	72,0	11,0	4,4	142	15,2	0,8	64	[cu] 180–4520

Nüsse enthalten reichlich Protein und Fett. Doch das besteht vor allem aus Linolsäure, einer Omega-6-Fettsäure (O-6) und es enthält nur geringe Anteile an der Omega-3-Fettsäure Alpha-Linolensäure (O-3). Der Gehalt an Magnesium (Mg) ist auch angegeben. Gegen Magnesiummangel können kleine Mengen Nüsse verwendet werden. Da Nüsse allerdings mittlere bis hohe Mengen Phytate (Phy), Oxalsäure (Ox) und Lektine (hier nicht aufgeführt) enthalten, sollte der Verzehr auf insgesamt 50 g pro Tag beschränkt werden.

Macadamias (wenig Kh, Ox und Phy) sind die Nüsse mit den vorteilhaftesten Nährwerten, gefolgt von Kokosnuss und Pistazien (schon mit mittlerem Phy). Die anderen Nüsse sollten nicht so häufig verzehrt werden.

x Werte entnommen: Souci SW, Fachmann W, Kraut H: Die Zusammensetzung der Lebensmittel, Nährwert-Tabellen. 7. Auflage, Medpharm Scientific Publishers, Stuttgart 2008.
ci o.V.: Macadamia: Königin der Nüsse. 16.12.2013, https://www.apothekenumschau.de/Macadamia
cp Han H, Segal AM, Seifter JL, et al: Nutritional Management of Kidney Stones (Nephrolithiasis). Clin Nutr Res. 2015 Jul;4(3):137-152.
cr Ritter MMC, Savage GP: Soluble and insoluble oxalate content of nuts. Journal of Food Composition and Analysis. Volume 20, Issues 3-4, May 2007, 169-174.
cs Amirabdollahian F, Ash R: An estimate of phytate intake and molar ratio of phytate to zinc in the diet of the people in the United Kingdom. Public Health Nutrition: 13(9), 1380-1388.
ct Reddy NR et al: Food Phytates, CRC Press, 2001. Zitiert nach: Nagel R: Living With Phytic Acid, March 26, 2010. Weston A. Price Foundation. https://www.westonaprice.org/health-topics/vegetarianism-and-plant-foods/living-with-phytic-acid/
cu Schlemmer U, et al: Phytate in foods and significance for humans: Food sources, intake, processing, bioavailability, protective role and analysis. Mol Nutr Food res 2009;53:330-375.

aus Binnengewässern weisen weniger von beidem auf (siehe Tab. 94). Die hoch ungesättigten Omega-3-Fettsäuren liegen im Fisch in der natürlichen, tierischen Form vor: Sowohl Docosahexaensäure (DHA) als auch Eicosapentaensäure (EPA) können vom Körper sofort verwertet werden. Gleichzeitig sind sie im Gewebe „eingebunden" und damit weitgehend stabilisiert.

Das trifft auch auf Zuchtfisch zu, doch ist dem Futter dieser Fische z.T. häufig immer noch ein giftiges Konservierungsmittel (Ethoxyquin) zugesetzt, neben anderen Medikamenten gegen Krankheiten und Parasiten. Daher sollte Fisch aus „Massentierhaltung" weniger häufig verzehrt werden. Das gilt nicht nur für Salzwasserfisch wie den beliebten Lachs, sondern mittlerweile auch für viele andere Arten, die in großen Käfigen gehalten werden, wie z.B. Wolfsbarsch und Dorade. Auch Fisch aus heimischen Binnengewässern ist davon betroffen, darunter Forelle und Karpfen. Halten Sie sich besser an Fisch aus Wildfang. Das müssen nicht unbedingt teure Edelfische sein, sondern gerade die preisgünstigen Arten wie Hering, Makrele, Sprotte und Sardine sind sehr zu empfehlen.

Hering ist als Matjes oder Salzhering ein hochwertiges Lebensmittel, da diese Produkte nicht weiter verarbeitet sind. Der mitunter hohe Salzgehalt lässt sich vermindern, indem man den Fisch vor dem Verzehr gründlich wässert. Entweder in eine Schüssel mit Wasser einlegen, das Wasser dabei mehrmals wechseln. Oder man kann den Fisch in ein Plastiksieb geben (z.B. ein billiges Nudelsieb) und unter fließendem Wasser abspülen. Metallsiebe eignen sich weniger, da der Fisch dann einen metallischen Geschmack annehmen kann. Eingefrorener Matjes ist in der Regel weniger stark gesalzen, hier kann man sich das Wässern sparen.

Hering in Sahnesoße ist ebenfalls akzeptabel. Die Soße sollte aber nicht oder höchstens sparsam mitgegessen werden. Sie enthält nur selten echte Sahne, sondern häufiger billige Pflanzenöle und Verdickungspulver, häufig auch Süßstoffe. Wer es richtig „sauber" haben will, spült auch diesen Hering unter fließendem Wasser ab, dann ist auch ein Teil der Konservierungsstoffe aus der Heringslake weg, ebenso wie ein großer Teil der Süßstoffe. Das funktioniert auch beim Bismarkhering.

Geräucherter Fisch sollte nicht so häufig verzehrt werden. Besonders Sprotte und Makrele, aber auch Forelle wird häufig durch Rauch konserviert. Das ist gesundheitlich nicht unbedenklich, da während des Prozesses krebsauslösende Stoffe auf dem Räuchergut zurückbleiben.

13.7.3.3 Konserven

Als Konserven werden Hering, Makrele, Sprotten, Thunfisch oder Sardinen in Öl angeboten. Manchmal ist noch ein Geschmacksträger zugesetzt, wie Tomaten- oder eine andere Soße. Hier wird der Fisch durch Einkochen und das luftdichte Verschließen der Dose haltbar gemacht. Leider wird sehr häufig Sonnenblumenöl in Fischkonserven eingesetzt, was zu viele entzündungsfördernde Omega-6-Fettsäuren enthält. Wenn es schnell gehen muss, kann man die Soße so gut wie möglich abkratzen, bevor die Fischstücke verzehrt werden. Besser wäre es, sie unter fließendem Wasser abspülen, um soviel Soße und Öl wie möglich zu entfernen.

Bei Dosen kommt auch die Innenbeschichtung ins Spiel: Um zu verhindern, dass der Doseninhalt einen metallischen Geschmack annimmt, werden Konservendosen innen mit einem Lack beschichtet. Das hilft natürlich gegen die Geschmacksverfälschung, fügt dem Doseninhalt aber chemische Weichmacher aus dem Lack hinzu (der bekannteste Stoff dürfte das berüchtigte Bisphenol A sein), die östrogenartig wirken. Doch auch verwandte Substanzen, die sich ebenfalls in den verwendeten Lacken finden, haben negative Eigenschaften. Das Problem wird verschärft, wenn die Dose zur Haltbarmachung erhitzt wird, dabei werden noch mehr Weichmacher freigesetzt. Die meisten Weichmacher werden sich im Inhalt in den Bereichen befinden, welche die Wandung der Dose berühren. Aber ein Teil wird auch in das Innere übergehen. Besonders die fettreichen Teile des Doseninhalts (also auch der Fisch oder fettes Fleisch) nehmen Weichmacher auf, da diese fettlöslich sind. Einen Teil der Weichmacher, also das, was außen am Fisch anhaftet und die Teile, die in der Soße sind (besonders die Öle enthalten größere Mengen), lassen sich durch Abspülen mit Wasser entfernen. Ganz vermeiden lassen sich die Weichmacher im Fisch oder Fleisch aus Konserven aber nicht.

Daher sollten Lebensmittel in Dosen nur in Maßen verzehrt werden und selbst dann, nach Möglichkeit, gründlich mit Wasser abgespült. Bei Fleischgerichten mit Soße in Dosen kann man sich behelfen, indem man sowenig Soße wie möglich mitverzehrt. Auch das vermindert die Menge der aufgenommenen Weichmacher.

13.7.3.4 Milch und Milchprodukte

Milchprodukte – dazu zählen nicht nur Trinkmilch und Kakao, Joghurt, Dickmilch, Quark und alle Käsesorten, sondern auch Milchschokolade, Eiscreme und viele Salatdressings – sollten nur in kleinen Mengen verzehrt werden. Der ernsthaft Erkrankte, besonders der Krebskranke, verzichtet am besten ganz darauf.

Zwar liefern Milchprodukte vergleichsweise viel hochwertiges Protein, doch sie weisen gravierende Nachteile auf: Milch und Milchprodukte sorgen nämlich für einen starken Insulinanstieg – Milch sogar noch stärker als Weißbrot! [269,270] Das liegt nicht allein an den enthaltenen Kohlenhydraten aus dem Milchzucker (so viele sind es nicht), sondern die Proteinzusammensetzung und die leichte Verfügbarkeit mancher Aminosäuren (hier vor allem Leucin) scheinen eine Rolle zu spielen.

Loren Cordain, US-Autor der „Paleo-Diät", hatte schon länger empfohlen, auf Milch- und Milchprodukte zu verzichten. Er hat stets betont, es gäbe außer dem Menschen kein Lebewesen, das nach dem Säuglingsalter noch Milch verzehrt. Ich habe diese Einschätzung früher für überzogen gehalten; natürlich gibt es Milch und Käse als Nahrungsmittel erst, seit der Mensch sesshaft geworden ist. Aber wir alle sind schließlich damit aufgewachsen – so schädlich kann es doch nicht sein? Doch ich mußte mich im Laufe der Jahre vom Gegenteil überzeugen lassen.

In einem umfangreichen Artikel hat Cordain vor einigen Jahren seine Bedenken gegen Milch und Milchprodukte zusammengefasst. Wer viele Milchprodukte verzehrt, erreicht durch deren hohen Calciumgehalt schnell ein Ungleichgewicht im Mineralstoffhaushalt: So kann das Calcium/Magnesium Verhältnis auf 5:1 steigen, was Herzerkrankungen zur Folge hat. Die hohen Calciummengen in der Kuhmilch behindern überdies die Aufnahme von Eisen und Zink aus aus der Nahrung. [271]

Cordain weist auf eine weitere Besonderheit der Milch hin: Sie enthält viele Hormone und bioaktive Peptide (kurze Proteinketten), die den Stoffwechsel des Jungtieres steuern. Um zu verhindern, dass diese Verbindungen von Verdauungsenzymen im Magen aufgelöst (und damit wirkungslos) werden, enthält die Milch auch sog. Protease-Inhibitoren, welche die Proteinverdauung hemmen. Diese wirken auch im Magen des Menschen und so bleiben solche Hormone, darunter Rinderinsulin und weitere bioaktive Substanzen aus der Milch, unzerstört. Wenn diese intakten Fremdproteine in das Blut übertreten, werden sie vom Immunsystem attackiert, was sogleich Antikörper bildet. Das führt nicht nur zu Immunreaktionen und Allergien beim Menschen (Milch ist eines der stärksten Allergene), sondern es kann ernste Erkrankungen auslösen. [271]

Eine dieser hormonell wirkenden Substanzen ist Östronsulfat, welches auch im Körper des Menschen den Östrogenspiegel erhöht. [272] Bei Kleinkindern kann das Rinderinsulin vermutlich Diabetes Typ 1 auslösen. Denn Antikörper gegen Rinderinsulin gelten als wichtiger Risikofaktor bei dieser unheilbaren Krankheit, die häufig bereits im Kindesalter auftritt. [271]

Wie schnell und gravierend der Verzehr von Milch den Insulinhaushalt des Menschen verändert, hatte bereits 2005 eine dänische Studie ergeben: 24 Jungen von acht Jahren erhielten jeweils 53 g Protein pro Tag in Form von Milch oder Fleisch. Die Milchgruppe wies bereits nach einer Woche einen doppelt so hohen Nüchtern-Insulinspiegel (und eine deutliche Insulinresistenz) auf wie die Fleischgruppe, bei der sich keine Veränderungen des Insulinhaushalts ergaben. [273]

Die Nebenwirkungen von Milchprodukten zeigen sich auch beim Erwachsenen schnell. Ein befreundeter Kraftsportler, schlank, durchtrainiert und kerngesund, der als Vertreter viel mit dem Auto unterwegs war, hatte sich eine zeitlang tagsüber nur von mehreren Joghurts ernährt – gesünder als Fast Food, wie er dachte. Bei einer Routineuntersuchung fiel er aus allen Wolken, als der Arzt ihm mitteilte, es läge ein Frühstadium von Diabetes vor! Nach einer Ernährungsumstellung und dem Verzicht auf Milchprodukte war das Problem dann schnell behoben. Dieses Beispiel sollte als Warnung dienen; Milchprodukte sind wirklich nicht so „gesund", wie uns immer erzählt wird.

Prof. Bodo Melnik von der Universität Osnabrück sieht Milch ebenfalls sehr kritisch, er hat viele Studien zur Milchproblematik durchgeführt. Melnik bewertet die Milch nicht allein als Nahrungsmittel, sondern er schreibt der Milch vor allem eine „biologische Signalvermittlung" zwischen Mutter und Neugeborenem zu. Deshalb führt Milch nicht nur über ihre Inhaltsstoffe zu einer starken Insulinerhöhung, sondern stimuliert im Körper des Empfängers auch die Produktion von Insulin über interne Prozesse. Das Ziel ist ein schnelles Wachstum des Säuglings. Doch bereits beim Jugendlichen, stärker noch beim Erwachsenen kann diese Funktion ernste Probleme auslösen.

So kann Milch das Enzym mTOR im Übermaß aktivieren, was ein ungezügeltes Zellwachstum fördert und auf diesem Wege nicht nur Akne auslöst, [274] sondern langfristig auch degenerative Erkrankungen wie Diabetes und Krebs. [275] Dieser Zusammenhang ist mittlerweile gut belegt: Eine Untersuchung aus dem Jahr 2008 stellt fest, dass der Verzehr von nur 35 g Milcheiweiß pro Tag (das entspricht der Proteinmenge in einem Liter Milch, bzw. in einem Eiweiß-Shake mit Wasser und Milchprotein) das Risiko für die Entstehung von Prostata-Krebs um 32 % erhöht. [276] Dabei spielt besonders die hohe Aktivierung von mTOR durch Milchprodukte bei der Entstehung und beim Fortschreiten von Prostatakrebs eine entscheidende Rolle, ebenso wie bei Eierstock- und Brustkrebs. Eine gute Übersicht zur Studienlage, auch bei anderen Erkrankungen, die mit dem Verzehr von Milchprodukten zusammenhängen, findet sich auf dieser milch-kritischen Webseite. [277]

Die längere Hemmung von mTOR und IGF-1 im Tagesverlauf, wie sie eine ketogene Ernährung eigentlich hervorruft, kann durch den häufigen Verzehr von Milchprodukten aufgehoben werden. Ein weitgehender Verzicht auf Milchprodukte unterbindet dagegen eine überschießende Aktivierung von mTOR und von IGF-1.

Ein weiteres Beispiel, wie vorteilhaft sich der Verzicht auf Milch auswirkt, kann ich selbst beisteuern. Im Verlauf der Arbeiten zum Buch über die optimierte Keto-Diät für Sportler hatte ich beschlossen, auf den Liter Vollmilch zu verzichten, den ich pro Woche noch verzehrt habe. Kaffee ohne Milch, das war für mich bis dahin unvorstellbar. Nach einigen Tagen mit schwarzem Kaffee habe ich die Milch aber nicht mehr vermisst. Das überraschende Resultat zeigte sich einige Wochen später, als ich mich wieder einmal gewogen habe: Ich hatte 1,5 kg verloren und seither auch nicht wieder zugenommen. Da alle anderen Parameter (Nahrungsmenge, Training, Schlaf) unverändert geblieben waren, muss der Gewichtsverlust (besser: Fettabbau, denn Muskeln oder Kraft hatte ich nicht verloren) wohl auf den Milchverzicht zurückzuführen sein.

Bei der optimierten Keto-Diät ist es von großer Bedeutung, nicht nur Milch weitgehend zu meiden. Auch andere aus Milch hergestellte Produkte sind sehr kritisch zu sehen. So ergab eine ältere Studie, dass Hüttenkäse als Eiweißquelle zu einer 3,6-fach höheren Insulinausschüttung führte als Eiklar-Protein, [278] eine weitere Studie ergab immerhin noch eine Verdoppelung des Insulinausstoßes durch Hüttenkäse. [279] Eine andere Untersuchung [280] zur Insulinwirkung von fermentierten Milchprodukten (Joghurt) ergab sogar noch eine etwas höhere Insulinausschüttung, als bei reiner Milch. Die Autoren wiesen darauf hin, dass die insulinogene Wirkung von Milchprodukten 3 bis 6-fach höher ausfällt als durch ihren glykämischen Index (GI) angezeigt.

Butter, die überwiegend aus gesättigten Fetten besteht, enthält etwa 20 % Milchbestandteile, darunter auch Protein. Damit fällt sie ebenfalls unter die Milchprodukte, die mit Augenmaß verzehrt werden sollten. Wer neben Butter aber auch andere Fette wie Olivenöl und Kokosfett bei der optimierten Keto-Diät einsetzt, muss den Butterkonsum nicht zwingend einschränken. Wer dagegen verstärkt auf Butter als Fettlieferant setzt, der kann die Butter auch „klären“, so dass nur die Fettbestandteile übrig bleiben (siehe dazu Tab. 96). Oder man nimmt Butterschmalz, das keine Milchbestandteile mehr enthält.

Auch wer gern Proteinpulver einsetzt, muss sich vorsehen: Die beliebtesten Proteinpulver (Lactalbumin/Whey und Casein) werden ebenfalls aus Milch gewonnen und vielen Mehrkomponenten-Proteinpulvern ist als Hauptbestandteil Milcheiweiß zugesetzt. Die Studienlage ist hier eindeutig: Im direkten Vergleich fällt der Insulinausstoß durch Wheyprotein (Molkenprotein) sogar höher aus als der von Weißbrot! Und Whey führt zu einem viermal höheren Insulinausstoß als das Casein. Dafür stimuliert Casein den Ausstoß von IGF-1 deutlich stärker, als das Whey. [281] Produkte, die viel Milchfett enthalten (Sahne, Schmand, Creme fraiche) scheinen weniger problematisch zu sein, was das Insulin angeht: Im direkten Vergleich fiel der Insulinanstieg durch Sahne etwa dreimal niedriger aus als durch Casein. Doch die anderen Probleme, die der Verzehr von Milchprodukten mit sich bringt, bleiben bestehen.

Deshalb sollten Milchproteine nicht als alleinige Eiweißquelle genutzt werden. Schon der gesunde Menschenverstand legt nahe, sich aus möglichst vielen Quellen mit Nährstoffen, also auch mit Protein, zu versorgen. Hier wäre

Tab. 96 Wie man Butter klärt

Ein Block Butter wird in einem Topf langsam erhitzt, dabei setzen sich weiße Flocken oben auf der flüssigen Butter ab, schwerere sinken zu Boden. Die oben schwimmenden Bestandteile werden mit einer Schaumkelle oder einem Löffel abgehoben und die flüssige Butter durch ein sauberes Tuch in ein Gefäß (am besten aus Glas) gegeben. Die Milchbestandteile, die sich am Boden des Topfes abgesetzt haben, sollten nicht mit durch das Tuch geschüttet werden. Das Gefäss mit der geklärten Butter muss abkühlen und sollte dann verschlossen oder mit Frischhaltefolie abgedeckt im Kühlschrank verwahrt werden. Beim indischen Ghee handelt es sich ebenfalls um geklärte Butter, die aber, leicht gebräunt, etwas würziger schmeckt. Auch Ghee kann selbst hergestellt werden.

Tab. 97 Lebensmittel für die optimierte Keto-Diät (Werte pro 100 g)

Milch & Milchprodukte [x]	kcal.	Fett/g	Prot/g	Kh/g
• Appenzeller, 50 % Fett i.Tr.	386	31,7	24,3	0,0
• Blauschimmelkäse	355	29,8	20,7	0,0
• Brie	345	27,9	22,1	0,1
• Butterkäse, 50 % Fett i.Tr.	344	28,8	20,7	0,0
• Camembert, 30 % Fett i.Tr.	215	13,5	23,0	0,0
• Camembert, 40 % Fett i.Tr.	275	20,5	22,5	0,0
• Camembert, 50 % Fett i.Tr.	314	25,7	20,1	0,1
• Cheddar, 40 % Fett i.Tr.	397	32,2	24,9	0,4
• Emmentaler, 45 % Fett i.Tr.	400	31,4	28,4	0,0
• Feta	237	18,1	16,7	0,5
• Frischkäse 50 % Fett i.Tr.	284	23,6	13,5	3,4
• Frischkäse, Doppelrahmstufe	340	31,5	11,1	2,6
• Creme fraiche	300	30,0	2,3	3,3
• Edamer 45 % Fett i.Tr.	357	28,3	24,3	0,0
• Gouda 45 % Fett i.Tr.	334	25,4	25,0	0,0
• Hüttenkäse	102	4,3	12,0	3,3
• Joghurt, 3,5 % Fett	70	3,6	3,8	4,4
• Joghurt, 1,5 % Fett	49	1,6	3,5	4,5
• Milch, Kuh, Rohmilch	67	3,8	3,3	4,7
• Milch, Kuh, 3,5 % Fett	65	3,6	3,3	4,7
• Milch, Kuh, 1,5 % Fett	48	1,6	3,3	4,8
• Mozarella	225	16,1	19,5	0,0
• Proteinpulver, Kh-arm *	374	1,1	95,0	0,2
• Proteinpulver, Kh-arm, Vanille	347	1,8	81,1	1,1
• Sahne, 30 % Fett	308	31,7	2,3	3,3
• Sahne, Sauerrahm	189	18,0	2,7	3,5
• Speisequark, 40 % Fett i.Tr.	160	11,4	10,9	2,6

Milch und Milchprodukte erhöhen den Insulinspiegel und stören die Ketose viel stärker als der geringe Kohlenhydratgehalt vermuten lässt. Sie sorgen auch für einen starken Anstieg von mTOR und IGF-1 und üben damit einen starken Wachstumsimpuls aus – auch auf Krebstumoren. Milch und Milchprodukte sollten bei der optimierten Keto-Diät nur in geringen Mengen verzehrt werden. Fettreiche Milchprodukte sind unbedingt vorzuziehen, da bei ihnen zumindest der Anstieg des Insulinspiegels geringer ausfällt.

* »Kh-arm«: arm an Kohlenhydraten; der Kohlenhydratgehalt eines Proteinpräparats läßt sich leicht feststellen, indem die aufgedruckten Nährwerte geprüft werden.

x Werte entnommen: Souci SW, Fachmann W, Kraut H: Die Zusammensetzung der Lebensmittel, Nährwert-Tabellen. 7. Auflage, Medpharm Scientific Publishers, Stuttgart 2008.

vor allem anzuraten, Fleisch und Fisch in jeder Form zu verzehren, auch Eier sind uneingeschränkt zu empfehlen.

Für Milchprodukte sollte aber gelten: Die Menge macht das Gift. Ich meide Milch als Getränk und setze sie auch nicht mehr im Kaffee oder Tee ein. Ich gebrauche noch ein wenig Sahne bzw. Creme fraiche, die ich von Zeit zu Zeit löffelweise in Soßen gebe und verzehre und Käse in kleinen Mengen beim unechten Refeed. Dafür verzichte ich auf Proteinpulver, Quark und alle anderen Milchprodukte (siehe Tab. 97 auf der vorangegangenen Seite).

Das kann aber jeder halten, wie er will. Vielleicht wählt ein Anderer lieber seinen gewohnten Proteinshake und verzichtet dafür auf Milch, Sahne und Käse. Wichtig ist allein, sich bei der optimierten Keto-Diät mit Milchprodukten zurückzuhalten. Wer unter Akne leidet, der verzichtet besser konsequent auf alle Milchprodukte, um eine Besserung des Krankheitsbildes zu erreichen. Das gilt natürlich ebenfalls für ernste Erkrankungen wie Krebs, Diabetes, Herz-Kreislauf-Erkrankungen, Morbus Parkinson und Alzheimer.

13.8 Fett

Die Keto-Diät gilt als eine „High-Fat"-Ernährung, doch das muss nicht zwangsläufig so sein. Natürlich muss mehr Fett zugeführt werden, da die fehlenden Kohlenhydrate als Energieträger ersetzt werden müssen. Doch dafür müssen die Mahlzeiten nicht in Fett schwimmen. In den ersten vier Wochen mit der neuen Ernährung sollten Sie am Fett zwar nicht sparen, um eine gute Sättigung zu erreichen. Doch nach erfolgter Keto-Adaption kann dieses Fett auch eine zeitlang zu großen Teilen aus den Körperfettreserven stammen – besonders bei den Personen, die zu viel davon mit sich herumtragen. Der schnellste Weg, um die Ketose zu vertiefen und den Fettabbau zu beschleunigen, ist nämlich nicht zu essen! Das kann bei der optimierten Keto-Diät am besten durch Intervallfasten mit kürzeren Essensfenstern geschehen.

Die für die optimierte Keto-Diät erforderliche Fettmenge pro Tag kann aus Tab. 81 bzw. 82 entnommen werden. Eine leichte Absenkung des Fettanteils in der Ernährung, wie unter 13.3.1 für den Fettabbau empfohlen, kann die Gewichtsabnahme ebenfalls unterstützen.

Welche Fette bei der ketogenen Ernährung eingesetzt werden, ist für den Abnehmerfolg zweitrangig. Egal ob gesättigte oder ungesättigte Fettsäuren – der Körper kann sie alle verwerten und zu Ketonen umbauen. Deshalb mag es kurzfristig kein Problem darstellen, wenn man sich mit billigen Pflanzenölen und Transfetten ernährt. Doch auf Dauer ist das nicht zu empfehlen. Mit der optimierten Keto-Diät Körperfett abzubauen, ist nicht schwer. Doch mit dem langfristigen Verzehr der falschen Fette kann man sich ernste gesundheitliche Probleme einhandeln.

13.8.1 Omega-6- und Omega-3-Fettsäuren

Die Fettsäuren in der Ernährung des Menschen sind in Tab. 28 bereits aufgeführt worden. Diese Fettsäuren kommen in unterschiedlichen Mengen in den Lebensmitteln vor, die wir verzehren, darunter die hochungesättigten Fettsäuren mit zwei (z.B. Omega-6) und drei Doppelbindungen (z.B. Omega-3).

Die herkömmliche Ernährung, reich an Getreide und Getreideprodukten, weist heute ein Omega-6- zu Omega-3-Verhältnis zwischen 20:1 und 10:1 auf. Als empfehlenswert wird ein Verhältnis von bis zu 5:1 erachtet; das heißt, 5 Anteile Omega-6-Fette auf 1 Anteil Omega-3-Fette. Wissenschaftler, die sich mit der Steinzeiternährung beschäftigen, haben aber nachgewiesen, dass die Nahrung unserer Vorfahren als Jäger und Sammler ein Omega-6- zu Omega-3-Verhältnis von 2:1 oder sogar 1:1 aufgewiesen hat.

Daher sollte man sich an 1:1 als Richtwert orientieren, auch wenn dieses Verhältnis heute nur schwer erreicht werden kann.

Es ist nicht egal, ob man zu viele Omega-6-Fettsäuren zuführt und zuwenig Omega-3-Fettsäuren. Beide Fette können zwar als Energieträger dienen, doch die hoch ungesättigten Fettsäuren werden vorrangig in die Zellmembranen eingebaut und sie wirken im Eicosanoidsystem des Körpers.

Dabei handelt es sich um ein sehr altes System von Hormonvorläufern, das viele wichtige Prozesse im Körper steuert. Zu viele Omega-6-Fette aus den gängigen Speiseölen wie Sesam-, Sonnenblumen-, Distel-, Soja-, Maiskeim- oder Arganöl sorgen für einen Überschuss an Eicosanoiden, die im Körper unter anderem die Rate der Blutgerinnung erhöhen. Das ist sehr nützlich, wenn man sich geschnitten hat oder bei Nasenbluten. Schlimm ist es dagegen bei Arteriosklerose: Wenn die Adern schon verengt sind, kann ein Blutgerinnsel, was sich bei einer verstärkten Gerinnungsneigung natürlich eher bildet, die Ader völlig verstopfen und einen Herzinfarkt oder Schlaganfall auslösen.

Ein Übermaß an Omega-6-Fetten zieht viele weitere Probleme nach sich: Es führt zu einer erhöhten Entzündungsaktivität im Körper, damit wird das Immunsystem geschwächt; Infekte und chronische Entzündungen oder sogar Krebs können dann vermehrt auftreten. Für den Diätwilligen besonders interessant ist vielleicht die Tatsache, dass Omega-6-Fette die Schilddrüse direkt hemmen können. Damit fällt der Spiegel an Schilddrüsenhormonen im Körper, was den Stoffwechsel herunterfährt und den Abbau von Körperfett verlangsamt.

Nur mit einem ausgewogenen Verhältnis von Omega-6- zu Omega-3-Fettsäuren ist der Stoffwechsel im Gleichgewicht und die Blutgerinnung (gefördert durch Eicosanoide aus Omega-3-Fetten) und die Hemmung derselben (durch Eicosanoide aus Omega-6-Fetten) halten sich die Waage. Gleichzeitig wird die Körperabwehr nicht überfordert, weil Entzündungsreaktionen, vermittelt durch Eicosanoide aus Omega-6-Fettsäuren, zur Abwehr von Krankheitserregern genutzt werden können, ohne Entzündungen zum Dauerzustand werden zu lassen. Dafür sorgen dann die Eicosanoide aus Omega-3-Fetten, die entzündungshemmend wirken. Auch die Schilddrüse funktioniert besser, wenn beide Fette sich im Gleichgewicht befinden.

Das Problem einer viel zu hohen Omega-6-Zufuhr zeigt sich aber nicht nur bei Speiseölen (siehe dazu Tab. 98 auf der folgenden Seite). Die billigen Pflanzenöle, auf riesigen Feldern angebaut und industriell verarbeitet, finden sich auch in unzähligen verarbeiteten Lebensmitteln, die heute im Supermarkt angeboten werden. Viele dieser Lebensmittel werden gern bei einer Keto-Diät eingesetzt, wie z.B. Margarine, die fast immer mit pflanzlichen Omega-6-Fetten (und künstlich gesättigten Fetten, siehe unten) zubereitet ist, sowie fertige Mayonnaise, die eigentlich immer mit Sonnenblumenöl angerührt ist, das von allen Speiseölen den höchsten Anteil an Omega-6-Fetten enthält.

Darüber hinaus finden sich große Mengen Omega-6-Fette in verarbeiteten Nahrungsmitteln. Der Rahm im „Rahmspinat" enthält häufig keine teure Sahne, sondern gehärtete pflanzliche Fette. Auch sog. Analog-Käse (gern „veganer" Käse genannt), ein Kunstprodukt aus Pflanzenölen und pflanzlichen Eiweißen, das man nicht nur am Stück erwerben kann, sondern welches auch zunehmend in verarbeiteten Lebensmitteln Verwendung findet, sollte gemieden werden. Die sog. Fleischersatzprodukte wie Tofu, Seitan und Tempeh aus Soja oder neuerdings sogar aus Lupinen, Erbsen usw. enthalten zwar nur geringe Mengen Fett, aber darin finden sich vor allem Omega-6-Fettsäuren.

Nuss- und Kernöle sind recht teuer und werden daher nicht so häufig verwendet. Das ist auch gut so, denn die meisten enthalten eben-

Tab. 98 Ungesättigte Fettsäuren in verschiedenen Ölen

Ölsorte [cj]	Ölsäure	Linolsäure	alpha-Linolensäure	Eicosa-pentaensäure	Docosa-hexaensäure
	C 18:1 Omega-9	C 18:2 Omega-6	C 18:3 Omega-3	C 20:5 Omega-3	C 22:6 Omega-3
• Olivenöl	70	10	0	0	0
• Sonnenblumenöl	15	75	1	0	0
• Maisöl	30	60	1	0	0
• Leinöl	20	20	60	0	0
• Lebertran	25	2	1	12	8
• Fischöl	15	2	1	18	12
• Rapsöl	61 [ck]	20 [cl]	9 [cl]	0	0

Angaben in Prozent; Werte nach Analysen von Singer [cj]. Die Summen ergeben nicht immer 100 %, da noch andere Fettsäuren in den Ölen enthalten sind, die hier nicht aufgeführt werden. Wie deutlich zu erkennen ist, enthalten Sonnenblumen- und Maisöl die höchsten Gehalte an Linolsäure (Omega-6), daher sollten diese Speiseöle nach Möglichkeit gemieden werden (ebenso wie Distel- , Sesam- und Sojaöl, weitere Hauptlieferanten für Linolsäure).

Leinöl dagegen weist ein sehr viel besseres Fettsäurenmuster auf: Das Verhältnis von Omega-6 (Linolsäure) zu Omega-3 (alpha-Linolensäure) beträgt 3:1. Mit ein oder zwei Eßlöffeln Leinöl pro Tag kann dem durch Verzehr von Fleisch aus herkömmlicher Zucht entstandenen Übergewicht von Omega-6-Fettsäuren entgegengewirkt werden, wenn gleichzeitig auf die zuvor genannten Speiseöle verzichtet wird. Wer obendrein noch 3-4 x pro Woche fetten Seefisch wie Hering, Makrele oder Sardinen verzehrt, der hat einen weiteren, noch größeren Schritt getan, um ein günstiges Omega-6- zu Omega-3-Verhältnis im Körper herzustellen. Durch die weitgehende Schonung der hochungesättigten Fettsäuren bei der optimierten Keto-Diät liegt der Bedarf an Omega-3-Fettsäuren ohnehin niedriger, als bei einer kohlenhydratreichen Ernährung.

Ölsäure, eine Omega-9-Fettsäure, die gehäuft im Olivenöl oder in der Avocado vorkommt, verhält sich dagegen neutral. Sie kann vom Körper nicht nur optimal verwertet werden, sondern übt auch keinen Einfluss auf den Stoffwechsel der Omega-6- und Omega-3-Fettsäuren aus.

Zum Vergleich unten das Rapsöl, die Daten stammen aus anderen Quellen. Der hohe Gehalt an Ölsäure und der vergleichsweise hohe Anteil an alpha-Linolensäure lässt es besser aussehen als die anderen Pflanzenöle. Es sollte aber auf jeden Fall eine hochwertige, kaltgepresste Variante gewählt werden, nicht industriell raffinierte Rapsöle, die billig angeboten werden.

cj Singer P: Was sind, wie wirken Omega-3-Fettsäuren? 3. Auflage, Umschau-Zeitschriften Verlag Breidenstein, Frankfurt 2000.

ck o.V.: Der Fisch auf dem Trockenen. Union zur Förderung von Oel- und Proteinpflanzen e.V., Berlin. https://www.deutsches-rapsoel.de/ernahrung/special-omega-3/

cl o.V.: Gesund, aber oft kein Genuss. Test 11/2009, S. 21. Stiftung Warentest, Berlin.

falls große Mengen an Omega-6-Fetten und viel zuwenig Omega-3-Fette. Gegen den gelegentlichen Einsatz als Geschmacksträger z.B. im Salat ist nichts einzuwenden. Doch als Grundnahrungsmittel eignen sich diese Öle nicht.

Die Ausnahmen von dieser Regel sind Öle aus Macadamia- und Kokosnuss. Macadamias enthalten überwiegend die einfach ungesättigte Ölsäure (Omega-9 – dieselbe Fettsäure, die dem Olivenöl seinen Namen gibt) und Kokosöl nur gesättigte Fettsäuren. Die Fettsäuren dieser beiden tropischen Nüsse sind sehr stabil und vom Körper problemlos nutzbar. Obendrein üben sie keinen Einfluss aus auf den Stoffwechsel der Omega-6- bzw. Omega-3-Fettsäuren.

Auch Brot, Reis sowie andere Getreide und Getreideprodukte wie z.B. Nudeln und Müsli weisen viel zu hohe Omega-6-Werte auf – schliesslich sind sie ja aus Pflanzensamen hergestellt. Da ist die Scheibe „gesundes“ Vollkornbrot in der Refeed-Phase dem Löffel Pflanzenöl gleichzusetzen; beides wird aus Pflanzensamen hergestellt. Auch die meisten Nüsse und Samen weisen zu hohe Omega-6-Werte auf und sollten daher nicht im Übermaß verzehrt werden (siehe dazu Tab. 95). Das gilt auch für rotes und weißes Fleisch, was aus herkömmlicher Zucht stammt. Selbst Zuchtfisch weist zwar annehmbare Werte an den „guten“ Omega-3-Fetten auf, aber mittlerweile, da er wie die Zuchttiere an Land mit großen Mengen Getreide und Soja „gemästet“ wird, auch recht hohe Werte an Omega-6-Fettsäuren.

Es ist aber nicht einfach damit getan, Fischölkapseln einzunehmen, um mit mehr Omega-3-Fettsäuren das Verhältnis zu den Omega-6-Fettsäuren auszugleichen. Denn beide Fettsäuregruppen werden im Körper des Menschen über das gleiche Enzymsystem verstoffwechselt. Der „Flaschenhals“ im Organismus liegt beim Enzym Delta-6-Desaturase, welches zudem die Omega-6-Fettsäuren bevorzugt. Das bedeutet, bei einer hohen Zufuhr dieser Fettsäuren werden die Omega-3-Fettsäuren benachteiligt. Letztlich verschärft sich das Ungleichgewicht von Omega-6 zu Omega-3 damit noch mehr.

Ein weiteres Problem kommt hinzu: Beide Fettsäuregruppen sind hoch ungesättigt und damit sehr instabil. Den Vorteil einer höheren Omega-3-Versorgung durch Supplements vergibt man durch den Nachteil einer höheren Oxidationsrate dieser instabilen Fette. Auf Omega-3-Supplements in Form von Kapseln sollte deshalb verzichtet werden. Obendrein kann eine Degeneration der instabilen Fettsäuren bereits bei Herstellung und Lagerung von Omega-3-Supplements nicht ausgeschlossen werden.

Der beste Weg ist, auf die Zufuhr von Omega-6-Fettsäuren aus Pflanzenölen und verarbeiteten Lebensmitteln soweit wie möglich zu verzichten (siehe Tab. 98). Das ist die wichtigste Maßnahme zur Verbesserung des Omega-6- zu Omega-3-Verhältnisses! Vermeiden kann man die Omega-6-Fettsäuren ohnehin nicht, denn sie sind in jedem pflanzlichen und tierischen Lebensmittel enthalten. Das wäre auch kontraproduktiv, denn eine gewisse Menge von Omega-6-Fettsäuren ist lebenswichtig. Probleme bereitet allein die übermäßige Zufuhr. Verzichten Sie also am besten weitgehend auf verarbeitete Lebensmittel und setzen Sie Omega-6-reiche pflanzliche Öle sehr sparsam ein. Wählen Sie hochwertige Produkte (kaltgepresst, in dunklen Flaschen) und erhitzen Sie diese nicht.

Darüber hinaus sollte der Anteil von Omega-3-Fettsäuren aus Kaltwasserfisch erhöht werden. Fisch enthält die tierischen Omega-3-Fettsäuren EPA und DHA. Anders als die pflanzliche Omega-3-Fettsäure Alpha-Linolensäure, die in Pflanzenölen vorkommt, können die tierischen Formen vom Körper sofort, ohne Umwandlung, genutzt werden. Pro Woche 3-4 Mahlzeiten mit diesen Fischen liefern bereits reichlich EPA und DHA. Der gelegentliche Verzehr von Biofleisch, bzw. dem Fleisch grasgefütterter Tiere, von einheimischem Wild und von Bio-Eiern mit ihrem höheren Gehalt an Omega-3-Fettsäuren tun ein übriges, um das Omega-3- zu Omega-6-Verhältnis deutlich zu verbessern.

Durch die günstige Stoffwechsellage bei der optimierten Keto-Diät, welche die hoch ungesättigten Fettsäuren viel besser „schont", als eine kohlenhydratreiche Ernährung, kommt es darüber hinaus zu einem verringerten Bedarf an Omega-3-Fettsäuren. Zusammen mit den bis hierher vorgestellten Maßnahmen kann deshalb eine optimale Versorgung mit Omega-3-Fettsäuren sichergestellt werden.

13.8.2 Vorsicht vor degenerierten Ölen

Die meisten Pflanzenöle, die heute auf dem Markt sind, werden industriell hergestellt. Das bedeutet, schon bei der Pressung des Öls aus dem Samen entsteht zu viel Wärme, die das Öl degenerieren lässt. Die günstigen Öle werden sogar mittels Lösungsmitteln extrahiert, um auch das letzte Quentchen Öl aus den Pflanzensamen herauszuholen. Die Lösungsmittel werden dann durch Erhitzen wieder entfernt. Dabei verschwinden nicht nur fettlösliche Inhaltsstoffe aus dem Öl, auch der Prozess an sich degeneriert das so gewonnene Öl weiter. Am schlimmsten ist aber, dass viele günstige Pflanzenöle zur Haltbarmachung wiederum erhitzt werden. Danach sind die Doppelbindungen der Moleküle bereits stark angegriffen und die Fettsäuren können ihre biologischen Funktionen, z.B. in den Zellmembranen, nicht mehr voll erfüllen.

Der Körper des Menschen kann natürliche mehrfach ungesättigte Fettsäuren und chemisch veränderte nicht auseinander halten und nutzt beide Arten für Reparatur- und Aufbauprozesse. So kann es trotz einer hohen Zufuhr pflanzlicher Fette nicht nur zu einem Mangel an diesen Fettsäuren kommen, sondern auch zu einer Vielzahl anderer Gesundheitsbeeinträchtigungen wie Gewichtszunahme, Herz-Kreislauf-Erkrankungen, Diabetes und Krebs.

Durch ihren hohen Gehalt an doppelt ungesättigten Omega-6-Fettsäuren sind die meisten Pflanzenöle sehr unstabil. Licht, Luft und Wärme führen sofort dazu, dass diese Fettsäuren oxidieren und damit degenerieren – dann sind sie ausgesprochen schädlich für den Menschen. Kochen Sie also um Himmels willen nicht damit, auch wenn es in unzähligen Kochbüchern heißt: „...in Pflanzenöl scharf anbraten". Die hoch ungesättigten Pflanzenöle eignen sich *nur* für kalte Gerichte wie etwa Salate oder kalte Soßen wie z.B. Mayonnaise. Den beliebten Smoothies sollten Pflanzenöle immer als letzte Komponente zugegeben werden, da bei der Zerkleinerung der festen Bestandteile durch Reibung ebenfalls Hitze entsteht.

Pflanzenöle kauft man in kleineren Flaschen aus dunklem Glas. So wird die Lichtoxidation vermindert. Und sie werden am besten im Kühlschrank aufbewahrt und relativ schnell aufgebraucht. Das gilt besonders für das Leinöl, das von allen Pflanzenölen am meisten hoch ungesättigten Fettsäuren aufweist.

13.8.3 Gehärtete Fette

Ein weiterer Aspekt der Fettversorgung sind die sog. gehärteten Fette. Dabei handelt es sich um Fettsäuren in Pflanzenölen, die chemisch „gesättigt" und so zu festen Fetten werden. Man erkennt diese sog. Transfettsäuren an der Bezeichnung „Pflanzenöle, z.T. gehärtet" auf dem Warenetikett. Der Gehalt in Margarine hat zwar heute deutlich abgenommen, doch viele Produkte enthalten immer noch geringe Mengen davon. Gehärtete Fette werden auch häufig in verarbeiteten Lebensmitteln eingesetzt, besonders gern in den Backfetten von Plätzchen, Keksen usw., aber auch in vielen frisch zubereiteten Backwaren, die beim Bäcker angeboten werden und vielleicht beim Refeed Verwendung finden, sowie in Frittierfett.

Transfettsäuren sind heute als Ursache für Herz-Kreislauferkrankungen identifiziert und die Empfehlung lautet, so wenig wie möglich davon aufzunehmen. Ein weiterer Aspekt ist noch bedeutsamer: Auch diese chemisch veränderten Fette werden vom Körper nicht als „falsch" erkannt und ausgeschieden, sondern im Organismus ebenfalls in die Zellmembranen eingebaut, die dann nicht mehr richtig funktionieren.

Wenn man jung und gesund ist, dann mögen diese Probleme mit Speisefetten und -ölen vernachlässigbar erscheinen. Doch täuschen Sie sich nicht: Eine gute Gesundheit und körperliche Leistungsfähigkeit sind nur möglich, wenn der Zellstoffwechsel optimal funktioniert, daher sind verdorbene Fette und Transfette unbedingt zu meiden. Hohe Entzündungswerte durch schädliche Fette hemmen überdies den Fettabbau, wie Mauro Di Pasquale in seinem Buch „Die Radikaldiät" [21] anschaulich beschreibt.

Tab. 99 Empfehlenswerte Fette

Diese Fette eignen sich optimal für die Zubereitung gesunder, ketogener Mahlzeiten:

Zum Braten und Kochen

- Gänseschmalz
- Schweineschmalz
- Rindertalg
- Butterschmalz
- Butter (in Maßen)
- Kokosöl
- Olivenöl
- Macadamiaöl
- Avocadoöl

In kleinen Mengen nur kalt zu verwenden

- Leinöl
- Nussöle
- Rapsöl

13.8.4 Empfehlenswerte Fette

Entgegen landläufiger Meinung enthalten tierische Produkte wie Fleisch und Eier nicht nur gesättigte Fettsäuren. Das Fett vom Rind enthält z.B. gesättigte und einfach ungesättigte Fettsäuren in gleicher Menge. Das Fett vom Geflügel enthält sogar mehr einfach ungesättigte Fettsäuren als gesättigte. In kleineren Teilen enthalten diese tierischen Fette auch zweifach (Omega-6) und dreifach (Omega-3) ungesättigte Fettsäuren, abhängig vom Futter. Die Kombination mit gesättigten Fettsäuren und die Einbindung in das Gewebe stabilisieren die ungesättigten Fettsäuren, so dass tierische Fette beim Kochen und Braten weniger entarten. Das gilt für das Fett im Fleisch ebenso wie für Schweine- oder Gänseschmalz bzw. Rindertalg. Tierische Fette sind also recht stabil und stellen beim Erhitzen ein geringeres Gesundheitsproblem dar als die beliebten Pflanzenöle.

Dabei muss man sich um eine höhere Zufuhr der natürlichen gesättigten Fette nicht sorgen. Diese Fette sind nicht nur sehr stabil, weil sie keine Doppelbindungen aufweisen. Sie werden im ketogenen Organismus auch bevorzugt zur Energiegewinnung verbrannt, so dass es nicht zu dauerhaft hohen Konzentrationen im Blut kommt. Die immer wieder verbreitete Warnung, gesättigte Fette zu meiden, gilt nur für eine kohlenhydratreiche Ernährung. Hier kommt es tatsächlich zu hohen Konzentrationen im Blut, da der im Vergleich zur ketogenen Ernährung deutlich höhere Insulinspiegel die Verwendung dieser Fettsäuren zur Energiegewinnung in den Zellen durch Hemmung des Carnitin-Transportsystems unterbindet.

Weitere empfehlenswerte Fette (siehe Tab. 99) zum Kochen und Braten sind das einfach ungesättigte und recht stabile Olivenöl, Butter (am besten geklärt) oder Butterschmalz und Kokosöl. Macadamia- und Avocadoöl, die überwiegend Ölsäure enthalten und nur einen geringen Linolsäureanteil aufweisen, sind für die optimierte Keto-Diät ebenfalls gut geeignet (siehe Tab. 100).

Braten kann man hervorragend mit Butter und Olivenöl im Verhältnis von 1:1, was übrigens auch dem Fettsäuren-Verhältnis im menschlichen Körperfett am nächsten kommt. Auch das sehr stabile Kokosfett eignet sich optimal zum Braten. Allerdings sollte grundsätzlich von sehr hohen Temperaturen abgesehen werden, da auch stabile Fette bei übermäßiger Hitze degenerieren. Das Anbraten geschieht am besten, indem man das Gargut in die langsam erhitzte Pfanne gibt, nicht aber, indem man die Maximaltemperatur einstellt. Nach der ersten Bräunung des Fleisches kann die Temperatur ruhig wieder abgesenkt werden. Wenn es unangenehm riecht bzw. raucht und das Fett dunkel wird, dann ist die Pfanne zu heiß und das Fett verdorben!

Tab. 100 Lebensmittel für die optimierte Keto-Diät (Werte pro 100 g)

Fette, Kräuter & Sonstiges [x]	kcal.	Fett/g	Prot/g	Kh/g	Ox/mg
• Butter	751	83,2	0,7	0,0	–
• Butterschmalz	897	99,5	0,3	0,0	–
• Gänseschmalz	900	100,0	0,0	0,0	–
• Leinöl	900	100,0	0,0	0,0	gering
• Olivenöl	900	100,0	0,0	0,0	0
• Kokosöl	900	100,0	0,0	0,0	0
• Rindertalg	896	99,5	0,0	0,0	–
• Schweineschmalz	900	100,0	0,0	0,0	–
• Balsamessig	27	0,0	0,4	2,6	–
• Basilikum	47	0,7	2,4	7,5	133 [cq]
• Dill	55	0,8	3,7	8,0	145 [cq]
• Estragon [cm]	49	1,1	3,4	6,3	142 [cq]
• Ingwer	61	0,8	2,5	11,0	178 [cq]
• Knoblauch	139	0,1	6,1	28,4	360 [cp]
• Petersilie	50	0,4	4,4	7,4	10–136 [cv]
• Schnittlauch	27	0,7	3,6	1,6	0–1480 [cw]
• Senf (Dijon-Senf)	102	6,3	5,9	5,3	–
• Weißweinessig/Essig	19	0,0	0,4	0,6	4 [cq]
• Zitronensaft	27	0,1	0,4	2,4	2 [cq]

x Werte entnommen: Souci SW, Fachmann W, Kraut H: Die Zusammensetzung der Lebensmittel, Nährwert-Tabellen. 7. Auflage, Medpharm Scientific Publishers, Stuttgart 2008.

cm Werte entnommen: www.Lebensmittellexikon.de

cp Han H, Segal AM, Seifter JL, et al: Nutritional Management of Kidney Stones (Nephrolithiasis). Clin Nutr Res. 2015 Jul;4(3):137-152.

cq Oxalosis and Hyperoxaluria Foundation. 579 Albany Post Road, New Paltz, NY 12561, USA. Online Datenbank, https://ohf.org/oxalate-food-content-database/

cv Siener R; Nutrition and Kidney Stone Disease. Nutrients 2021, 13(6), 1917.

cw USDA 1984 = Oxalic Acid Content of Selected Vegetables; Agriculture Research Service, U.S. Department of Agriculture; http://www.ars.usda.gov/Services/docs.htm?docid=9444. Siehe Online-Datenbank: https://oxalate.org/

13.8.5 Die Fettzufuhr bei der optimierten Keto-Diät

Grundsätzlich sollte mit jeder Mahlzeit auch Fett zugeführt werden, um eine gute Sättigung zu erreichen. Das kann über fettreiche Lebensmittel wie Eier oder Nüsse geschehen, auch Avocados enthalten viel von der einfach ungesättigten Ölsäure. Kaltwasserfisch wie Hering, Makrele, Sprotten oder Sardinen enthalten ebenfalls viel Fett, so dass auch hier meist auf zusätzliches Fett in Form von Butter oder Olivenöl verzichtet werden kann.

Beim Fleisch müssen Fettränder nicht entfernt werden. Bei mageren Fleischstücken kann Fett in Form von etwas Butter bzw. einer Soße aus dem Bratfett zugegeben werden. Man kann mageren Fleischstücken auch einige Löffel Olivenöl hinzugeben oder man verzehrt es mit einer selbst hergestellten Paste aus Meerrettich bzw. einer „schnellen" Soße mit einem Löffel Creme fraiche und Senf. Eine weitere Option – ohne Milchprodukte – wäre eine mit Olivenöl selbst zubereitete Tomatenpaste oder ein Pesto mit Basilikum (zu diesen und weiteren Soßen siehe unter den Rezepten). Die im Handel erhältlichen Produkte sind dagegen fast immer mit Soja- oder Sonnenblumenöl zubereitet und sollten deshalb gemieden werden.

Sie werden schnell feststellen, dass für die optimierte Keto-Diät keine großen Fettmengen neben den Lebensmitteln erforderlich sind, um eine gute Sättigung zu erreichen. Wenn eine Mahlzeit trotzdem einmal sehr fettreich ausfällt, dann stellt das auch kein Problem dar, denn der Körper kann Fette jetzt ohne Schwierigkeiten verarbeiten. Das von einer kohlenhydratreichen Ernährung bekannte Völlegefühl nach einer fettreichen Mahlzeit und die damit einhergehende Müdigkeit werden Sie nicht mehr erleben. Andererseits können unvorteilhafte, fettarme Mahlzeiten auch im Restaurant mit etwas Butter oder Olivenöl aufgewertet werden, so das eine gute Sättigung erzielt wird.

13.9 Vegetarische oder vegane Keto-Kost

Wer mich vor 10 Jahren gefragt hätte, ob sich eine ketogene Ernährung auch vegetarisch oder gar vegan gestalten lässt, dem hätte ich davon abgeraten. Wie vermutlich alle war auch ich überzeugt, dass es ohne Fleisch nicht geht. Schliesslich galten als großes Vorbild für diese Ernährungsform die Steinzeitjäger, die vor dem Getreideanbau in Nordeuropa vor allem von tierischen Produkten gelebt haben.

Im Licht der neuen Erkenntnisse zur optimierten Keto-Diät kann diese Frage anders beantwortet werden – vegetarisch ist es bestimmt möglich, vegan wird es aber schwierig. Die Probleme konzentrieren sich vor allem auf drei Bereiche: Die erforderliche Proteinzufuhr, die Zusammensetzung der Fette in der Ernährung und die Verfügbarkeit lebenswichtiger Mikronährstoffe.

Beginnen wir mit der Proteinzufuhr. Den Begriff Lacto-Ovo-Vegetarier haben Sie bestimmt schon einmal gehört. Das sind Leute, die zwar auf Fleisch verzichten, vorwiegend pflanzliche Nahrung verzehren, aber die Proteinzufuhr mit Milchprodukten und Eiern sicherstellen. Damit lässt sich nicht nur die Nährstoffverteilung bei einer Keto-Diät ganz gut abbilden. Da die optimierte Keto-Diät weniger Protein erfordert als eine herkömmliche Ernährung, lässt sich die Proteinversorgung damit problemlos sicherstellen. Allerdings wissen wir jetzt, dass Milchprodukte deutliche Nebenwirkungen aufweisen und von Erwachsenen weitgehend gemieden werden sollten. Dann bleiben nur noch Eier als Hauptquelle für tierisches Protein übrig.

Natürlich kann man die Proteinversorgung auch mit Soja-Produkten wie Tofu, Tempeh, Seitan oder pflanzlichen Proteinpulvern ergänzen. Doch verschiedene pflanzliche Proteinpulver, aber auch Nüsse sind nötig, um die Aminosäurendefizite der pflanzlichen Lebensmittel auszugleichen. Zusammen mit einigen Eiern pro Tag sollte das aber gelingen. Allerdings werden damit die wichtigen schwefelhaltigen Aminosäuren wie Methionin, Cystein und Cystin (ein Disulfid, bestehend aus zwei Molekülen Cystein) trotzdem nur an der unteren Bedarfsgrenze zugeführt. Diese Aminosäuren haben neben dem Proteinstoffwechsel aber auch andere wichtige Aufgaben im Organismus. So dient Cystein als Baustein für Glutathion, dem stärksten Antioxidans im Körper des Menschen. Darüber hinaus wirken die schwefelhaltigen Aminosäuren, besonders das essentielle Methionin, als Methylgruppen-Donatoren in einer Vielzahl von Stoffwechselvorgängen.

Eine wenig beachtete Funktion der schwefelhaltigen Aminosäuren ist die Stabilisierung und Energetisierung der hoch ungesättigten Fettsäuren im Körper, die so vor Oxidation und Degeneration geschützt werden. Das haben die Forschungen von Dr. Johanna Budwig schon in den 1950er Jahren ergeben. Für eine optimale Funktion der Zellmembranen ist das ungeheuer wichtig. Ein Mangel an diesen Eiweißbausteinen, bzw. die daraus folgende verstärkte Oxidation dieser wichtigen Fette, führt zu degenerativen Erkrankungen bis hin zu Herz-Kreislauferkrankungen und Krebs.

Alle tierischen Proteine weisen genug schwefelhaltige Aminosäuren auf. Wer ausreichend davon verzehrt, wird keinen Mangel entwickeln. Bei einer weitgehend pflanzlichen Ernährung ist die Versorgung damit aber deutlich schwieriger und muss durch regelmäßige Zufuhr von schwefelhaltigen Nahrungsmitteln wie Paranüssen, Zwiebeln, Erbsen, Sonnenblumenkernen usw. sichergestellt werden. Sojaprodukte weisen zwar einen recht hohen Methioningehalt auf, allerdings ist dieser vom Körper kaum nutzbar, so dass Soja und Sojaprotein früher als „methioninverarmte" Lebensmittel galten. Es ist wirklich nicht so einfach, mit pflanzlicher Nahrung genügend schwefelhaltige Aminosäuren zuzuführen. Noch schwerer wird es für den Veganer, der tierische Produkte meidet.

Ein weiteres Problem ergibt sich aus der Zusammensetzung der Fettsäuren in einer weitgehend pflanzlichen Ernährung. Hier wird fast immer ein Übergewicht an entzündungsfördernden Omega-6-Fettsäuren vorliegen. Dem kann mit Leinöl gegengesteuert werden, was in Form von Alpha-Linolensäure reichlich von dieser pflanzlichen Omega-3-Fettsäure enthält. Allerdings funktioniert die Umwandlung der pflanzlichen Alpha-Linolensäure in die vom menschlichen Körper benötigten tierischen Varianten durch den „Flaschenhals" Delta-6-Desaturase nicht sehr effektiv. Nur etwa 10 % werden zu den Omega-3-Fettsäuren EPA und DHA umgebaut. Dabei ist die Umwandlungsrate abhängig davon, wieviel Omega-6-Fettsäuren in Form von Linolsäure verzehrt werden: 10 % Umwandlung kann nur erwartet werden, wenn das Verhältnis von Linolsäure zu Alpha-Linolensäure 4:1 nicht übersteigt. Bei einer höheren Linolsäure-Zufuhr – die sich bei einer überwiegend pflanzlichen Ernährung kaum vermeiden lässt – sinkt die Umwandlungsrate von Alpha-Linolensäure zu EPA und DHA bis auf 5 % ab. [282] Da können sich beim Vegetarier, besonders aber beim Veganer schnell Mängel in der Versorgung mit Omega-3-Fettsäuren ergeben.

Das dritte Problemfeld ist die Versorgung mit lebenswichtigen Mikronährstoffen wie z.B. Vitamin B-12, Vitamin A (in Reinform als Retinole, nicht als Carotinoid-Vorläufer) und Vitamin D, was ebenfalls in mehreren Varianten erforderlich ist. Tierische Lebensmittel enthalten reichlich davon, wer diese regelmäßig verzehrt, muss sich um einen Mangel keine Gedanken machen. Pflanzliche Lebensmittel liefern nur sehr wenig und selbst wenn, ist nicht immer sichergestellt, dass diese Vitamine auch genutzt werden können. So kann das Vitamin B-12 aus Shiitake-Pilzen, obwohl vorhanden, so gut wie nicht vom Körper aufgenommen werden. Pflanzliche Lebensmittel enthalten darüber hinaus vor allem Vitamin D-2, während tierische vorwiegend Vitamin D-3 liefern. Im Sommer soll der Bedarf an D-3 durch die vermehrte Sonneneinstrahlung in der Haut gebildet werden können, im Winter ist das allerdings nicht gewährleistet.

Eine sehr gute Quelle für Vitamin D sind Fleisch und Innereien vom Tier, die dem Vegetarier bzw. Veganer aber kaum schmecken werden. Aber auch Eier liefern (im Eigelb) reichlich davon, ebenso Fisch und Meeresfrüchte. Diese tierischen Lebensmittel enthalten auch viel Vitamin B-12 und Vitamin A. Milchprodukte wären in dieser Hinsicht ebenfalls zu empfehlen, aber bei einem zu hohen Verzehr handelt man sich die vorgenannten Probleme ein.

Man kann es drehen und wenden, wie man will – die Natur hat es so vorgesehen, dass wir eben nicht allein von Pflanzen leben können. Entsprechend lebt kein Volk auf der Erde – egal auf welcher Entwicklungsstufe – ausschließlich vegan. Der Verzicht auf tierische Lebensmittel ist allein der Religion oder einer bestimmten Ethik geschuldet. Wer es im Sinne dieser Ethik auf sich nehmen kann, Vitamin D aus tierischen Quellen in Kapselform einzunehmen und chemisch hergestelltes B-12 in Tablettenform zuzuführen, der kann natürlich so existieren. Doch die Fettsäurenproblematik und die sehr niedrige Zufuhr an schwefelhaltigen Aminosäuren erweist sich bei einer strikt veganen Ernährung als kaum lösbar.

Wer als Vegetarier dagegen auch bestimmte tierische Lebensmittel wie Eier, kleinere Mengen Milchprodukte, vielleicht sogar Fisch zuführt, der wird nicht nur keinen Mangel leiden, sondern auch eine ketogene Ernährung damit gut bestreiten können. Der Kohlenhydratgehalt wird durch die größere Zufuhr pflanzlicher Lebensmittel höher ausfallen als bei einer fleischreichen Kost, wie sie in diesem Buch empfohlen wird. Dem dadurch erhöhten Insulinspiegel kann durch Intervallfasten bzw. einer strengeren Kontrolle der Kalorienmenge begegnet werden.

Bei einer höheren Kohlenhydratzufuhr als 50 g pro Tag wird die Ketose allerdings deutlich erschwert, so dass ketogene Phasen unbedingt durch Intervallfasten gefördert werden sollten. Ein weiterer Nachteil der höheren Kohlenhydratzufuhr liegt darin, dass die Prägung auf diesen Makronährstoff viel schlechter überwunden werden kann. Die Gefahr eines „Rückfalls" in Form eines wieder steigenden Verzehrs von Kohlenhydraten liegt damit deutlich höher als bei einer echten ketogenen Ernährung mit strengem Kohlenhydratverzicht.

Trotzdem kommt man mit einer solchen Ernährung der Kost jener Jäger- und Sammlervölker sehr nah, die in ihrem Habitat nur wenige Tiere für den Verzehr finden. Manche dieser Völker greifen daher auch auf Insekten, Insektenlarven und andere Kleintiere zurück. Da deren guter Gesundheitszustand am Beispiel der Kitava-Studie [69] belegt ist, kann eine mit tierischen Produkten ergänzte vegetarische Kost für die Keto-Diät durchaus empfohlen werden.

13.10 Der Flüssigkeitsbedarf

Während eine kohlenhydratreiche Ernährung eher wassersparend ausfällt, verhält es sich bei ketogener Kost umgekehrt: Die Umstellung des Körpers auf Fettverbrennung und die hohe Anzahl von Ketonen im Blut erfordern eine deutlich höhere Flüssigkeitsaufnahme. Denn nicht nur tierische Nahrungsmittel, sondern auch die nicht zur Energiegewinnung genutzten Ketone übersäuern das Blut. Der Körper ist aber stets bemüht, ein Gleichgewicht herzustellen und den pH-Wert als Maß für die Säurekonzentration im Blut um den Wert von „7" herum stabil zu halten. Die ungenutzten Ketone müssen daher über die Nieren mit dem Urin ausgeschieden werden. Trinken Sie also reichlich, wenn Sie Durst verspüren. Natürlich werden Sie auch die Toilette öfter aufsuchen müssen, aber das ist eine unvermeidliche Begleiterscheinung der ketogenen Ernährung.

Sie sollten grundsätzlich nur ungesüßte Flüssigkeiten wählen, wie Wasser, Kaffee oder alle Arten von Tee (siehe Tab. 101). Über ein wenig Milch in Kaffee oder Tee kann hinweggesehen werden, aber der so beliebte Milchkaffee ist bereits zu viel des Guten (siehe dazu auch unter Abschnitt 13.7.3.4). Auf Fruchtsäfte, auch wenn diese ausdrücklich mit dem Hinweis „ohne Zuckerzusatz" versehen sind, muss unbedingt verzichtet werden. Denn selbstverständlich enthalten diese Kohlenhydrate von den Früchten, aus denen sie hergestellt sind.

Was ist mit zuckerfreien Softdrinks wie Diätcola oder ähnlichen Getränken? Auch davon ist abzuraten. Die Debatte, ob Süßstoffe den Insulinspiegel hochtreiben oder nicht, findet zwar seit vielen Jahren kein Ende – es gibt Studien, die das bejahen und solche, die keinen Einfluß auf den Insulinspiegel finden. Aber das ist noch nicht einmal das Hauptproblem. Das liegt eher darin, dass man sich mit dem Konsum dieser süßen Getränke die Prägung auf Zucker erhält! Je eher Sie diese verlieren, desto schneller profitieren Sie von den vielen Vorteilen der ketogenen Ernährung.

13.11 Mineralstoffe

Die optimierte Keto-Diät, wie sie im vorliegenden Buch empfohlen wird, orientiert sich an den Ergebnissen der Verzehrstudien mit Jäger- und Sammlervölkern. Das bedeutet einen moderaten Proteinverzehr, einen erhöhten Fettverzehr und vor allem eine höhere Aufnahme von Gemüse. Geringe Mengen kohlenhydratarmes Obst sollten auch nicht fehlen. Damit werden deutlich mehr Vitamine und Mineralien zugeführt als bei einer kohlenhydratreichen Ernährung, die vorwiegend aus Getreideprodukten besteht. Zudem wird auf „leere" Kalorien in Form von Zucker und Süßigkeiten verzichtet, was die Menge an Mikronährstoffen ebenfalls erhöht. Deshalb liegt bei der optimierten Keto-Diät bestimmt keine Mangelernährung vor. Das bedeutet, auf Vitamin- und Mineralstoff-Supplemente kann verzichtet werden. Diese Ansicht teilen aber nicht alle Vertreter der ketogenen Ernährung, auch für die Anabole Diät haben wir damals eine Nahrungsergänzung empfohlen. Wie gesagt, ich sehe das heute anders. Ich glaube, die Forderung nach zusätzlichen Vitaminen und Mineralien geht vor allem darauf zurück, dass die ketogene Kost als eine Mangelernährung gesehen wird. Tatsächlich handelt es sich aber um eine viel natürlichere, ursprünglichere Ernährung, deren sichere Langzeitanwendung z.B. durch die Kitava-Studie längst bewiesen ist.

Während sich die Frage eines Vitaminmangels nicht mehr stellt, so raten doch einige Autoren bei einer ketogenen Ernährung, besonders aber bei den strengeren Formen wie Intervall- oder echtem Fasten, zu einer gesteigerten Mineralstoffzufuhr, besonders in Form von Magnesium, Kalium und Natrium. Mängel an diesen Mineralien können sich vor allem in der Anfangsphase ergeben, wenn noch keine vollständige Keto-Adaption vorliegt. Nach erfolgter Keto-Adaption dagegen verringert der Körper die Ausscheidung von Mineralien beträchtlich; im Erhaltungsstoffwechsel wird der Mineralstoffhaushalt optimiert und der Bedarf an Mikronährstoffen gesenkt.

Tab. 101 Empfehlenswerte Getränke

Diese Getränke eignen sich für die optimierte Keto-Diät:

- Wasser
- Wasser mit etwas Limetten- oder Zitronensaft
- Tee, ungesüßt
- Kaffee, ungesüßt

Zu Beginn der optimierten Keto-Diät wird durch den Abbau des Muskelglycogens viel Wasser ausgeschieden. Damit fällt auch der Gehalt an Natrium im Blut, was zu Problemen führen kann. Denn der Körper versucht jetzt, den Kaliumgehalt ebenfalls zu reduzieren, da für eine optimale Funktion aller Zellen im Körper eine ausgewogene Balance beider Mineralien vorliegen muss. Das kann in Einzelfällen vorübergehend zu Problemen führen. Es kann dann zu einem Schwächegefühl und zu einer Einschränkung der körperlichen Leistungsfähigkeit kommen. Heißes Wetter und starkes Schwitzen können ebenfalls dazu beitragen. Dem kann entgegengesteuert werden, indem täglich ein oder zwei Brühwürfel verzehrt werden, die entweder zerkaut und mit einem Schluck Wasser hinuntergespült oder in einem Glas mit heißem Wasser aufgelöst und getrunken werden. Ein gestrichener Teelöffel gekörnte Brühe erfüllt densel-

Tab. 102 Magnesiumreiche Lebensmittel für die optimierte Keto-Diät

Lebensmittel [x]	100 g	50 g Portion	200 g Portion	300 g Portion
• Kürbiskern [cn]	262 mg	131 mg	* –	* –
• Grünkohl	31 mg	–	62 mg	93 mg
• Avocado	30 mg	–	60 mg	90 mg
• Himbeere	30 mg	15 mg	* –	* –
• Thunfisch	50 mg	–	100 mg	150 mg
• Hering, Atlantik	31 mg	–	62 mg	93 mg
• Makrele	30 mg	–	60 mg	90 mg

Der Tagesbedarf an Magnesium für Erwachsene liegt bei 350-400 mg. Mit den für die optimierte Keto-Diät empfohlenen Lebensmitteln wird in der Regel ausreichend Magnesium aufgenommen. Sollten sich Mängel ergeben (ein Anzeichen dafür sind Muskelkrämpfe), ist es sinnvoll, zunächst die Phytin- und Oxalsäure-Aufnahme aus den pflanzlichen Bestandteilen der Ernährung zu prüfen, denn beide binden Magnesium und andere Mineralien wie Calcium und Eisen; Phytinsäure zudem noch Zink. Wenn stark belastete Lebensmittel gemieden werden, stellt sich in der Regel innerhalb kurzer Zeit schon Besserung ein. Falls das nicht geschieht, kann die Magnesium-Aufnahme durch den gesteigerten Verzehr der oben angeführten Lebensmittel erhöht werden.

Am besten geeignet dafür sind Kürbiskerne; diese enthalten sehr viel Magnesium. Sie liefern für die optimierte Keto-Diät aber eigentlich zuviele Kohlenhydrate (54 g pro 100 g), so dass bei akutem Magnesiummangel der Verzehr nur in kleinen Mengen zu den Mahlzeiten erfolgen sollte, bis zu einer Höchstgrenze von 50 g Kürbiskernen pro Tag. Zum Ausgleich kann die Aufnahme von anderen Kohlenhydratlieferanten wie Beerenfrüchte oder Obst zeitweilig eingestellt werden.

Weitere gute Magnesiumlieferanten sind einige Nüsse; die Werte können Tab. 95 entnommen werden.

* Portion enthält zuviele Kohlenhydrate

x Werte entnommen: Souci SW, Fachmann W, Kraut H: Die Zusammensetzung der Lebensmittel, Nährwert-Tabellen. 7. Auflage, Medpharm Scientific Publishers, Stuttgart 2008.

cn Werte nach USDA, ermittelt durch Google-Abfrage.

ben Zweck. Damit werden etwa 2 g Kochsalz aufgenommen, was das fehlende Natrium ersetzen kann. Das Problem eines Natriummangels stellt sich erfahrungsgemäß aber nur zu Beginn einer ketogenen Ernährung. Mit zunehmender Anpassung halten die Nieren immer mehr Salz zurück, so dass weniger ausgeschieden wird. Nach erfolgter Keto-Adaption ergeben sich eigentlich keine Probleme mehr, so dass auf Brühwürfel als zusätzliche Salzquelle verzichtet werden kann.

Alternativ kann natürlich auch eine selbst hergestellte Brühe oder Suppe, in der Rinder- oder Hühnerknochen ausgekocht wurden, verzehrt werden. Leicht gesalzen, wird damit sowohl Natrium als auch Kalium zugeführt.

Eine gute Kaliumzufuhr ist durch Fleisch und Gemüse eigentlich sichergestellt. Allerdings wird Kalium aus Gemüse, ebenso wie andere Mineralien, durch den Kochvorgang teilweise ausgeschwemmt und befindet sich nun im Kochwasser. Diesen Verlust muss man hinnehmen, das Kochwasser sollte abgeschüttet und nicht verzehrt werden, denn es enthält auch die schädliche Oxalsäure. Anders sieht es aus bei der Zubereitung von Fleisch in der Pfanne, hier können die verbleibende Flüssigkeit und das Fett zum Verzehr über das Gargut gegeben werden, dann geht kein Kalium verloren. Bei Schmorgerichten wird die Soße ohnehin mitverzehrt und das Problem stellt sich nicht, ebenso bei Suppen. Tierische Lebensmittel enthalten keine Antinutriente wie Oxalsäure, Phytinsäure oder Lektine.

Kommt es häufiger zu Muskelkrämpfen, so deutet das auf einen Magnesiummangel hin. Hier wäre die übliche Reaktion, durch den Verzehr von stark magnesiumhaltigen Lebensmitteln nachzuhelfen (siehe Tab. 102 auf der vorangegangenen Seite und Tab. 95). Allerdings enthalten Lebensmittel wie z.B. der Spinat oder andere grüne Blattgemüse sowie Nüsse neben viel Magnesium auch hohe Gehalte an Oxal- und Phytinsäure, die Mineralien binden und den Mangel so noch weiter ausprägen können. Daher ist es sinnvoll, bei einem Magnesium-Mangel zunächst die tägliche Aufnahme dieser Antinutriente zu prüfen (neben den Angaben in den Tabellen sind im Internet viele Listen zum Oxalsäuregehalt von Lebensmitteln). Die normale Mischkost (keine Keto-Diät) liefert etwa 50-200 mg Oxalsäure pro Tag. Eine niedrige Oxalsäureaufnahme liegt im Bereich von 50-80 mg Oxalsäure pro Tag und ist gut dafür geeignet, einen Magnesiummangel zu beheben.

Wer eine schnelle Linderung der Beschwerden möchte, der kann mit einem gut resorbierbaren Magnesium-Supplement nachhelfen; trotzdem sollte die Aufnahme von Antinutrienten im Blick behalten werden, da diese dem Körper auch weitere Mineralien wie Eisen und Calcium entziehen. Überdies werden bei einer dauerhaft hohen Oxalsäure-Aufnahme die Nieren geschädigt. Ein weiterer, häufig übersehener Faktor bei der Belastung des Körpers mit Oxalsäure sind Ascorbinsäure-Supplements (Vit. C): Auch die Ascorbinsäure wird im Körper zu Oxalat abgebaut. Bei langfristiger Einnahme sollten deshalb niedrige Dosierungen gewählt werden. Auch beim Abbau von Aminosäuren im Körper entstehen Oxalate; daher sollte man es mit der Proteinzufuhr ebenfalls nicht übertreiben. Die im vorliegenden Buch empfohlenen Eiweißzufuhren sind als moderat anzusehen und stellen keine Gefahr dar.

13.12 Unverträglichkeiten bei pflanzlicher Ernährung

Für manche Menschen führt die Umstellung auf die optimierte Keto-Diät dazu, dass sie jetzt mehr pflanzliche Produkte verzehren als zuvor. Die Vorteile des Verzehrs von Gemüse, Beeren und Nüssen haben wir auf den vorangegangenen Seiten ausgeführt, einige der Nachteile, die pflanzlichen Antinutriente (Phytin- und Oxalsäure, Lektine usw.) betreffend, ebenfalls. Eine mögliche Folge des gesteigerten Verzehrs von pflanzlichen Produkten sind Unverträglichkeiten, welche die Verdauung betreffen. Das beginnt bei den eher harmlosen, wenn auch lästigen Blähungen, die vor allem nach dem Verzehr von Kohl, Zwiebeln, Knoblauch und Salaten auftreten und geht bis hin zu weichem Stuhl und sogar Durchfall.

Durch Gewöhnung kommt es zu einer Umstellung der Darmflora; damit werden pflanzliche Lebensmittel in der Regel auch besser vertragen. Blähungen lassen sich deutlich reduzieren, wenn kleinere Mengen der auslösenden Produkte verzehrt werden, bzw. die schlimmsten Verursacher gemieden werden. Die erhöhte Ballaststoffzufuhr durch die pflanzlichen Produkte führt zu einem sehr regelmäßigen Stuhlgang, was viele Leute als großen Vorteil empfinden werden.

Wenn der Stuhl einmal sehr weich ausfällt oder es gar zu Durchfall kommt, so kann das viele Ursachen haben und ist erst einmal kein Grund zur Besorgnis. Wenn die Situation aber häufiger auftritt, dann ist das ein Anzeichen dafür, dass die Ernährung überprüft werden muss. Jeder Mensch ist anders, nicht jeder verträgt alle pflanzlichen Lebensmittel gleich gut. Eine Vorgehensweise besteht darin, verdächtige Erzeugnisse zu meiden und zu prüfen, ob die Situation sich bessert. In der Regel sind das jene pflanzlichen Produkte, welche hohe Gehalte von Antinutrienten aufweisen.

Dabei sind es häufig die unverdächtigen Nahrungsmittel, die Probleme bereiten: Allein 5 g Schnittlauch enthalten bereits bis zu 70 mg Oxalsäure; Walnüsse, Cashews, ja selbst die heimische Haselnuss weisen – neben vielen anderen Antinutrienten – ebenfalls sehr hohe Oxalsäurewerte auf. Rohe Paprika sind bekanntermaßen nicht sehr bekömmlich, ebenso wie häufiger Verzehr von Salaten oder ungekochten Blattgemüse. Wenn dann auch noch höhere Verzehrmengen dazu kommen, bleiben Darmprobleme auf Dauer nicht aus, die auf eine Entzündung des Darms hindeuten. Eine weitere Ursache kann darin liegen, dass zwar relativ geringe Mengen einzelner Pflanzenprodukte verzehrt werden, aber die Gesamtmenge aller pflanzlichen Lebensmittel pro Tag zu hoch ausfällt.

In akuten Fällen hilft es, für einige Tage auf pflanzliche Lebensmittel komplett zu verzichten. Der alleinige Verzehr von Fleisch bzw. Eiern und tierischem Fett kuriert Durchfallerkrankungen sofort. Das mag unglaubwürdig klingen, ist aber seit dem amerikanischen Bürgerkrieg in den 1860er Jahren belegt, als ein Dr. Salisbury die in den Lazaretten häufigen Durchfallerkrankungen mit seiner Fleischdiät erfolgreich kurierte. Danach können pflanzliche Produkte der Ernährung schrittweise wieder hinzugefügt werden; in der Regel werden dann geringere Mengen wieder gut vertragen.

Am besten geht man so vor, dass auf die stärker oxal- und phytinsäurehaltigen Produkte erst einmal verzichtet wird. Weniger belastete Gemüse werden zunächst gekocht wieder hinzu genommen. Wird das gut vertragen, kann Rohkost schrittweise wieder zugefügt werden und zuletzt können auch Produkte mit höheren Anti-Nutrientgehalten wieder versucht werden. So lassen sich die unverträglichen Lebensmittel am besten ermitteln und ggf. vermeiden.

Eines dürfen wir hinsichtlich möglicher Unverträglichkeiten von pflanzlichen Lebensmitteln nicht vergessen: Pflanzen können nicht weglaufen wie ein Reh oder um ihr Leben kämpfen, wie eine Wildsau. Abgesehen von wenigen echten Giftpflanzen schützen sich die meisten Pflanzen durch viele Antinutriente, die einem Fressfeind – egal ob Tier oder Mensch – die Lust auf den wiederholten Verzehr nehmen sollen. Wenn wir viele pflanzliche Produkte essen, dann steigt auch unsere Aufnahme dieser unverträglichen Stoffe; der Körper zeigt uns dann an, wenn es ihm zu viel wird. Dieses Signal sollten wir ernst nehmen und unsere Ernährung mit problematischen Lebensmitteln einschränken.

13.13 Verarbeitete Keto-Nahrungsmittel

Mittlerweile gibt es eine Reihe von Produkten, welche die Keto-Diät erleichtern sollen. Dazu zählen Eiweißriegel, Fertignahrung aus der Tüte, Backmischungen, ja sogar „Bullet-Proof-Coffee", ein Kaffeepulver mit Fettzusatz wird auf dem Markt angeboten. Dazu ist erst einmal zu sagen, dass es sich bei diesen Produkten grundsätzlich um verarbeitete Nahrungsmittel handelt. Das bedeutet, keines dieser Produkte kann all die Nährstoffe enthalten, die ein natürliches Lebensmittel mitbringt. Deshalb sollten sie nicht als alleinige Nahrungsgrundlage dienen.

Darüber hinaus sind viele dieser Produkte auch keine echten Keto-Nahrungsmittel. Die beliebten Low-Carb-Eiweißriegel enthalten zwar häufig wenig Zucker, aber fast immer langkettige Kohlenhydrate in Form von Getreidezusätzen. Zudem werden in der Regel Zuckeralkohole zugesetzt, die im Körper wie Kohlenhydrate verstoffwechselt werden (siehe dazu Tab. 20). Das Etikett des Produkts muss also sorgfältig geprüft werden. Wenn es nicht zu viele Kohlenhydrate oder Zuckeralkohole enthält, ist es als gelegentlicher Ersatz für eine Mahlzeit geeignet.

Die gleichen Vorbehalte gelten für Fertigmahlzeiten aus dem Beutel – diese sollten nur selten eingesetzt werden, wenn es wirklich nicht anders geht. Im folgenden Kapitel wird eine Reihe von einfachen Rezepten vorgestellt, mit denen gesunde Mahlzeiten aus natürlichen Lebensmitteln hergestellt werden können.

Auch einen „Bullet-Proof-Coffee", erfunden vom US-Amerikaner Dave Asprey, kann man einfach selbst herstellen. Dazu gibt man einen Stich Butter, Schmalz oder einen Löffel Kokosfett in den Kaffee. Damit soll Energie in Form von Fett bereitgestellt werden und das Coffein aus der Kaffeebohne unterstützt die Freisetzung von Fettsäuren im Körper. Das Fett allein im Kaffee führt natürlich nicht zu einem nennenswerten Insulinausstoß. Allerdings wird durch die Fettzufuhr von außen die Verbrennung von Körperfett erst einmal unterbunden. Wer Bullet-Proof-Coffee zwischen den Mahlzeiten bzw. im Fastenfenster einsetzt, fügt eine Zwischenmahlzeit hinzu. Der Sinn des Fastenfensters besteht aber darin, durch Nahrungsverzicht eine lange, tiefe Ketose zu erzielen. Zwischenmahlzeiten sind da eher kontraproduktiv. Als eiliges Frühstück kann ein Bullet-Proof-Coffee dienen, aber er enthält weder Volumen, noch Mikronähr- oder Ballaststoffe, so dass sich keine gute Sättigung ergibt. Damit ist der Nutzen eher fraglich.

Backmischungen für kohlenhydratarmes Brot, Muffins oder gar Kuchen haben in der Keto-Ernährung nichts verloren. Ihnen ist häufig das Lektin Gluten zugesetzt, damit das Erzeugnis nicht auseinanderfällt. Selbst wenn es also wenig Kohlenhydrate enthält, liefert es doch reichlich von dem schädlichen Klebereiweiß des Weizens, das so vielen Menschen Probleme bereitet. Dabei muss auch bedacht werden, dass mit zunehmender Dauer der Keto-Diät die erworbene Immunität gegen Gluten in Teilen verloren gehen kann. Der Körper verträgt es dann noch schlechter. Auch Mandelmehl und andere Nussmehle sind nicht unproblematisch, da sie viel Phytin- und Oxalsäure sowie Omega-6-Fettsäuren enthalten.

Darüber hinaus ist häufig das an Antinutrienten reiche Soja als Eiweißlieferant zugesetzt, das Omega-6-Fette enthält, welche beim Backprozess stark erhitzt werden und degenerieren können. Manchmal müssen auch Milchprodukte wie Quark oder Frischkäse beigefügt werden, die das Ganze stabilisieren. Das sind alles suboptimale Nahrungsmittel, die bei der optimierten Keto-Diät eigentlich nur in geringen Mengen verzehrt werden sollten. Verzichten Sie daher besser auf Low-Carb-Brot und -Gebäck oder essen Sie es wenigstens nicht so oft. Für alle, die nicht ohne Brot leben können, bleibt immer noch die Möglichkeit, beim Refeed kleine Mengen vom Original zuzuführen.

14. Die Organisation der Keto-Ernährung

14.1 Der Einkauf

Die meisten Menschen beginnen eine ketogene Ernährung, indem sie die Kohlenhydratträger vom Speiseplan streichen und andere Lebensmittel weiter verzehren, an die sie sich gewöhnt haben. Das ist nicht falsch, aber auch nicht der Weisheit letzter Schluss. Denn die optimierte Keto-Diät bedeutet ja eine Abkehr von alten Gewohnheiten. Das sollte sich auch in den Mahlzeiten niederschlagen. Deshalb soll eine Standard-Einkaufsliste einmal auf ihre Brauchbarkeit hin bewertet werden, siehe dazu Tab. 103 auf der folgenden Seite.

Wer bislang fettarme Geflügelteile vorgezogen hat, dem ist zu raten, statt Hähnchen- oder Putenbrust lieber Hähnchenschenkel oder ein halbes Hähnchen mit Haut auf den Teller zu legen. Kamen bisher häufig fettarme Schnitzel und Schweinelendchen oder gar Rindersteaks auf den Tisch, so sollten jetzt lieber Braten- oder Gulaschfleisch gewählt werden, die gern mit Fettadern „durchwachsen" sein dürfen. Sie werden feststellen, dass Sie schon nach kurzer Zeit die fettarmen Fleischstücke nicht mehr so schätzen wie zuvor. Denn mageres Fleisch sättigt nicht besonders gut. Das bedeutet nicht, dass darauf verzichtet werden muss. Doch es erfordert stets eine Beigabe in Form von etwas Butter, Olivenöl oder einer fettreichen Soße. Sie werden vermutlich, wie so viele andere, die sich der ketogenen Ernährung verschrieben haben, sehr schnell zu gehaltvolleren Mahlzeiten übergehen.

Diese müssen nicht unbedingt mehr Zeit für die Zubereitung erfordern. Das scheint überhaupt das Hauptproblem zu sein – so mancher würde gern besser essen, doch es fehlt die Zeit zum Kochen. Das ging mir nicht anders. Ich habe selbst mit sehr einfachen Mahlzeiten begonnen. Das waren hartgekochte Eier mit Mayonnaise (mit Sonnenblumenöl – damals wusste ich es noch nicht besser), nicht panierte Schnitzel mit Butterzugabe oder, sehr häufig, ein Burger ohne Brötchen aus der Schnellrestaurantkette mit dem Clown. Wenn ich unterwegs schnell etwas essen muss, dann gehe ich auch heute noch in ein Burger-Restaurant. Doch das kommt nur noch sehr selten vor. In allen Ketten bekommt man übrigens auf Nachfrage ein Plastikbesteck, mit dem man den Burger „fachgerecht" zerlegen kann.

Es dauerte nicht lange, bis ich festgestellt hatte, dass diese schnellen Lösungen nicht nur langweilig werden, sondern auch hinsichtlich einer gesunden Ernährung alles andere als optimal sind. So kam es zwangsläufig dazu, dass ich begann, selbst zu kochen. Doch es gab immer wieder Tage, wo der Kühlschrank leer war oder die Lust dazu nach einem langen Arbeitstag gefehlt hat. Dann wirft man die guten Vorsätze schnell über Bord und landet doch wieder beim Fast Food.

Dabei ist die Lösung ganz einfach: Gute Ernährung erfordert Organisation! Das beginnt damit, dass man vorausplant, was in der kommenden Woche gegessen werden soll. Anhand einer langen Liste wird beim wöchentlichen Einkauf nichts vergessen und der Kühlschrank wird mit guten Lebensmitteln gefüllt. Ein großer Einkauf pro Woche ist auch weniger zeitaufwendig als mehrere kleine.

Wenn Sie noch keine große Erfahrung mit ketogenen Diäten haben, würde ich Ihnen zu

Tab. 103 Bewertung einer Einkaufsliste [ai]

+	= uneingeschränkt zu empfehlen
+-	= mit Einschränkungen zu empfehlen
-	= nicht zu empfehlen
Kh	= Kohlenhydrate

• Ananas	+-	13 g Kh/100 g: wenig verzehren
• Äpfel	+-	11,4 g Kh/100 g: dito
• Avocado	+	
• Bertolli Sauce	+-	nur 6 g Kh, aber Fertigprodukt
• Bifi als Snack	-	keine Snacks!
• Bismarckhering	+	
• Bockwurst	+-	Fertigprodukt, enthält viel Salz
• Bratwürstchen	+-	dito
• Brie	+-	Milchproblem: wenig verzehren
• Brokkoli	+	
• Camembert	+-	Milchproblem: wenig verzehren
• Cevapcici	+-	Fertigprodukt, enthält viel Salz
• Champignons	+	
• Chickenwings	+	auf Kh in der Marinade achten
• Cola-Fanta-Diet/Zero	-	Süßstoff erhält Zucker-Prägung
• Corned Beef	+-	hoher Pökelsalzanteil
• Creme fraiche	+-	Milchproblem: wenig verzehren
• Eier	+	
• Eisbergsalat	+	
• Erdnuss Creme	+-	9 g Kh/100 g, hoher Lektingehalt
• Erdnuss-Butter	-	20 g Kh/100 g, dito
• Feta	+-	Milchproblem: wenig verzehren
• Fisch (alles ohne Panade)	+	fetten Kaltwasserfisch wählen
• Fleischkäse	+-	Fertigprodukt, enthält viel Salz
• Fleischwurst	+-	dito
• Frischkäse, Doppelrahm	+-	Milchproblem: wenig verzehren
• Garnelen	+-	wenig verzehren: häufig schadstoffbelastet
• Gouda	+-	Milchproblem: wenig verzehren
• Geflügelwiener	+-	Fertigprodukt, enthält viel Salz
• Geflügelwurst	+-	dito
• Grillkäse	+-	Milchproblem: wenig verzehren
• Paprika	+	
• Gurken	+	
• Gyros	+-	verarbeitet, enthält viel Salz
• Hackfleisch	+	
• Hähnchen Keulen	+	
• Hamburger Patties	+-	verarbeitet, enthält viel Salz
• Harzer Käse	+-	Milchproblem: wenig verzehren
• Himbeeren im Glas	+	nur ohne Zuckerzusatz
• Hähnchenbrustfilet	+	sehr fettarm
• Hüttenkäse	+-	Milchproblem: wenig verzehren
• Käse-Salami	+-	verarbeitet, enthält viel Salz, Milchproblem
• Ketchup light	+-	6-12 g Kh/100 g, enthält viel Salz
• Lachs	+-	Zuchtfisch, Verzehr in Maßen
• Lachsschinken	+-	sehr fettarm, enthält viel Salz
• Landjägersalami	+-	verarbeitet, enthält viel Salz
• Lauch	+	
• Leinöl	+	kalt und lichtgeschützt lagern
• Leinsamen	+	
• Macadamias	+	
• Magerquark	+-	Milchproblem: wenig verzehren
• Mandeln	+-	22 g Kh/100 g, wenig verzehren
• Mayonnaise	+-	Omega-6-Fette, meiden
• Mozzarella	+-	Milchproblem: wenig verzehren
• Nackensteaks (eingelegt)	+-	Marinade mit Omega-6-Fetten
• Ofenkäse	+-	Milchproblem: wenig verzehren
• Oliven im Glas	+	
• Olivenöl	+	
• Omega-3	+-	Supplemente nicht notwendig
• Paranüsse	+	viel Radium, nicht täglich essen
• Pesto	+	auf Kh-Anteil achten, Omega-6-Fette meiden, besser mit Olivenöl

co Liste entnommen: http://www.team-andro.com/phpBB3/anabole-diaet-einkaufliste-t18647-345.html, zusammengestellt von User JoJo1985. Bewertungen vom Autor vorgenommen.

Folgendem raten: Wählen Sie aus den Rezepten dieses Buches jene aus, die Sie im Laufe einer Woche zubereiten möchten. Schreiben Sie alle Zutaten auf und addieren Sie die benötigten Mengen dahinter. Falls Sie für mehrere Personen kochen oder ein Gericht öfter verzehren wollen, müssen die Mengen in den Rezepten entsprechend vervielfältigt werden. Mit dieser Liste haben Sie Ihren Einkauf perfekt vorbereitet.

Werfen Sie die Rezeptauswahl und die zugehörige Einkaufsliste nach dem Einkauf nicht weg. Vielleicht wollen Sie diese einige Wochen später noch einmal verwenden? Wer einige fertige Einkaufslisten gesammelt hat, der kann sich die Einkaufsvorbereitung zukünftig schenken.

Tab. 104 Kühl-Gefrierkombination

Nicht nur eingekauftes Fleisch und Gemüse müssen gekühlt werden, sondern auch Gerichte, die in größeren Mengen vorgekocht werden. Als ich mit der ketogenen Ernährung begonnen habe, hatte ich nur einen kleinen Kühlschrank mit einem 3-Sterne-Gefrierfach. Auch damit kommt man natürlich zurecht, der Platz, besonders für Eingefrorenes, ist aber recht begrenzt. Wer häufig selbst kocht, der profitiert ungemein von einer Kühl-/Gefrierkombination.

Dabei reicht schon ein kleines Gefrierabteil mit drei Schubladen unter dem Kühlschrank aus, um viele Mahlzeiten portioniert einzufrieren. Ein Kühlschrank mit einem größeren Gemüsefach erleichtert die Aufbewahrung von pflanzlichen Lebensmitteln deutlich; in modernen Kühlschränken bleiben diese darin auch länger frisch. Ein Extra-Fleischfach mit einer Temperatur um 0 Grad ist nicht unbedingt nötig, leistet aber auch gute Dienste. Kurz gesagt, eine Kühl-/Gefrierkombination bietet viel mehr Platz als ein kleiner Untertisch-Kühlschrank und erleichtert die Logistik rund um Einkauf und Aufbewahrung von Lebensmitteln und Speisen enorm.

14.2 Zeitersparnis durch Vorkochen

Das Zeitproblem beim Kochen lässt sich einfach lösen, indem man vorkocht. Dafür muss zwar einmal mehr Zeit aufgewendet werden. Doch die spart man beim Aufwärmen der fertigen Mahlzeiten wieder ein! Letztlich kommt man so auf einen Zeitaufwand von nur 10-15 Minuten pro Einzel-Mahlzeit – das ist sogar weniger, als wenn man jeden Tag frisch kocht.

Dafür muss man nur einen Nachmittag pro Woche erübrigen, an dem zumindest ein größeres Fleischgericht zubereitet wird. Man entnimmt z.B. eine Portion aus dem großen Topf Gulasch oder Suppe zum sofortigen Verzehr und lässt den Rest abkühlen. Dieser wird dann löffelweise (um gleich große Portionen zu erhalten) auf eine Glasschüssel mit Deckel und in einzelne, kleine Gefrierbeutel verteilt. Das ergibt zwei oder drei Portionen in der Glasschüssel, die, aus dem Kühlschrank genommen, abends nur noch aufgewärmt werden müssen. Und einige tiefgefrorene Mahlzeiten, die – falls man vergisst, sie am Vortag aus der Kühltruhe zu nehmen – im Topf auf dem Herd schnell aufgetaut und aufgewärmt werden können (siehe Tab. 104).

Wer so vorgeht, der kommt jeden Tag zu einer gesunden, selbst zubereiteten warmen Mahlzeit. Dabei ergibt stets eine Portion Fleisch und eine Portion Gemüse zusammen das abendliche Hauptgericht. Ich halte es meistens so, dass ich am Vorkochtag ein großes Fleischgericht zubereite und am folgenden Tag eine größere Menge Gemüse vorkoche, was deutlich weniger Zeit erfordert. Dabei achte ich darauf, nicht immer das Gleiche zu kaufen, sondern wechsle jede Woche, von Rosenkohl, Blumenkohl, Weißkohl, Wirsing, Spitzkohl, Brokkoli oder Kohlrabi zu mediterranem Gemüse wie Fenchel, Zucchini, Auberginen und Paprika. Die übriggebliebenen Portionen kommen wiederum in einer Glasschüssel mit Deckel in den Kühlschrank. Auch Gemüse hält sich ohne Probleme für zwei bis drei Tage und schmeckt aufgewärmt sehr gut.

Wird eine größere Menge Gemüse zubereitet, kann wiederum ein Teil davon portioniert eingefroren werden. Das ermöglicht nicht nur, im Lauf der Woche auch anderes Gemüse zu verzehren (was z.B. in der Woche davor zubereitet wurde), sondern auch, sowohl ein fertiges Fleisch- als auch ein Gemüsegericht aus dem Tiefkühler nehmen zu können, wenn man es einmal sehr eilig hat.

Die Woche über gibt es bei mir zum Frühstück weichgekochte Eier und täglich wechselnde Rohkost, darunter auch etwas Beerenobst. Am Samstag und Sonntag statt dessen als unechten Refeed Spiegeleier und ein Brötchen mit Butter, gut belegt mit Wurst und Käse. Am Wochenende verzichte ich auf ein Mittagessen; auf das Frühstück folgt am Nachmittag eine kleine Zwischenmahlzeit mit einem hartgekochten Ei, einigen Scheiben Wurst und einem Apfel. Am Samstagabend verzehre ich dann eine echte Refeed-Mahlzeit mit mehr Kohlenhydraten, während am Sonntag bereits wieder ein ketogenes Abendessen auf dem Plan steht.

In der Woche nehme ich mittags meistens schnelle Mahlzeiten zu mir; dreimal in Form von Hering oder Makrele, die wiederum mit Rohkost in Form von Karotten, Radieschen oder Gurke verzehrt werden, gefolgt von einem kleinen Apfel. Zweimal in der Woche gibt es mittags eine selbst zubereitete Suppe mit Fleisch und Gemüse. Dafür koche ich an einem Nachmittag in einem großen Topf soviel vor – 3 kg Beinscheiben vom Rind mit viel Porree, Sellerie, Möhren und Petersilie – dass es 14 Portionen ergibt. Zwei davon werden an zwei aufeinander folgenden Tagen mittags verzehrt, der Rest wird wiederum portioniert eingefroren (siehe Rezept „Frische Suppe").

Am Wochenende gehe ich manchmal auswärts essen, viel häufiger lädt man allerdings Freunde zum Essen ein oder lässt sich einladen. Bei dieser Gelegenheit werden dann auch einige Kartoffeln oder etwas Reis verzehrt. Ein solcher Abend pro Woche reicht als Abwechslung von der Routine und die Kohlenhydratzufuhr bleibt dabei gering. Auch Sie werden merken, das man im Restaurant einfach nicht mehr so leicht zufrieden zu stellen ist, wenn man selbst kocht. Das hängt auch damit zusammen, dass viele Lokale wegen des großen Kostendrucks vermehrt auf Fertigprodukte zurückgreifen müssen. Da schmeckt es zu Hause einfach besser.

Ich kann Ihnen nur raten, ähnlich vorzugehen. Der Zeitaufwand für das Kochen hält sich in Grenzen, wenn man gut plant und regelmäßig vorkocht. Die Woche über folgen Sie einer streng ketogenen Ernährung mit Fleisch, Fisch, Eiern sowie viel Gemüse, Salat und Rohkost. Am Wochenende gibt es einige kulinarische Abwechslungen, ohne dass dabei zu viele Kohlenhydrate verzehrt werden. Auf diese Weise lässt sich eine optimierte Keto-Diät sehr lange durchhalten.

14.3 Die Nutzung der Rezepte

Die Rezepte orientieren sich an den Vorgaben, die bis hierher aufgestellt worden sind. Das bedeutet, es werden hochwertige, tierische Pro-

Tab. 105 Aufbewahrung von Speisen

Eine Glasschüssel mit Deckel, der nur lose aufgelegt wird, ist zum Aufbewahren von Speisen viel besser geeignet als die beliebten Plastiktöpfe mit luftdicht schließendem Deckel. Unter Luftabschluss verderben nämlich viele Speisen eher als wenn noch eine gewisse Luftzirkulation vorhanden ist. Das gilt auch für die Aufbewahrung von rohem Fleisch im Kühlschrank. Das sollte ebenfalls in eine solche Glasschüssel gegeben werden oder auf einen Teller, der mit einem anderen, umgedrehten Teller abgedeckt wird. So kann immer etwas Luft zirkulieren und das Fleisch hält sich länger.

teinträger und „gute" Fette verwendet, bei sehr geringem Kohlenhydratgehalt. Darüber hinaus werden Milchprodukte und lektinreiche Gemüse weitgehend vermieden, Nüsse werden sparsam verwendet. Getreideprodukte sind in kleinen Mengen in einigen Rezepten enthalten.

Errechnen Sie für Ihr Körpergewicht die Gesamtkalorien aus Tab. 79/80. Dann legen Sie die benötigte Proteinmenge mit Hilfe der Angaben aus Tab. 90/91 fest und die erforderliche Fettmenge entnehmen Sie aus Tab. 81. An diesen Vorgaben sollten Sie sich orientieren. Für die einfache Methode zur Bestimmung der Nahrungsmenge durch Ausprobieren siehe Tab. 82.

Die Proteinmenge der Rezepte lässt sich nach Bedarf leicht anpassen, indem ein Ei mehr oder weniger verzehrt wird bzw. mehr oder weniger Fleisch auf den Teller kommt. Um auf die benötigte Kalorienmenge zu kommen, wird weniger bzw. mehr Fett in Form von Butter, Olivenöl oder Schmalz zugefügt oder ein wenig der fettreichen Soßen/Pasten. Für eigene Gerichte können die Nährwerte der Lebensmittel pro 100 g jeweils den entsprechenden Tabellen (88/89, 92-95, 97/98 und 100) entnommen werden.

Alle Gerichte im folgenden Kapitel sind darauf ausgelegt, nicht zu viele Kohlenhydrate zu liefern. Stellen Sie sich Frühstück, Mittag- und Abendessen so zusammen, dass die 50 g-Grenze für ketogene Tage nicht überschritten wird.

Es werden überwiegend „schnelle" Rezepte präsentiert, dazu einfache Soßen, die zu magerem Fleisch gegeben werden können. Darüber hinaus auch einige Rezepte für Gerichte, die sich in größeren Mengen gut für das Vorkochen eignen. Ich bin sicher, damit gelingt ein guter Start in die optimierte Keto-Diät, und wünsche Ihnen viel Erfolg!

Tab. 106 Ein einfacher Start in die ketogene Ernährung

Wer schon einmal eine ketogene Diät durchgeführt hat, der wird sich in die optimierte Keto-Diät schnell einfinden. Die Nährwerttabellen mit empfehlenswerten Lebensmitteln in diesem Kapitel und die Rezepte im letzten Kapitel liefern genügend Beispiele, was alles gegessen werden kann. Wer sich dagegen bislang immer sehr kohlenhydratreich ernährt hat, der hat größere Umstellungen zu bewältigen.

Diesen Menschen kann für den Beginn der optimierten Keto-Diät empfohlen werden, sich erst einmal je eine Beispielmahlzeit für Frühstück, Mittag- und Abendessen aus den Rezepten im letzten Kapitel herauszusuchen. In der ersten Woche wird dann jeden Tag dasselbe verzehrt. Vielleicht zum Frühstück Rührei mit Speck, mittags Hering ohne die Sahnesoße und abends eine Frikadelle (die auch in größerer Menge vorgebraten werden kann) mit Gemüse nach Wahl. Das erleichtert den Einkauf und es müssen auch nicht jeden Tag neue Mahlzeiten zubereitet werden. Vielleicht wählen Sie für das Wochenende andere Mahlzeiten aus; zu empfehlen wäre ein Frühstück als unechter Refeed, also ein Frühstück mit einem Brötchen und ggf. eine Hauptmahlzeit mit etwas mehr Kohlenhydraten z.B. aus Kartoffeln, siehe dazu Tab. 85. Wer sich am Wochenende eine kleine Ausnahme gönnt, der findet sich leichter in die optimierte Keto-Diät hinein.

Wer kein Freund von Rohkost ist, der kann das Gemüse auch vorkochen und die Woche über in einzelnen Portionen den Mahlzeiten zugegeben. Als einfacher und schmackhafter Fett-Träger können zu Beginn Avocados gewählt werden. Diese Gemüsefrucht enthält keine Kohlenhydrate, nur wenig Protein, aber sehr viel Fett, überwiegend in Form der einfach ungesättigten und sehr gesunden Ölsäure. Einige hartgekochte Eier (die man auch in größerer Menge vorkochen und im Kühlschrank aufbewahren kann) und eine Avocado ergeben schon eine einfache und schmackhafte Keto-Mahlzeit – ohne Kochen.

15. Einfache Rezepte für die optimierte Keto-Diät

Tab. 107 Liste der Rezepte

1 Fettreiche Soßen/Pasten für mageres Fleisch
a) Meerrettichpaste
b) Meerrettichsoße
c) Tartarensoße
d) Pesto
e) Senfsoße
f) Currypaste
g) Scharfe Tomatenpaste

2 Frühstück
a) Belegtes Brot
b) Avocados und Ei, Tomate und Kirschen
c) Paprika, Nüsse, Eier, Heidelbeeren
d) Nüsse, Eier, Rote Bete, Kohlrabi, Himbeeren
e) Rühreier mit Speck
f) Hartgekochte Eier mit Senfsoße
g) Hartgekochte Eier mit Petersilie und Butter
h) Proteinsmoothie mit Grün
i) Proteindrink mit Früchten
j) Frühstück für unechten Refeed

3 Mittag
a) Sahnehering mit Möhren
b) Salzhering in Quark mit Gurken
c) Frische Suppe
d) Makrele mit Paprika
e) Sardinen auf Salat
f) Thunfisch mit Salat
g) Currypfanne mit Huhn und Paprika
h) Hähnchenbrust mit Feldsalat und Haselnüssen
i) Wurstsalat mit Zwiebeln
j) Tartar mit Ei und Kapern, Rohkost

4 Abend
a) Frikadelle mit Meerrettich
b) Schnitzel natur mit Lauchgemüse
c) Hackfleisch mit mediterranem Gemüse
d) Grünkohl mit Mettwurst
e) Leber mit Apfel und Zwiebel
f) Wildschwein-Gulasch
g) Flambiertes Pfeffersteak
h) Hackfleisch mit Spitzkohl
i) Hackfleisch mit gebratenem Salat
j) Pilzpfanne

5 Kohlgemüse als Beilage
a) Wirsing
b) Rosenkohl
c) Brokkoli
d) Weißkohl
e) Spitzkohl
f) Blumenkohl

1a Meerrettichpaste

Menge für 8 Portionen

1	**Meerrettichwurzel**	**200 g**
3 EL	**Olivenöl**	**30 g**
2 EL	**Apfelessig**	**20 g**

Meerrettich liefert Allylisothiocyanat, das aus dem Senfölglycosid Sinigrin gebildet wird. Es wirkt durchblutungsfördernd und ist sehr wirksam bei einigen Krebsarten. Meerrettich passt hervorragend zu kaltem Rindfleisch oder Fisch und zu Frikadellen. In warme Speisen eingerührt, verliert sich die Schärfe dagegen schnell.

Eine frische Meerrettichwurzel schälen, dunkle Stellen herausschneiden und die Enden abtrennen. Die so gesäuberte Wurzel dann sehr schnell – bevor sich die scharfen Dämpfe entwickeln – auf einer Reibe zerkleinern und in eine Glasschüssel füllen. Dann Olivenöl sowie den konservierenden Essig zugeben und das Ganze mit einem Esslöffel zu einer Paste verrühren. Diese in ein sauberes Glas mit Deckel (ein gespültes Marmeladen- oder Senfglas) geben und im Kühlschrank aufbewahren. Die Meerrettichpaste hält sich bis zu 4 Wochen.

Nährwerte	kcal.	Fett/g	Prot/g	Kh/g
Gesamt	399	31	6	23
1/8 = 1 Portion	50	4	1	3

1b Meerrettichsoße

Menge für 4 Portionen

	Creme fraiche (30 % Fett)	**200 g**
1/3	**Meerrettichwurzel**	**70 g**
1	**Weißbrotscheibe**	**25 g**
1 EL	**Senfpulver (alternativ 1 TL scharfer Löwensenf)**	**10 g**
	Salz	–

In einer Schüssel die Weißbrotscheibe mit etwas Wasser benetzen, so dass sie aufweicht. Nach einigen Minuten das Wasser mit Küchenkrepp so vollständig wie möglich herausnehmen, so dass nur noch die Weißbrotpaste zurückbleibt. Das Senfpulver darüber geben. Jetzt ein Drittel der Meerrettichwurzel säubern wie oben. Auf einer Reibe schnell zerkleinern, mit der Creme fraiche in die Schüssel geben und die Masse mit einem Esslöffel solange schlagen, bis die Weißbrotpaste darin völlig aufgelöst ist.

Mit Salz abschmecken und für einige Stunden in den Kühlschrank geben. Danach kann die erstarrte Meerrettichsoße verwendet werden, am besten zu kaltem Fleisch oder Fisch. Sie hält sich, abgedeckt im Kühlschrank, etwa 5 Tage.

Nährwerte	kcal.	Fett/g	Prot/g	Kh/g
Gesamt	732	61	12	32
1/4 = 1 Portion	183	15	3	8

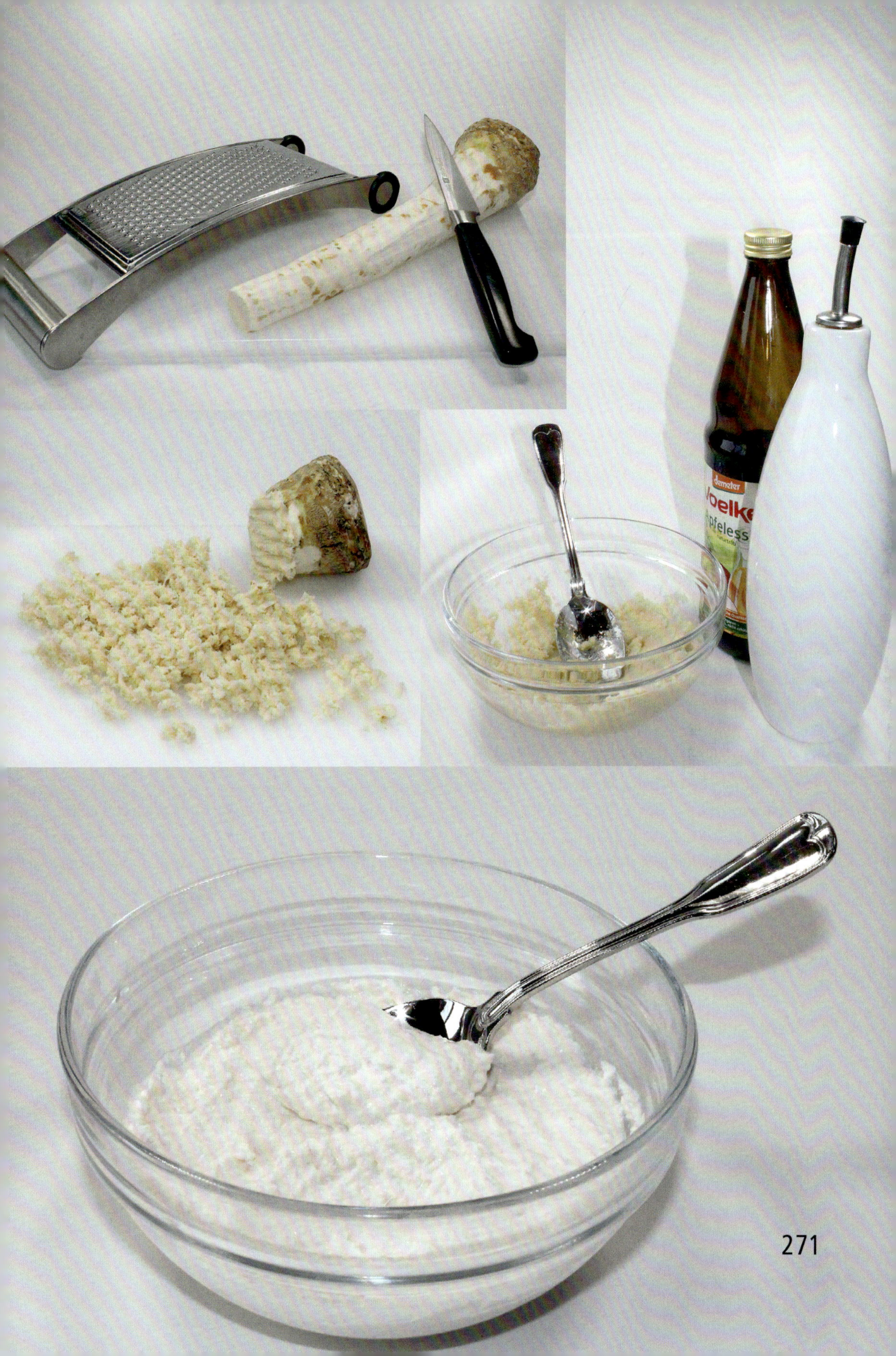
demeter

1c Tartarensoße

Menge für 4 Portionen

	Creme fraiche (30 % Fett)	**200 g**
1 Bd.	**Schnittlauch**	**25 g**
	Salz	**–**

Die klassische, scharfe Tartarensoße wird mit Schnittlauch und Mayonnaise zubereitet. Leider ist sie deshalb nicht lange haltbar. Diese abgewandelte Form nutzt Creme fraiche statt Mayonnaise. Sie ist nicht nur schneller zubereitet, sondern hält sich im Kühlschrank, mit Frischhaltefolie abgedeckt, vier Tage. Sie passt zu allen Arten von Fleisch. Am besten eignet sich meiner Meinung nach die Creme fraiche der französischen Marke „President" dafür, sie enthält mit 30 % mehr Fett als deutsche Produkte und ist von festerer Konsistenz. Letztlich kann man aber jede Creme fraiche oder Schmand verwenden.

Den Schnittlauch fein hacken und mit der Creme fraiche vermengen, leicht salzen. Die Soße kann gleich verwendet werden, wird aber viel besser (schärfer), wenn sie im Kühlschrank einige Stunden durchziehen kann.

Nährwerte	kcal.	Fett/g	Prot/g	Kh/g
Gesamt	587	60	6	5
1/4 = 1 Portion	147	15	1	1

1d Pesto

Menge für 8 Portionen

	Basilikumblätter, frisch	**200 g**
10 EL	**Olivenöl**	**100 ml**
	Grana Padano	**50 g**
	Pinienkerne	**50 g**
1/2 Bd.	**Petersilie**	**25 g**
2 EL	**Weißwein, trocken**	**20 ml**

Petersilie grob hacken; mit Basilikum, geriebenem Grana-Käse und Pinienkernen in den Mixer geben und pürieren. Wein und Öl zugeben, noch einmal gut durchmischen und in ein sauberes Glas mit Deckel geben. Pesto ist im Kühlschrank beinahe unbegrenzt haltbar, wenn die Oberfläche jedesmal nach Gebrauch mit Olivenöl verschlossen wird (Öl sollte das Pesto knapp bedecken).

Hinweis: Pro Portion liefert der Schnittlauch in der Tartarensoße gut 87 mg Oxalsäure; ein hoher Anteil davon wird aber durch das Calcium in der Sahne gebunden. Basilikum und Petersilie im Pesto liefern pro Portion etwa 50 mg. Beide Werte sind akzeptabel; bei Mineralstoffmangel sollte diese Oxalsäurezufuhr aber bedacht werden.

Nährwerte	kcal.	Fett/g	Prot/g	Kh/g
Gesamt	1545	144	30	28
1/8 = 1 Portion	193	18	4	3

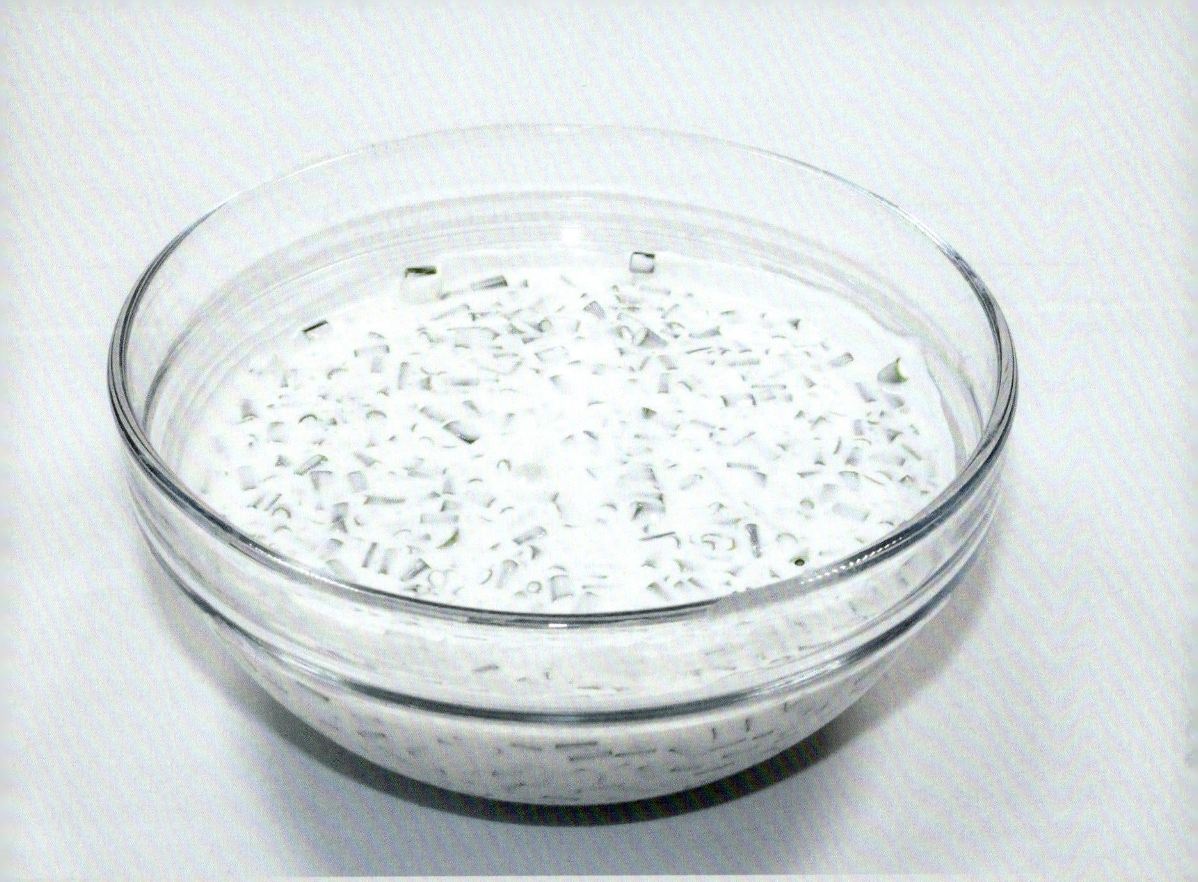

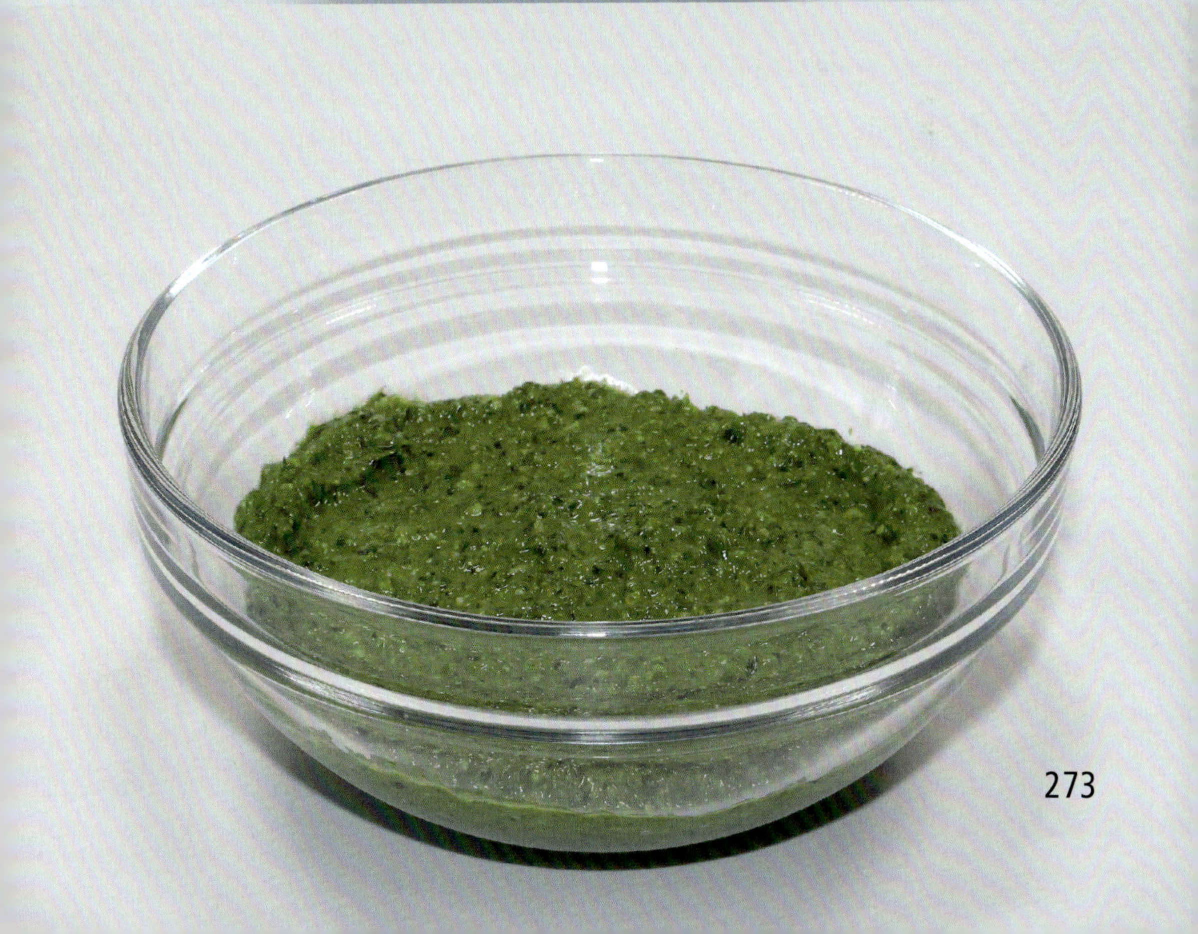

1e Senfsoße

Menge für 4 Portionen

	Creme fraiche (30 % Fett)	**200 g**
3 TL	**Senf, scharf**	**30 g**

Die schnellste aller kalten Soßen: Dafür wird der Senf einfach in die Creme fraiche eingerührt. Das kann in einer kleinen Menge sogar auf dem Tellerrand geschehen, während das Fleisch in der Pfanne bruzzelt. Passt gut zu allen Fleischsorten. Senfsoße kann auch in größerer Menge vorbereitet werden. Im Kühlschrank hält sie sich, mit Frischhaltefolie luftdicht verschlossen, vier Tage.

Nährwerte	kcal.	Fett/g	Prot/g	Kh/g
Gesamt	646	64	9	7
1/4 = 1 Portion	162	16	2	2

1f Currypaste

Menge für 4 Portionen

	Creamed Coconut	**100 g**
1	**Zwiebel, klein**	**50 g**
2 EL	**Kokosöl**	**20 g**
1/2	**Ingwerwurzel**	**10 g**
2	**Knoblauchzehen**	**10 g**
1 EL	**Currypulver**	
	Salz	

„Creamed Coconut" enthält das ungesüßte Fruchtfleisch der Kokosnuss, dem die Flüssigkeit entzogen wurde. Im Gegensatz dazu enthält Kokosnuss-Creme („Creme of Coconut") sehr viel Zucker und sollte für die ketogene Ernährung nicht verwendet werden.

Das Currypulver in eine beschichtete Pfanne geben. Das Kokosöl, die gehackten Zwiebeln und den kleingeschnittenen Knoblauch zugeben und schmoren, bis der Knoblauch beginnt, braun zu werden. Jetzt den zerbröckelten Block „Creamed Coconut" hinzugeben und in einem halben Glas Wasser auflösen. Das Ganze gut verrühren und mit Salz abschmecken. Wer es schärfer mag, gibt etwas Chilipulver hinzu. Die Currysoße passt gut zu Geflügel, aber auch zu rotem Fleisch und hält sich abgedeckt im Kühlschrank eine Woche. Sie wird am besten aufgewärmt verzehrt, weil das Kokosöl im Kühlschrank hart wird.

Nährwerte	kcal.	Fett/g	Prot/g	Kh/g
Gesamt	916	85	8	30
1/4 = 1 Portion	229	21	2	8

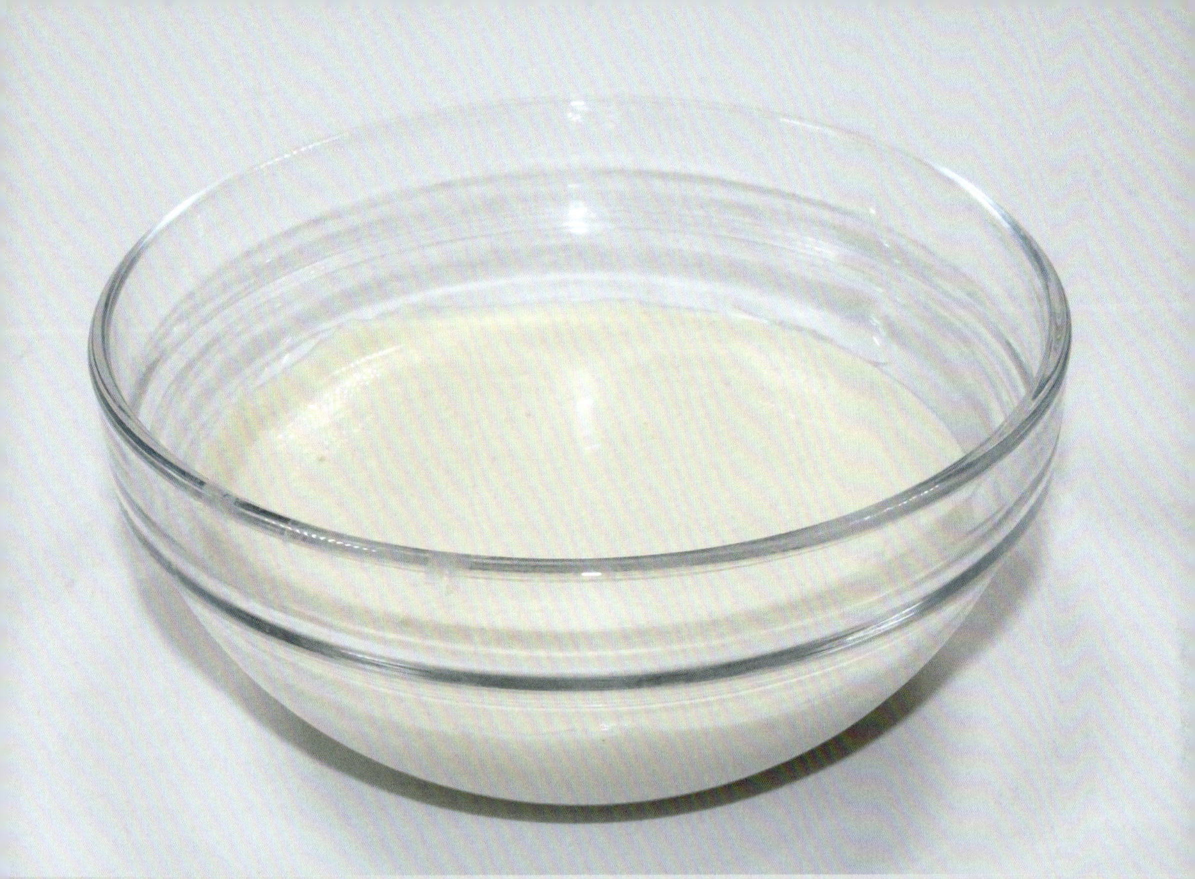

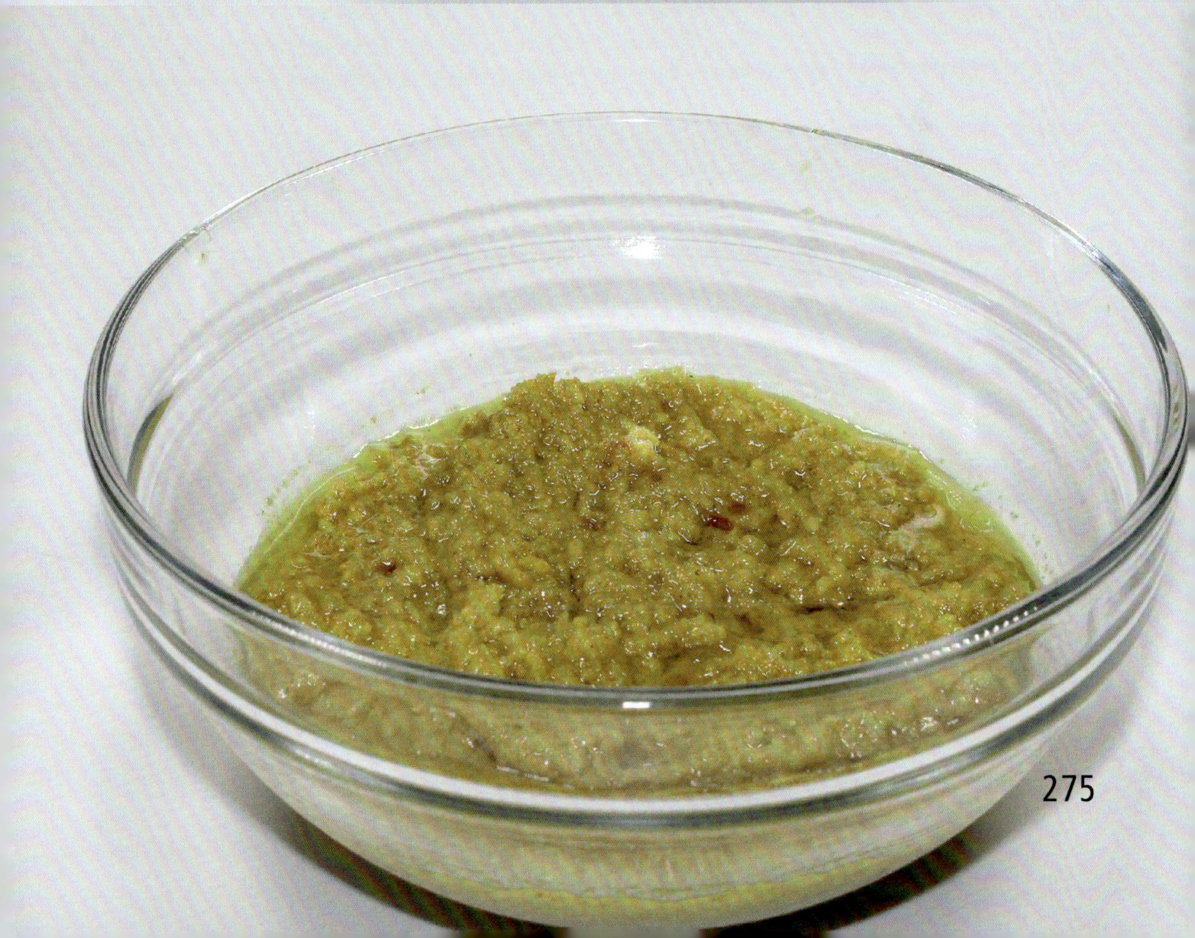

1g Scharfe Tomatenpaste

Menge für 4 Portionen

5	**Tomaten**	**600 g**
6 EL	**Olivenöl**	**60 g**
1	**Zwiebel, klein**	**50 g**
1/2	**Bund Petersilie**	**25 g**
1/2 TL	**Chilipulver**	–
1/2 TL	**schwarzer Pfeffer, gestoß.**	–
	Salz	–

Nährwerte	kcal.	Fett/g	Prot/g	Kh/g
Gesamt	669	61	7	20
1/4 = 1 Portion	167	15	2	5

Zwiebel und Petersilie fein hacken. Die Zwiebelstückchen im Olivenöl anschwitzen. Die Tomaten halbieren, Gallertmasse und Kerne mit einem Löffel entfernen. Das Fruchtfleisch in kleine Stücke schneiden, ebenfalls in den Topf geben und bei kleiner Hitze weich garen. Zum Ende hin die Petersilie zugeben und mit den anderen Zutaten vermengen. Mit Salz, Pfeffer und Chili abschmecken und servieren. Wer es würziger mag, kann Koriander oder Knoblauch zufügen. Die Paste schmeckt warm oder kalt und hält sich, mit Frischhaltefolie abgedeckt, im Kühlschrank etwa eine Woche.

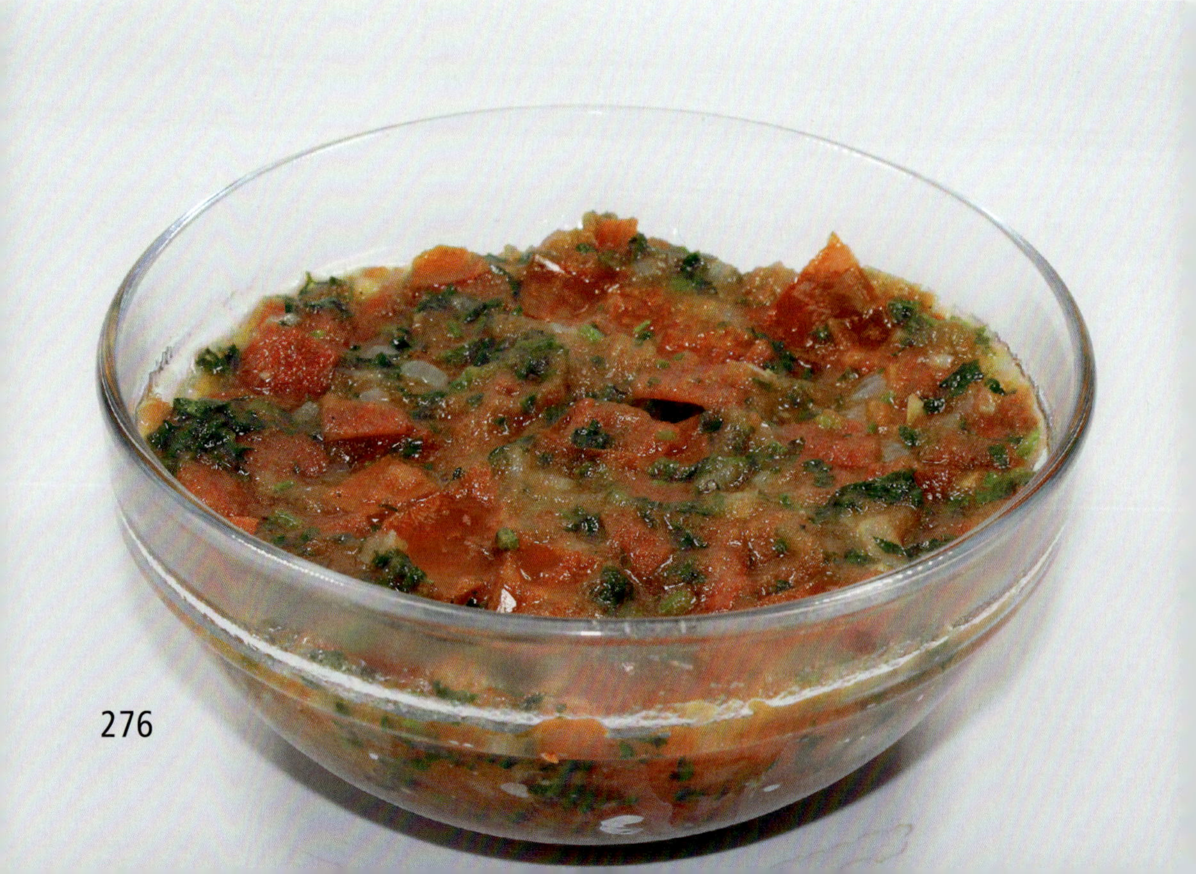

2a Belegtes Brot

Menge für 1 Portion

3	**Gurkenscheiben**	**60 g**
	Wurst (Salami)	**50 g**
	Käse (Gouda)	**50 g**
3	**Radieschen**	**30 g**
	Butter	**20 g**
1	**Brotscheibe, sehr dünn**	**15 g**

Nährwerte	kcal.	Fett/g	Prot/g	Kh/g
Gesamt	528	42	28	10

Ein festes Brot wählen; ein trockenes, älteres Weißbrot eignet sich auch. Mit einem scharfen Messer eine sehr dünne Scheibe abschneiden und in den Toaster geben (geröstet hält die dünne Brotscheibe besser zusammen). Abkühlen lassen, mit der Butter bestreichen und mit reichlich Wurst sowie Käse belegen.

Das ist ein Keto-Notfrühstück, wenn es einmal nichts anderes gibt. Statt einer gerösteten Brotscheibe kann man auch ein Brötchen teilen, das Weiche innen entfernen und dieses belegen. Es geht darum, die Getreidekohlenhydrate so niedrig wie möglich zu halten.

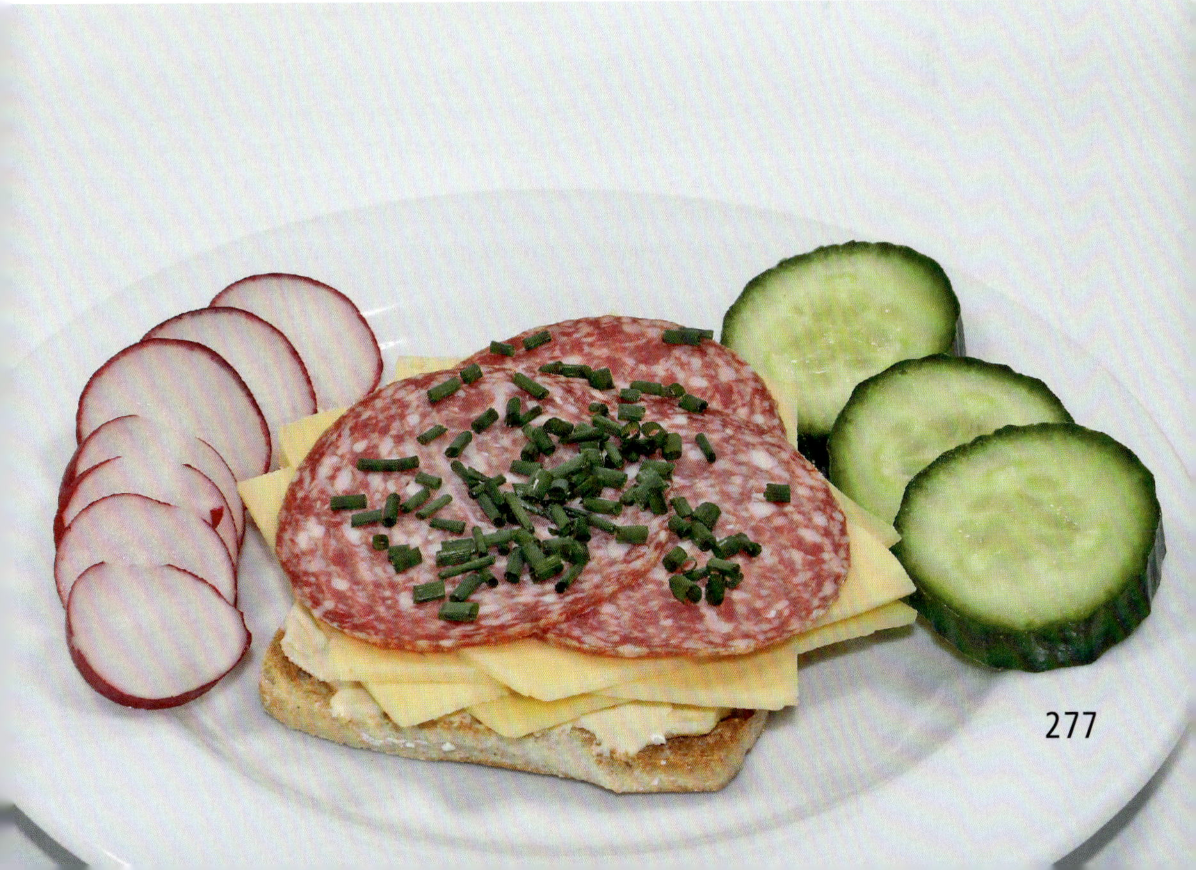

2b Avocados und Ei, Tomate und Kirschen

Menge für 1 Portion

3	**Eier**	**180 g**
1	**Avocado (Hass)**	**120 g**
1	**Tomate**	**100 g**
3	**Rettichscheiben**	**80 g**
3	**Gurkenscheiben**	**60 g**
1	**Zwiebel, klein**	**50 g**
3 EL	**Sauerkirschen**	**50 g**
1 EL	**Sauerkraut**	**30 g**
3	**Radieschen**	**30 g**
	Kurkuma-Zubereitung	
2 EL	**Kokosöl**	**20 g**
1 TL	**Kurkuma**	**1,5 g**
1 Prise	**Pfeffer, schwarz**	–
1 Prise	**Chilipulver**	–
	enthält 180 kcal. und 20 g Fett	

Die Eier im Topf mit Wasser oder schneller, im Eierkocher weich kochen. In der Zwischenzeit die Avocado längs halbieren, den Kern herausheben und das Fruchtfleisch mit einem Esslöffel von der Schale lösen. Zwiebel schälen, Tomate vierteln, Radieschen putzen und von einem weißen Rettich drei fingerdicke Scheiben abschneiden. Alles auf einem Teller geben, Tomate und Avocado mit Salz und Pfeffer würzen. Das Sauerkraut auf die Seite geben und die Kirschen in einer kleinen Schale dazu.

Nährwerte berechnet ohne Kurkuma-Zubereit.

Nährwerte	kcal.	Fett/g	Prot/g	Kh/g
Gesamt	630	50	29	16

Rohkost am Morgen? Zugegeben, eine etwas ungewöhnliche Frühstückskombination, die ich aber seit vielen Jahren 1x pro Woche so zu mir nehme. Es handelt sich um eine echte Keto-Mahlzeit, mit hochwertigen Proteinen und Fetten, akzeptablem Kohlenhydratgehalt sowie reichlich Ballaststoffen. Obendrein sind viele Vitamine, Mineralien und sekundäre Pflanzenstoffe enthalten. Die rohe Zwiebel liefert von allen Gemüsen die größten Mengen des Polyphenols Quercetin und enthält Allicin, was im Knoblauch ebenfalls vorkommt. Die Schärfe lässt sich etwas mildern, wenn man nach einem Bissen Zwiebel ein Radieschen isst.

Die Zubereitung ist in 10 Minuten geschehen und der Verzehr dauert, weil man alles gut kauen muss, noch einmal so lange.

Die Kurkuma-Zubereitung verzehre ich ebenfalls an zwei Tagen pro Woche zum Rohkostfrühstück. Dafür werden auf einmal 5 Portionen hergestellt: 5 gestrichene Teelöffel Kurkuma in eine kleine Pfanne geben, 15 Pfefferkörner zerstoßen und dazugeben, ebenso 5 Messerspitzen Chilipulver. Das Ganze in 10 Esslöffeln Kokosöl auflösen, einmal aufkochen (Kokosöl siedet, wenn es auf der Oberfläche kleine Bläschen bildet) und in gleichen Portionen in fünf kleine Glasschüsselchen geben. Dabei die Pfanne auskratzen und die nicht gelöste Gewürzmenge gleichmäßig auf alle Schälchen verteilen. Abkühlen lassen, mit Frischhaltefolie verschließen und im Kühlschrank aufbewahren.

Kurkuma hat vielfältige, entzündungshemmende und schmerzstillende Eigenschaften. Die Wirkung ist ebensogut wie die der üblichen Medikamente, wenn der Bioverfügbarkeit etwas

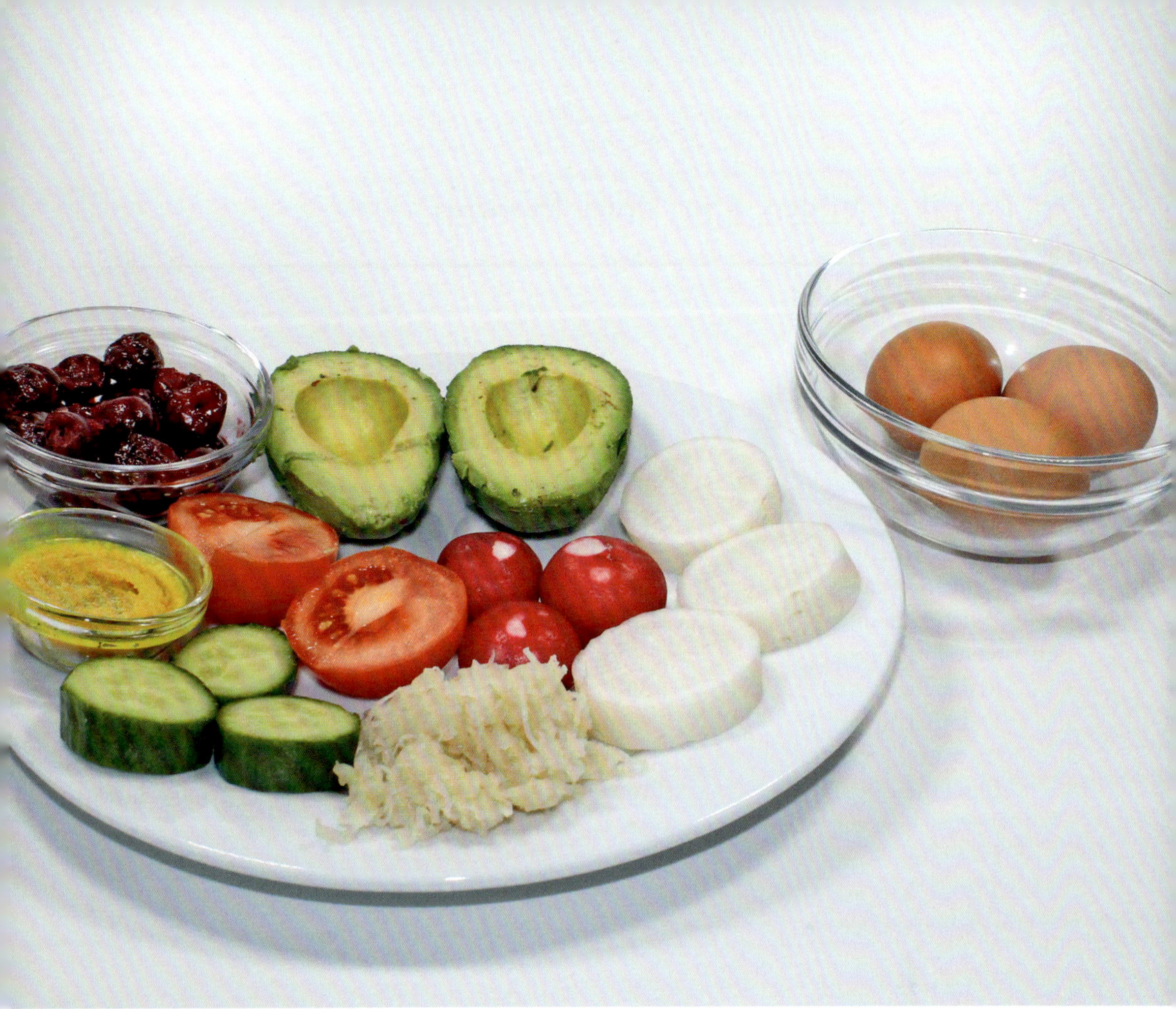

nachgeholfen wird. Reines Kurkuma hat nämlich eine recht schlechte Bioverfügbarkeit, vom Gewürzpulver wird nur etwa 1 % im Körper resorbiert. Die Kombination mit schwarzem Pfeffer erhöht die Bioverfügbarkeit auf bis zu 20 % [283], die Lösung in Kokosöl und das Chilipulver steigern die Aufnahme im Körper noch einmal um einige Prozentpunkte.

Ich zerteile die gekühlte Kurkuma-Zubereitung zum Verzehr mit einem Messer. Ein Stückchen Kurkuma-Kokosfett wird mit einem Löffel Ei verzehrt, das würzt besser als Salz. Obendrein ist es auch eine vergleichsweise „saubere“ Verzehrmöglichkeit; viel besser, als Kurkumapulver auf das Ei zu streuen. Beachten Sie aber die Färbekraft von Kurkuma: Der deutsche Name „Gelbwurz“ hat seine Berechtigung – Kurkumaflecken in der Kleidung bekommt man nicht mehr heraus.

Hinweis: Die Rohkostanteile in diesem und den folgenden Frühstücksrezepten können verringert oder weggelassen werden, wenn sich Unverträglichkeiten einstellen. Die Nährwerte für Protein und Fett ändern dadurch sich nicht wesentlich. Alternativ kann auch gekochtes Gemüse eingesetzt werden.

2c Paprika, Nüsse, Eier, Heidelbeeren

Menge für 1 Portion

3	**Eier**	**180 g**
1	**Spitzpaprika, rot**	**80 g**
3	**Rettichscheiben**	**80 g**
3	**Gurkenscheiben**	**60 g**
3 EL	**Heidelbeeren**	**50 g**
1	**Zwiebel, klein**	**50 g**
1 EL	**Sauerkraut**	**30 g**
3	**Radieschen**	**30 g**
5	**Walnusshälften**	**20 g**
5	**Paranüsse**	**20 g**
5	**Haselnüsse**	**10 g**

Eine weitere Rohkostvariante zum Frühstück. Die Nüsse enthalten, wie das Eigelb, ebenfalls Protein und Fett. Paprika und Heidelbeeren liefern weitere Mikronährstoffe und die kleine Menge Sauerkraut (nicht pasteurisiert und kalt serviert) sorgt für jede Menge Milchsäurebakterien, welche die Darmgesundheit fördern. Rettich und Radieschen sind als gesundes Wurzelgemüse in kleiner Menge immer dabei.

Nährwerte berechnet ohne Kurkuma-Zubereit.

Nährwerte	kcal.	Fett/g	Prot/g	Kh/g
Gesamt	879	74	34	20

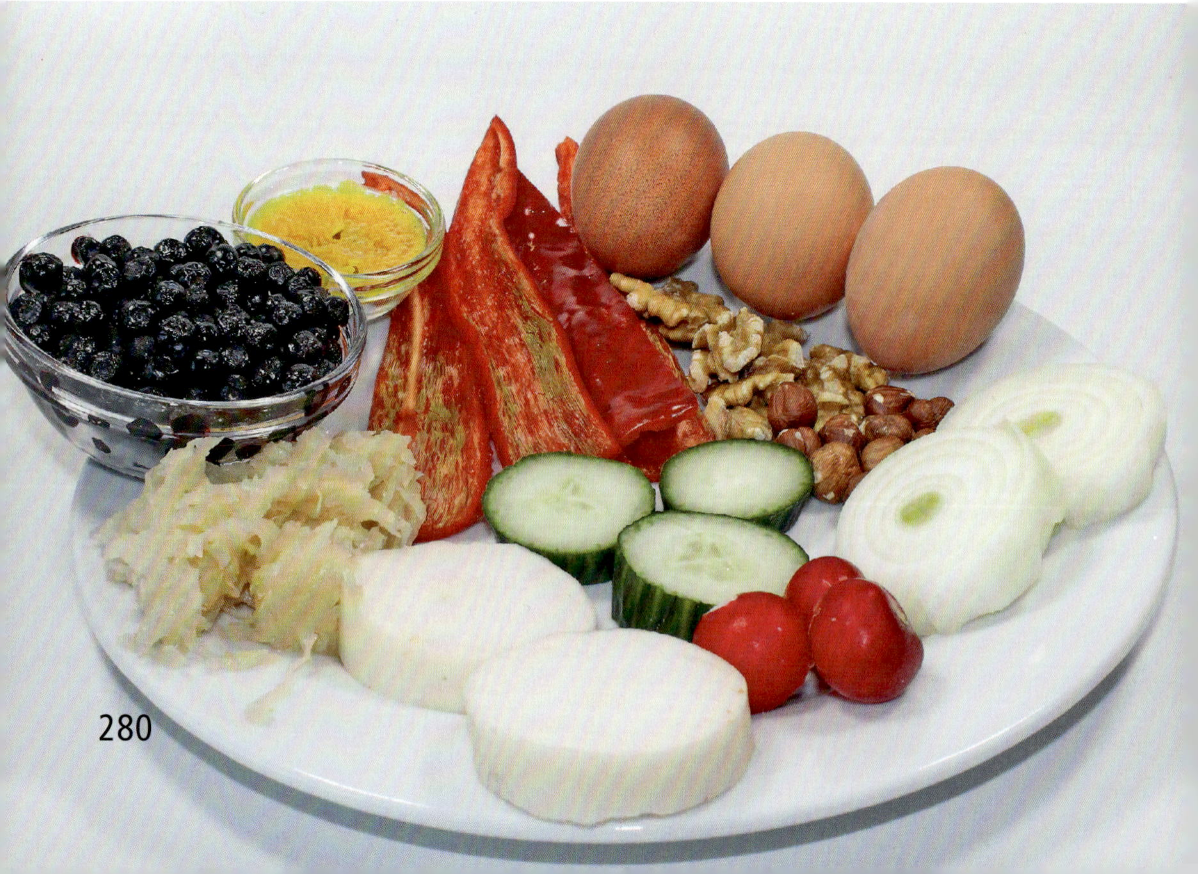

2d Eier, Nüsse, Rote Bete, Kohlrabi, Himbeeren

Menge für 1 Portion

3	**Eier**	**180 g**
1/2	**Rote Bete**	**150 g**
1/2	**Kohlrabi**	**150 g**
4	**Gurkenscheiben**	**80 g**
3 EL	**Himbeeren**	**50 g**
1	**Zwiebel, klein**	**50 g**
3	**Radieschen**	**30 g**
5	**Paranüsse**	**20 g**
10	**Haselnüsse**	**20 g**

Die Eier werden nach Belieben zubereitet. Dazu kommen geschälte und gestiftete Rote Bete und Kohlrabi sowie Walnüsse und Himbeeren.

***Hinweis:** Rote Bete enthalten recht viel Oxalsäure. Sie können, wie die Nüsse in den Frühstücksrezepten, verringert oder weggelassen werden, wenn sich Unverträglichkeiten einstellen. Um die Protein- und Fettmenge anzupassen, kann ein Ei mehr verzehrt werden.*

Nährwerte berechnet ohne Kurkuma-Zubereit.

Nährwerte	kcal.	Fett/g	Prot/g	Kh/g
Gesamt	684	47	36	29

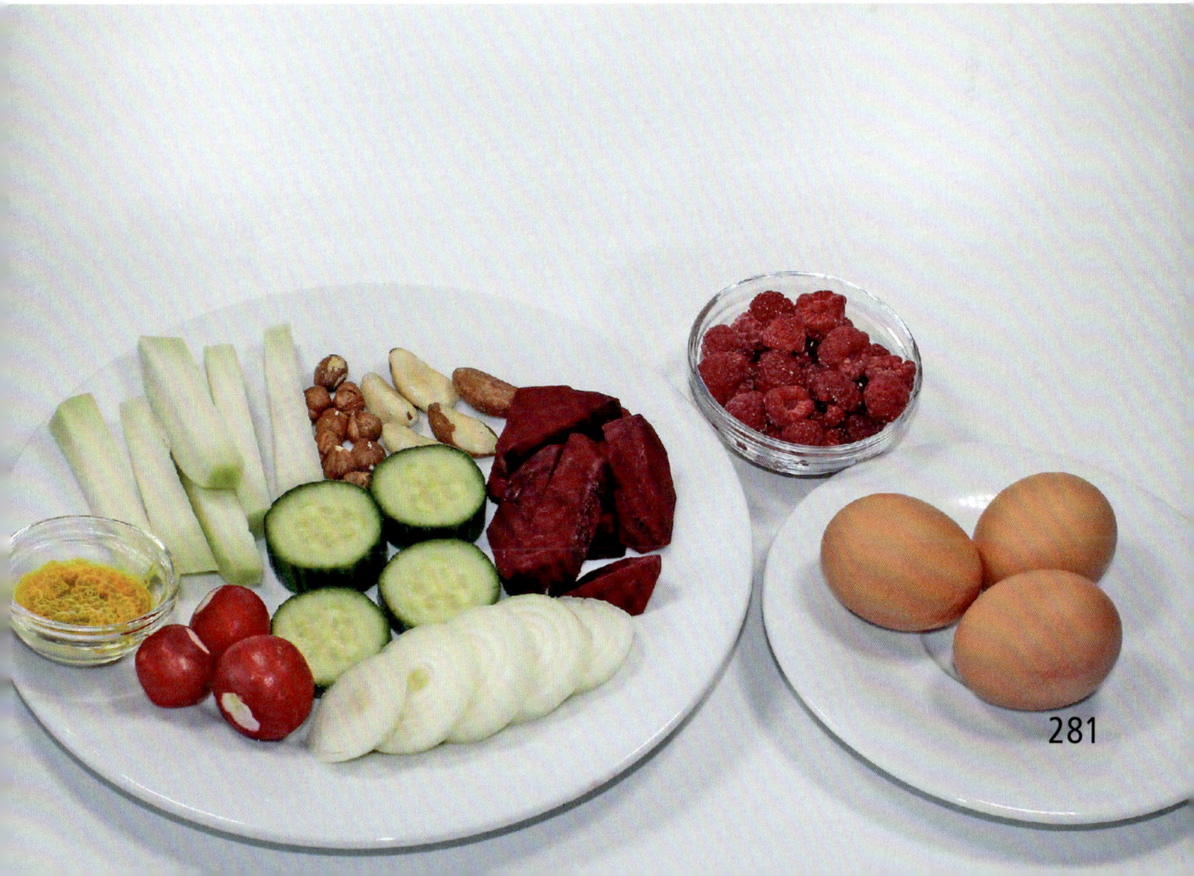

2e Rühreier mit Speck

Menge für 1 Portion

3	**Eier**	**180 g**
1	**Tomate**	**100 g**
1/3	**Gurke**	**80 g**
	Speck, durchwachsen	**50 g**
1	**Zwiebel, klein**	**50 g**
5	**Walnusshälften**	**20 g**
	Butter	**10 g**
	Pfeffer	**–**

Nährwerte	kcal.	Fett/g	Prot/g	Kh/g
Gesamt	837	74	33	10

Ein klassisches, deftiges Low-Carb-Frühstück. Den Speck würfeln und mit der Butter in der Pfanne auslassen. Die Hälfte der Zwiebel fein hacken und dazu geben. Nach einigen Minuten die Eier in die Pfanne schlagen und alles gut vermengen. Das Rührei leicht pfeffern. Salz ist nicht mehr nötig, der Speck enthält genug davon. Das Gemüse waschen und klein schneiden, auch die restliche Zwiebelhälfte mit den Nüssen auf dem Teller anrichten. Das Kauen der festen Bestandteile verzögert die Nahrungsaufnahme und führt so zu einer besseren Sättigung.

Nährwerte berechnet ohne Kurkuma-Zubereit.

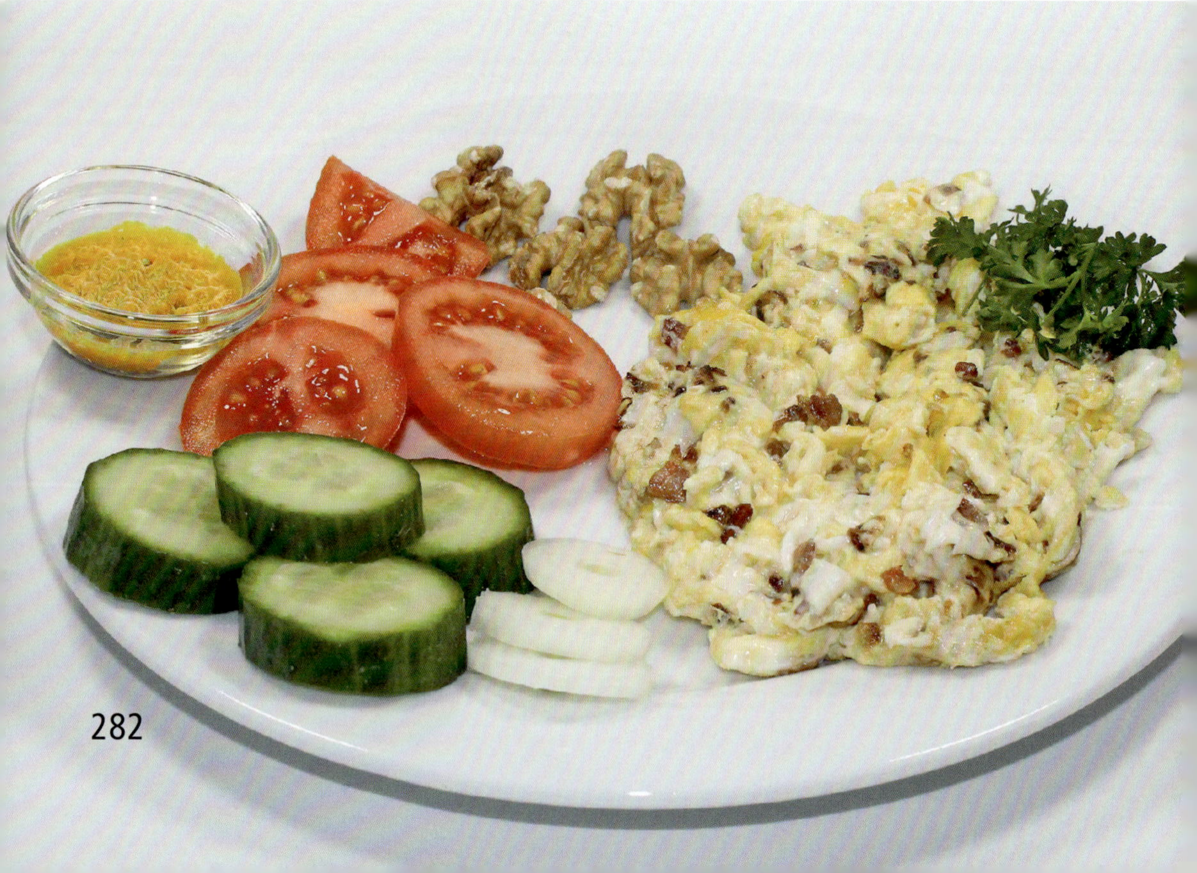

2f Hartgekochte Eier mit Senfsoße

Menge für 1 Portion

3	**Eier, hartgekocht**	**180 g**
	Sauerkraut	**50 g**
2	**Gurkenscheiben**	**40 g**
3 EL	**Creme fraiche**	**30 g**
2	**Radieschen**	**20 g**
1 TL	**Senf, scharf**	**10 g**
1 EL	**Schnittlauch**	**5 g**

Nährwerte	kcal.	Fett/g	Prot/g	Kh/g
Gesamt	386	30	25	4

Die Eier können am Abend – auch in größerer Menge für mehrere Portionen – vorgekocht und im Kühlschrank aufbewahrt werden. Zum Servieren 3 Eier von der Schale befreien, längs halbieren und auf den Teller geben. Die Senfsoße zubereiten, wie unter den Soßenrezepten beschrieben, und darüber geben. Das Sauerkraut (nicht pasteurisiert und kalt serviert, sonst leben darin keine Milchsäurebakterien mehr) mit verzehren, um Ballaststoffe zu erhalten und um ein vermehrtes Kauen zu erzwingen. Das dient der besseren Sättigung.

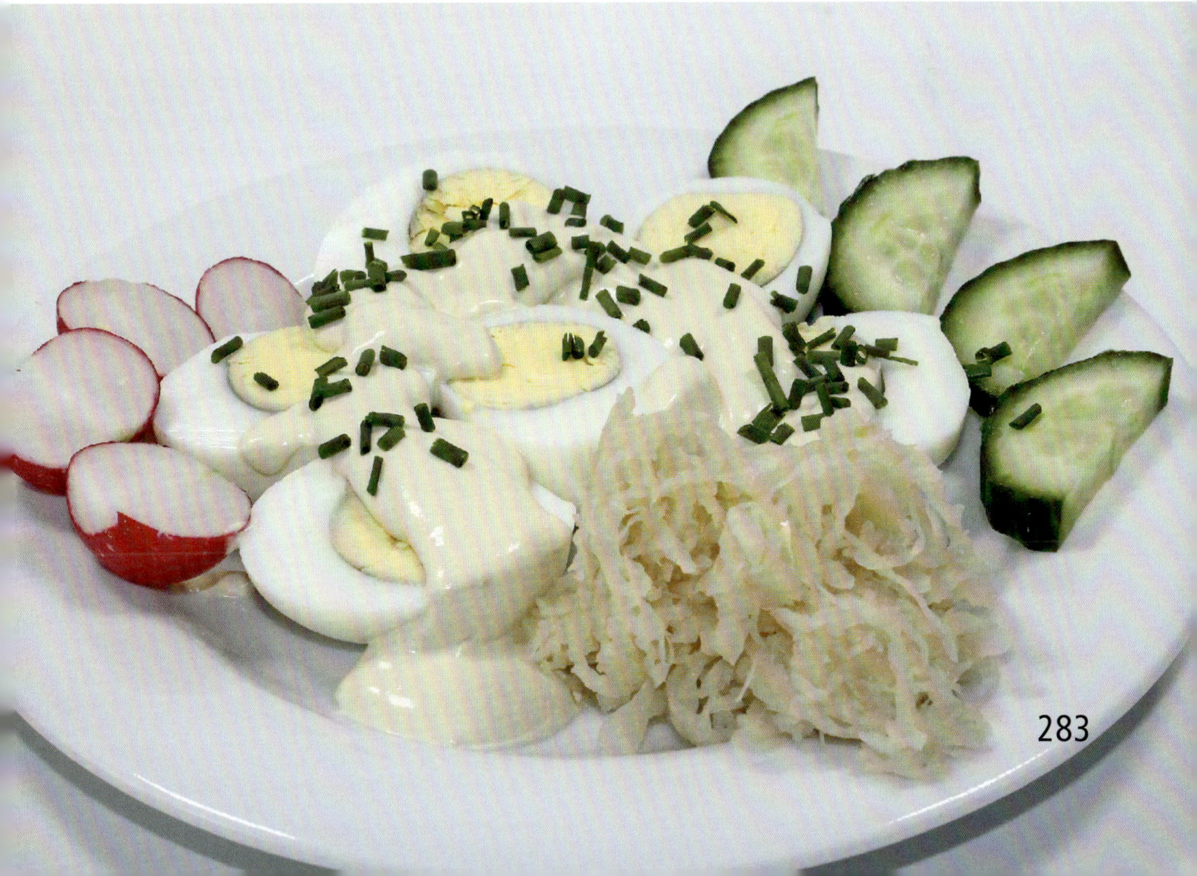

2i Proteindrink mit Frucht

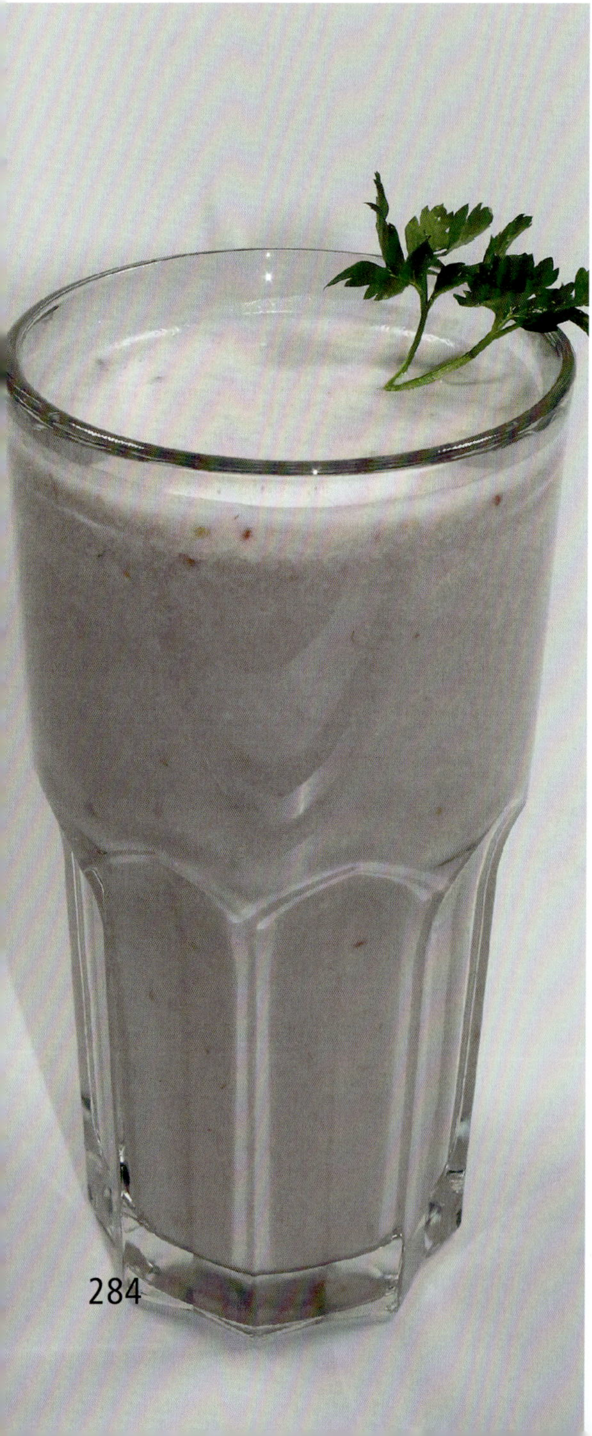

Menge für 1 Portion

5 EL	**Himbeeren**	**70 g**
1/2	**Pfirsich**	**60 g**
3 EL	**Proteinpulver**	**30 g**
3 EL	**flüssiges Kokosöl**	**30 g**
0,3 l	**Wasser, warm**	**–**

Himbeeren und den halben Pfirsich mit etwas Wasser im Mixer zerkleinern. Dann das Proteinpulver, Kokosöl und das restliche Wasser zugeben. Das Wasser sollte warm sein, aber nicht heiß, damit das Kokosöl nicht zu Bröckchen erstarrt.

Dieser Proteindrink ist morgens blitzschnell zubereitet. Er liefert zwar ausreichend Protein und Fett, aber wenig Ballaststoffe und sättigt daher nicht so gut. Die übrige Pfirsichhälfte sollte, wie eine Avocado, mit Kern und in Frischhaltefolie gewickelt im Kühlschrank verwahrt werden. Natürlich können auch andere kohlenhydratarme Früchte und Beeren in Maßen verwendet werden, doch achten Sie darauf, die erlaubte Kohlenhydratmenge nicht schon mit der ersten Mahlzeit des Tages auszuschöpfen.

Nährwerte	kcal.	Fett/g	Prot/g	Kh/g
Gesamt	431	31	30	9

2h Proteinsmoothie mit Grün

Menge für 1 Portion

3	**Eier, hartgekocht**	**180 g**
	Grünkohl	**100 g**
1/2	**Avocado (Hass)**	**60 g**
5	**Radieschen**	**50 g**
1/2	**Bund Schnittlauch**	**12 g**
0,3 l	**Wasser**	–
	Salz	–

Ein Proteindrink ohne Eiweißpulver. Der hohe Fettgehalt durch Eigelb und Avocado sättigt ausreichend. Dafür zunächst die Radieschen mit etwas Wasser im Mixer zerkleinern. Dann die zerteilten Grünkohlblätter und den grob gehackten Schnittlauch zugeben und durchmischen, zuletzt die Avocado, die halbierten Eier und das restliche Wasser. Mit etwas Salz abschmecken.

Die andere Hälfte der Avocado hält sich einen weiteren Tag im Kühlschrank, wenn der Kern darin verbleibt und sie in Frischhaltefolie verpackt wird. Im Prinzip lassen sich viele andere Kräuter, Salate und Gemüse in einem Proteindrink verarbeiten. Experimentieren Sie ein wenig, dann finden Sie schmackhafte Kombinationen schnell heraus.

Hinweis: Liebhaber von Smoothies sollten statt dem stark oxalsäurehaltigen Spinat lieber Grünkohl wählen, der enthält nur sehr wenig Oxalsäure. Ohne Schnittlauch (enthält 168 mg) sinkt der Oxalatsäuregehalt noch einmal deutlich.

Nährwerte	kcal.	Fett/g	Prot/g	Kh/g
Gesamt	459	36	29	5

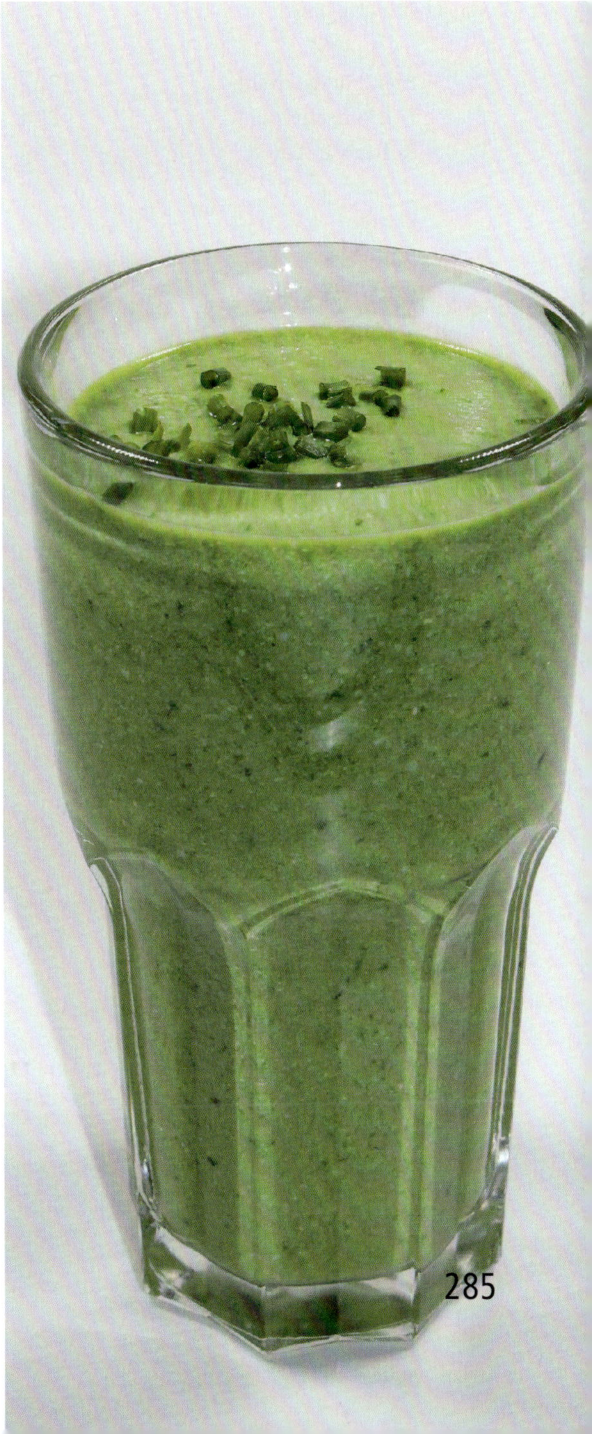

2g Hartgekochte Eier mit Petersilie und Butter, Rohkost

Menge für 1 Portion

2	**Eier, hartgekocht**	**120 g**
4	**Gurkenscheiben**	**80 g**
3	**Rettichscheiben**	**80 g**
5	**Paranüsse**	**20 g**
	Butter	**30 g**
3	**Radieschen**	**30 g**
1/2	**Bund Petersilie**	**25 g**
	Salz	–

Nährwerte	kcal.	Fett/g	Prot/g	Kh/g
Gesamt	584	52	21	7

In einer Schüssel die geschälten Eier, die gehackte Petersilie und die Butter mit einer Gabel zerdrücken und gut vermengen, dabei leicht salzen. Die Eimasse mit dem klein geschnittenen Gemüse und den Nüssen servieren (Paranüsse können auch gegen Macadamias o.äh. ausgetauscht werden; die Nährwerte ändern sich kaum).

Petersilie enthält das Flavonoid Apigenin und viel Vitamin C, aber auch recht viel Oxalsäure; bei Mineralstoffmangel also die Dosis reduzieren. Schwangere sollten Petersilie ebenfalls nicht so hoch dosieren, das Öl darin wirkt abtreibend! Dieses Gericht kann wiederum gut vorbereitet werden. Dazu die Eier vorkochen und im Kühlschrank aufbewahren, ebenso das gewaschene Gemüse.

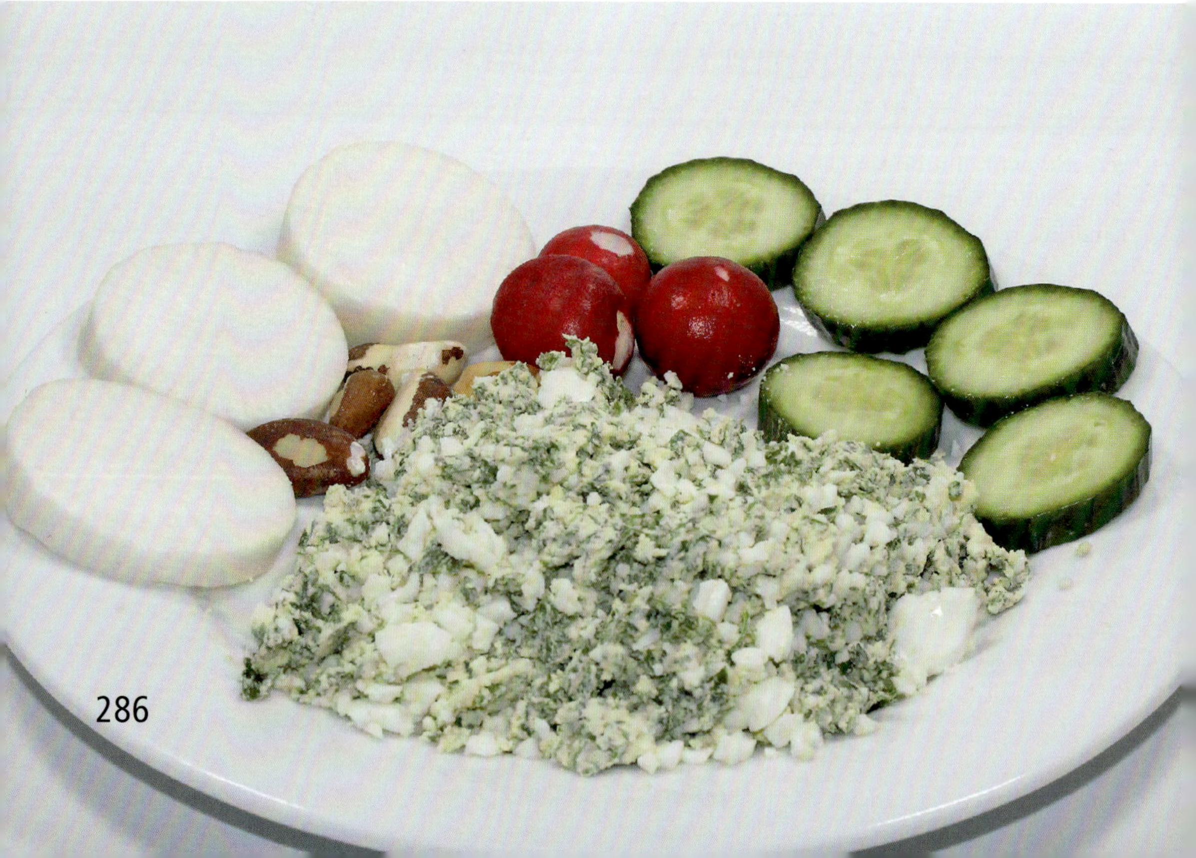

2h Frühstück für den unechten Refeed

Menge für 1 Portion

2	**Eier**	120 g
	Camembert	40 g
	Aufschnitt (Braten)	40 g
1	**Brötchen, Weißmehl**	35 g
	Butter	30 g
	Feigensenf	5 g
	Barbecuesoße (Heinz)	5 g

Mein Frühstück am Samstag und Sonntag. Das Brötchen hat bei 35 g Gewicht gute 19 g Kohlenhydrate, die Kleckse Feigensenf (4,4 g) und Barbecuesoße (1,7 g) zusammen auch nur gute 6 g. Das ergibt mit den Spuren von Kohlenhydraten aus den Eiern insgesamt 26 g Kohlenhydrate, also nur unwesentlich mehr als ein echtes Keto-Frühstück mit Rohkost. Der Feigensenf paßt sehr gut zum Camembert und die Barbecuesoße würzt die Spiegeleier.

Nährwerte	kcal.	Fett/g	Prot/g	Kh/g
Gesamt	714	53	34	26

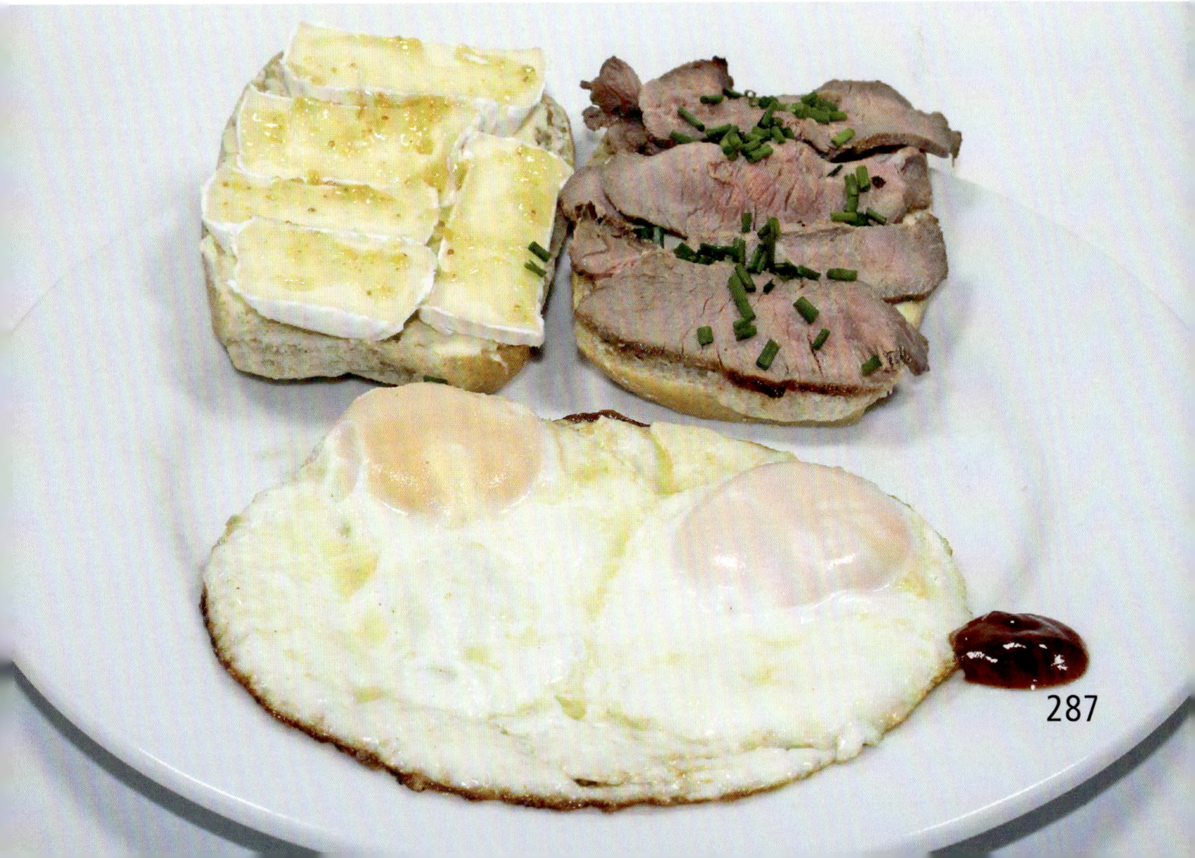

3a Sahnehering mit Möhren

Menge für 1 Portion

3	**Heringsfilet in Sahnesoße**	**200 g**
2	**Möhren**	**200 g**
	Dill	–

Hering wird günstig in unzähligen Soßenvarianten angeboten, am häufigsten in Sahnesoße. Die Soße enthält aber selten echte Sahne, sondern ist häufig ein Kunstprodukt aus billigem Rapsöl, Verdickungs- und Süßungsmitteln und anderen unerwünschten Stoffen. Die Fischeinlage ist dagegen ein hochwertiges Lebensmittel, das viel Protein, Omega-3-Fettsäuren und Vitamin D enthält.

Nährwerte	kcal.	Fett/g	Prot/g	Kh/g
Gesamt	518	36	38	10

Für eine schnelle und gesunde Mahlzeit empfiehlt es sich daher, die Fischfilets von der Soße zu befreien – abkratzen reicht aus – und mit einem Gemüse zu verzehren. Ich esse das weiche Heringsfilet gern mit Karotten, da die harte Wurzel längeres Kauen erfordert. Das verzögert die Nahrungsaufnahme ein wenig und erlaubt eine bessere Sättigung. Selbstverständlich kann auch jedes andere Gemüse oder ein Salat gewählt werden.

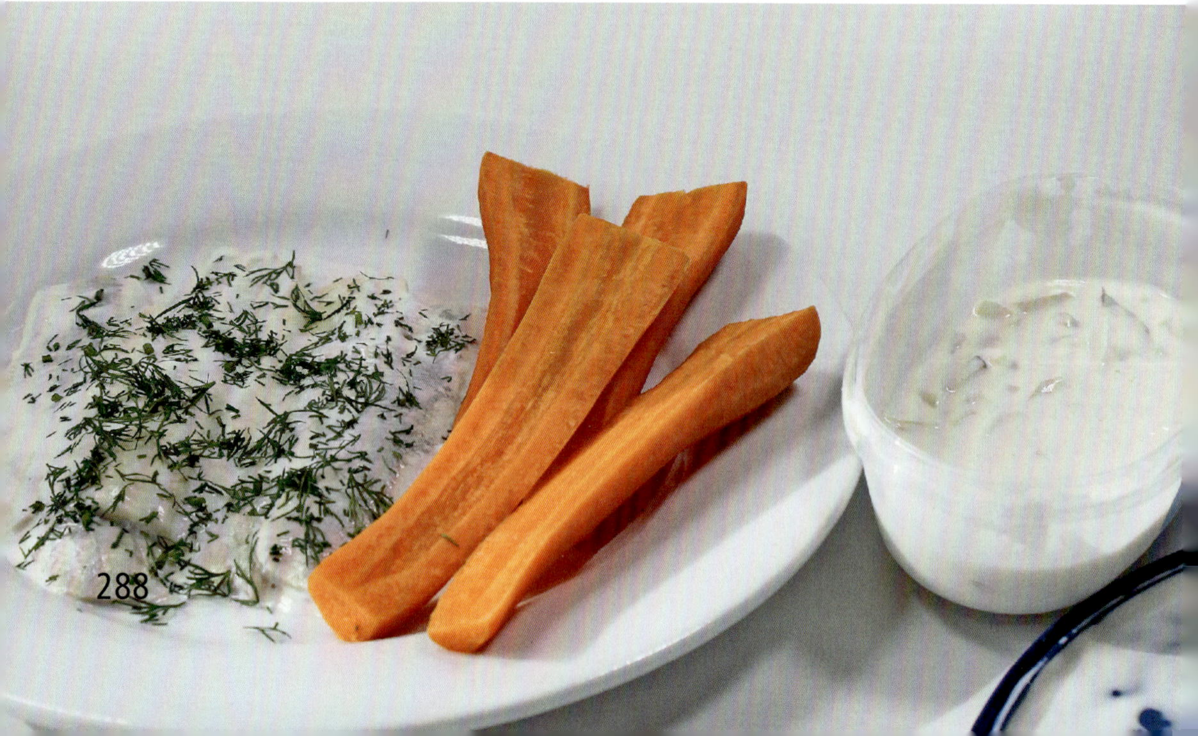

3b Matjes in Quark mit Gurken

Menge für 1 Portion

1	**Gurke**	**180 g**
2	**Matjes-Doppelfilets**	**150 g**
	Quark	**80 g**
1/2	**Zwiebel, klein**	**25 g**
1 EL	**Wasser**	–

Bei Matjes handelt es sich um junge Heringe, die nur gesalzen, ohne Kopf und Gräten angeboten werden. Die jungen Fische haben in ihrem Fettgewebe noch nicht so viele Schadstoffe eingelagert wie ältere Fische und sind diesen deshalb vorzuziehen. Matjes gibt es tiefgefroren mit recht wenig Salz und im Eimer mit Salzlake. Wählen Sie nach Möglichkeit diese traditionellen Matjes, nicht die Zubereitung „nach Matjes-Art". Bei letzterer sind die Heringsfilets zur Konservierung in Pflanzenöl eingelegt – auf industriell hergestellte Omega-6-Öle sollte aber so weit wie möglich verzichtet werden.

Nährwerte	kcal.	Fett/g	Prot/g	Kh/g
Gesamt	506	36	37	7

Matjes können auch mit jedem anderen Gemüse verzehrt werden. Für Abwechslung sorgt aber diese schnelle Zubereitung mit Quark und Gurken: Die Gurke waschen, in Scheiben schneiden; den Quark mit einem Esslöffel Wasser vermengen und über die Gurkenscheiben geben.

Wer möchte, kann eine halbe gehackte Zwiebel, Radieschen oder Ähnliches dazugeben. So erhält man mehr Ballaststoffe und das Gericht erfordert verstärktes Kauen. Die Quarkmenge fällt wegen der Milchproblematik gering aus.

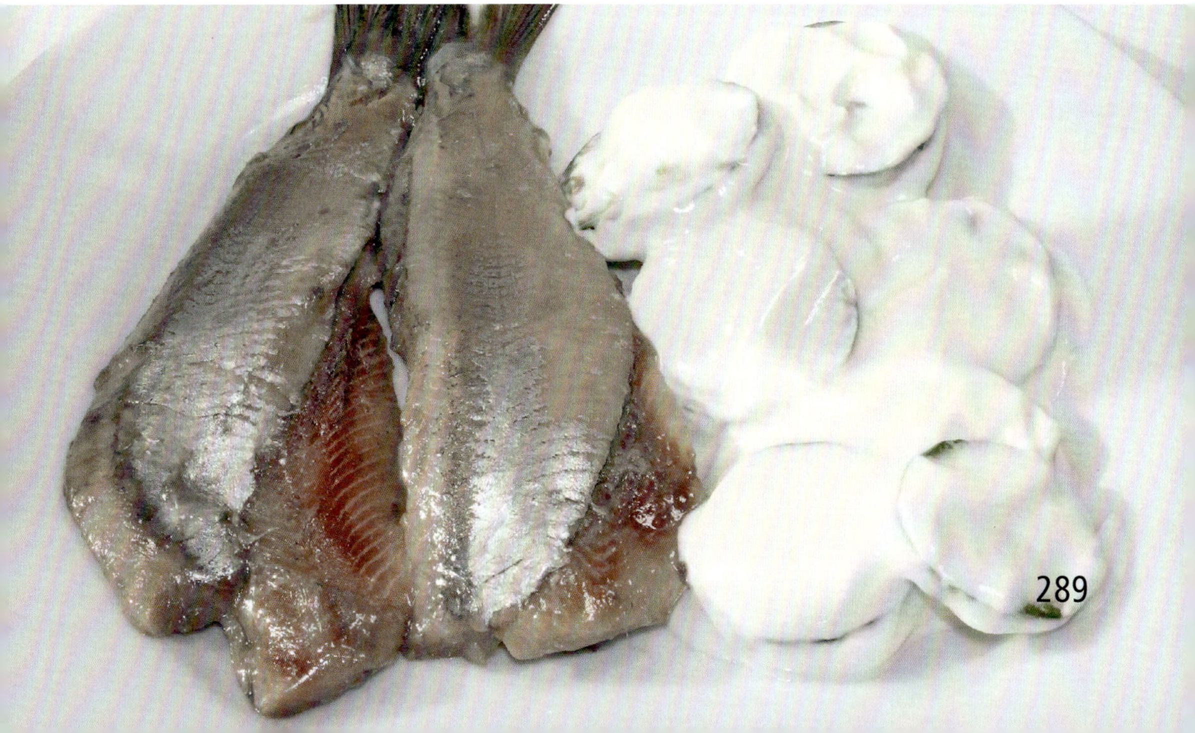

3c Frische Suppe

Menge für 7 Portionen

1,5 kg	**Beinscheibe vom Rind**	**1000 g**
6	**Möhren**	**600 g**
3	**Lauchstangen**	**400 g**
1/2	**Sellerieknolle**	**300 g**
1	**große Zwiebel**	**100 g**
1 Bd.	**Petersilie**	**50 g**
	Wasser	–
	Salz	–
	Pfeffer	–

Ergibt sieben Portionen; die Menge kann für 14 Portionen verdoppelt werden.

Knochenbrühe gilt heute als modernes „Superfood", dabei ist sie uralt: Schon Eiszeitjäger haben die Knochen ihrer Beutetiere aufbewahrt, um Suppe daraus zu kochen. Das Knochenmark enthält viele wichtige Mineralien (darunter Calcium, Magnesium, Phosphor und Silizium). Die Knorpel enthalten Chondroitinsulfat und Glucosamin, gut für Sehnen und Gelenke. Die Gelatine im Bindegewebe liefert große Mengen wichtiger Aminosäuren wie das immunstimulierende Arginin und Glycin, welches die Produktion von Magensäure und damit die Verdauung anregt.

Die Beinscheiben in einen großen Topf geben, 3 Liter kaltes Wasser auffüllen und aufkochen lassen. Den dabei entstehenden, dunklen Schaum mit einer Schaumkelle abnehmen. Die Temperatur reduzieren und auf niedriger Flamme 4 Stunden köcheln lassen, von Zeit zu Zeit etwas Wasser nachfüllen. Eine halbe Stunde vor Ablauf der Kochzeit das Gemüse vorbereiten: Sellerie schälen und in 2 Stücke schneiden, Möhren schälen, spalten und in kleine Stücke schneiden, Zwiebel schälen, teilen und die Hälften dreimal durchschneiden. Lauch putzen und in fingerbreite Stücke schneiden. Die unteren Enden der Stiele der Petersilie abschneiden (die Schnittstelle verdirbt zuerst), dann komplett – mit den verbleibenden Stielen – fein hacken.

Danach mit der Schaumkelle Fleisch und Knochen portionsweise aus dem Topf holen und auf einen Teller geben. Knochen, Fett und Bindegewebe lassen sich jetzt leicht vom Fleisch trennen; das Fleisch zerkleinern und aufbewahren. Am Ende die im Topf verbleibende Brühe durch ein Sieb in eine Schüssel geben, um evtl. vorhandene Knochenstückchen herauszufiltern. Dann die Brühe zurück in den Topf schütten, leicht salzen und das vorbereitete Gemüse einfüllen. Wenn nötig, etwas Wasser zugeben, aber nicht zuviel: Das Gemüse gibt beim Garwerden viel Flüssigkeit ab. Kurz aufkochen lassen, dann die Temperatur wieder absenken, so dass alles leicht köchelt. Nach 30 Minuten das Fleisch zugeben und von nun an alle 5 Minuten durchrühren, damit nichts anbrennt. Nach weiteren 15-30 Minuten ist die Suppe fertig. Zum Ende hin die Selleriestücke mit der Schaumkelle herausnehmen, diese werden nicht mitverzehrt.

Falls ein Teil der Suppe eingefroren werden soll, darf zum Ende des Kochprozesses nicht zu viel Wasser zugegeben werden. Es reicht aus,

Nährwerte	kcal.	Fett/g	Prot/g	Kh/g
Gesamt	2661	111	343	70
1/7 = 1 Portion	380	16	49	10

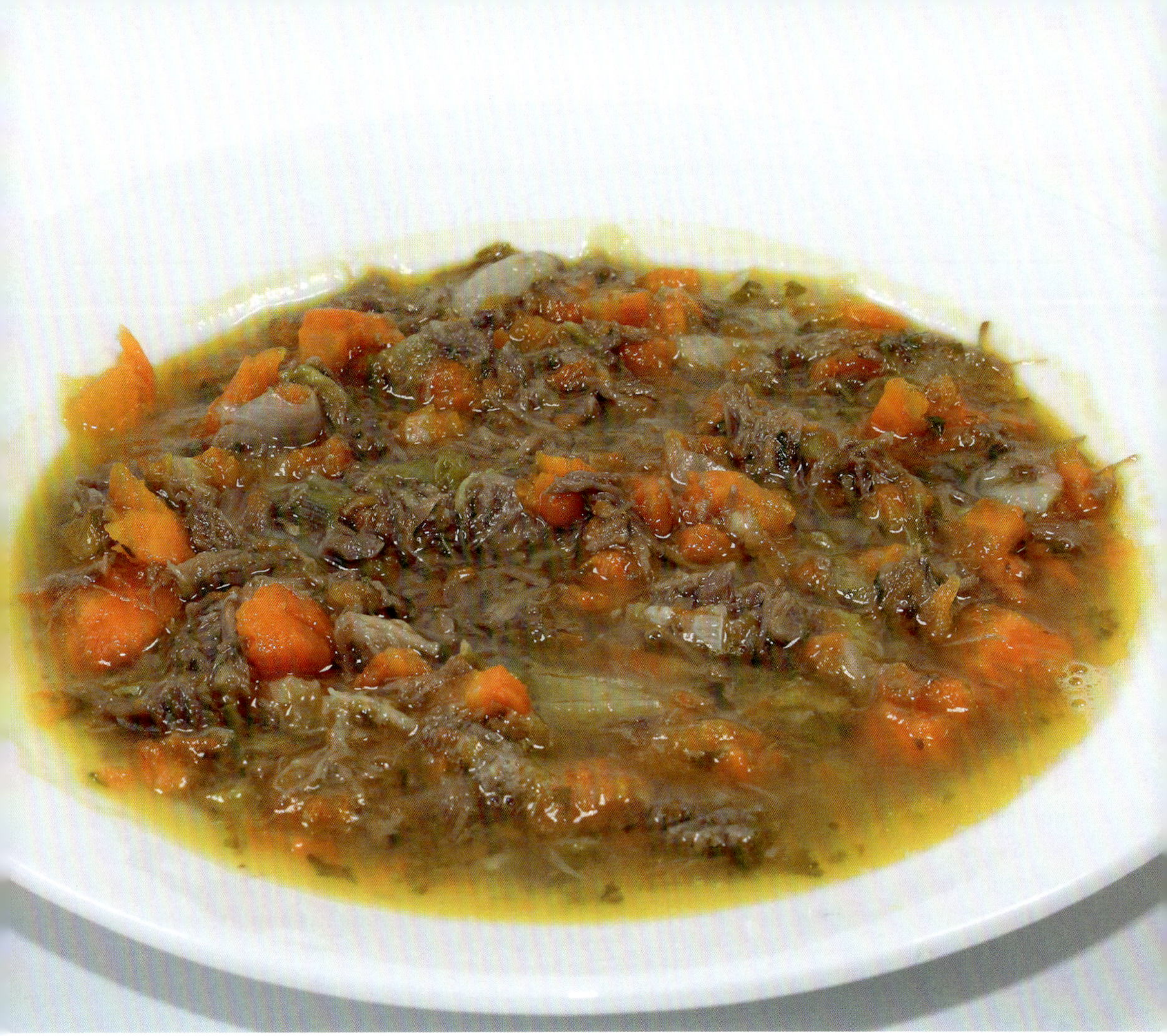

wenn das Gemüse knapp bedeckt ist. Die Suppe im Topf abkühlen lassen oder in eine Glasschüssel geben. Das Fett befindet sich oben auf der Flüssigkeit. Nach dem Abkühlen abdecken und in den Kühlschrank geben. Am nächsten Tag ist die Suppe zu einer festen Masse erstarrt, die jetzt löffelweise leicht portioniert werden kann: Einen Teil zum sofortigen Verzehr, den Rest auf Tiefkühlbeutel verteilen und einfrieren. Dabei darauf achten, dass jede Portion den gleichen Teil der fettreichen oberen Schicht erhält.

Die eingefrorene Suppe kann direkt aus dem Tiefkühler mit etwas Wasser in einen Topf gegeben und erhitzt werden.

3d Makrele mit Paprika

Menge für 1 Portion

0,5	**Makrele, geräuchert**	**200 g**
1	**Paprika, rot**	**180 g**

Nicht sehr fantasievoll, aber ebenfalls eine ganz schnelle Mahlzeit: Geräucherte Makrele und eine Paprika. Die Makrele schmeckt durch das Räuchern sehr würzig, liefert reichlich Protein, Omega-3-Fettsäuren und Vitamin D. Mit der leicht süß schmeckenden roten Paprika ergibt das eine gute Kombination. Dafür das Fleisch mit der Gabel von der Hauptgräte weg verzehren und den von den Kernen und dem Stengel befreiten Paprika dazu essen.

Die Makrele hält sich im Kühlschrank für einige Tage. Wer davon am nächsten Tag noch einmal essen möchte, sollte das Fleisch für den ersten Verzehr mit einer sauberen Gabel abheben und auf einen Teller geben. Denn nichts verdirbt Speisen schneller als menschlicher Speichel. Das gilt auch für alle vorbereiteten, in Glasschüsseln im Kühlschrank verwahrten Speisen – die Portionen immer mit einem sauberen Löffel herausheben, damit der Rest nicht vorzeitig verdirbt!

Nährwerte	kcal.	Fett/g	Prot/g	Kh/g
Gesamt	510	32	44	12

3e Sardinen auf Salat

Menge für 1 Portion

1/2	**Eichblattsalat**	**200 g**
2	**Dosen Sardinen**	**160 g**
2 EL	**Olivenöl**	**20 g**
1/2 EL	**Apfelessig**	**5 g**
	Salz	–
	Pfeffer, weiß	–

Auch dieses Fischgericht ist schnell zubereitet. Sardinenfilets in Dosen sind in Öl eingelegt. Wegen der Weichmacher in der Innenbeschichtung der Dose sollte das Öl entfernt werden. Dafür die Sardinen in ein Plastiksieb geben und unter fließend kaltem Wasser abspülen.

Die Blätter vom Salatkopf trennen, waschen und in einer Salatschleuder trocknen. Eine Prise Salz und eine kleinere Prise weißen Pfeffer in eine Schüssel geben. Apfelessig und Olivenöl zugeben, die Schüssel leicht schräg halten und mit dem Löffel kurz schlagen, so entsteht eine dickflüssige Emulsion. Die Blätter eines halben Salatkopfes in Stücke reißen und mit der Salatsoße vermengen. Die Sardinen über den Salat geben.

Die Zubereitungszeit lässt sich deutlich vermindern, wenn der Salat schon am Vortag gewaschen wird. Die Salatblätter können in einer mit Frischhaltefolie luftdicht verschlossenen Schüssel oder in einer geschlossenen Plastiktüte einige Tage im Kühlschrank aufbewahrt werden, ohne auszutrocknen.

Nährwerte	kcal.	Fett/g	Prot/g	Kh/g
Gesamt	614	48	40	3

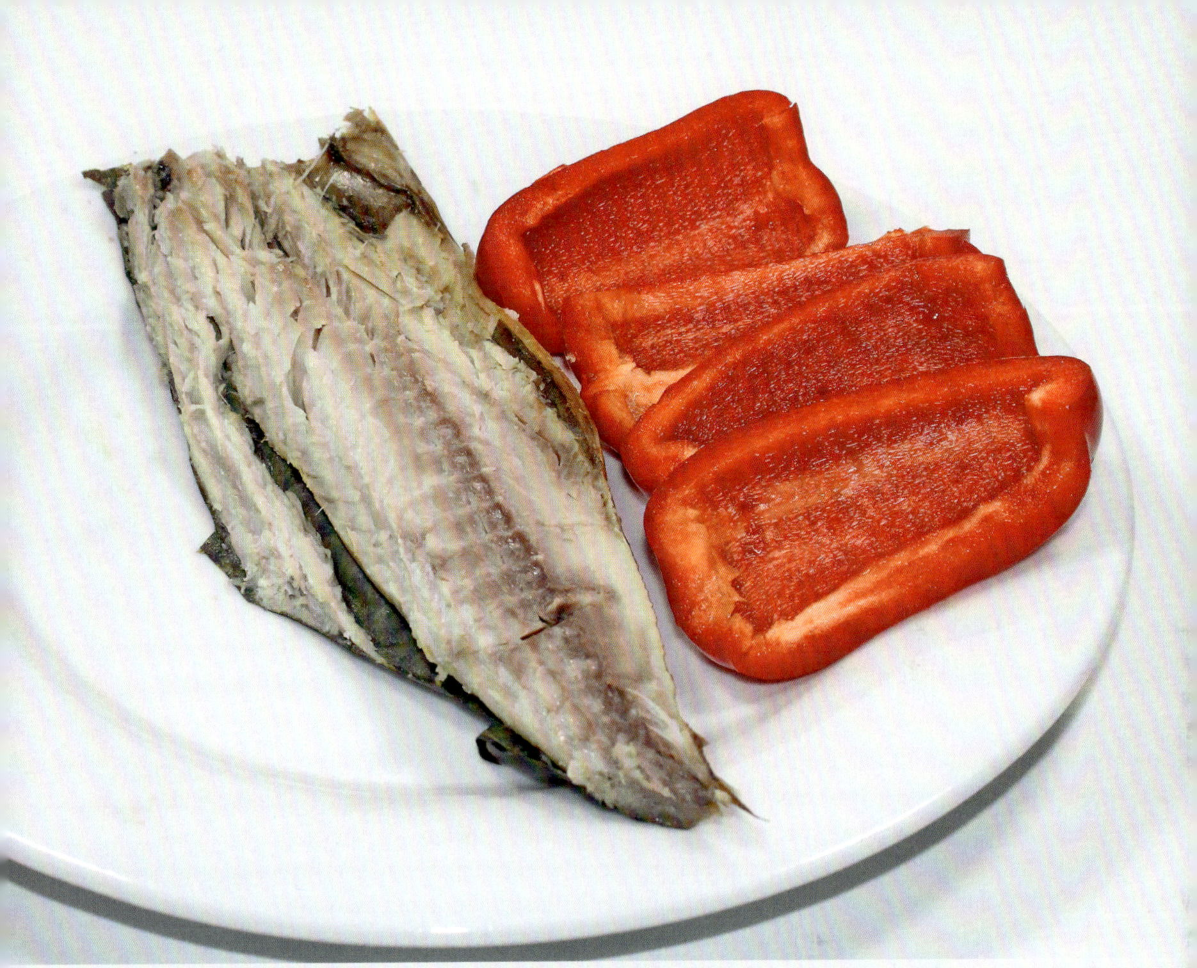

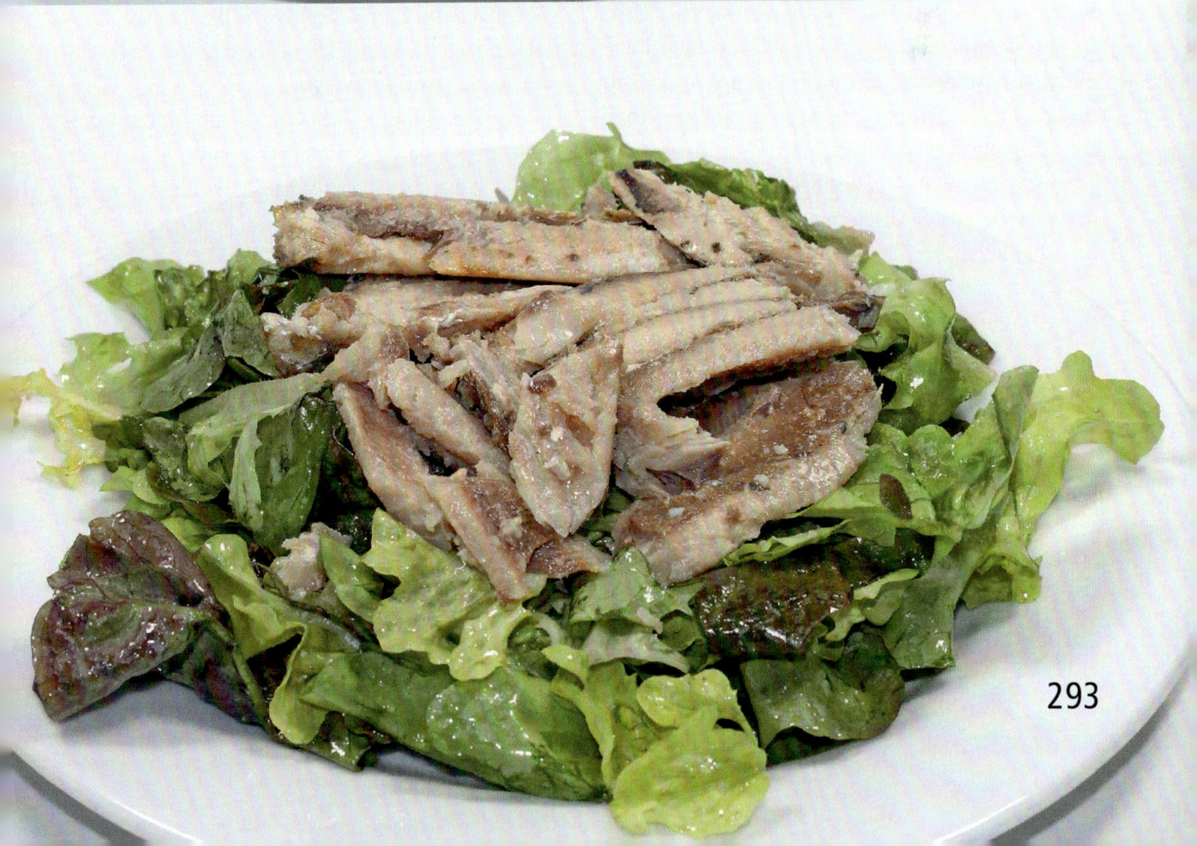

3f Thunfisch mit Salat

Menge für 1 Portion

1/2	**Eichblattsalat**	200 g
1	**Dose Thunfisch natural**	185 g
3 EL	**Olivenöl**	30 g
5	**Oliven**	20 g
1/2 EL	**Apfelessig**	5 g
	Salz	–
	Pfeffer, weiß	–

Für ein schnelles Mittagsgericht nehme ich dafür Thunfisch aus der Dose, am besten ohne Öl. Den Thunfisch trotzdem unter fließend kaltem Wasser abspülen – auch die wässrige Flüssigkeit kann Weichmacher aus der Innenbeschichtung der Dose enthalten. Die Oliven halbieren, den Blattsalat waschen und die Blätter klein reißen. In einer Schüssel eine Prise Salz und eine kleinere Prise weißen Pfeffer mit Olivenöl und Essig mittels eines Esslöffels verrühren und zu einer Salatsoße schlagen. Alle Zutaten damit vermengen und servieren. Noch schneller geht es, wenn der Salat bereits gewaschen im Kühlschrank aufbewahrt wird.

Thunfisch enthält eigentlich reichlich der gesunden Omega-3-Fettsäuren. Leider wird das fette Bauchfleisch der gefangenen Thunfische teuer als Sushi-Fleisch nach Japan verkauft. Uns bleibt in Dosen und beim Fischhändler nur das sehr magere Muskelfleisch, das nur noch wenig Fett enthält.

Nährwerte	kcal.	Fett/g	Prot/g	Kh/g
Gesamt	510	36	40	2

3g Currypfanne mit Huhn

Menge für 1 Portion

2	**Hähnchenbrustfilets**	200 g
1/2	**Paprika, rot**	90 g
1/2	**Paprika, gelb**	90 g
4 EL	**Kokosöl**	40 g
1/2	**Zwiebel, klein**	25 g
1 TL	**Currypulver**	–
	Salz	–

Ein schnell zubereitetes Mittagsgericht, das durch das Kokosöl auch gut sättigt. Den Paprika von Kernen sowie Stielen befreien und in Stücke schneiden, die Zwiebel fein hacken und beides in einer Pfanne mit dem Kokosöl anbraten. Wenn der Paprika weich geworden sind, das Currypulver unterrühren, das kleingeschnittene Geflügelfleisch zugeben und fertig garen. Mit Salz abschmecken und servieren.

Statt Hähnchenbrust kann auch Putenfleisch genommen werden, die Nährwerte sind beinahe gleich. Wem die Schärfe des Currypulvers nicht reicht, der kann noch eine Messerspitze Chilipulver zugeben.

Nährwerte	kcal.	Fett/g	Prot/g	Kh/g
Gesamt	715	53	47	11

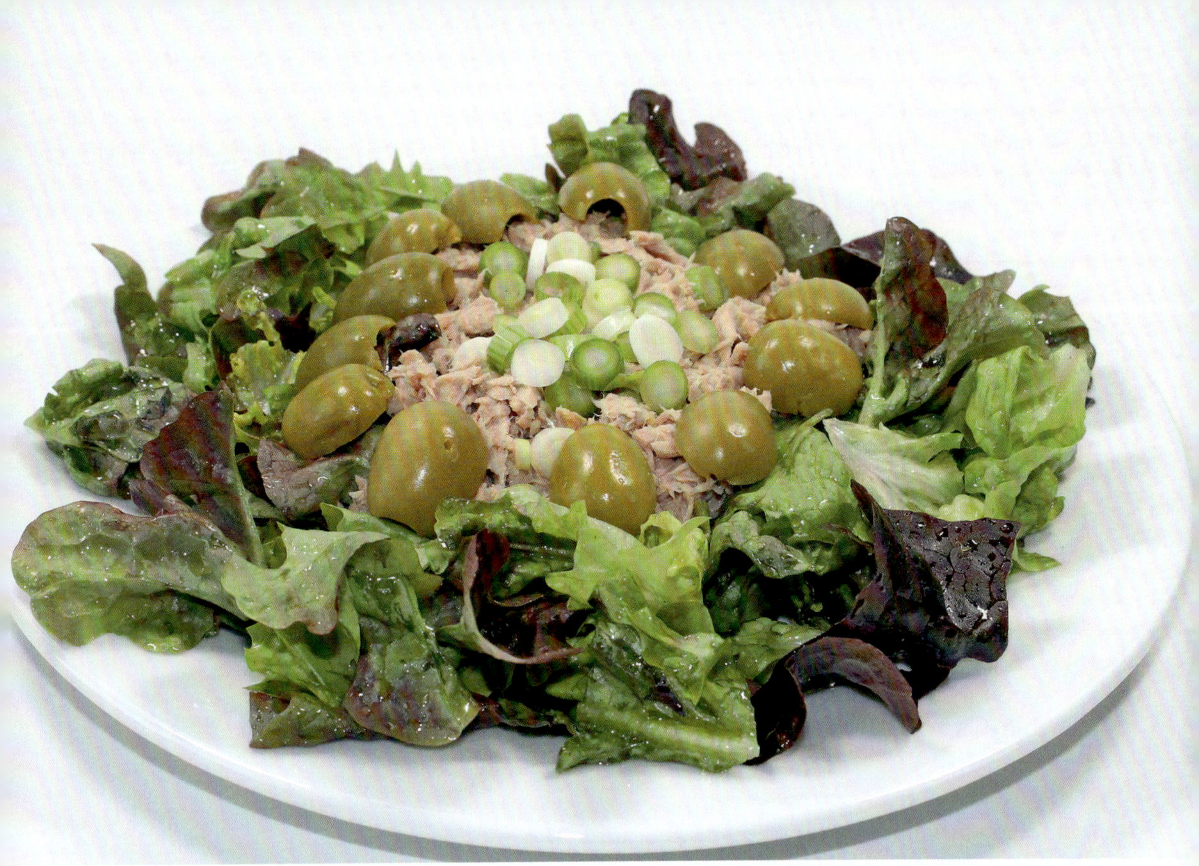

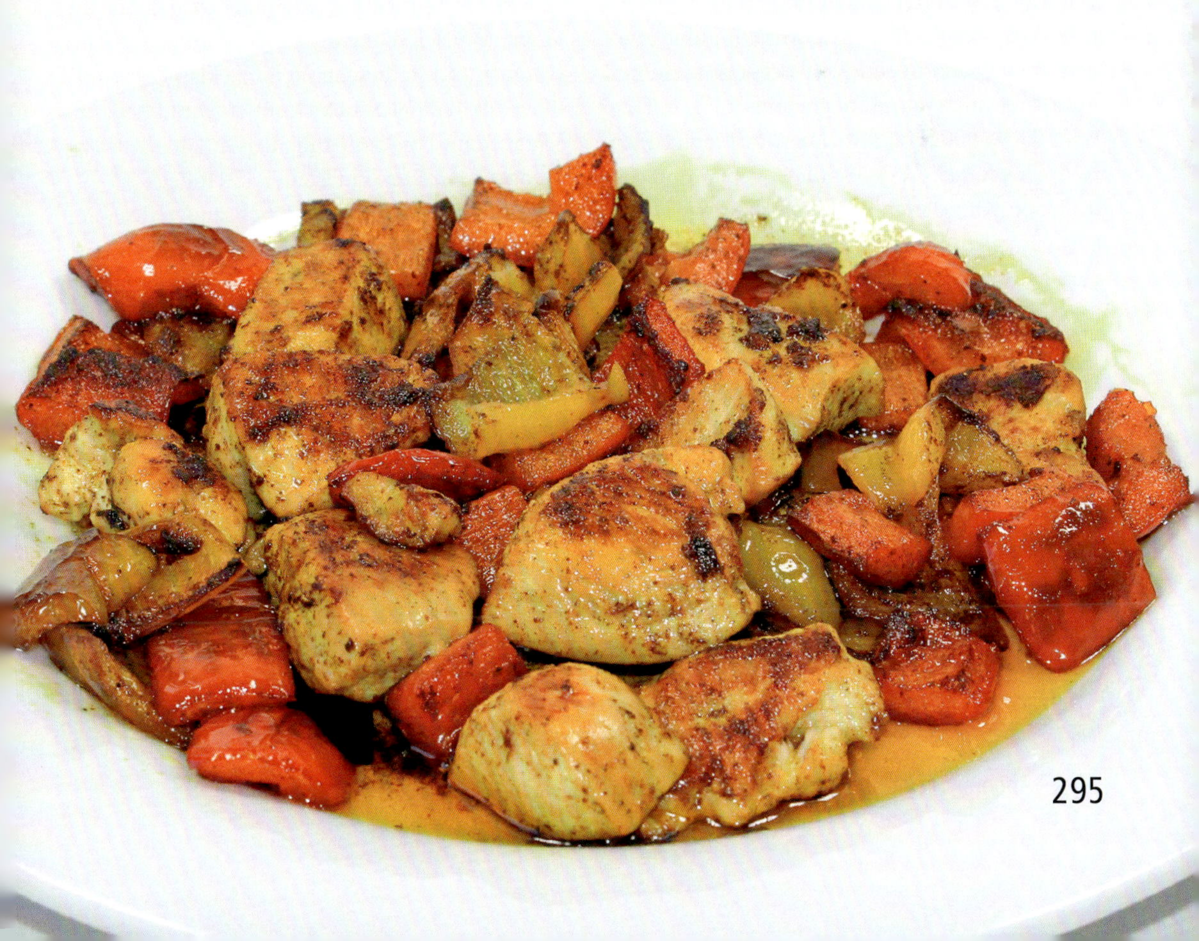

3h Hähnchenbrust mit Feldsalat und Haselnüssen

Menge für 1 Portion

2	**Hähnchenbrustfilets**	**200 g**
	Feldsalat	**150 g**
	Haselnüsse	**50 g**
2 EL	**Creme fraiche**	**20 g**
1 EL	**Olivenöl**	**10 g**
	Butter	**10 g**
1/2 EL	**Apfelessig**	**5 g**
	Salz	–
	Pfeffer, weiß	–

Hähnchenbrustfilets in Stücke schneiden, in Olivenöl und Butter braten und erkalten lassen. Für die Salatsoße eine Prise Salz und eine kleinere Prise Pfeffer in eine Schüssel geben und mit Apfelessig und Creme fraiche aufschlagen. Den Feldsalat waschen und trocknen, mit dem kalten Hähnchenfleisch in die Schüssel geben und mit der Soße gut vermengen. Die gehackten Nüsse darüber geben. Statt der Sahnesoße kann auch eine gewöhnliche Vinaigrette aus 1/2 EL Essig und 2 EL Olivenöl verwendet werden.

Feldsalat kann, ebenso wie beim Blattsalat geschildert, in einer größeren Menge gewaschen und luftdicht verpackt im Kühlschrank vorrätig gehalten werden. Auch das Hähnchenfleisch lässt sich in einer größeren Menge vorgaren und in einer Glasschüssel, lose abgedeckt, im Kühlschrank für einige Tage aufbewahren.

Nährwerte	kcal.	Fett/g	Prot/g	Kh/g
Gesamt	857	68	55	7

3i Wurstsalat mit Kohlrabi

Menge für 1 Portion

1/3	**Fleischwurst**	**200 g**
1/3	**Kohlrabi**	**100 g**
	Gouda	**50 g**
5	**Radieschen**	**40 g**
1/2	**Zwiebel, klein**	**25 g**
2 EL	**Olivenöl**	**20 g**
1/2 EL	**Apfelessig**	**5 g**
	Salz	–
	Pfeffer	–

Die Fleischwurst von der Haut befreien und in Streifen schneiden, Kohlrabi schälen und in kleine Würfel schneiden. Den Gouda raspeln, Zwiebel und Radieschen fein hacken. Essig und Olivenöl in einer Schüssel mit einem Löffel aufschlagen und die Soße mit allen Zutaten gut vermengen. Mit Salz und Pfeffer abschmecken.

Der Wurstsalat kann frisch zubereitet verzehrt werden, besser schmeckt er aber, wenn er abgedeckt einige Stunden im Kühlschrank durchgezogen ist. Am besten bereitet man gleich zwei oder drei Portionen zu, dann hat man am folgenden Tag ein superschnelles Mittagsgericht.

Nährwerte	kcal.	Fett/g	Prot/g	Kh/g
Gesamt	1000	92	37	6

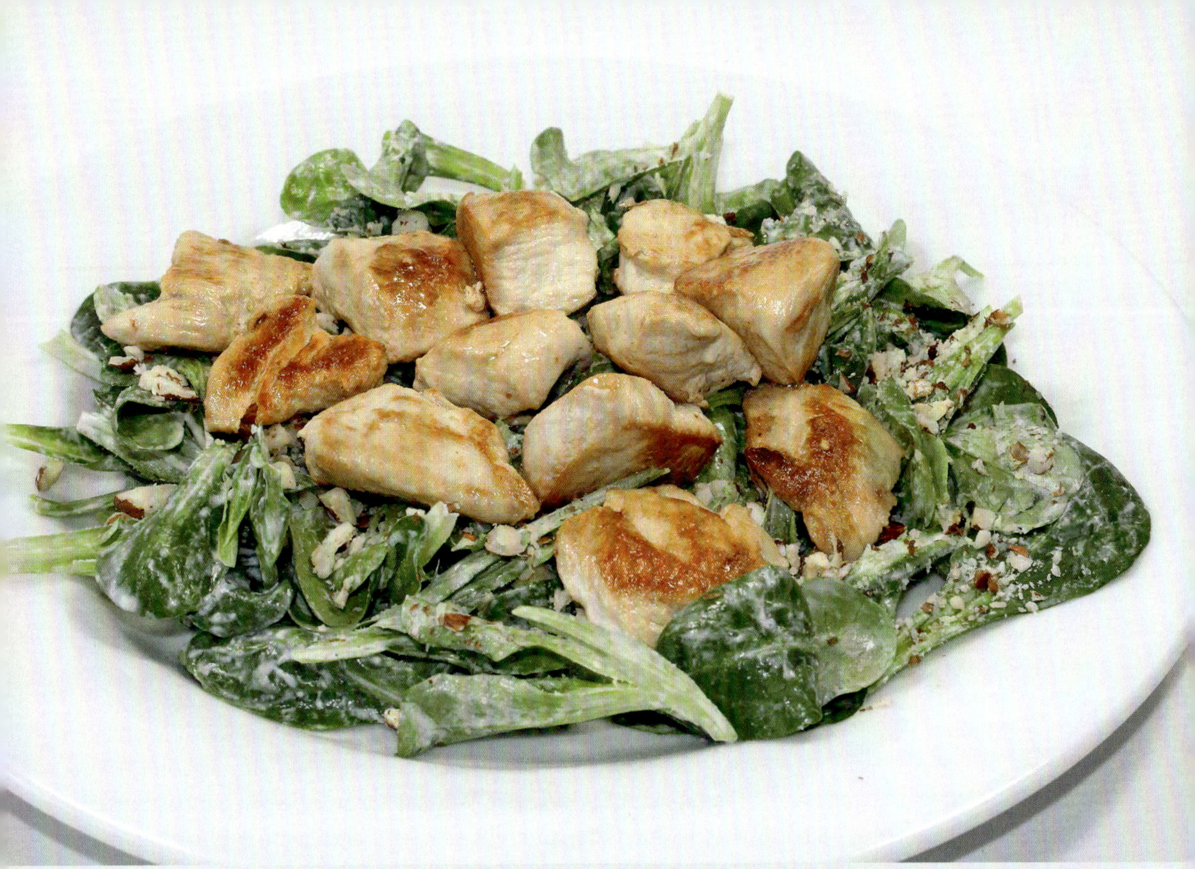

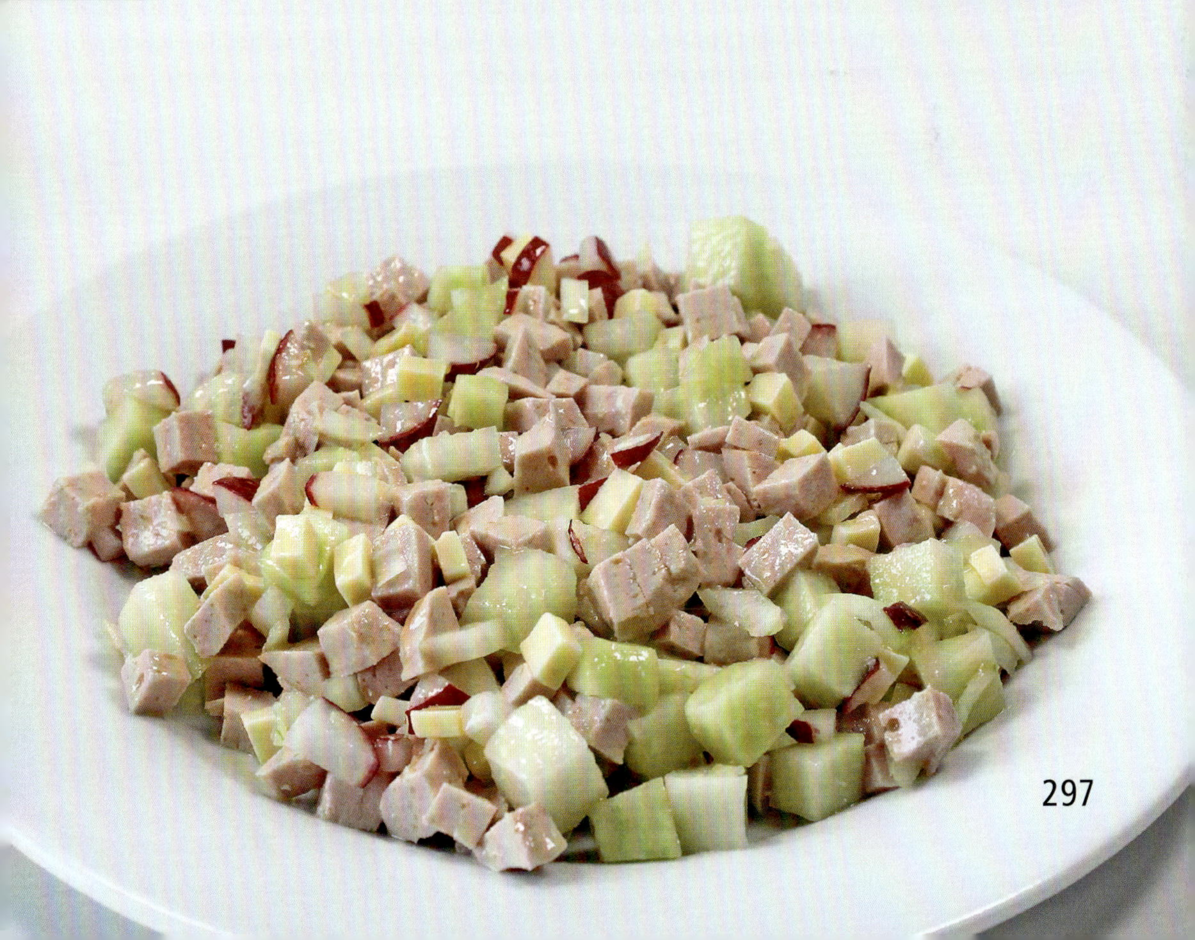

3j Tartar mit Rohkost

Menge für 1 Portion

1/5	**Rettich, weiß**	**200 g**
	Tartar	**150 g**
2	**Gewürzgurken**	**100 g**
2	**Sardellenfilets (in Salz konserviert)**	**50 g**
1	**Eigelb**	**30 g**
1/2	**Zwiebel, klein**	**25 g**
2 TL	**Kapern**	**20 g**
	Pfeffer	–

Beim Tartar handelt es sich um frisch durchgedrehtes, mageres Rindfleisch. Dafür werden nicht die Edelstücke von Rind genommen; deshalb ist Tartar recht preiswert, nur etwas teurer als gewöhnliches Hackfleisch. Das frische Tartar wird roh verzehrt. Bei der traditionellen Zubereitung liefert das Eigelb die Bindung, in Salz eingelegte Sardellenfilets die Würze, die Kapern eine leichte Süße sowie Senfgeschmack und durch die Zwiebel kommt etwas Schärfe hinzu. Das Ganze ist in wenigen Minuten fertig. Man kann Tartar auch einfach mit Salz und einem Teelöffel Senf anrichten, doch das schmeckt lange nicht so gut.

Zwiebel, Sardellenfilets und Kapern fein hacken, etwas gehackten schwarzen Pfeffer dazu geben. Alles mit Eigelb und Tartar vermengen und zu einem Klops formen – fertig. Die Rettichwurzel waschen, die Enden entfernen. Drei fingerdicke Scheiben abschneiden und mit den Gewürzgurken zum Tartar servieren. Die leichte Schärfe des Rettichs passt hervorragend zum Rindfleisch. Die übrige Rettichwurzel hält sich unverpackt eine Woche im Kühlschrank und kann gut als Rohkost zum Frühstück verzehrt werden. Übrig gebliebene Sardellenfilets und Kapern können verschlossen im Kühlschrank ebenfalls lange verwahrt werden.

Achten Sie darauf, dass das Rindfleisch beim Metzger vor Ihren Augen durchgedreht wird. Nur so können Sie sicher sein, ein frisches Produkt zu erhalten. Tartar muss übrigens immer sofort verzehrt werden, durch die große Oberfläche verdirbt das durchgedrehte Fleisch sehr schnell.

Nährwerte	kcal.	Fett/g	Prot/g	Kh/g
Gesamt	604	16	49	10

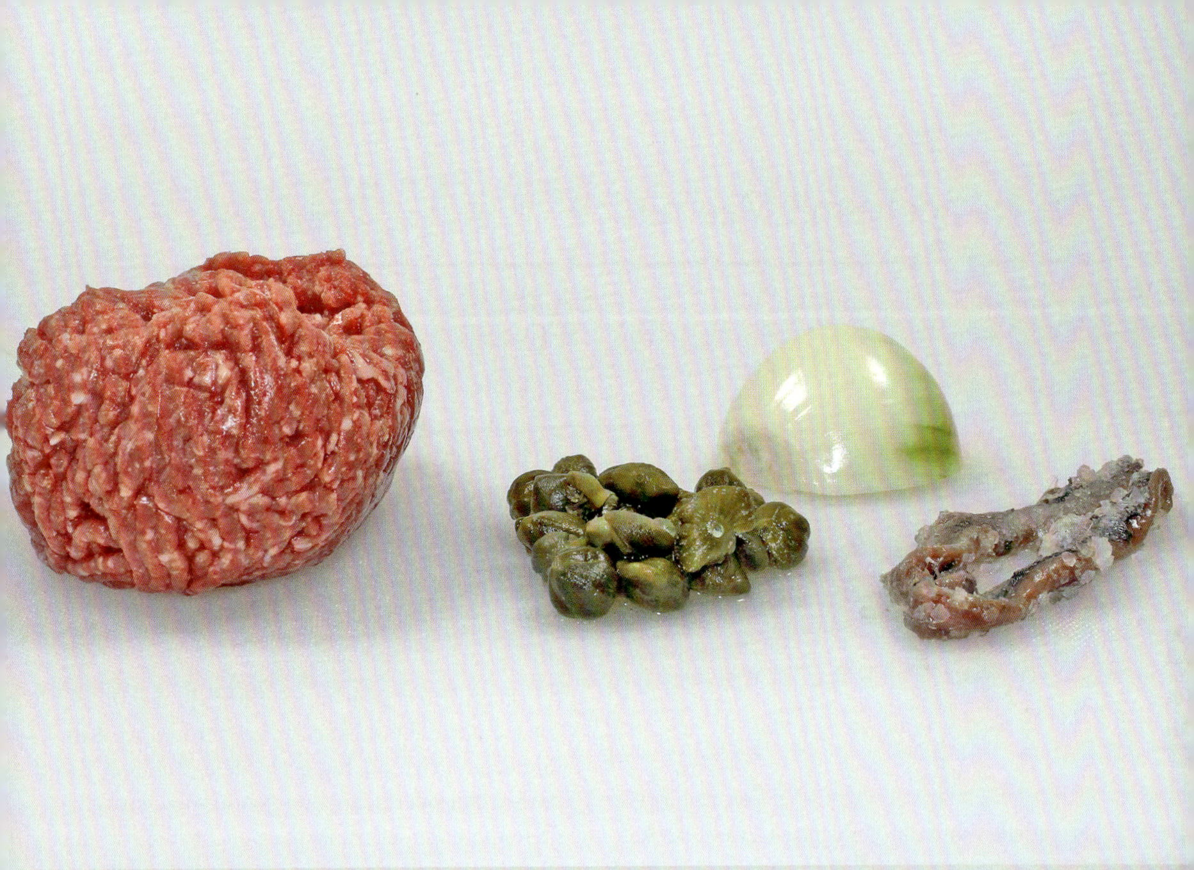

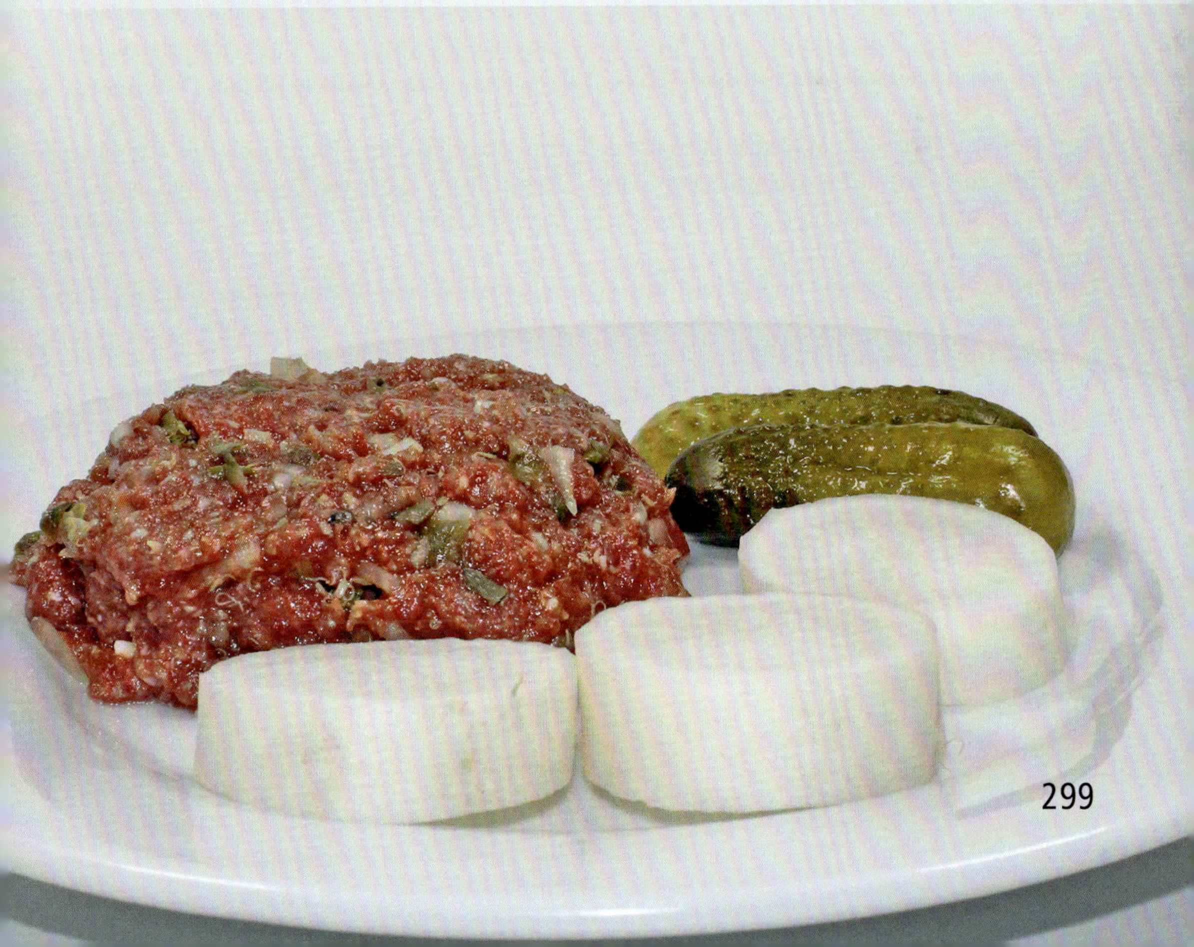

4a Frikadelle mit Meerrettich

Menge für 5 Portionen

	Hackfleisch vom Rind	**1000 g**
1	**Zwiebel**	**100 g**
1	**Ei**	**60 g**
1/2	**Brötchen, trocken**	**20 g**
2	**Knoblauchzehen**	**10 g**
1 TL	**Paprikapulver, edelsüß**	–
1/2 TL	**Paprikapulver, scharf**	–
	Salz	–
	Pfeffer, schwarz	–

Frikadellen sind das Universal-Gericht der ketogenen Ernährung. Sie liefern preisgünstig hochwertiges Protein, sind schnell zubereitet und können warm oder kalt verzehrt werden. Kaufen Sie nicht zu mageres Hackfleisch, sonst sättigt die Frikadelle nicht gut. Statt Rind kann es natürlich auch Hackfleisch vom Schwein oder „Halb und Halb" sein.

Ganz ohne Semmelbrösel geht es nicht, die nehmen Feuchtigkeit auf und sorgen dafür, dass die Frikadellen nicht zu trocken werden. Dafür ein trockenes Weißmehl-Brötchen teilen, eine Hälfte mit einer Reibe zu Semmelbröseln verarbeiten und in eine Schüssel geben. Die Zwiebel fein hacken und dazu geben. Das rohe Ei in die Schüssel schlagen und das Hackfleisch zugeben. Paprika, Salz und Pfeffer darüber streuen und die Masse mit beiden Händen gut durchkneten. Aus dem Fleischteig fünf große Frikadellen formen und in einer Pfanne bei mittlerer Hitze garen, dabei mehrmals wenden. Kleinere Frikadellen sind natürlich schneller gar, passen aber nicht mehr alle in die Pfanne. Und wenn man in zwei Durchgängen braten muss, spart man doch keine Zeit.

Frikadellen können im Kühlschrank für einige Tage aufbewahrt oder eingefroren werden. Sie eignen sich auch gut als kalte Mahlzeit, die zur Arbeit oder Schule mitgenommen wird. Ich gare die Frikadellen übrigens nicht mehr in der Pfanne. Das Reinigen der Pfanne und die Beseitigung der Fettspritzer rund um den Herd dauert mir zu lange. Statt dessen bereite ich aus der dreifachen Menge, wie oben im Rezept angegeben, 15 Frikadellen zu, die ich auf ein Backblech gebe. Im vorgeheizten Backofen werden diese bei 180 Grad Umluft und aktivierter Grillfunktion in 30 Minuten gar. Die meisten Frikadellen werden eingefroren, damit ist immer eine schnelle Fleischmahlzeit zur Hand.

Zur Frikadelle passt die scharfe Meerrettichpaste bzw. -soße, Tartaren- oder Senfsoße. Mit einer Portion Kohl nach Belieben, siehe dafür unten bei den Kohlzubereitungen, ergibt das eine gut sättigende Keto-Mahlzeit.

Nährwerte ohne Meerrettichpaste

Nährwerte	kcal.	Fett/g	Prot/g	Kh/g
Gesamt	2264	212	151	19
1/5 = 1 Frikadelle	453	42	30	4

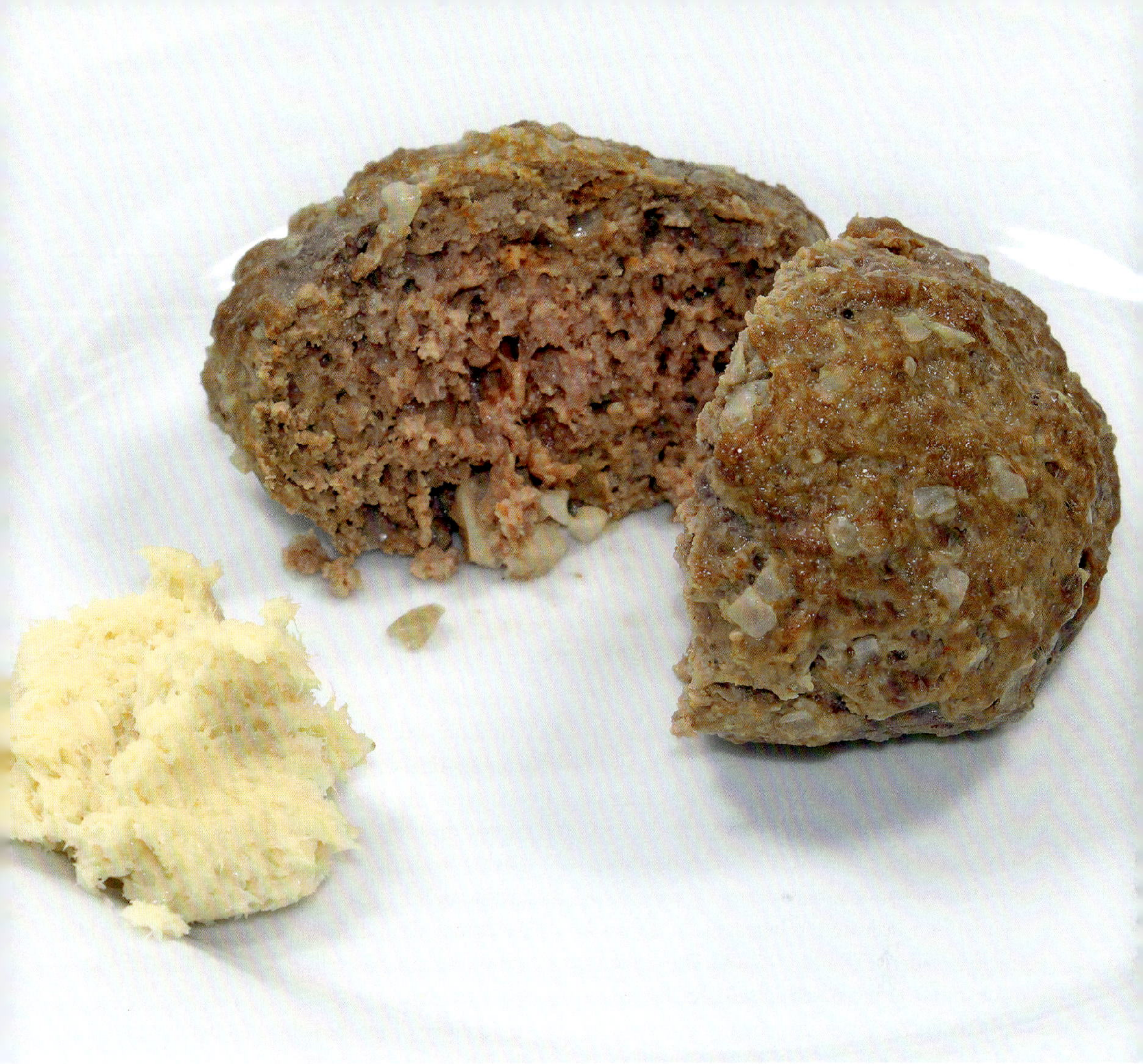

4a Frikadelle mit Meerrettich

4b Schnitzel natur mit Lauchgemüse

Menge für 1 Portion

2	**Schnitzel**	**250 g**
1	**Lauchstange**	**200 g**
3	**Frühlingszwiebeln**	**100 g**
4 EL	**Olivenöl**	**40 g**
3 EL	**Weißwein**	**30 g**
	Salz	–
	Pfeffer, schwarz	–

Ebenfalls ein sehr schnelles Gericht. Der Lauch braucht nicht lange, um weich zu werden. Wichtig ist, dass die Schnitzel schön flach geklopft werden. Damit sind sie nicht nur schneller gar; das fettarme, feste Fleisch lässt sich auch besser schneiden und kauen.

Lauch und Frühlingszwiebeln in schmale Ringe schneiden und mit 2 EL Olivenöl in einer Pfanne mit Deckel weich garen. Nach einigen Minuten den Weißwein zugeben, verkochen lassen und zum Schluss leicht pfeffern und salzen. Das Gemüse aus der Pfanne nehmen und auf einen Teller geben. Die flach geklopften Schnitzel mit 2 EL Olivenöl in die Pfanne geben und von beiden Seiten braten, dabei pfeffern und salzen. Zum Ende das Gemüse wieder dazu geben und noch einmal aufwärmen, bevor serviert wird.

Das Gericht kann auch mit jedem anderen Fleisch zubereitet werden.

Nährwerte	kcal.	Fett/g	Prot/g	Kh/g
Gesamt	736	46	61	16

4c Grünkohl mit Mettwurst

Menge für 1 Portion

	Grünkohl	**400 g**
2	**Mettwürste**	**200 g**
1	**Zwiebel**	**100 g**
3 EL	**Gänseschmalz**	**30 g**

Das optimale Wintergericht, ein Klassiker der deutschen Küche. Sehr würzig und durch den Grünkohl als grünes Blattgemüse sehr gesund. Grünkohl kann man frisch zubereiten, doch als schon zerkleinerte Tiefkühlware geht es bedeutend schneller. Ein wichtiger Faktor dabei ist ein gutes Gänseschmalz. Das gibt es, gar nicht mal teuer, z.B. als Erzeugnis aus dem Elsass im Feinkosthandel. Es passt wunderbar zu allen Kohlgerichten. Grünkohl kann natürlich auch mit Schweineschmalz, Olivenöl oder Butter zubereitet werden.

In einem Topf die gehackte Zwiebel im Gänseschmalz anschwitzen. Den tiefgefrorenen Grünkohl mit einem Glas Wasser zugeben und auftauen, dabei häufiger umrühren. Sobald der Grünkohl aufgetaut ist, die Mettwürste hineinlegen. Das Ganze bei mittlerer Hitze für eine halbe Stunde garen. Dabei häufiger umrühren und bei Bedarf etwas Wasser zugeben. Salz oder Pfeffer sind nicht notwendig, da die Mettwürste genügend Würze geben.

Nährwerte	kcal.	Fett/g	Prot/g	Kh/g
Gesamt	1037	82	57	15

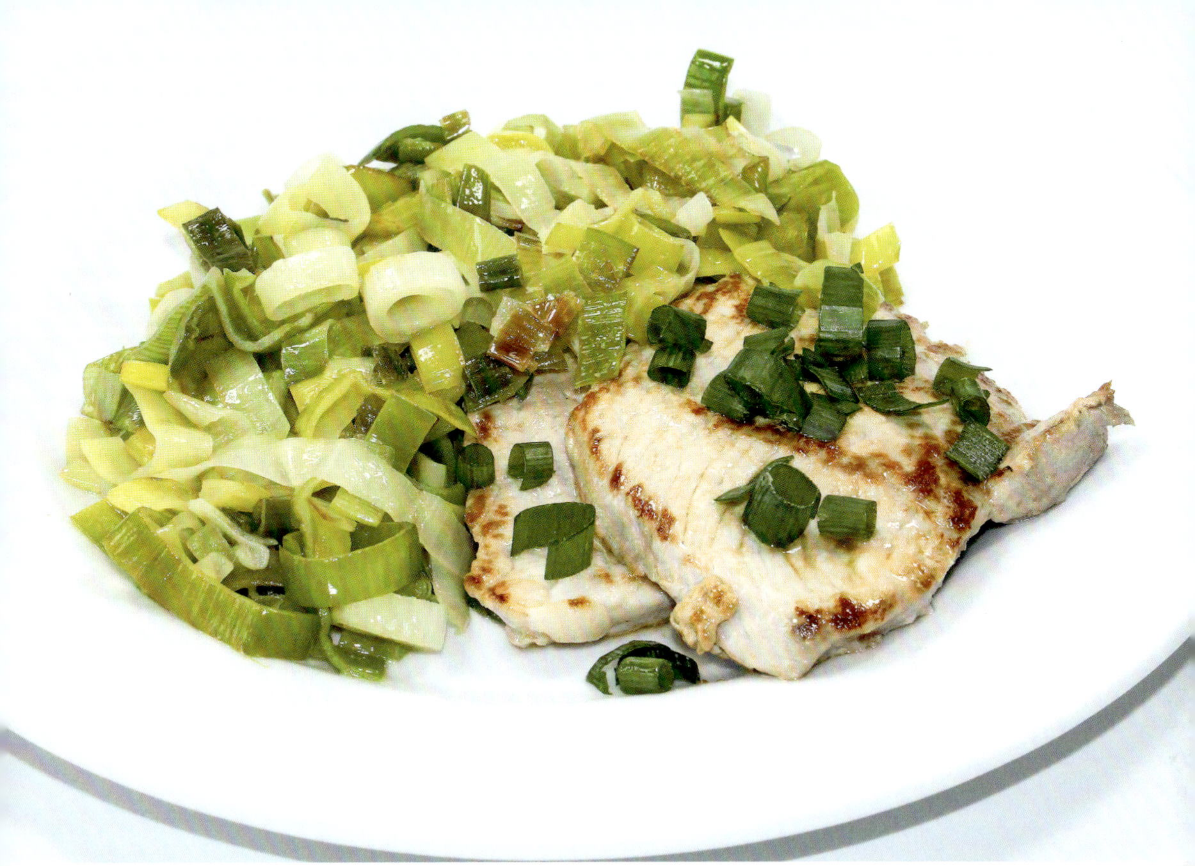

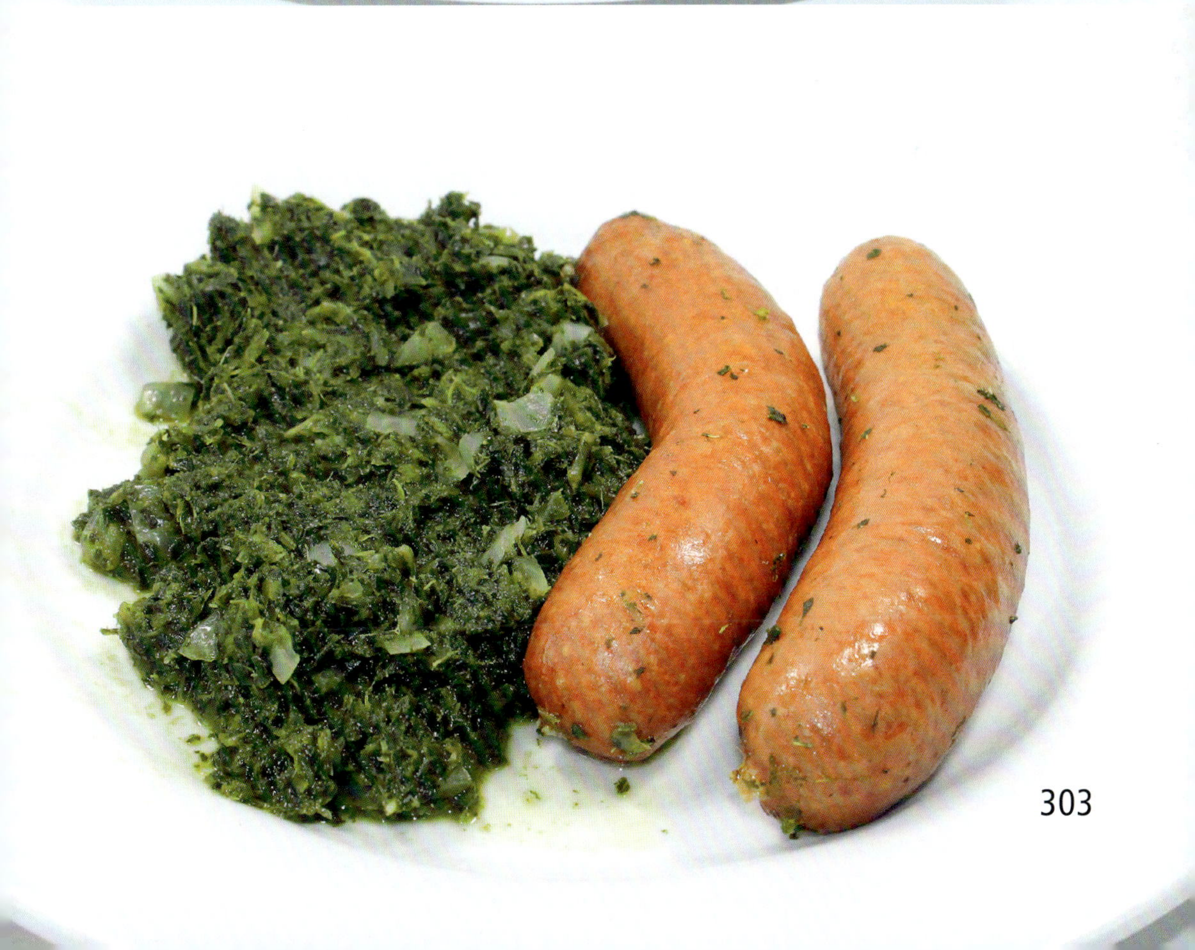

4d Hackfleisch mit mediterranem Gemüse

Menge für 1 Portion

1	**Fenchelknolle**	**250 g**
	Hackfleisch vom Rind	**200 g**
1	**Paprika, rot**	**180 g**
1/2	**Zucchini**	**150 g**
1	**Zwiebel**	**100 g**
4 EL	**Olivenöl**	**40 g**
1	**Knoblauchzehe**	**5 g**
1 TL	**Thymian, getrocknet**	–
1/2 TL	**Rosmarin, gtrocknet**	–
	Pfeffer, schwarz	–
	Salz	–

Ein sehr leckeres Gericht, bei dem sich die Aromen der Gemüse und Kräuter wunderbar ergänzen. Es enthält etwas mehr Kohlenhydrate, dafür liefert es aber eine gute Portion Gemüse zum Fleisch. Die Zubereitung dauert etwas länger, da der feste Fenchel nicht so schnell gar wird.

Die Zubereitung erfolgt wegen der unterschiedlichen Garzeitpunkte der Gemüse am besten in dieser Reihenfolge: Die Gewürze in einem Mörser fein vermahlen. Das Gemüse waschen. Die Fenchelknolle in kleine Stücke zerteilen und mit zwei Esslöffeln Olivenöl in einer beschichteten Pfanne garen, dabei mehrfach wenden. In der Zwischenzeit den Paprika von Stiel und Kernen befreien, in Stücke schneiden und ebenfalls in die Pfanne geben. Danach die Zwiebel fein hacken und ebenfalls mitgaren. Dann die Zucchini in kleine Würfel schneiden und mitgaren. Die Knoblauchzehe fein hacken und dazu geben, dann die vermahlenen Kräuter über das Gemüse streuen. Während des Garvorgangs das Gemüse immer wieder wenden. Das fertig gegarte Gemüse in eine Schüssel geben und das Hackfleisch in zwei Esslöffeln Olivenöl in der Pfanne braten. Zuletzt das Gemüse zum Hackfleisch in die Pfanne geben, alles gut vermengen, pfeffern und salzen.

Die Gemüsemischung lässt sich auch gut in einer größeren Portion vorbereiten und im Kühlschrank einige Tage aufbewahren.

Nährwerte	kcal.	Fett/g	Prot/g	Kh/g
Gesamt	966	83	41	28

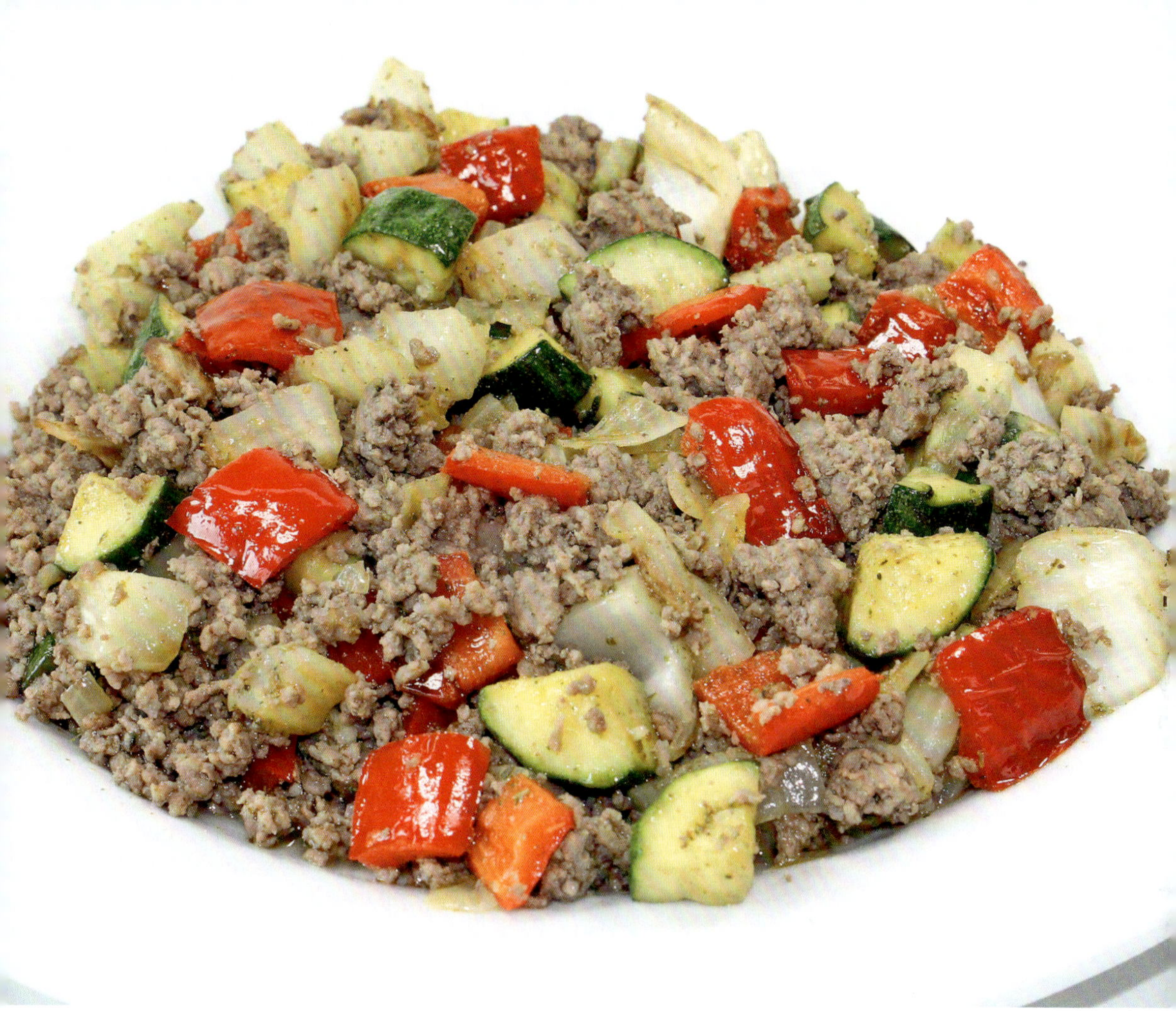

4e Kalbsleber mit Apfel und Zwiebel

Menge für 1 Portion

	Kalbsleber	**200 g**
1	**Apfel**	**100 g**
1	**Zwiebel**	**100 g**
3 EL	**Olivenöl**	**30 g**
3 EL	**Weißwein**	**30 g**
	Pfeffer, schwarz	–
	Salz	–

Leber ist nicht jedermanns Sache. Doch sie enthält große Mengen Vitamin A und D sowie hochwertiges Protein. In der Kombination mit Apfel und Zwiebel ist Kalbsleber eine schnell zubereitete Delikatesse. Das Gericht enthält wiederum etwas mehr Kohlenhydrate, das muss bei der Zusammenstellung der anderen Mahlzeiten berücksichtigt werden. Die Leber liefert durch das enthaltene Glycogen einige Kohlenhydrate, auch Apfel und Zwiebel tragen dazu bei.

Den Apfel schälen, in kleine Stücke schneiden und mit der gehackten Zwiebel sowie 2 EL Olivenöl in einer Pfanne bei mittlerer Hitze garen. Den Weißwein zugeben, mit den Apfel- und Zwiebelstücken gut vermengen und verkochen lassen. Die fertig gegarte Obst/Gemüsemischung auf einen Teller geben und in der Pfanne die in Stücke geschnittene Leber in 1 Esslöffel Olivenöl braten; sie ist in wenigen Minuten gar. Obst/Gemüse wieder zugeben, mit den Leberstücken vermengen und mit Pfeffer und Salz würzen.

Nährwerte	kcal.	Fett/g	Prot/g	Kh/g
Gesamt	632	39	40	25

4f Flambiertes Pfeffersteak

Menge für 2 Portionen

2	**Rumpsteaks**	**500 g**
	Creme fraiche	**125 g**
	Weinbrand	**50 g**
1/4 Bd.	**Petersilie**	**12 g**
	Butter	**30 g**
2 TL	**Pfeffer, schwarz, grob geschrotet**	–
	Salz	–

Dieses Fleischgericht ist sehr schnell zubereitet und unglaublich lecker.

Die Steaks waschen und trockentupfen. Das Fleisch salzen und beidseitig mit dem geschroteten Pfeffer bestreuen; den Pfeffer mit einem Nudelholz in das Fleisch drücken. Die Petersilie fein hacken. Die Butter in einer Pfanne erhitzen. Das Steak bei mittlerer Hitze von beiden Seiten anbraten, bis der gewünschte Gargrad erreicht ist. Dann mit Weinbrand ablöschen und flambieren. (Vorsicht: Ein langes Streichholz verwenden, beim Anzünden nicht über die Pfanne beugen!) Sobald die Flamme erloschen ist, Fleisch aus der Pfanne nehmen und warmhalten. Creme fraiche in den Bratensaft geben und bei starker Hitze und ständigem Rühren einige Minuten einkochen, bis eine cremige Soße entsteht. Die Soße über das Steak geben und vor dem Servieren mit gehackter Petersilie bestreuen.

Nährwerte	kcal.	Fett/g	Prot/g	Kh/g
Gesamt	1316	85	116	4
1/2 = 1 Portion	658	43	58	2

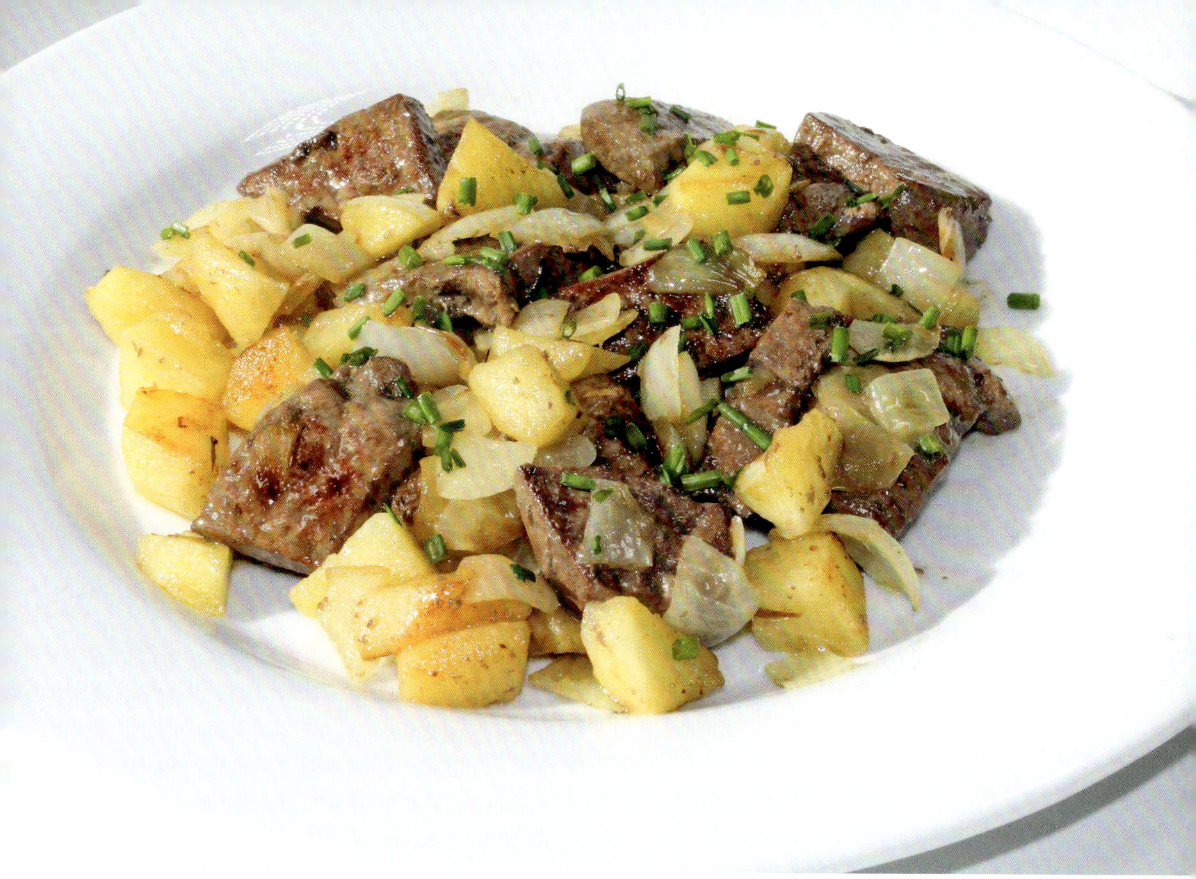

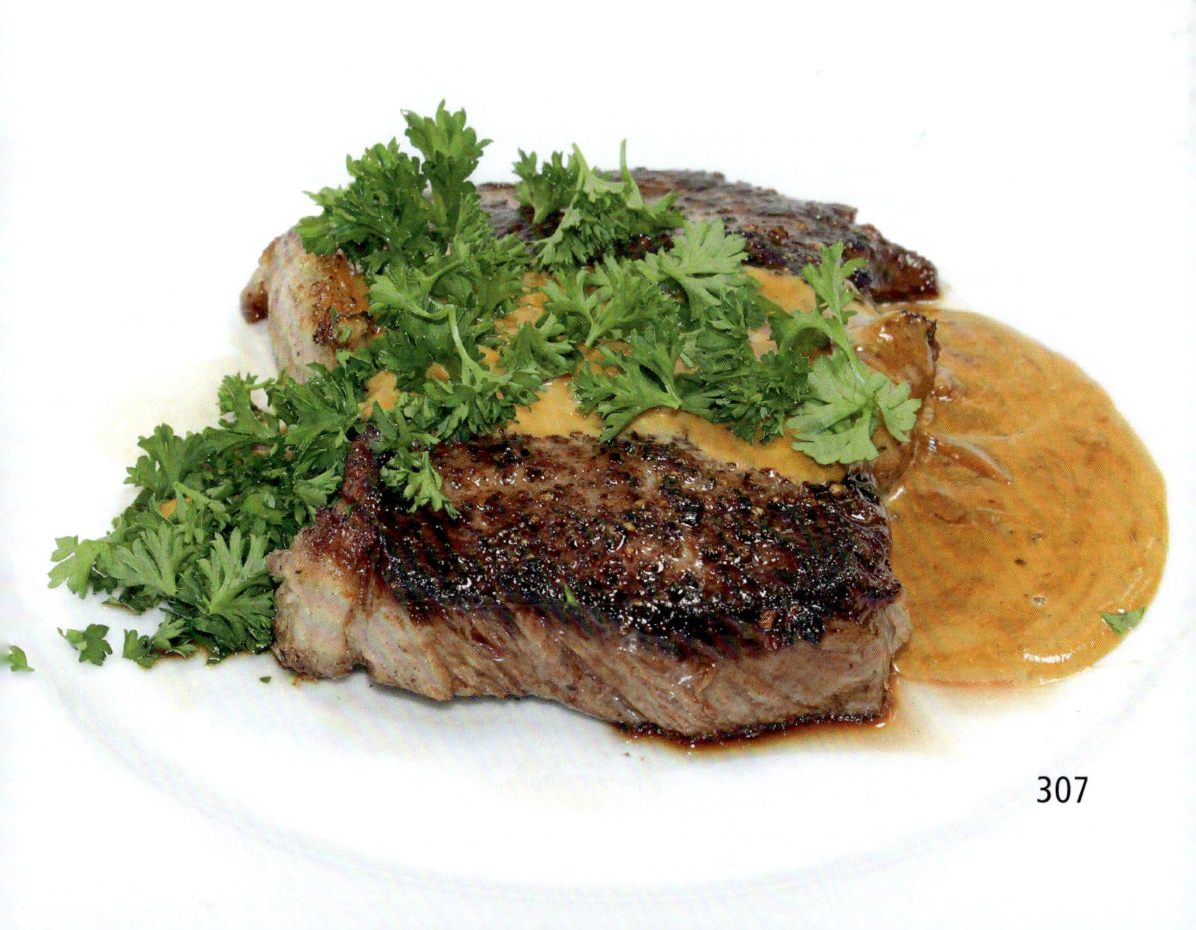

4g Wildschweingulasch

Menge für 5 Portionen

	Gulasch vom Wildschwein	**1000 g**
	Zwiebeln	**1000 g**
1/2	**Butterpackung**	**125 g**
6 EL	**Olivenöl**	**60 g**
1 Bd.	**Petersilie**	**50 g**
2	**Knoblauchzehen**	**10 g**
1 TL	**Paprika, edelsüß**	–
1/2 TL	**Paprika, scharf**	–
	Pfeffer, schwarz	–
	Salz	–

Gulasch vom Wildschwein zählt zu den preisgünstigeren Stücken vom Wild. Dabei handelt es sich um kleine Fleischstücke, die schnell gar sind. Man kauft es am besten direkt beim Jäger oder Wildmetzger. Wer keinen kennt, bemüht eine Internetsuchmaschine mit dem Suchwort „Wildfleisch + Ihr Heimatort".

Dieses Rezept für ein ungarisches Gulasch habe ich aus dem Kochbuch von Alexandre Dumas. [284] Der beschrieb die Zubereitung von Lammfleisch auf diese Art als das beste Fleischgericht, das er je gegessen habe. Tatsächlich eignet sich Lammfleisch von allen Fleischarten am besten für ein Schmorgericht, weil es selbst in den mageren Stücken mehr Fett enthält. Dazu ist es sehr grobfaserig, deshalb zerfallen die Fleischstücke beim längeren Garen. Das Gulasch lässt sich natürlich auch mit Rind- oder gewöhnlichem Schweinefleisch zubereiten. Alle diese Fleischstücke erfordern aber ein längeres Schmoren als das zarte Wildfleisch.

Die Zwiebeln grob zerkleinern und mit der Hälfte der Butter und zwei Litern Wasser in einen Topf geben. Das Wasser zum Kochen bringen, dann die Hitze reduzieren und köcheln lassen. Die Zwiebeln dürfen nicht braun werden, sondern sollen verkochen. Die Petersilie waschen, die Stiele unten einige Zentimeter abschneiden, fein hacken – die verbleibenden Stiele ebenfalls – und zu den Zwiebeln geben. Die Zwiebeln über mindestens drei Stunden köcheln lassen, bis sie ganz zerfallen sind. Dabei immer wieder umrühren und Wasser zugeben, damit nichts anbrennt. Zuletzt das Paprikapulver und den gehackten Knoblauch zugeben, leicht salzen.

Das ergibt die Grundlage für eine klassische Bratensoße, am Ende ist kein Soßenbinder mehr nötig. Wer sich an eventuell noch vorhandenen Zwiebelstückchen stört, der kann die Soße am Ende auch mit einem Pürierstab egalisieren.

Zum Ende der Garzeit der Zwiebelsoße das Gulasch portionsweise in einer Pfanne anbraten. Das geschieht am besten in einer Mischung aus Butter und Olivenöl, zu gleichen Teilen. Die Fleischstücke müssen nicht gar werden, sondern sollen nur Farbe annehmen und Röstaromen entwickeln. Die angebratenen Fleischstücke in die Zwiebelsoße geben, aufkochen lassen und zugedeckt für eine gute Stunde schmoren. Von Zeit zu Zeit gut umrühren, damit nichts

Nährwerte	kcal.	Fett/g	Prot/g	Kh/g
Gesamt	3408	260	210	56
1/5 = 1 Portion	682	52	42	11

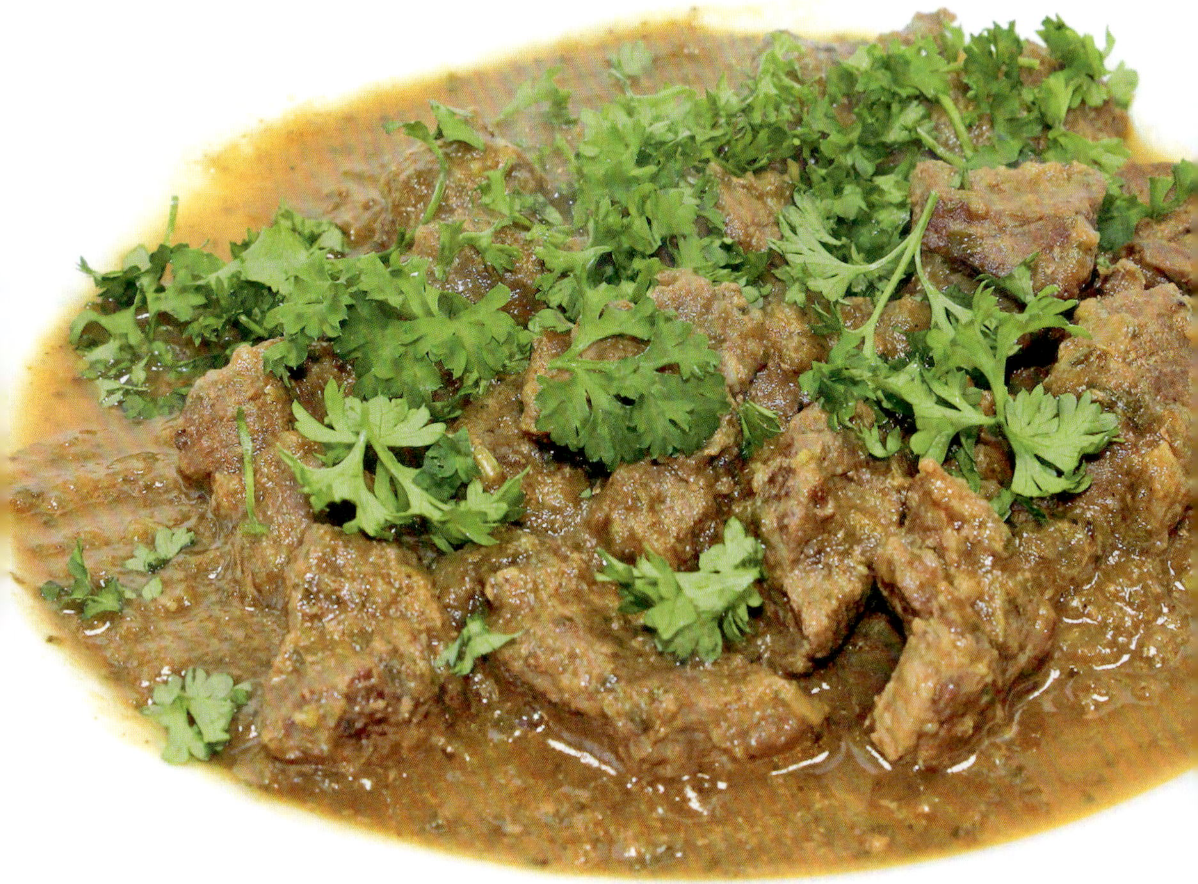

anbrennt. Die Konsistenz der Soße ergibt sich über den Flüssigkeitgehalt. Wem die Soße zu dünn erscheint, der gibt etwas mehr Hitze und lässt noch etwas Flüssigkeit verkochen, ehe serviert wird.

Das Gulasch ist auch eines von den Gerichten, die aufgewärmt besser schmecken als frisch zubereitet. Ich koche mittlerweile Mengen von 3-5 kg Fleisch, dafür müssen die Mengenangaben, auch die Zwiebeln, nur verdreifacht oder verfünffacht werden. Allerdings darf die Menge an Paprikapulver nicht proportional erhöht werden – eine Verdopplung der oben angeführten Menge reicht aus – sonst nimmt das Gericht einen metallischen Geschmack an. Ich verzehre einige Portionen in den folgenden Tagen, die ich im Kühlschrank aufbewahre, der Rest wird portionsweise eingefroren.

Dazu passt eine der Kohlzubereitungen, die unten aufgeführt sind.

4h Hackfleisch mit Spitzkohl

Menge für 1 Portion

1/2	**Spitzkohl**	**300 g**
	Hackfleisch vom Rind	**200 g**
1	**Zwiebel, klein**	**50 g**
	Pfeffer, schwarz	–
	Salz	–

Spitzkohl ist ein zartes Gemüse, das nur wenig Garzeit erfordert. Damit passt es optimal zum Hackfleisch, was in der Pfanne ebenfalls im Handumdrehen gar ist.

Den Kohlkopf einmal längs durchschneiden. Den halben Kohlkopf dann mit einem großen Messer in dünne „Scheiben" von der Spitze bis zum Strunk zerschneiden, das untere Stück mit dem harten Strunk entfernen. Die Kohlstreifen noch ein- oder zweimal durchteilen. Die Zwiebel fein hacken und in einer Pfanne mit 2 EL Olivenöl einige Minuten anschwitzen. Dann den Kohl zugeben und mit Deckel 8-10 Minuten garen. Den Pfanneninhalt auf einen Teller geben und das Hackfleisch mit 2 El Olivenöl in der Pfanne anbraten. Wenn das Fleisch gar ist, den Kohl wieder zugeben, alles gut vermengen. Mit Salz und Pfeffer würzen und servieren.

Auch dieses Gericht lässt sich gut in doppelter oder dreifacher Menge vorkochen. Es schmeckt, wie alle Kohlgerichte, aufgewärmt noch besser.

Nährwerte	kcal.	Fett/g	Prot/g	Kh/g
Gesamt	505	42	33	15

4i Hackfleisch mit gebratenem Salat

Menge für 1 Portion

	Hackfleisch vom Rind	**200 g**
1/2	**Eichblattsalat**	**200 g**
1	**Zwiebel, klein**	**50 g**
	Pfeffer, schwarz	–
	Salz	–

Noch schneller gar als der Spitzkohl ist Salat, der beim Anwärmen sofort zusammenfällt. Dafür das Hackfleisch wie oben angegeben in der Pfanne zubereiten. In der Zwischenzeit die Blätter von einem halben Kopf Salat in Stücke reißen und zum Ende der Garzeit mit zwei Löffeln Olivenöl ebenfalls in die Pfanne geben und kurz mitschmoren. Eine andere Art, Salat zu essen, aber sehr lecker und vor allem: blitzschnell zubereitet.

Nährwerte	kcal.	Fett/g	Prot/g	Kh/g
Gesamt	458	41	31	4

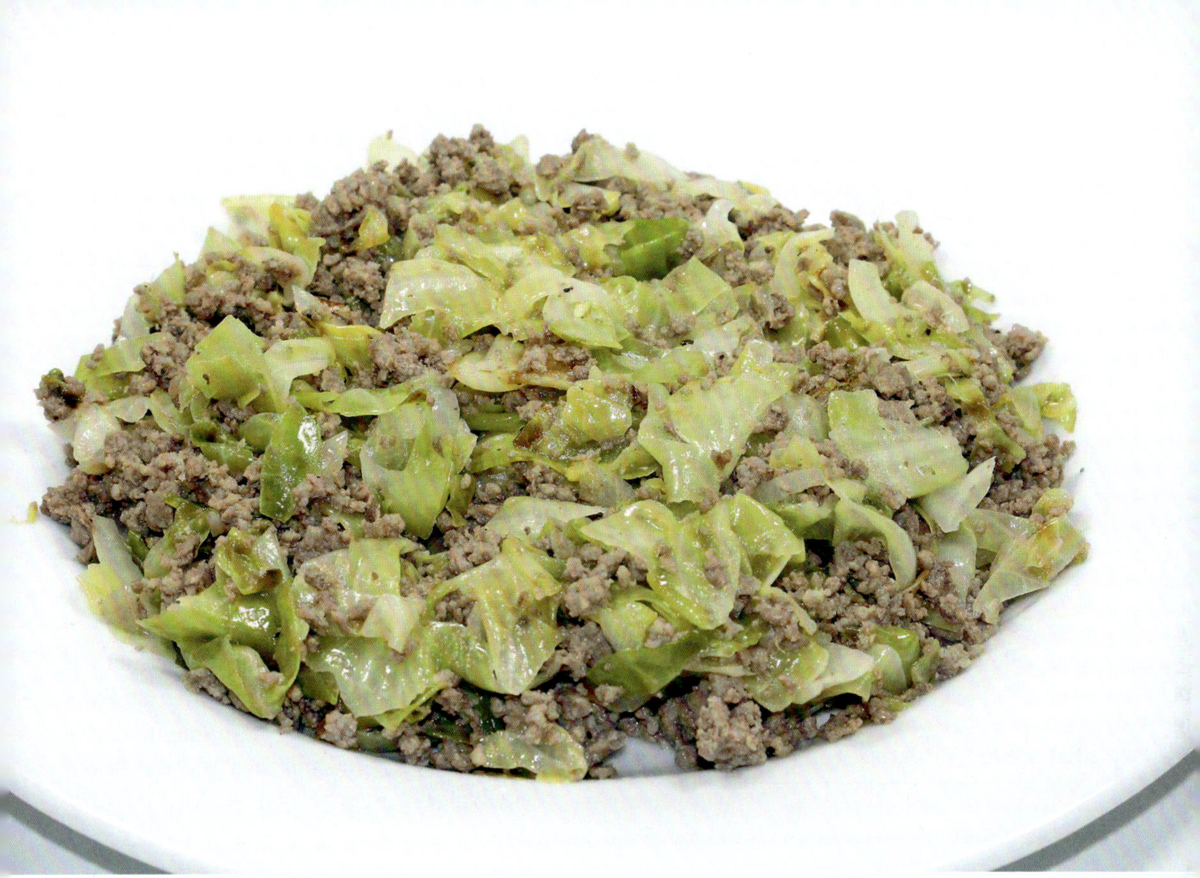

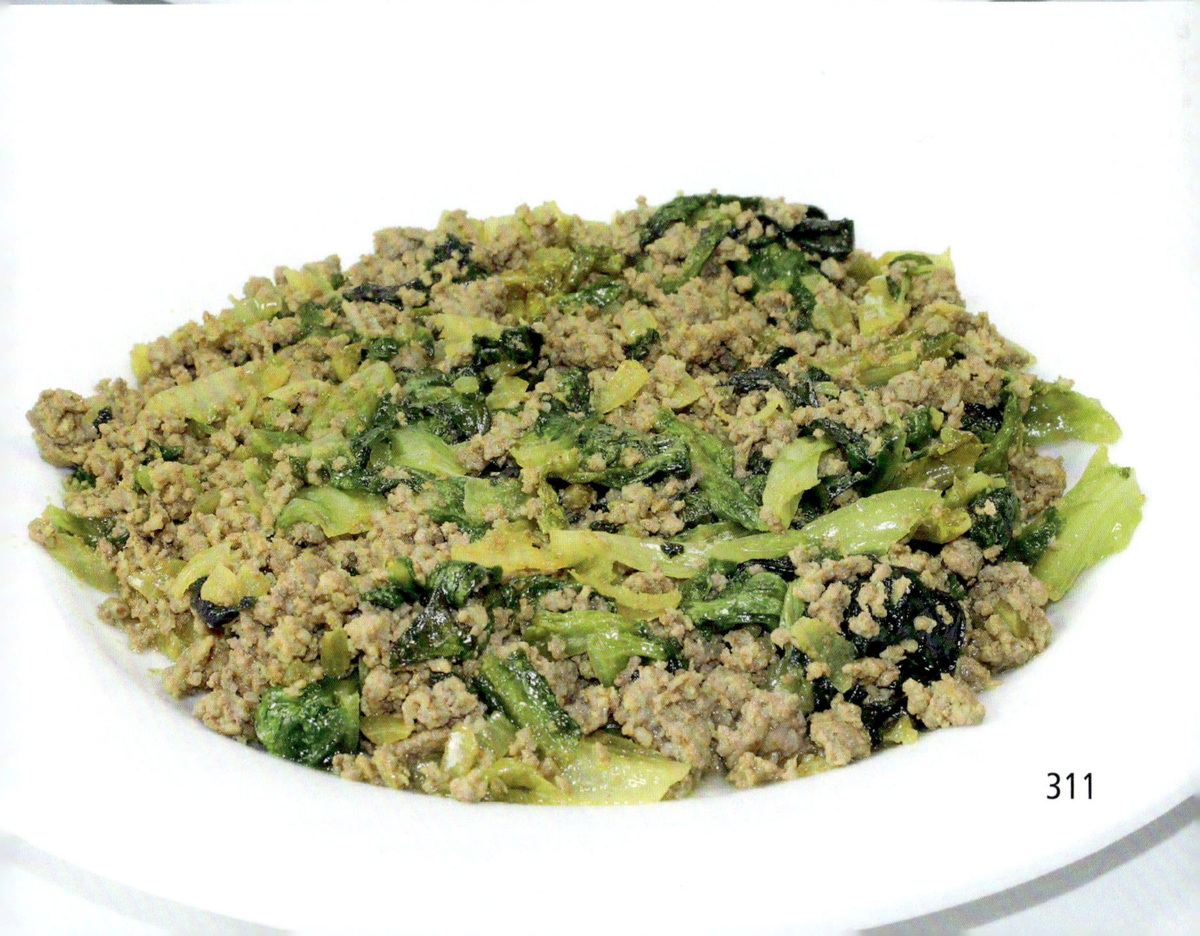

4j Pilzpfanne

Menge für 1 Portion

2	**Schnitzel**	**200 g**
	Champignons	**200 g**
1	**Zwiebel, klein**	**50 g**
4 EL	**Olivenöl**	**40 g**
1/2	**Bund Petersilie**	**25 g**
	Salz	–
	Pfeffer, schwarz	–

Nährwerte	kcal.	Fett/g	Prot/g	Kh/g
Gesamt	631	45	54	5

Die Pilze putzen und in Scheiben schneiden, die Stiele entfernen. Mit der fein gehackten Zwiebel in 2 El Olivenöl in einer beschichteten Pfanne anbraten. Nach einigen Minuten die gehackte Petersilie zugeben und mit den Pilzen garen. Den Pfanneninhalt dann auf einen Teller geben und in der Pfanne das in Stücke geschnittene Schnitzelfleisch in 2 EL Olivenöl braten. Wenn das Fleisch gar ist, die Pilzmischung wieder zugeben und anwärmen, salzen, pfeffern und servieren.

Dieses Pilzgericht kann auch mit Hackfleisch oder Geflügelbrust zubereitet werden.

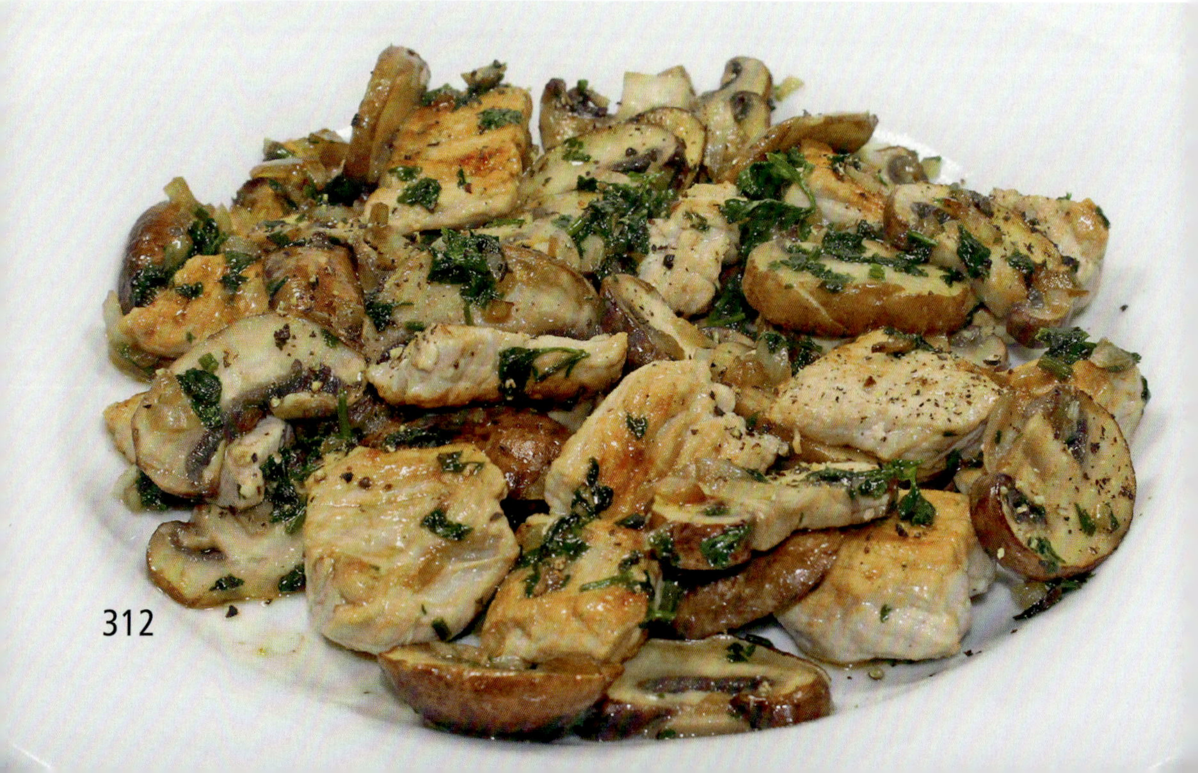

5a Weißkohl oder Spitzkohl

Menge für 1 Portion

	Weißkohl oder Spitzkohl	**300 g**
	Gänseschmalz	**20 g**
1 TL	**gekörnte Brühe**	**10 g**
1 TL	**Kümmel**	–
	Wasser	–
	Salz	–

Nährwerte	kcal.	Fett/g	Prot/g	Kh/g
Gesamt Weißkohl	272	22	5	14
Gesamt Spitzkohl	260	22	9	7

Spitzkohl ist schon nach 10 Minuten fertig. Weißkohl ist härter und benötigt etwa eine halbe Stunde Garzeit. Die Vorbereitung ist bei beiden gleich: Den Kohlkopf mittig teilen, bis zum Strunk quer in dünne „Scheiben" schneiden und die Kohlstreifen ein- oder zweimal durchschneiden. Man kann beide Kohlsorten in Brühe oder in Wasser garen. Speck, Öl, Butter oder wie hier, Gänseschmalz und den zerstoßenen Kümmel nach dem Abgießen des Kochwassers zugeben und mit dem Gargut vermengen. Zum Schluss nur leicht salzen, denn sowohl Speck als auch die Brühe enthalten bereits viel Salz.

Übrig gebliebener Kohl kann zum späteren Aufwärmen im Kühlschrank verwahrt oder portionsweise eingefroren werden.

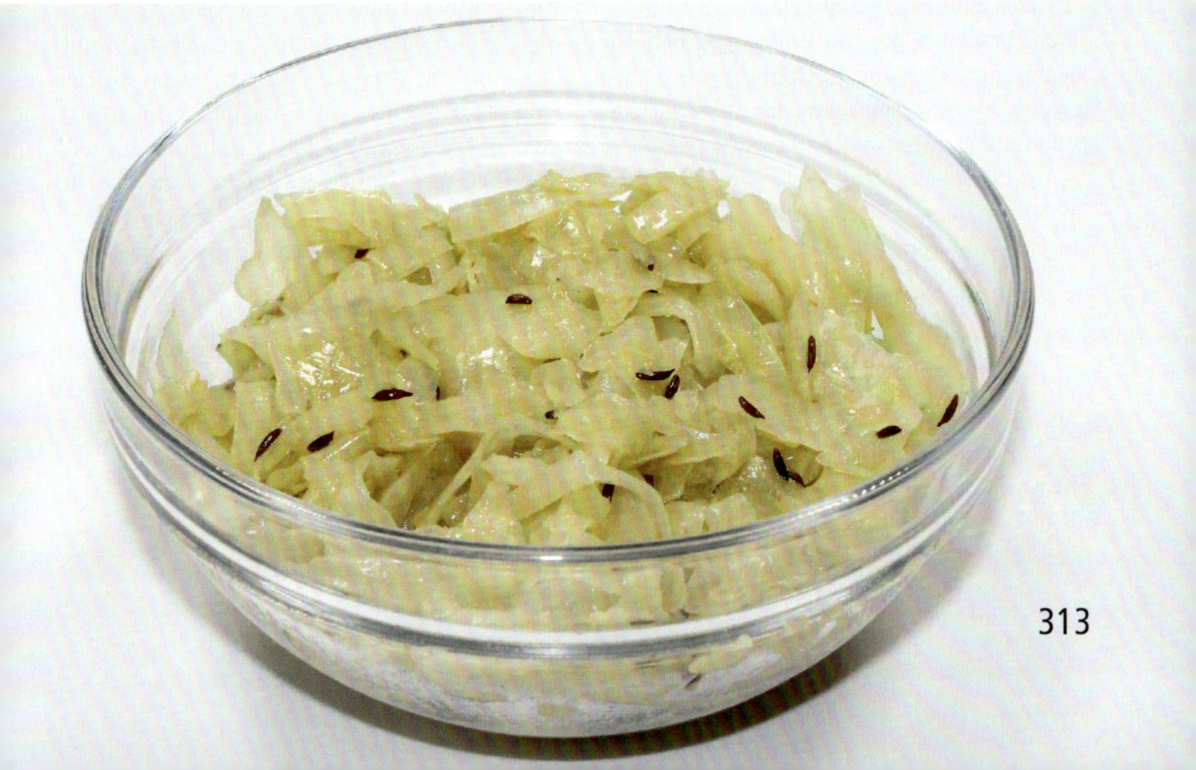

5b Rahm-Wirsing

Menge für 1 Portion

1/2	**Wirsing**	**300 g**
2 EL	**Creme fraiche**	**20 g**
1 TL	**gekörnte Brühe**	**10 g**

Die Zubereitung der Kohlsorten ist kinderleicht. Sie alle zählen zu den Kreuzblütlern und enthalten nicht nur viele Vitamine und Mineralstoffe, sondern auch die sog. Senföle. Diese wirken durchblutungsfördernd, krebshemmend und keimtötend.

Den Wirsing vorbereiten: Die äußeren Blätter verwerfen, den Kopf mittig teilen und die Hälften mit einem großen Messer quer in dünne „Scheiben" schneiden. Den Strunk entfernen. Die Wirsingstreifen ein- oder zweimal teilen.

In einem Topf die gekörnte Brühe im Kochwasser auflösen, den Wirsing zugeben, Deckel aufsetzen und bei mittlerer Hitze 10 Minuten garen. Em Ende das die Brühe abgießen, die Flamme ausstellen und die Creme fraiche in den warmen Wirsing einrühren, leicht salzen (die Brühe enthält bereits viel Salz) und servieren.

Überschüssige Mengen können wiederum im Kühlschrank verwahrt oder portionsweise eingefroren werden.

Nährwerte	kcal.	Fett/g	Prot/g	Kh/g
Gesamt	153	8	10	10

5c Wirsing oder Rosenkohl mit Speck

Menge für 1 Portion

	Wirsing oder Rosenkohl	**300 g**
	Speck, durchwachsen	**30 g**
1 EL	**Olivenöl**	**10 g**

Wirsing und Rosenkohl eignen sich besonders gut für die Zubereitung mit Speck. Den Wirsing vorbereiten wie oben und 10 Minuten bei mittlerer Hitze garen, dann Kochwasser abgießen. Den gewürfelten Speck gleichzeitig in einer Pfanne bei kleiner Hitze im Öl auslassen, dann mit dem gekochten Wirsing vermengen. Salz ist nicht unbedingt nötig, da der Speck bereits kräftig gesalzen ist.

Die Rosenkohlköpfchen werden ebenfalls von den äußeren Blättern befreit und die Strünke kreuzförmig eingeschnitten, damit sie schneller weich werden. Das Garen erfolgt wie beim Wirsing und dauert etwa 15 Minuten. Es lohnt sich, beide Kohlarten in größerer Menge (1 Kopf Wirsing bzw. drei oder vier Portionen Rosenkohl) vorzukochen. Die übrigen Portionen können im Kühlschrank aufbewahrt und in den folgenden Tagen schnell zu einem Fleischgericht aufgewärmt werden. Übrig gebliebener Kohl kann auch portionsweise eingefroren werden.

Nährwerte	kcal.	Fett/g	Prot/g	Kh/g
Gesamt Wirsing	354	30	11	9
Gesamt Rosenkohl	369	31	14	7

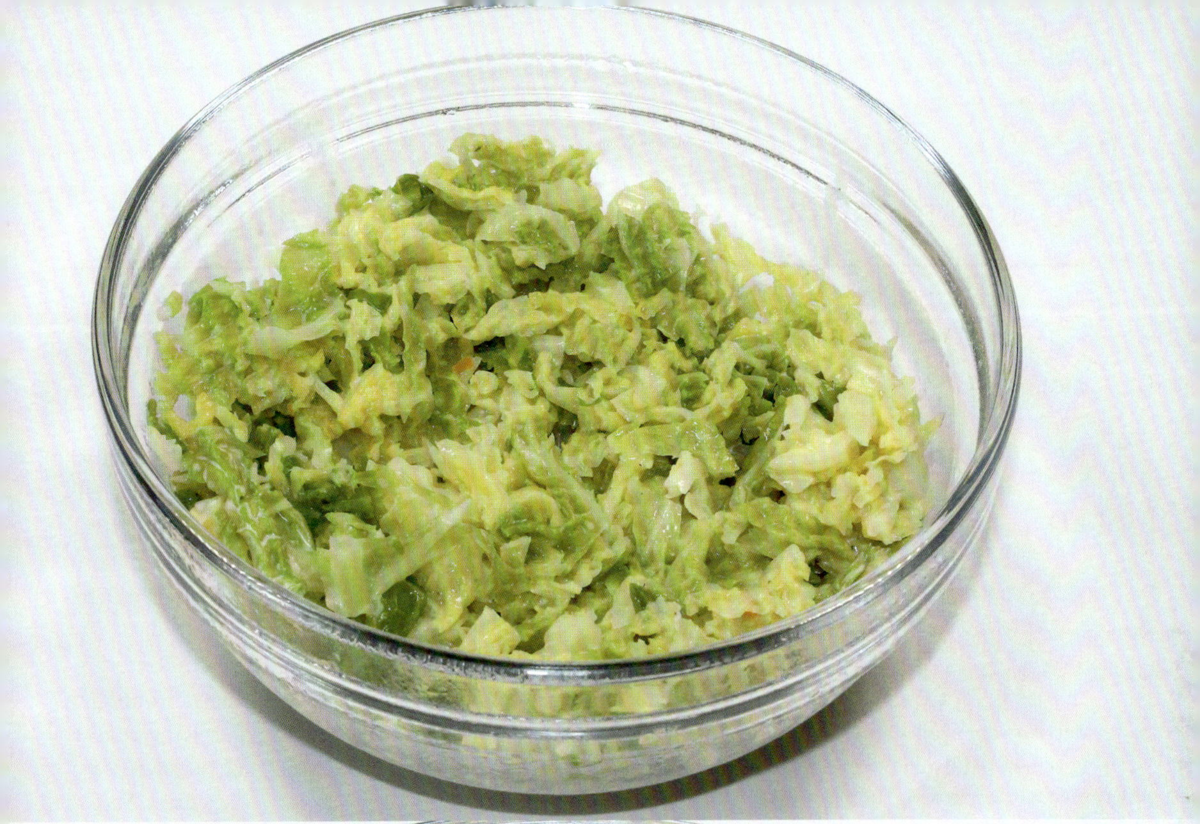

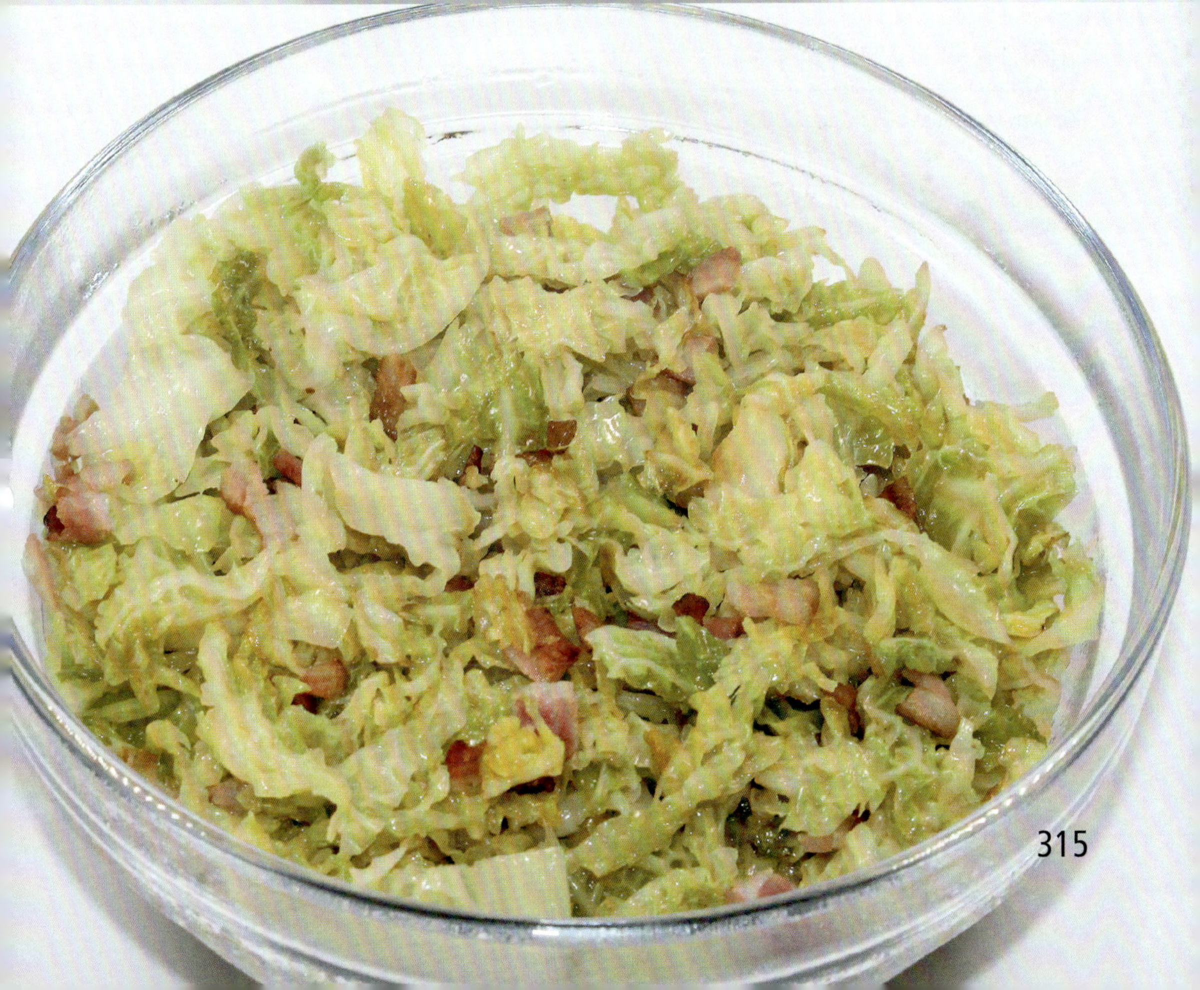

5d Rosenkohl, Brokkoli oder Blumenkohl in Olivenöl

Menge für 1 Portion

	Rosenkohl, Brokkoli oder Blumenkohl	**300g**
2 EL	**Olivenöl**	**20g**
	Pfeffer, schwarz	–
	Salz	–

In einem Topf Wasser zum Kochen bringen. In der Zwischenzeit den Rosenkohl wie oben vorbereiten, bei Brokkoli und Blumenkohl die Röschen vom Strunk abschneiden, größere Stücke noch einmal zerteilen. Den Kohl jeweils in das kochende Wasser geben und 10-15 Minuten garen, dann das Kochwasser abschütten. Das Olivenöl zugeben und mit den Kohlröschen vermengen. Dann salzen und etwas pfeffern, zum Blumenkohl passt auch eine Prise frisch geriebene Muskatnuss.

Statt Olivenöl kann auch auch Butter zugegeben werden. Übrig gebliebener Kohl kann zum späteren Aufwärmen im Kühlschrank verwahrt oder portionsweise eingefroren werden.

Nährwerte	kcal.	Fett/g	Prot/g	Kh/g
Gesamt Rosenkohl	273	22	11	7
Gesamt Brokkoli	246	21	8	6
Gesamt Blumenkohl	237	21	6	6

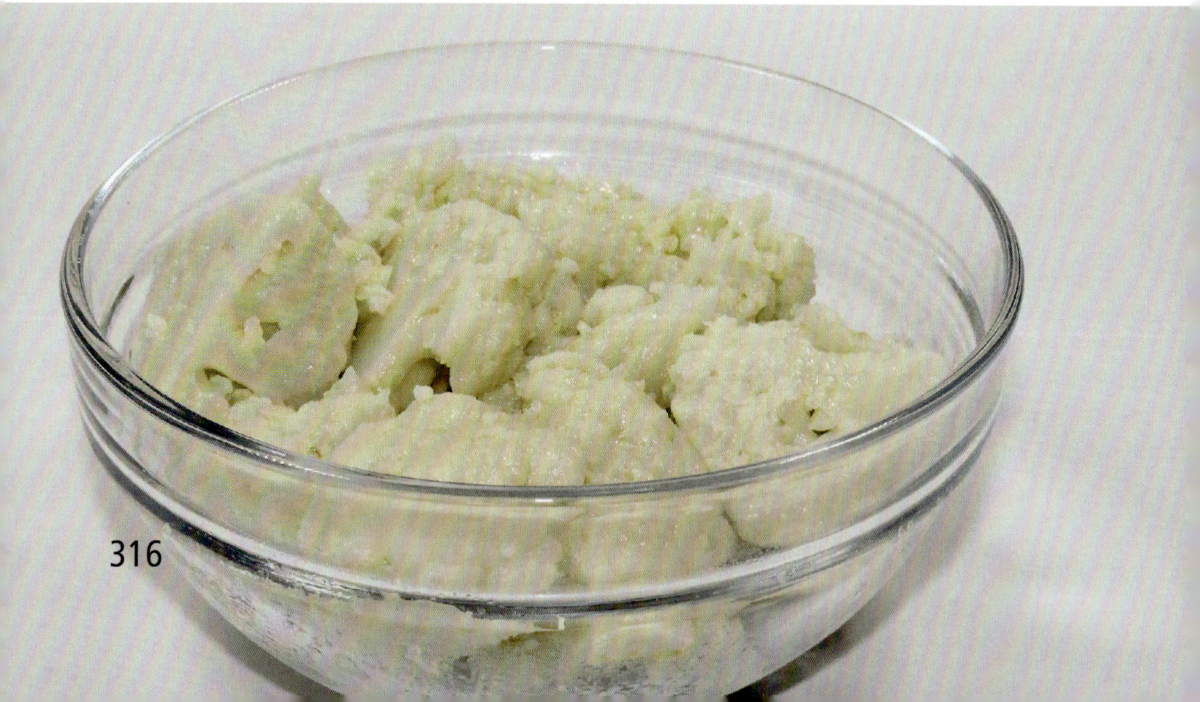

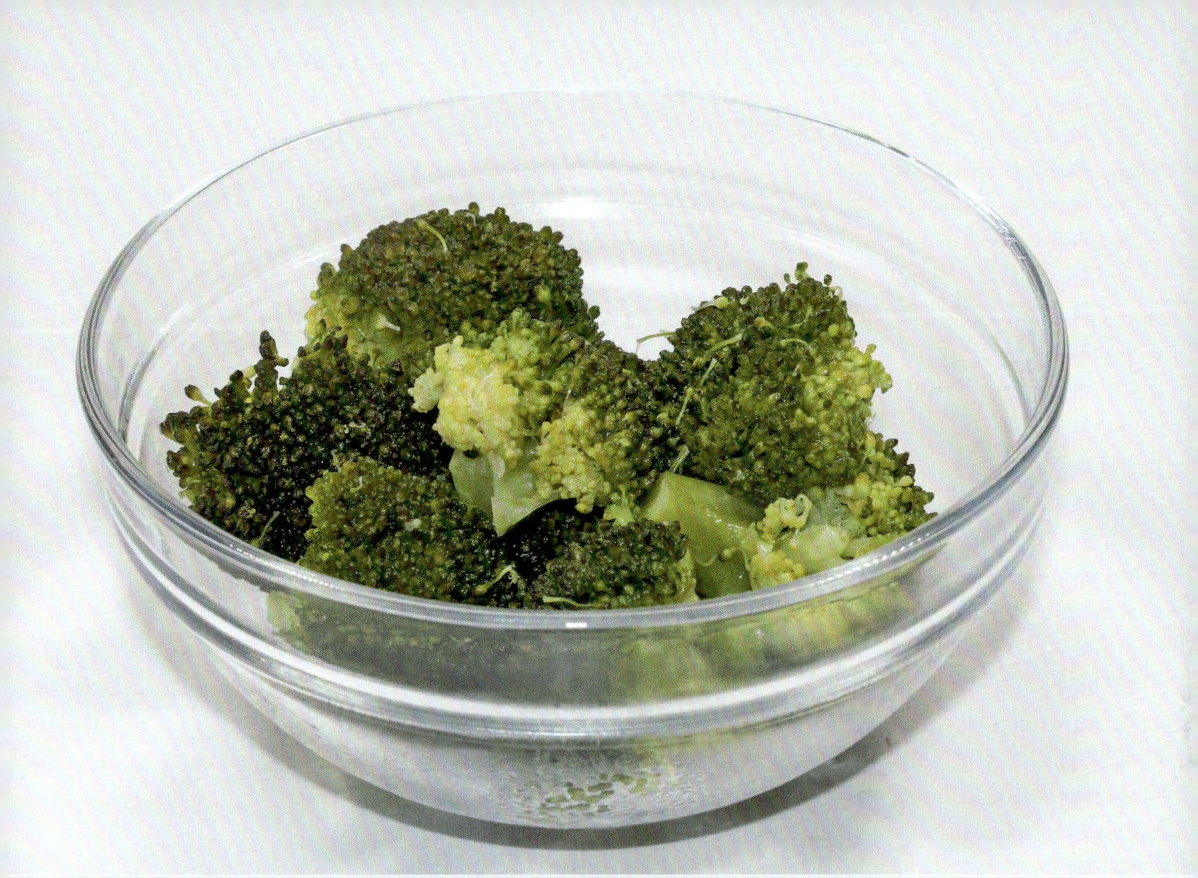

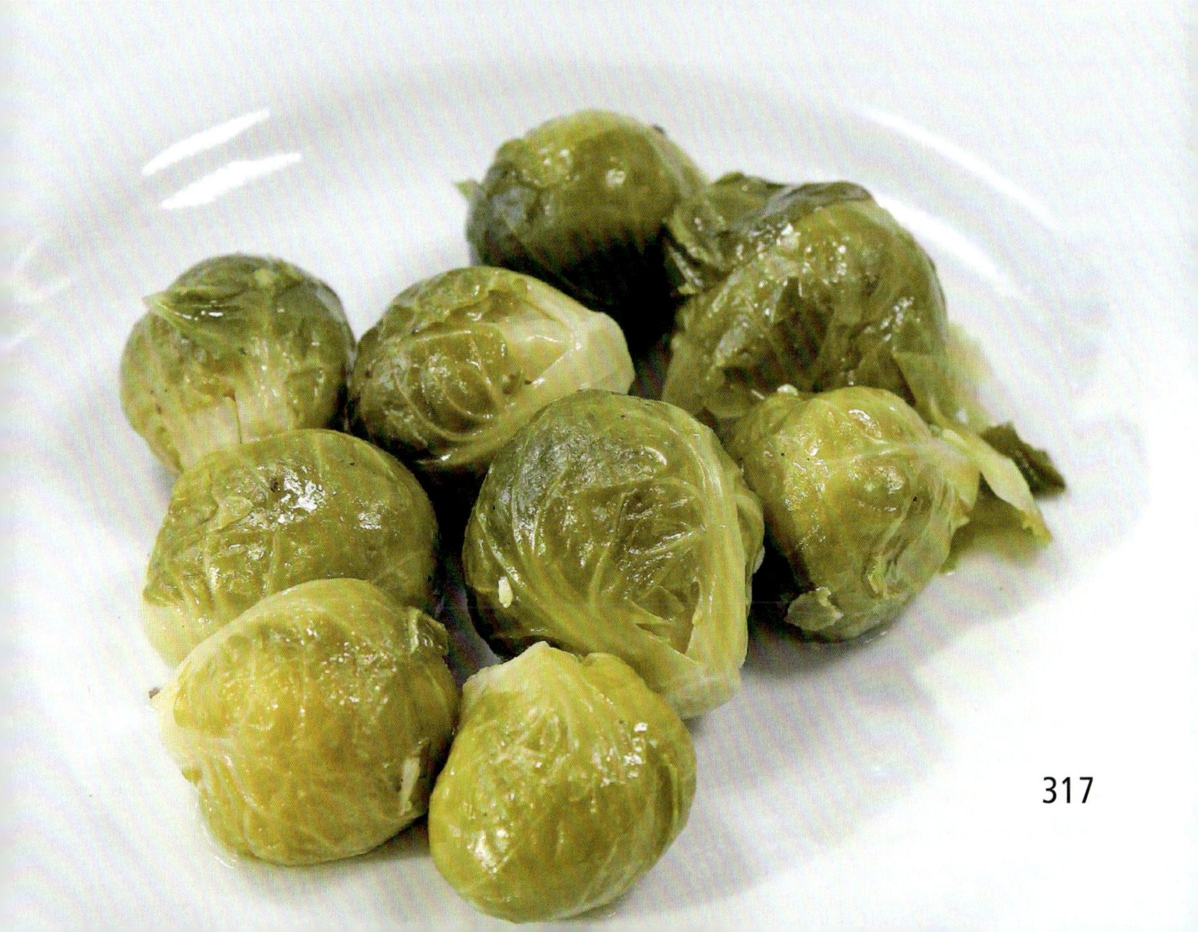

Quellenverzeichnis

1 Cordain L: Das Getreide – zweischneidiges Schwert der Menschheit. Novagenics-Verlag, Arnsberg 2004.

2 Wolfe RR. Metabolic interactions between glucose and fatty acids in humans. Am J Clin Nutr. 1998 Mar; 67(3 Suppl): 519-526.

3 Dashti HM, et al: Long-term effects of a ketogenic diet in obese patients. Exp Clin Cardiol. 2004 Fall; 9(3): 200-205.

4 Sondike SB, et al: Effects of a low-carbohydrate diet on weight loss and cardiovascular risk factor in overweight adolescents. The Journal of Pediatrics 2003 March; 142(3): 253-258.

5 Brehm BJ, et al: A randomized trial comparing a very low carbohydrate diet and a calorie-restricted low fat diet on body weight and cardiovascular risk factors in healthy women. J Clin Endocrinol Metab. 2003 Apr; 88(4): 1617-1623.

6 Aude YW, et al: The national cholesterol education program diet vs a diet lower in carbohydrates and higher in protein and monounsaturated fat: a randomized trial. Arch Intern Med. 2004 Oct 25; 164(19): 2141-2146.

7 Yancy Jr WS, et al: A low-carbohydrate, ketogenic diet versus a low-fat diet to treat obesity and hyperlipidemia: a randomized, controlled trial. Ann Intern Med. 2004 May 18; 140(10): 769-777.

8 McClernon FJ, et al: The effects of a low-carbohydrate ketogenic diet and a low-fat diet on mood, hunger, and other self-reported symptoms. Obesity (Silver Spring). 2007 Jan; 15(1): 182-187.

9 Samaha FF, et al: A Low-Carbohydrate as Compared with a Low-Fat Diet in Severe Obesity. N Engl J Med 2003; 348: 2074-2081.

10 Dyson PA, et al: A low-carbohydrate diet is more effective in reducing body weight than healthy eating in both diabetic and non-diabetic subjects. Diabetic Medicine, 30 October 2007.

11 Westman EC, et al: The effect of a low-carbohydrate, ketogenic diet versus a low-glycemic index diet on glycemic control in type 2 diabetes mellitus. Nutr Metab (Lond). 2008; 5: 36.

12 Antonio P: Ketogenic Diet for Obesity: Friend or Foe? Int J Environ Res Public Health. 2014 Feb; 11(2): 2092-2107.

13 McDonald L: The Ketogenic Diet – A Complete Guide for the Dieter & the Practitioner. Erschienen im Selbstverlag 2000, ISBN-13: 9780967145600.

14 Lutz W: Leben ohne Brot. Die wissenschaftlichen Grundlagen der kohlenhydratarmen Ernährung. Infomed, Wil in der Schweiz 2004.

15 Hofmekler A: The Warrior Diet: Switch on Your Biological Powerhouse For High Energy, Explosive Strength, and a Leaner, Harder Body. o.O., Blue Snake Books 2007. Erste Auflage erschienen 2001.

16 O.V.: Physiological Insulin Resistance: Low Carbohydrate Diet Induced Insulin Resistance. Free the Animal: The Blog of Richard Nikoley. 1. Oktober 2014. https://freetheanimal.com/2014/10/physiological-resistance-carbohydrate.html

17 Levine ME, et al: Low protein intake is associated with a major reduction in IGF-1, cancer, and overall mortality in the 65 and younger but not older population. Cell Metab. 2014 Mar 4; 19(3): 407-417.

18 Holt S, et al: An insulin index of foods: the insulin demand generated by 1000-kJ portions of common foods. Am J Clin Nutr. 1997 Nov; 66(5): 1264-1276.

19 Bao J, et al: Food insulin index: physiologic basis for predicting insulin demand evoked by composite meals. Am J Clin Nutr. 2009 Oct; 90(4): 986-992.

20 Bell K: Clinical Application of the Food Insulin Index to Diabetes mellitus. Master Thesis, eingereicht an der School of Molecular and Microbial Bioscience, University of Sidney, Australia am 05.09.2014.

21 Di Pasquale, M: Die Radikaldiät – Die bewährte, wissenschaftliche Methode für den rapiden Fettabbau bei Übergewicht. Novagenics-Verlag, Arnsberg 2008.

22 Hartman ML, et al: Augmented growth hormone (GH) secretory burst frequency and amplitude mediate enhanced GH secretion during a two-day fast in normal men. J Clin Endocrinol Metab. 1992 Apr; 74(4): 757-765.

23 Ho KY, et al: Fasting enhances growth hormone secretion and amplifies the complex rhythms of growth hormone secretion in man. J Clin Invest. 1988 Apr; 81(4): 968-975.

24 Moro T, et al: Effects of eight weeks of time-restricted feeding (16/8) on basal metabolism, maximal strength, body composition, inflammation, and cardiovascular risk factors in resistance-trained males. J Transl Med. 2016; 14: 290.

25 Tinsley GM, et al: Time-restricted feeding in young men performing resistance training: A randomized controlled trial. Eur J Sport Sci. 2017 Mar; 17(2): 200-207.

26 Longo VD, Mattson MP: Fasting: Molecular Mechanisms and Clinical Applications. Cell Metab. 2014 Feb 4; 19(2): 181-192.

27 Shevah O, Laron Z: Patients with congenital deficiency of IGF-I seem protected from the development of malignancies: a preliminary report. Growth Horm IGF Res. 2007 Feb; 17(1): 54-57.

28 Zauner C, et al: Resting energy expenditure in short-term starvation is increased as a result of an increase in serum norepinephrine. Am J Clin Nutr. 2000 Jun; 71(6): 1511-1515.

29 Fung J, Moore J: The Complete Guide to Fasting. Victory Belt Publishing, Las Vegas, USA 2016, S. 124.

30 Ratliff J, et al: Carbohydrate restriction (with or without additional dietary cholesterol provided by eggs) reduces insulin resistance and plasma leptin without modifying appetite hormones in adult men. Nutr Res. 2009 Apr; 29(4): 262-268.

31 Sumithran P, et al: Ketosis and appetite-mediating nutrients and hormones after weight loss. Eur J Clin Nutr. 2013 Jul; 67(7): 759-764.

32 Paoli A, et al: Ketosis, ketogenic diet and food intake control: a complex relationship. Front Psychol. 2015; 6: 27.

33 Trumble BC, et al: Physical competition increases testosterone among Amazonian forager-horticulturalists: a test of the ‚challenge hypothesis'. Proceedings of the Royal Society B, 28 March 2012.

34 Lane AR, et al: Influence of dietary carbohydrate intake on the free testosterone: cortisol ratio responses to short-term intensive exercise training. Eur J Appl Physiol. 2010; 108(6): 1125-1131.

35 Anderson KE, et al: Diet-hormone interactions: protein/carbohydrate ratio alters reciprocally the plasma levels of testosterone and cortisol and their respective binding globulins in man. Life Sci. 1987; 40(18): 1761-1768.

36 Roberts MD, et al: The Effects of Ketogenic Dieting on Body Composition, Strength, Power, and Hormonal Profiles in Resistance Training Males. J Strength Cond Res. 2017 Apr 7. [Epub ahead of print]

37 Volek JS, Sharman MJ: Cardiovascular and Hormonal Aspects of Very-Low-Carbohydrate Ketogenic Diets. Obesity 2004 November; 12(11): 115-123.

38 Kose E, et al: Changes of thyroid hormonal status in patients receiving ketogenic diet due to intractable epilepsy. J Pediatr Endocrinol Metab. 2017 Apr 1; 30(4): 411-416.

39 Phinney SD: Does Your Thyroid Need Dietary Carbohydrates? Published online May 3, 2017. https: //blog.virtahealth.com/does-your-thyroid-need-dietary-carbohydrates/

40 Referenzwerte der Deutsche Gesellschaft für Ernährung (DGE), abzurufen unter:
https://www.dge.de/wissenschaft/referenzwerte/kohlenhydrate-ballaststoffe/
https://www.dge.de/wissenschaft/referenzwerte/fett/
https://www.dge.de/wissenschaft/referenzwerte/protein/

41 o.V.: Referenzwerte für die Nährstoffzufuhr. https://www.dge.de/wissenschaft/referenzwerte/

42 o.V.: Neue Ernährungsregeln: Mehr Fett, weniger Kohlenhydrate könnten Sterblichkeit verringern. Ärzteblatt.de, Dienstag, 5. September 2017. https://www.aerzteblatt.de/nachrichten/77869/ Neue-Ernaehrungsregeln-Mehr-Fett-weniger-Kohlenhydrate-koennten-Sterblichkeit-verringern

43 Gießelmann, K: Ernährung: Regeln weitreichend überarbeitet. Dtsch Arztebl 2017; 114(38): A-1698 / B-1440 / C-1410

44 Phinney SD, et al: The human metabolic response to chronic ketosis without caloric restriction: physical and biochemical adaption. Metabolism 1983; 32(8): 775-768.

45 Phinney SD, et al: The human metabolic response to chronic ketosis without caloric restriction: preservation of submaximal exercise capability with reduced carbohydrate oxidation. Metabolism 1983; 32(8): 769-776.

46 Venables MC, et al: Determination of fat oxidation during exercise in healthy men and women: A cross-sectional study. J Appl Physiol. 2005; 98(1): 160-167

47 Manninen AH: Metabolic Effects of the Very-Low-Carbohydrate Diets: Misunderstood „Villains“ of Human Metabolism. J Int Soc Sports Nutr. 2004; 1(2): 7-11.

48 RQ-Werte nach: http://flexikon.doccheck.com/de/Respiratorischer_Quotient

49 Volek S, Phinney SD: The Art and Science of low Carbohydrate Performance. Beyond Obesity LLC 2012, o.O., Seite 35.

50 Forsythe CE, et al: Comparison of low fat and low carbohydrate diets on circulating fatty acid composition and markers of inflammation. Lipids 2008; 43(1): 65-77.

51 Volek JS, Phinney SD: The art and Science of low carbohydrate performance. Beyond Obesity LLC 2012, o.O., S. 33-34.

52 Palaiologos G, Felig P: Effects of ketone bodies on amino acid metabolism in isolated rat diaphragm. Biochem J. 1976; 154(3): 709-716.

53 Nair KS, et al: Effect of beta-hydroxybutyrate on whole-body leucine kinetics and fractional mixed skeletal muscle protein synthesis in humans. J Clin Invest. 1988 Jul; 82(1): 198-205.

54 Manninen AH: Very-low-carbohydrate diets and preservation of muscle mass. Nutr Metab (Lond). 2006; 3: 9.

55 Kadowaki M, et al: Acute effect of epinephrine on muscle proteolysis in perfused rat hindquarters. Am J Physiol. 1996 Jun; 270(6 Pt 1): E961-7.

56 Willi SM, et al: The effects of a high-protein, low-fat, ketogenic diet on adolescents with morbid obesity: body composition, blood chemistries, and sleep abnormalities. Pediatrics. 1998 Jan; 101(1 Pt 1): 61-67.

57 Volek JS, et al: Body composition and hormonal responses to a carbohydraterestricted diet. Metabolism. 2002 Jul; 51(7): 864-870.

58 Young CM, et al: Effect of body composition and other parameters in obese young men of carbohydrate level of reduction diet. Am J Clin Nutr 1971; 24(3): 290-296.

59 Volek JS, Phinney SD: The art and Science of low carbohydrate performance. Beyond Obesity LLC 2012, o.O., S. 65ff

60 Evans M, et al: Metabolism of ketone bodies during exercise and training: physiological basis for exogenous supplementation. J Physiol. 2017 May 1; 595(9): 2857–2871.

61 Krebs HA: The regulation of the release of ketone bodies by the liver. Adv Enzyme Regul. 1966; 4: 339-354.

62 Volek JS, Phinney SD: The art and Science of low carbohydrate performance. Beyond Obesity LLC 2012, o.O., S. 90/91.

63 Laffel, L: Ketone bodies – a review of physiology, pathophysiology and application of monitoring to diabetes. Diabetes Metab Res Rev 1999; 15(6): 412-426.

64 Edmond J, et al: Capacity for substrate utilization in oxidative metabolism by neurons, astrocytes, and oligodendrocytes from developing brain in primary culture. J Neurosci Res. 1987; 18(4): 551-561.

65 Page KA, et al: Medium-chain fatty acids improve cognitive function in intensively treated type 1 diabetic patients and support in vitro synaptic transmission during acute hypoglycemia. Diabetes 2009 May; 58(5): 1237-1244.

66 Stubbs BJ, et al: On the Metabolism of Exogenous Ketones in Humans. Front Physiol. 2017; 8: 848.

67 Surender KA, McFarlane SI: The case for low carbohydrate diets in diabetes management. Nutr Metab (Lond). 2005; 2: 16.

68 Tolstoi, E: The effect of an exclusive meat diet lasting one year on the carbohydrate tolerance of two normal men. J Biol Chem. 1929; 83: 747-752.

69 Lindeberg, S: Food and Western Disease – Health an Nutrition from an evolutionary Perspective. Wiley-Blackwell, West-Sussex, UK, 2010.

70 Mattson MP, et al: Meal frequency and timing in health and disease. Proc Natl Acad Sci USA. 2014 Nov 25; 111(47): 16647-16653.

71 Jenß M: Hat der Urmensch schon gefrühstückt? Die Zeit, 17. Juni 2014. http://www.zeit.de/zeit-wissen/2014/04/fruehstueck-urmensch

72 Youm YH, et al: The ketone metabolite ß-hydroxybutyrate blocks NLRP3 inflammasome-mediated inflammatory disease. Nat Med. 2015 Mar; 21(3): 263-269.

73 Volek JS, Noakes T, Phinney SD: Rethinking fat as a fuel for endurance exercise. Eur J Sport Sci. 2015; 15(1): 13-20.

74 Jarrett SG, et al: The ketogenic diet increases mitochondrial glutathione levels. J Neurochem. 2008 Aug; 106(3): 1044-1051.

75 Cahill Jr. GF, Veech RL: Ketoacids? Good medicine? Trans Am Clin Climatol Assoc 2003; 114: 149-161.

76 Sato K, et al: Insulin, ketone bodies, and mitochondrial energy transduction. FASEB J. 1995 May; 9(8): 651-658.

77 Puchowicz MA, et al: Neuroprotection in Diet Induced Ketotic Rat Brain Following Focal Ischemia. J Cereb Blood Flow Metab. 2008 Dec; 28(12): 1907-1916.

78 Suzuki M, et al: Beta-hydroxybutyrate, a cerebral function improving agent, protects rat brain against ischemic damage caused by permanent and transient focal cerebral ischemia. Jpn J Pharmacol. 2002 May; 89(1): 36-43.

79 Paoli A, et al: Beyond weight loss: a review of the therapeutic uses of very-low-carbohydrate (ketogenic) diets. Eur J Clin Nutr. 2013 Aug; 67(8): 789-796.

80 Page KA, et al: Medium-Chain Fatty Acids Improve Cognitive Function in Intensively Treated Type 1 Diabetic Patients and Support In Vitro Synaptic Transmission During Acute Hypoglycemia. Diabetes 2009 May; 58(5): 1237-1244.

81 Magee BA, et al: The inhibition of malignant cell growth by ketone bodies. Aust J Exp Biol Med Sci. 1979 Oct; 57(5): 529-539.

82 o.V. Deutsche Diabetes-Hilfe, Pressemitteilung: „Deutscher Gesundheitsbericht Diabetes 2017“ https://www.diabetesde.org/pressemitteilung/deutscher-gesundheitsbericht-diabetes-2017-erschienen

83 Hasan-Olive MM, et al: A Ketogenic Diet Improves Mitochondrial Biogenesis and Bioenergetics via the PGC1a-SIRT3-UCP2 Axis. Neurochem Res. 2019 Jan; 44(1): 22-37.

84 Cordain L: The Dietary Cure for Acne. Paleo Diet Enterprises, LLC. Fort Collins, CO 2006.

85 Cordain L, Eaton SB, et al: Origins and evolution of the Western diet: health implications for the 21st century. Am J Clin Nutr. 2005 Feb; 81(2): 341-354.

86 Paoli A, et al: Nutrition and acne: therapeutic potential of ketogenic diets. Skin Pharmacol Physiol. 2012; 25(3): 111-117.

87 Zhe Song, et al: Resistance exercise initiates mechanistic target of rapamycin (mTOR) translocation and protein complex co-localisation in human skeletal muscle. Scientific Reports 2017, Volume 7, Article number: 5028.

88 Maalouf M, et al: The neuroprotective properties of calorie restriction, the ketogenic diet, and ketone bodies. Brain Res Rev. 2009 Mar; 59(2): 293-315.

89 Katare RG, et al: Chronic intermittent fasting improves the survival following large myocardial ischemia by activation of BDNF/VEGF/PI3K signaling pathway. Journal of Molecular and Cellular Cardiology 2009 March; 46(3): 405-412.

90 Yudkoff M, et al: Ketosis and Brain Handling of Glutamate, Glutamine and GABA. Epilepsia. 2008 Nov; 49(Suppl 8): 73-75.

91 Barbanti P, et al: Ketogenic diet in migraine: rationale, findings and perspectives. Neurol Sci. 2017 May; 38(Suppl 1): 111-115.

92 Maggioni F, et al: Ketogenic diet in migraine treatment: A brief but ancient history. Cephalalgia 2011; 31: 1150.

93 Schnabel TG. An experience with a ketogenic dietary in migraine. Ann Intern Med 1928; 2: 341-347.

94 Di Lorenzo C, et al: Migraine improvement during short lasting ketogenesis: a proof-of-concept study. Eur J Neurol. 2015 Jan; 22(1): 170-177.

95 Di Lorenzo C, et al: Diet transiently improves migraine in two twin sisters: possible role of ketogenesis? Funct Neurol. 2013 Oct-Dec; 28(4): 305-308.

96 Di Lorenzo C, et al: Efficacy of Modified Atkins Ketogenic Diet in Chronic Cluster Headache: An Open-Label, Single-Arm, Clinical Trial. Front Neurol. 2018 Feb 12; 9: 64.

97 Bonnefont-Rousselot D: Glucose and reactive oxygen species. Curr Opin Clin Nutr Metab Care. 2002 Sep; 5(5): 561-568.

98 Liemburg-Apers DC, et al. Interactions between mitochondrial reactive oxygen species and cellular glucose metabolism. Arch Toxicol. 2015 Aug; 89(8): 1209-1226.

99 Nishikawa T, Araki E.: Investigation of a novel mechanism of diabetic complications: impacts of mitochondrial reactive oxygen species. Rinsho Byori. 2008 Aug; 56(8): 712-719.

100 o.V. IMD Institut für Medizinische Diagnostik Berlin-Potsdam GbR: Advanced Glycation Endproducts (AGEs). https://www.imd-berlin.de/fachinformationen/diagnostikinformationen/advanced-glycation-endproducts-ages.html

101 Yu T, et al: High-Glucose Stimulation Increases Reactive Oxygen Species Production Through the Calcium and Mitogen-Activated Protein Kinase-Mediated Activation of Mitochondrial Fission. Antioxid Redox Signal. 2011 Feb 1; 14(3): 425-437.

102 Russell JW, et al: High glucose-induced oxidative stress and mitochondrial dysfunction in neurons. FASEB J. 2002 Nov; 16(13): 1738-1748.

103 Brownlee M: The Pathobiology of Diabetic Complications – A Unifying Mechanism. Banting Lecture 2004. http://diabetes.diabetesjournals.org/content/54/6/1615.long

104 Green DR, Levine B: To be or not to be? How selective autophagy and cell death govern cell fate. Cell. 2014; 157: 65-75.

105 Martin-Montalvo A, de Cabo R: Mitochondrial Metabolic Reprogramming Induced by Calorie Restriction. Antioxid Redox Signal. 2013 Jul 20; 19(3): 310-320.

106 Miyagi S, et al: Longevity and diet in Okinawa, Japan: the past, present and future. Asia Pac J Public Health. 2003; 15 Suppl: 3-9.

107 Hepple RT, et al: Long-term caloric restriction abrogates the age-related decline in skeletal muscle aerobic function. FASEB J. 2005 Aug; 19(10): 1320-1322.

108 Shinmura K: Effects of Caloric Restriction on Cardiac Oxidative Stress and Mitochondrial Bioenergetics: Potential Role of Cardiac Sirtuins. Oxid Med Cell Longev. 2013; Article ID 528935.

109 Bjelakovic G, et al: Antioxidant supplements for prevention of mortality in healthy participants and patients with various diseases. Cochrane Database Syst Rev. 2008 Apr 16; (2): CD007176.

110 Vivekananthan DP, et al: Use of antioxidant vitamins for the prevention of cardiovascular disease: meta-analysis of randomised trials. Lancet. 2003 Jun 14; 361(9374): 2017-2023.

111 Ragab G, et al: Gout: An old disease in new perspective – a review. J Adv Res. 2017 Sep; 8(5): 495-511.

112 Prasad K, Dhar I: Oxidative Stress as a Mechanism of Added Sugar-Induced Cardiovascular Disease. Int J Angiol. 2014 Dec; 23(4): 217-226.

113 o.V.: Gicht: Fructose so schädlich wie Alkohol. DAZ online, 13.03.2014. https://www.deutsche-apotheker-zeitung.de/news/artikel/2014/03/13/fructose-so-schaedlich-wie-alkohol

114 Maples KR, Mason RP.: Free radical metabolite of uric acid. J Biol Chem. 1988 Feb 5; 263(4): 1709-1712.

115 Bagnati M, et al: When and why a water-soluble antioxidant becomes pro-oxidant during copper-induced low-density lipoprotein oxidation: a study using uric acid. Biochem J. 1999 May 15; 340(Pt1): 143-152.

116 Perez-Ruiz F, et al: A Review of Uric Acid, Crystal Deposition Disease, and Gout. Adv Ther. 2015; 32: 31-41.

117 Richette P, et al: Improving cardiovascular and renal outcomes in gout: what should we target? Nat Rev Rheumatol. 2014 Nov; 10(11): 654-661.

118 Brown CM, et al: Fructose ingestion acutely elevates blood pressure in healthy young humans. Am J Physiol Regul Integr Comp Physiol. 2008 Mar; 294(3): 730-737.

119 Zhong A, et al: Aberrant DNA damage response and DNA repair pathway in high glucose conditions. J Can Res Updates. 2018; 7(3): 64-74.

120 o.V.: Medizinnobelpreis für Entdecker der Autophagozytose. Ärzteblatt.de, 3. Oktober 2016. https://www.aerzteblatt.de/nachrichten/70742/Medizinnobelpreis-fuer-Entdecker-der-Autophagozytose

121 Grabacka M, et al: Regulation of Ketone Body Metabolism and the Role of PPARa. Int. J. Mol. Sci. 2016; 17(12): 2093.

122 Mattson MP, et al: Intermittent metabolic switching, neuroplasticity and brain health. Nat Rev Neurosci. 2018 Feb; 19(2): 63-80.

123 Levine B: Eating oneself and uninvited guests: autophagy-related pathways in cellular defense. Cell. 2005 Jan 28; 120(2): 159-162.

124 Arroyo DS, et al: Autophagy in inflammation, infection, neurodegeneration and cancer. Int Immunopharmacol. 2014 Jan; 18(1): 55-65.

125 Mizushima N, et al: Autophagy fights disease through cellular self-digestion. Nature. 2008 Feb 28; 451(7182): 1069-1075.

126 Kanayama M, et al: Autophagy enhances NFκB activity in specific tissue macrophages by sequestering A20 to boost antifungal immunity. Nat Commun. 2015 Jan 22; 6: 5779.

127 Kabat AM, et al: The Mucosal Immune System and Its Regulation by Autophagy. Front Immunol. 2016 Jun 22; 7: 240.

128 Cheung ZH, Ip NY: Autophagy deregulation in neurodegenerative diseases – recent advances and future perspectives. J. Neurochem., 2011; 118: 317-325.

129 dalle Pezze P, et al: A systems study reveals concurrent activation of AMPK and mTOR by amino acids. Nat Commun. 2016; 7: 13254. Published online 2016 Nov 21.

130 Zoncu R, et al: mTOR: from growth signal integration to cancer, diabetes and ageing. Nat Rev Mol Cell Biol. 2011 Jan; 12(1): 21-35.

131 Šimic G, et al: Tau Protein Hyperphosphorylation and Aggregation in Alzheimer's Disease and Other Tauopathies, and Possible Neuroprotective Strategies. Biomolecules 2016 Mar; 6(1): 6.

132 Wakabayashi K, et al: The Lewy body in Parkinson's disease and related neurodegenerative disorders. Mol Neurobiol. 2013 Apr; 47(2): 495-508.

133 Ratovitski T, et al: Mutant huntingtin N-terminal fragments of specific size mediate aggregation and toxicity in neuronal cells. J Biol Chem. 2009 Apr 17; 284(16): 10855-10867.

134 Harris H, Rubinsztein DC: Control of autophagy as a therapy for neurodegenerative disease. Nat. Rev. Neurol., 2012; 8: 108-117.

135 McCarty MF, et al: Ketosis may promote brain macroautophagy by activating Sirt1 and hypoxia-inducible factor-1. Med Hypotheses. 2015 Nov; 85(5): 631-639.

136 Alirezaei M, et al: Short-term fasting induces profound neuronal autophagy. Autophagy. 2010 Aug 16; 6(6): 702-710.

137 Ju JS, Weihl CC.: Inclusion body myopathy, Paget's disease of the bone and fronto-temporal dementia: a disorder of autophagy. Hum Mol Genet. 2010 Apr 15; 19(R1): 38-45.

138 Pasquali L, et al: The role of autophagy: what can be learned from the genetic forms of amyotrophic lateral sclerosis. CNS Neurol Disord Drug Targets. 2010 Jul; 9(3): 268-278.

139 Schrijvers DM, et al: Autophagy in atherosclerosis: a potential drug target for plaque stabilization. Arterioscler. Thromb. Vasc. Biol. 2011; 31: 2787-2791.

140 Martinet W, et al: mTOR inhibition: a promising strategy for stabilization of atherosclerotic plaques. Atherosclerosis. 2014 Apr; 233(2): 601-607.

141 https://www.hessemer-augen.de/augenkrankheiten/altersbedingte-makuladegeneration

142 Blasiak J, et al: Oxidative Stress, Hypoxia, and Autophagy in the Neovascular Processes of Age-Related Macular Degeneration. Biomed Res Int. 2014; Article ID 768026.

143 Zhang J, et al: Protective effect of autophagy on human retinal pigment epithelial cells against lipofuscin fluorophore A2E: implications for age-related macular degeneration. Cell Death Dis. 2015 Nov 12; 6: e1972.

144 Seiderer-Nack J: Nicht-alkoholische Fettlebererkrankung: Die unterschätzte Volkskrankheit. UGBforum 3/2018. https://www.ugb.de/ernaehrungsplan-praevention/nicht-alkoholische-fettlebererkrankung/

145 Amir M, Czaja MJ: Autophagy in nonalcoholic steatohepatitis. Expert. Rev. Gastroenterol. Hepatol. 2011; 5: 159-166.

146 Singh R, et al: Autophagy regulates lipid metabolism. Nature. 2009 Apr 30; 458(7242): 1131-1135.

147 Yan D, et al: Autophagy in diabetic kidney disease: regulation, pathological role and therapeutic potential. Cell Mol Life Sci. 2018 Feb; 75(4): 669-688.

148 Ding Y, Choi ME: Autophagy in Diabetic Nephropathy. J Endocrinol. 2015 Jan; 224(1): 15-30.

149 Sakaguchi M, et al: Inhibition of mTOR signaling with rapamycin attenuates renal hypertrophy in the early diabetic mice. Biochem Biophys Res Commun. 2006 Feb 3; 340(1): 296-301.

150 Aktualisierte S3-Leitlinie Colitis ulcerosa der Deutschen Gesellschaft für Gastroenterologie, Verdauungs- und Stoffwechselkrankheiten(DGVS). AWMF-Register-Nr. 021/009. https://www.awmf.org/uploads/tx_szleitlinien/021-009l_S3_Diagnostik_Therapie_Colitis_ulcerosa_2018-10.pdf

151 Gertner A und Berlage C: Was ist Morbus Crohn? 21.03.2019. https://www.tk.de/techniker/service/gesundheit-und-medizin/behandlungen-und-medizin/verdauungstrakt/was-ist-morbus-crohn-2021862

152 El-Khider F, McDonald C: Links of Autophagy Dysfunction to Inflammatory Bowel Disease Onset. Dig Dis. 2016; 34(1-2): 27-34.

153 Massey DC, et al: Use of sirolimus (rapamycin) to treat refractory Crohn's disease. Gut 2008 Sep; 57(9): 1294-1296.

154 o.V.: Was ist ein Lungenemphysem? https://www.lungenaerzte-im-netz.de/krankheiten/lungenemphysem/was-ist-ein-lungenemphysem/

155 Nurwidya F, et al: The Role of Innate and Adaptive Immune Cells in the Immunopathogenesis of Chronic Obstructive Pulmonary Disease. Tuberc Respir Dis. (Seoul) 2016 Jan; 79(1): 5-13.

156 Bodas M, Vij N: Augmenting autophagy for prognosis based intervention of COPD-pathophysiology. Respir Res. 2017 May 4; 18(1): 83.

157 o.V.: Multiple Sklerose (MS): Ursachen, Symptome, Verlauf, Behandlung. 12.03.2018, https://www.apotheken-umschau.de/Multiple-Sklerose

158 Witte ME, et al: Mitochondrial dysfunction contributes to neurodegeneration in multiple sclerosis. Trends in Molecular Medicine 2014 March; 20(3): 179-187.

159 Lin MT, Beal MF: Mitochondrial dysfunction and oxidative stress in neurodegenerative diseases. Nature 2006 Oct; 443(7113): 787-795.

160 Dutta R, et al: Mitochondrial dysfunction as a cause of axonal degeneration in multiple sclerosis patients. Annals of Neurology 2006; 59(3): 478-489.

161 Storoni M, Plant GT: The Therapeutic Potential of the Ketogenic Diet in Treating Progressive Multiple Sclerosis. Mult Scler Int. 2015; Article ID 681289.

162 o.V. Krebs: Zahlen und Fakten, März 2018. https://gesundheit.ccm.net/contents/118-krebs-zahlen-und-fakten

163 Seyfried TN, Shelton LM: Cancer as a metabolic disease. Nutr Metab. (London) 2010; 7: 7.

164 Joe Nassour, et al: Autophagic cell death restricts chromosomal instability during replicative crisis. Letter, published 23 January 2019 in Nature; 565: 659-663.

165 Salk Institute: In surprising reversal, scientists find a cellular process that stops cancer before it starts: Cellular recycling process, thought to fuel cancer's growth, can actually prevent it. ScienceDaily, 23 January 2019. www.sciencedaily.com/releases/2019/01/190123131706.htm

166 Papa V, et al: Elevated insulin receptor content in human breast cancer. J Clin Invest. 1990 Nov; 86(5): 1503-1510.

167 Holm E, et al: Substrate balances across colonic carcinomas in humans. Cancer Res 1995; 55(6): 1373-1278.

168 Klement RJ, Kämmerer U: Is there a role for carbohydrate restriction in the treatment and prevention of cancer? Nutr Metab. (London) 2011; 8: 75.

169 Vigneri R, et al: Insulin, insulin receptors, and cancer. J Endocrinol Invest. 2016 Dec; 39(12): 1365-1376.

170 Frasca F, et al: The role of insulin receptors and IGF-I receptors in cancer and other diseases. Arch Physiol Biochem. 2008 Feb; 114(1): 23-37.

171 Zheng, J: Energy metabolism of cancer: Glycolysis versus oxidative phosphorylation (Review). Oncol Lett. 2012 Dec; 4(6): 1151-1157.

172 Oronsky BT, et al: Follow the ATP: Tumor Energy Production: A Perspective. Anticancer Agents Med Chem. 2014; 14(9): 1187-1198.

173 Voet D, et al (Hrsg): Biochemie. Wiley-VCH, Weinheim 1992, S. 444.

174 Fantin VR, et al: Attenuation of LDH-A expression uncovers a link between glycolysis, mitochondrial physiology, and tumor maintenance. Cancer Cell. 2006 Jun; 9(6): 425-434.

175 Lu J, et al: The Warburg effect in tumor progression: mitochondrial oxidative metabolism as an anti-metastasis mechanism. Cancer Lett. 2015 Jan 28; 356(2PtA): 156-164.

176 Suganuma K, et al: Energy metabolism of leukemia cells: glycolysis versus oxidative phosphorylation. Leuk Lymphoma. 2010 Nov; 51(11): 2112-2119.

177 Jin L, et al: Glutaminolysis as a target for cancer therapy. Oncogene. 2016 Jul 14; 35(28): 3619-3625.

178 DeBerardinis RJ, et al: Beyond aerobic glycolysis: Transformed cells can engage in glutamine metabolism that exceeds the requirement for protein and nucleotide synthesis. PNAS 2007 Dec 4; 104(49): 19345-19350.

179 Zhang J, et al: Cancer cell metabolism: the essential role of the nonessential amino acid, glutamine. EMBO J. 2017 May 15; 36(10): 1302-1315.

180 Fung MKL, Chan GC.: Drug-induced amino acid deprivation as strategy for cancer therapy. J Hematol Oncol. 2017 Jul 27; 10(1): 144.

181 Dueregger A, et al: Differential Utilization of Dietary Fatty Acids in Benign and Malignant Cells of the Prostate. PLoS One. 2015; 10(8): e0135704.

182 Samudio I, et al: Pharmacologic inhibition of fatty acid oxidation sensitizes human leukemia cells to apoptosis induction. J Clin Invest. 2010 Jan 4; 120(1): 142-156.

183 Holm E, et al: Substrate balances across colonic carcinomas in humans. Cancer Res. 1995 Mar 15; 55(6): 1373-1378.

184 Bonuccelli G, et al: Ketones and lactate „fuel" tumor growth and metastasis: Evidence that epithelial cancer cells use oxidative mitochondrial metabolism. Cell Cycle 2010 Sep 1; 9(17): 3506-3514.

185 Rodrigues LM, et al: The action of ß-hydroxybutyrate on the growth, metabolism and global histone H3 acetylation of spontaneous mouse mammary tumours: evidence of a ß-hydroxybutyrate paradox. Cancer Metab. 2017 Feb 28; 5: 4.

186 Klement RJ: Beneficial effects of ketogenic diets for cancer patients: a realist review with focus on evidence and confirmation. Med Oncol. 2017 Aug; 34(8): 132.

187 Martinez-Outschoorn UB, et al: Ketone bodies and two-compartment tumor metabolism. Stromal ketone production fuels mitochondrial biogenesis in epithelial cancer cells. Cell Cycle 2012 Nov 1; 11(21): 3956-3963.

188 De Lorenzo MS, et al: Caloric restriction reduces growth of mammary tumors and metastases. Carcinogenesis 2011 Sep; 32(9): 1381-1387.

189 Phoenix KN, et al: Dietary energy availability affects primary and metastatic breast cancer and metformin efficacy. Breast Cancer Res Treat. 2010 Sep; 123(2): 333-344.

190 Turko IV, et al: Diabetes-associated nitration of tyrosine and inactivation of succinyl-CoA:3-oxoacid-CoA-transferase. Am J Physiol Heart Circ Physiol. 2001 Dec; 281(6): 2289-2294.

191 Bartmann C, et al: Beta-hydroxybutyrate (3-OHB) can influence the energetic phenotype of breast cancer cells, but does not impact their proliferation and the response to chemotherapy or radiation. Cancer Metab. 2018; 6: 8.

192 Heidari-Movahed M: Untersuchungen zur Bedeutung von Ketonkörpern als Energieträger für den Stoffwechsel humaner gastrointestinaler Karzinomzelllinien. Dissertation an der Medizinischen Fakultät der Julius-Maximilians-Universität Würzburg, 2014.

193 Vaupel P, et al: Oxygen status of malignant tumors: pathogenesis of hypoxia and significance for tumor therapy. Semin Oncol. 2001 Apr; 28(2Suppl8): 29-35.

194 Bok R, et al: The Role of Lactate Metabolism in Prostate Cancer Progression and Metastases Revealed by Dual-Agent Hyperpolarized 13-C MRSI. Cancers (Basel) 2019 Feb 22; 11(2). pii: E257.

195 Julià-Sapé M, et al: Cancer metabolism in a snapshot: MRS(I). NMR Biomed. 2019 Jan 11: e4054.

196 Ho VW, et al: A low carbohydrate, high protein diet slows tumor growth and prevents cancer initiation. Cancer Res. 2011 Jul 1; 71(13): 4484-4493.

197 Zhang Y, et al: Suppression of Tumor Energy Supply by Liposomal Nanoparticle-Mediated Inhibition of Aerobic Glycolysis. ACS Appl Mater Interfaces. 2018 Jan 24; 10(3): 2347-2353.

198 Brennan SF, et al: Dietary fat and breast cancer mortality: A systematic review and meta-analysis. Crit Rev Food Sci Nutr. 2017 Jul 3; 57(10): 1999-2008.

199 Makarem N, et al: Dietary Fat in Breast Cancer Survival. Annu Rev Nutr. 2013; 33: 10.1146

200 Jochems SHJ, et al: Impact of dietary patterns and the main food groups on mortality and recurrence in cancer survivors: a systematic review of current epidemiological literature. BMJ Open. 2018 Feb 19; 8(2): e014530.

201 Tisdale MJ. Mechanisms of cancer cachexia. Physiol Rev 2009; 89(2): 381-410.

202 Todorov PT, et al: Identification and characterization of a membrane receptor for proteolysis-inducing factor on skeletal muscle. Cancer Res. 2007 Dec 1; 67(23): 11419-11427.

203 Tisdale MJ.: Biology of cachexia. J Natl Cancer Inst. 1997 Dec 3; 89(23): 1763-1773.

204 Tisdale MJ: Cancer anorexia and cachexia. Nutrition. 2001 May; 17(5): 438-442.

205 Fearon KC, et al: Cancer cachexia: influence of systemic ketosis on substrate levels and nitrogen metabolism. Am J Clin Nutr. 1988; 47: 42-48.

206 Shukla SK, et al: Metabolic reprogramming induced by ketone bodies diminishes pancreatic cancer cachexia. Cancer Metab. 2014; 2: 18.

207 Seyfried TN, et al: Does the existing standard of care supply energy sources to brain tumor cells? The Lancet Oncology 2010 Sep; 11(9): 811-813.

208 o.V. (Veröffentlichung des Boston College): Does the existing standard of care supply energy sources to brain tumor cells? sciencedaily.com 2010 July 18.

209 Tóth C, Clemens Z: Halted Progression of Soft Palate Cancer in a Patient Treated with the Paleolithic Ketogenic Diet Alone: A 20-months Follow-up. American Journal of Medical Case Reports 2016; 4(8): 288-292.

210 Seyfried TN, et al: Press-pulse: a novel therapeutic strategy for the metabolic management of cancer. Nutr Metab. (London) 2017; 14: 19.

211 Yang C, et al: Glioblastoma cells require glutamate dehydrogenase to survive impairments of glucose metabolism or Akt signaling. Cancer Res. 2009 Oct 15; 69(20): 7986-7993.

212 Khan N, Mukhtar H.: Multitargeted therapy of cancer by green tea polyphenols. Cancer Lett. 2008 Oct 8; 269(2): 269-280.

213 Sayin VI et al: Antioxidants Accelerate Lung Cancer Progression in Mice. Science Translational Medicine 2014 Jan 29; 6(221): 221.

214 Li C, et al: Green tea polyphenols modulate insulin secretion by inhibiting glutamate dehydrogenase. J Biol Chem. 2006 Apr 14; 281(15): 10214-10221.

215 Spinelli JB, et al: Metabolic recycling of ammonia via glutamate dehydrogenase supports breast cancer biomass. Science 2017 Nov 17; 358(6365): 941-946.

216 Newsholme P, et al: Glutamine and glutamate as vital metabolites. Braz J Med Biol Res. 2003; 36(2): 153-163.

217 Friday E, et al: Enhancing glutaminolysis in glutamine dependent breast cancer cells with TRO provides a therapeutic window for GDH inhibition by EGCG inducing massive cell death. Faseb, Published Online: 1 Apr 2011.

218 Xin Y, et al: Theanine, an antitumor promoter, induces apoptosis of tumor cells via the mitochondrial pathway. Mol Med Rep. 2018 Nov; 18(5): 4535-4542.

219 Qing G, et al: ATF4 regulates MYC-mediated neuroblastoma cell death upon glutamine deprivation. Cancer Cell. 2012 Nov 13; 22(5): 631-644.

220 o.V.: Grüner Tee-Extrakt: Leber versagt, Blutdruck steigt. http://www.ernaehrungsmedizin.blog/2018/08/20/gruener-tee-extrakt-leber-versagt-blutdruck-steigt/

221 Chow HH, et al: Pharmacokinetics and Safety of Green Tea Polyphenols after Multiple-Dose Administration of Epigallocatechin Gallate and Polyphenon E in Healthy Individuals. Clin Cancer Res. 2003 Aug 15; 9(9): 3312-3319.

222 Shanafelt TD, et al: Phase 2 Trial of Daily, Oral Polyphenon E in Patients with Asymptomatic, Rai Stage 0-II Chronic Lymphocytic Leukemia (CLL). Cancer 2013 Jan 15; 119(2): 363-370.

223 o.V.: Komponenten im grünen Tee mögliche Therapieoption gegen Krebs. Ärzteblatt, Donnerstag, 23. August 2012. https://www.aerzteblatt.de/nachrichten/51383/Komponenten-im-gruenen-Tee-moegliche-Therapieoption-gegen-Krebs

224 Golden EB, et al: Green tea polyphenols block the anticancer effects of bortezomib and other boronic acid-based proteasome inhibitors. Blood 2009 Jun 4; 113(23): 5927-5937.

225 Cluntun AA, et al: Glutamine Metabolism in Cancer: Understanding the Heterogenity. Trends Cancer. 2017 Mar; 3(3): 169-180.

226 Lee YM, et al: Inhibition of glutamine utilization sensitizes lung cancer cells to apigenin-induced apoptosis resulting from metabolic and oxidative stress. Int J Oncol. 2016 Jan; 48(1): 399-408.

227 Park JB: Flavonoids Are Potential Inhibitors of Glucose Uptake in U937 Cells. Biochemical and Biophysical Research Communications, 1999 July 5; 260(2): 568-574.

228 Melstrom, LG, et al: Apigenin inhibits the GLUT-1 glucose transporter and the phosphoinositide 3-kinase/Akt pathway in human pancreatic cancer cells. Pancreas 2008; 37(4): 426-431.

229 Cao X, et al: Autophagy inhibition enhances apigenin-induced apoptosis in human breast cancer cells. Chin J Cancer Res. 2013; 25(2): 212-222.

230 Fang J, et al: Apigenin inhibits the proliferation of adenoid cystic carcinoma via suppression of glucose transporter-1. Mol Med Rep. 2015 Nov; 12(5): 6461-6466.

231 Masuelli L, et al: In Vitro and In Vivo Anti-tumoral Effects of the Flavonoid Apigenin in Malignant Mesothelioma. Front Pharmacol. 2017; 8: 373.

232 Oishi M, et al: Apigenin sensitizes prostate cancer cells to Apo2L/TRAIL by targeting adenine nucleotide translocase-2. PLoS One 2013 Feb 19; 8: e559222013.

233 Kim SH, et al: Apigenin induces c-Myc-mediated apoptosis in FRO anaplastic thyroid carcinoma cells. Mol Cell Endocrinol. 2013; 369: 130-139.

234 He J, et al: Oral administration of apigenin inhibits metastasis through AKT/P70S6K1/MMP-9 pathway in orthotopic ovarian tumor model. Int J Mol Sci. 2012; 13: 7271-7282.

235 Xu M, et al: Apigenin suppresses colorectal cancer cell proliferation, migration and invasion via inhibition of the Wnt/beta-catenin signaling pathway. Oncol Lett. 2016; 11: 3075-3080.

236 Zhao G, et al: Apigenin inhibits proliferation and invasion, and induces apoptosis and cell cycle arrest in human melanoma cells. Oncol Rep. 2017; 37: 2277-2285.

237 Yan X, et al: Apigenin in cancer therapy: anti-cancer effects and mechanisms of action. Cell Biosci. 2017; 7: 50.

238 Zhang J, et al: The potential application of strategic released apigenin from polymeric carrier in pulmonary fibrosis. Exp Lung Res. 2017 Nov-Dec; 43(9-10): 359-369.

239 Wu W, et al: Preparation, characterization and antitumor activity evaluation of apigenin nanoparticles by the liquid antisolvent precipitation technique. Drug Deliv. 2017 Nov; 24(1): 1713-1720.

240 Meyer H, et al: Bioavailability of apigenin from apiin-rich parsley in humans. Ann Nutr Metab. 2006; 50(3): 167-172.

241 Arends J, et al: ESPEN guidelines on nutrition in cancer patients. Clin Nutr. 2017; 36: 11-48

242 Erickson N, Boscheri A, Linke B, Huebner J.: Systematic review: isocaloric ketogenic dietary regimes for cancer patients. Med Oncol. 2017 May; 34(5): 72.

243 Campbell TC: Dietary protein, growth factors, and cancer. The American Journal of Clinical Nutrition 2007 June; 85(6): 1667.

244 Fontana L, et al: Dietary protein restriction inhibits tumor growth in human xenograft models of prostate and breast cancer. Oncotarget. 2013 Dec; 4(12): 2451-2461.

245 Lamming DW, et al: Restriction of dietary protein decreases mTORC1 in tumors and somatic tissues of a tumor-bearing mouse xenograft model. Oncotarget 2015 Oct 13; 6(31): 31233-31240.

246 Yin J, et al: Protein restriction and cancer. Biochim Biophys Acta Rev Cancer. 2018 Apr; 1869(2): 256-262.

247 Hosios AM, et al: Amino Acids Rather than Glucose Account for the Majority of Cell Mass in Proliferating Mammalian Cells. Dev Cell. 2016 Mar 7; 36(5): 540-549.

248 Hursting SD, et al: Calories and carcinogenesis: lessons learned from 30 years of calorie restriction research. Carcinogenesis 2010 Jan; 31(1): 83-89.

249 Weber DD, et al: Ketogenic diet in cancer therapy. Aging (Albany NY) 2018 Feb; 10(2): 164-165.

250 Morscher RJ, et al: Inhibition of Neuroblastoma Tumor Growth by Ketogenic Diet and/or Calorie Restriction in a CD1-Nu Mouse Model. PLoS One. 2015; 10(6): e0129802.

251 Aminzadeh-Gohari S, et al: A ketogenic diet supplemented with medium-chain triglycerides enhances the anti-tumor and anti-angiogenic efficacy of chemotherapy on neuroblastoma xenografts in a CD1-nu mouse model. Oncotarget 2017 Sep 12; 8(39): 64728-64744.

252 Fine EJ, et al: Targeting insulin inhibition as a metabolic therapy in advanced cancer: a pilot safety and feasibility dietary trial in 10 patients. Nutrition 2012 Oct; 28(10): 1028-1035.

253 Allen BG, et al: Ketogenic diets as an adjuvant cancer therapy: History and potential mechanism. Redox Biol. 2014; 2: 963-970.

254 Allen BG, et al: Ketogenic diets enhance oxidative stress and radio-chemo-therapy responses in lung cancer xenografts. Clin Cancer Res. 2013 Jul 15; 19(14): 3905-3913.

255 https://www.focus.de/gesundheit/ratgeber/krebs/therapie/ernaehrung-gegen-den-krebs-mehr-fett-weniger-zucker-die-anti-krebs-diaet-staerkt-patienten-und-hungert-tumore-aus_id_7351909.html

256 Arbeitsgemeinschaft für Prävention und integrative Onkologie der deutschen Krebsgesellschaft: Stellungnahme zur ketogenen und kohlenhydratarmen Diät. Positionspapier ohne Veröffentlichungs- und Ortsangabe, als PDF unter „Stellungnahme zur ketogenen und kohlenhydratarmen Diät" im Internet.

257 Nebeling LC, et al: Effects of a ketogenic diet on tumor metabolism and nutritional status in pediatric oncology patients: two case reports. J Am Coll Nutr. 1995 Apr; 14(2): 202-208.

258 Schmidt M, et al: Effects of a ketogenic diet on the quality of life in 16 patients with advanced cancer: A pilot trial. Nutr Metab. (London) 2011; 8: 54.

259 Zuccoli G, et al: Metabolic management of glioblastoma multiforme using standard therapy together with a restricted ketogenic diet: Case Report. Nutr Metab. (London) 2010 Apr 22; 7: 33.

260 Poulson CS, et al: Conjugated linoleic acid content of beef from cattle fed diets containing high grain, CLA, or raised on forages. Livestock Production Science 2004; 91: 117-128.

261 Tan-Shalaby JL, et al: Modified Atkins diet in advanced malignancies – final results of a safety and feasibility trial within the Veterans Affairs Pittsburgh Healthcare System. Nutr Metab (Lond). 2016 Aug 12; 13: 52.

262 Schwalb M, et al: Clinical observation of a novel, complementary, immunotherapeutic approach based on Ketogenic diet, chondroitin sulfate, vitamin D 3, oleic acid and a fermented milk and colostrum product. Am J Immunol. 2016; 12: 91-98.

263 Klement RJ: Beneficial effects of ketogenic diets for cancer patients: a realist review with focus on evidence and confirmation. Med Oncol. 2017 Aug; 34(8): 132.

264 Lee C, et al: Fasting cycles retard growth of tumors and sensitize a range of cancer cell types to chemotherapy. Sci Transl Med. 2012 Mar 7; 4(124): 124-127.

265 Cordain L: Acid-/Base-Balance, ohne Erscheinungsdatum. http://www.thepaleodiet.com/acidbase.htm

266 Dubbels, W: Die Anti-Aging-Formel. Ein synergetisches Konzept für optimale körperliche und geistige Leistungsfähigkeit in jedem Alter. Novagenics-Verlag 2010, S. 70.

267 Waterlow JC: Metabolic adaptation to low intakes of energy and protein. Ann Rev Nutr. 1986; 6: 495-526.

268 National Research Council. Recommended dietary allowances, 10th ed. National Academy Press, 1989.

269 Nilsson M, et al: Glycemia and insulinemia in healthy subjects after lactose-equivalent meals of milk and other food proteins: the role of plasma amino acids and incretins. Am J Clin Nutr. 2004 Nov; 80(5): 1246-1253.

270 Frid HA, et al: Effect of whey on blood glucose and insulin responses to composite breakfast and lunch meals in type 2 diabetic subjects. The American Journal of Clinical Nutrition 2005 July 1; 82(1): 69-75.

271 Cordain L: Dairy: Milking It for All It's Worth. 30. Juli 2014 http://thepaleodiet.com/dairy-milking-worth/

272 Cordain L: Questions about Milk. 29. März 2012 http://thepaleodiet.com/qa-with-dr-cordain-milk/

273 Hoppe C, et al: High intakes of milk, but not meat increase s-insulin and insulin resistance in 8-year-old boys. Eur J Clin Nutr. 2005 Mar; 59(3): 393-398

274 Melnik BC, Schmitz G: Role of insulin, insulin-like growth factor-1, hyperglycaemic food and milk consumption in the pathogenesis of acne vulgaris. Exp Dermatol. 2009 Oct; 18(10): 833-841.

275 Melnik BC, et al: Milk is not just food but most likely a genetic transfection system activating mTORC1 signaling for postnatal growth. Nutrition Journal 2013; 12: 103.

276 Allen NE, et al: Animal foods, protein, calcium and prostate cancer risk: the European Prospective Investigation into Cancer and Nutrition. Br J Cancer. 2008 May 6; 98(9): 1574-1581.

277 o.V. Milch-Debatte im Sommer 2014. https://www.milchlos.de/milos_0824.htm

278 Gannon MC, et al: Metabolic response to cottage cheese or egg white protein, with or without glucose, in type II diabetic subjects. Metabolism 1992 Oct; 41(10): 1137-1145.

279 Nuttal FQ, Gannon MC: Metabolic response to egg white and cottage cheese protein in normal subjects. Metabolism 1990 Jul; 39(7): 749-755.

280 Ostmann EM, et al: Inconsistency between glycemic and insulinemic responses to regular and fermented milk products. Am J Clin Nutr. 2001 Jul; 74(1): 96-100.

281 Hoppe C, et al: Differential effects of casein versus whey on fasting plasma levels of insulin, IGF-1 and IGF-1/IGFBP-3: results from a randomized 7-day supplementation study in prepubertal boys. European Journal of Clinical Nutrition 2009; 63: 1076-1083.

282 Simopoulos, AP: Essential Fatty Acids In Health And Chronic Disease. Am J Clin Nutr. 1999; 7(suppl): 560-569.

283 Shoba G, et al: Influence of piperine on the pharmacokinetics of curcumin in animals and human volunteers. Planta Med. 1998 May; 64(4): 353-356.

284 Dumas A: Das große Wörterbuch der Kochkunst. Mandelbaum Verlag, Wien 2002.

Quellen in den Tabellen

a Longo VD, Mattson MP: Fasting: Molecular Mechanisms and Clinical Applications. Cell Metab. 2014 Feb 4; 19(2): 181-192.

b Kendall M: The blood glucose, glucagon and insulin response to protein. 15. Juni 2015. https://optimisingnutrition.com/2015/06/15/the-blood-glucose-glucagon-and-insulin-response-to-protein/

c Daly ME: Acute effects on insulin sensitivity and diurnal metabolic profiles of a high-sucrose compared with a high starch diet. Am J Clin Nutr. 1998; 67(6): 1186-1196.

d Eades RE, Eades MD: Protein Power. Bantam Books, New York 1996.

e Noakes M, et al: Comparison of isocaloric very low carbohydrate/high saturated fat and high carbohydrate /low saturated fat diets on body composition and cardiovascular risk. Nutrition & Metabolism 2006; 3(1): 7.

f Volek J, et al. Carbohydrate restriction has a more favorable impact on the metabolic syndrome than a low fat diet. Lipids 2009; 44(4): 297-309.

g Zajac A, et al: The effects of a ketogenic diet on exercise metabolism and physical performance in off-road cyclists. Nutrients 2014; 6(7): 2493-2508.

h Paoli A, et al: Effects of n-3 Polyunsaturated Fatty Acids Supplementation on Some Cardiovascular Risk Factors with a Ketogenic Mediterranean Diet. Marine Drugs 2015; 13(2): 996-1009.

i Holt S, et al: An insulin index of foods: the insulin demand generated by 1000-kJ portions of common foods. Am J Clin Nutr. 1997 Nov; 66(5): 1264-1276.

j Bao J, et al: Food insulin index: physiologic basis for predicting insulin demand evoked by composite meals. Am J Clin Nutr. 2009 Oct; 90(4): 986-992.

k Bell K: Clinical Application of the Food Insulin Index to Diabetes mellitus. Master Thesis, eingereicht an der School of Molecular and Microbial Bioscience, University of Sidney, Australia am 05.09.2014.

l Di Pasquale, M: Die Radikaldiät – die bewährte, wissenschaftliche Methode für den rapiden Fettabbau bei Übergewicht. Novagenics-Verlag, Arnsberg 2008.

m Römpp Online. Georg Thieme Verlag, zitiert nach Wikipedia: https://de.wikipedia.org/wiki/Pektine#cite_note-roempp-2

n Roberts MD, et al: The Effects of Ketogenic Dieting on Body Composition, Strength, Power, and Hormonal Profiles in Resistance Training Males. J Strength Cond Res. 2017 Apr 7. [Epub ahead of print]

o Volek JS, Sharman MJ: Cardiovascular and Hormonal Aspects of Very-Low-Carbohydrate Ketogenic Diets. Obesity 2004 November; 12(11): 115-123.

p Venables MC, et al: Determination of fat oxidation during exercise in healthy men and women: A cross-sectional study. J Appl Physiol. 2005; 98(1): 160-167.

q Phinney SD, et al: The human metabolic response to chronic ketosis without caloric restriction: physical and biochemical adaption. Metabolism 1983; 32(8): 775-768.

r Phinney SD, et al: The human metabolic response to chronic ketosis without caloric restriction: preservation of submaximal exercise capability with reduced carbohydrate oxidation. Metabolism 1983, 32(8): 769-776.

s Ray Peat's Newsletter „Coconut Oil", Autor Raymond Peat, Ph.D., Internationale Universität Coeneo, Michoacan, Mexico. http://www.efn.org/~raypeat/nutri.htm

t Byrnes, S.: I've Got A Lovely Bunch of Coconuts – Coconut Holds Promise for Immune Suppressed People. A & U Magazine, Dezember 2000 und Well-Being Magazine, Juni 2001. http://www.powerhealth.net/articlecoconut.htm

u Enig MG: A New Look At Coconut Oil. The Weston A Price Foundation. http://www.westonaprice.org/know_your_fats/coconut_oil.html

v Tolstoi E: The effect of an exclusive meat diet lasting one year on the carbohydrate tolerance of two normal men. J. Biol. Chem. 1929; 83: 747-752.

w o.V.: Wie berechnet man die Alkoholmenge in Gramm? https://www.kenn-dein-limit.de/alkohol/haeufige-fragen/ wie-berechnet-man-die-alkoholmenge-in-gramm/

x Souci SW, Fachmann W, Kraut H: Die Zusammensetzung der Lebensmittel, Nährwert-Tabellen. 7. Auflage, Medpharm Scientific Publishers, Stuttgart 2008.

y Christ A, et al: Western Diet Triggers NLRP3-Dependent Innate Immune Reprogramming. Cell 2018 Jan 11; 172(1-2): 162-175.

z Latz E: Fast food makes the immune system more aggressive in the long term. Institute for Innate Immunity and German Center for Neurodegenerative Diseases (DZNE), Universität Bonn, 11. Januar 2018.

aa Fasten und Heilen – Altes Wissen und neueste Forschung. Arte, gesendet am 06.01.2018, 22:40 bis 23:35 Uhr. (De Lestrade T, Gilman S: Le jeûne, une nouvelle thérapie? Produziert in F/B/CDN/D, 2012). Auch bei Youtube unter: https://www.youtube.com/watch?v=epMRBGKtlIY

ab o.V.: Zellatmung. Verband für ganzheitliche Gesundheitsberatung e.V., https://gesundheitsverband.net/geheimnisse-des-lebens/grundprinzipien-des-lebens/zellatmung

ac Martin-Montalvo A, de Cabo R: Mitochondrial Metabolic Reprogramming Induced by Calorie Restriction. Antioxid Redox Signal. 2013 Jul 20; 19(3): 310-320.

ad Hellwig B: Wie Sauerstoffradikale im Blut entstehen. Deutsche Apotherzeitung online, 04.08.2009. https://www.deutsche-apotheker-zeitung.de/news/artikel/2009/08/04/wie-sauerstoffradikale-im-blut-entstehen ae Benn M, et al: Nonfasting Glucose, Ischemic Heart Disease, and Myocardial Infarction. J Am Coll Cardiol. 2012 Jun 19; 59(25): 2356-2365.

af Lindeberg, S: Food and Western Disease – Health and Nutrition from an evolutionary Perspective. Wiley-Blackwell, West-Sussex, UK, 2010.

ag Amir M, Czaja MJ: Autophagy in nonalcoholic steatohepatitis. Expert Rev Gastroenterol Hepatol. 2011; 5: 159-166.

ah Galluzzi L, et al: Metabolic Control of Autophagy. Cell 2014 Dec 4; 159(6): 1263-1276.

ai Shen S, et al: Cytoplasmic STAT3 represses autophagy by inhibiting PKR activity. Mol Cell. 2012 Dec 14; 48(5): 667-680.

aj Laplante M, Sabatini DM: mTOR signaling in growth control and disease. Cell 2012; 149(2): 274-293.

ak Yu L, et al: Termination of autophagy and reformation of lysosomes regulated by mTOR. Nature 2010 Jun 17; 465(7300): 942-946.

al Salk Institute: In surprising reversal, scientists find a cellular process that stops cancer before it starts: Cellular recycling process, thought to fuel cancer's growth, can actually prevent it. Science Daily, 23 January 2019. www.sciencedaily.com/releases/2019/01/190123131706.htm

am o.V.: Citratzyklus. DocCheck Flexikon. https://flexikon.doccheck.com/de/Citratzyklus

an Lu J, Tan M, Cai Q.: The Warburg effect in tumor progression: mitochondrial oxidative metabolism as an anti-metastasis mechanism. Cancer Lett. 2015 Jan 28; 356(2 Pt A): 156-164.

ao Fu Y, et al: The reverse Warburg effect is likely to be an Achilles' heel of cancer that can be exploited for cancer therapy. Oncotarget 2017 Aug 22; 8(34): 57813-57825.

ap Suganuma K, et al: Energy metabolism of leukemia cells: glycolysis versus oxidative phosphorylation. Leuk Lymphoma. 2010 Nov; 51(11): 2112-2119.

aq Seyfried TN, et al: Press-pulse: a novel therapeutic strategy for the metabolic management of cancer. Nutr Metab. (London) 2017 Feb 23; 14: 19.

ar Wang L, et al: Molecular link beween glucose and glutamine consumption in cancer cells mediated by CtBP and SIRT4. Oncogenesis 2018; 7: Article ID 26.

as Qie S, et al: Glutamine depletion and glucose depletion trigger growth inhibition via distinctive gene expression reprogramming. Cell Cycle 2012 Oct 1; 11(19): 3679-3690.

at Huang DE, et al: Hepatocellular carcinoma redirects to ketolysis for progression under nutrition deprivation stress. Cell Res. 2016 Oct; 26(10): 1112-1130.

au Marcondes S, Turko IV, Murad F: Nitration of succinyl-CoA:3-oxoacid CoA-transferase in rats after endotoxin administration. Proc Natl Acad Sci USA. 2001 Jun 19; 98(13): 7146-7151.

av Grabacka M, et al: Regulation of Ketone Body Metabolism and the Role of PPARa. Int J Mol Sci. 2016; 17(12): 2093.

aw Pirkmajer S, Chibalin AV: Serum starvation: caveat emptor. Am J Physiol Cell Physiol. 2011 Aug; 301(2): 272-279.

ax Xia S, Lin R, Jin L: Prevention of dietary fat-fueled ketogenesis attenuates BRAF V600E tumor growth. Cell Metab. 2017 Feb 7; 25(2): 358-373.

ay Klement RJ: Beneficial effects of ketogenic diets for cancer patients: a realist review with focus on evidence and confirmation. Med Oncol. 2017 Aug; 34(8): 132.

az Bartmann C, et al: Beta-hydroxybutyrate (3-OHB) can influence the energetic phenotype of breast cancer cells, but does not impact their proliferation and the response to chemotherapy or radiation. Cancer Metab. 2018; 6: 8.

ba Tan-Shalaby JL, et al: Modfied Atkins diet in advanced malignancies – final results of a safety and feasibility trial within the Veterans Affairs Pittsburgh Healthcare System. Nutr Metab. (London) 2016 Aug 12; 13: 52.

bb Li Q, et al: A forest bathing trip increases human natural killer activity and expression of anti-cancer proteins in female subjects. J Biol Regul Homeost Agents. 2008 Jan-Mar; 22(1): 45-55.

bc Li Q: Effect of forest bathing trips on human immune function. Environ Health Prev Med. 2010 Jan; 15(1): 9-17.

bd Poff AM, et al: The ketogenic diet and hyperbaric oxygen therapy prolong survival in mice with systemic metastatic cancer. PLoS One. 2013 Jun 5; 8(6): e65522.

be Bettuzzi S, et al: Chemoprevention of human prostate cancer by oral administration of green tea catechins in volunteers with high-grade prostate intraepithelial neoplasia: a preliminary report from a one-year proof-of-principle study. Cancer Res. 2006 Jan 15; 66(2): 1234-1240.

bf Zhang M, et al: Green tea and the prevention of breast cancer: a case-control study in Southeast China. Carcinogenesis 2007 May; 28(5): 1074-1078.

bg Nakachi K, et al: Preventive effects of drinking green tea on cancer and cardiovascular disease: epidemiological evidence for multiple targeting prevention. Biofactors 2000; 13(1-4): 49-54.

bh Fujiki H.: Two stages of cancer prevention with green tea. J Cancer Res Clin Oncol. 1999 Nov; 125(11): 589-597.

bi Hilal Y: Untersuchungen über Phenole in weißen und grünen Tees. Dissertation, vorgelegt an der tech. Universität Braunschweig 2010.

bj Min K, Kwon TK: Anticancer effects and molecular mechanisms of epigallocatechin-3-gallate. Integrative Medicine Research 2014 March; 3(1): 16-24.

bk Cao J, et al: Effect of Tea Polyphenol Compounds on Anticancer Drugs in Terms of Anti-TumorActivity, Toxicology, and Pharmacokinetics. Nutrients 2016 Dec; 8(12): 762.

bl Khan N, Mukhtar H: Multi-targeted Therapy of Cancer by Green Tea Polyphenols. Cancer Lett. 2008 Oct 8; 269(2): 269-280.

bm Cerella C, et al: Natural Compounds as Regulators of the Cancer Cell Metabolism. International Journal of Cell Biology 2013; Article ID 639401

bn Suganuma M, Saha A, Fujiki H: New cancer treatment strategy using combination of green tea catechins and anticancer drugs. Cancer Sci. 2011 Feb; 102(2): 317-323.

bo Yang CS und Wang H: Cancer therapy combination: green tea and a phosphodiesterase 5 inhibitor? January 25, 2013, https://www.jci.org/articles/view/67589

bp Kumazoe M, et al: 67-kDa laminin receptor increases cGMP to induce cancer-selective apoptosis. January 25, 2013, https://www.jci.org/articles/view/64768

bq Glowacki R, et al: Determination of Total Apigenin in Herbs by Micellar Electrokinetic Chromatography with UV Detection. J Anal Methods Chem. 2016 June; (6): 1-8

br Miean KH, Mohamed S.: Flavonoid (myricetin, quercetin, kaempferol, luteolin, and apigenin) content of edible tropical plants. J Agric Food Chem. 2001 Jun; 49(6): 3106-3112.

bs Masuelli L, et al: In Vitro and In Vivo Anti-tumoral Effects of the Flavonoid Apigenin in Malignant Mesothelioma. Front Pharmacol. 2017; 8: 373.

bt Schwartz L, et al: A combination of alpha lipoic acid and calcium hydroxycitrate is efficient against mouse cancer models: preliminary results. Oncol Rep. 2010 May; 23(5): 1407-1416.

bu da Veiga Moreira J, et al: Metabolic therapies inhibit tumor growth in vivo and in silico. Sci Rep. 2019; 9: 3153.

bv Stefansson, V.: Adventures in Diet, Part 1. Harper's Monthly Magazine, November, New York 1935. http://www.biblelife.org/stefansson1.htm

bw Stefansson, V.: Adventures in Diet, Part 2. Harper's Monthly Magazine, Dezember, New York 1935. http://www.biblelife.org/stefansson2.htm

bx Branca JJV, Pacini S, Ruggiero M.: Effects of Pre-surgical vitamin D supplementation and Ketogenic Diet in a patient with recurrent breast cancer. Anticancer Res. 2015; 35: 5525-5532.

by Weber DD, et al: Ketogenic diet in cancer therapy. Aging (Albany NY) 2018 Feb; 10(2): 164-165.

bz Vidali S, et al: The ketogenic diet is not feasible as a therapy in a CD-1 nu/nu mouse model of renal cell carcinoma with features of Stauffer's syndrome. Oncotarget 2017 Jul 17; 8(34): 57201-57215.

ca Liskiewicz AD, et al: Long-term High Fat Ketogenic Diet Promotes Renal Tumor Growth in a Rat Model of Tuberous Sclerosis. Sci Rep. 2016 Feb 19; 6: 21807.

cb Langer, D: Kalorienverbrauch richtig berechnen. Gymondo.de, 24. November 2015. https://www.gymondo.de/magazin/gesund-abnehmen/kalorienverbrauch-berechnen-harris-benedict-formel

cc Thibaudeau, C: Wie man optimal Muskeln aufbaut und Fett verliert! Publiziert von bulkolly am 14.06.2010, http://www.team-andro.com/wie-man-opimal-muskeln-aufbaut-und-fett-verliert.html

cd Fine EJ, et al: Targeting insulin inhibition as a metabolic therapy in advanced cancer: a pilot safety and feasibility dietary trial in 10 patients. Nutrition 2012 Oct; 28(10): 1028-1035.

ce Cordain L: Das Getreide – zweischneidiges Schwert der Menschheit. Novagenics-Verlag, Arnsberg 2004, S. 42-45.

cf Schomberg, S: Low Carb genießen – Leckere Rezepte für morgens, mittags & abends. Novagenics-Verlag, Arnsberg 2016

cg Souci SW, Fachmann W, Kraut H: Die Zusammensetzung der Lebensmittel, Nährwert-Tabellen. 6. Auflage, Medpharm Scientific Publishers, Stuttgart 2000.

ch Aign W, Elmadfa I, Fritzsche W, Muskat E: Die große GU-Nährwert-Tabelle. Gräfe & Unzer, München 2007.

ci o.V.: Macadamia: Königin der Nüsse. 16.12.2013, https://www.apothekenumschau.de/Macadamia

cj Singer, P.: Was sind, wie wirken Omega-3-Fettsäuren? 3. Auflage, Umschau-Zeitschriften Verlag Breidenstein, Frankfurt 2000

ck o.V.: Der Fisch auf dem Trockenen. Union zur Förderung von Oel- und Proteinpflanzen e.V., Berlin. https://www.deutsches-rapsoel.de/ernahrung/special-omega-3/

cl o.V.: Gesund, aber oft kein Genuss. Test 11/2009, S. 21. Stiftung Warentest, Berlin.

cm www.Lebensmittellexikon.de

cn USDA = United States Department of Agriculture (Landwirtschaftsministerium der Vereinigten Staaten), Wert ermittelt durch Google-Abfrage.

co Liste entnommen: http://www.team-andro.com/phpBB3/anabole-diaet-einkaufliste-t18647-345.html, zusammengestellt von User JoJo1985

cp Han H, Segal AM, Seifter JL, et al: Nutritional Management of Kidney Stones (Nephrolithiasis). Clin Nutr Res. 2015 Jul;4(3):137-152.

cq Oxalosis and Hyperoxaluria Foundation. 579 Albany Post Road, New Paltz, NY 12561, USA. Online Datenbank, https://ohf.org/oxalate-food-content-database/

cr Ritter MMC, Savage GP: Soluble and insoluble oxalate content of nuts. Journal of Food Composition and Analysis. Volume 20, Issues 3-4, May 2007, 169-174.

cs Amirabdollahian F, Ash R: An estimate of phytate intake and molar ratio of phytate to zinc in the diet of the people in the United Kingdom. Public Health Nutrition: 13(9), 1380-1388.

ct Reddy NR et al: Food Phytates, CRC Press, 2001. Zitiert nach: Nagel R: Living With Phytic Acid, March 26, 2010. The Weston A. Price Foundation. https://www.westonaprice.org/health-topics/vegetarianism-and-plant-foods/living-with-phytic-acid/#gsc.tab=0

cu Schlemmer U, et al: Phytate in foods and significance for humans: Food sources, intake, processing, bioavailability, protective role and analysis. Mol Nutr Food res 2009;53:330-375.

cv Siener R; Nutrition and Kidney Stone Disease. Nutrients 2021, 13(6), 1917.

cw USDA 1984 = Oxalic Acid Content of Selected Vegetables; Agriculture Research Service, U.S. Department of Agriculture; http://www.ars.usda.gov/Services/docs.htm?docid=944. Siehe Online-Datenbank: https://oxalate.org/

*